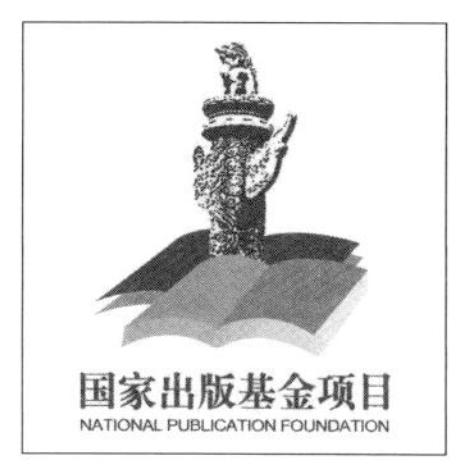

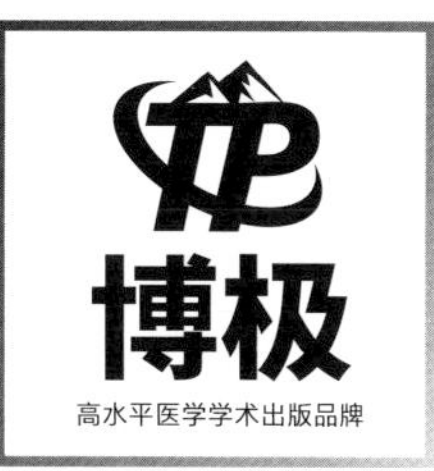

"十四五"国家重点出版物出版规划项目

COMPLEX DISEASES OF DIGESTIVE SYSTEM

消化系统复杂病

主　审　李兆申

主　编　邹多武

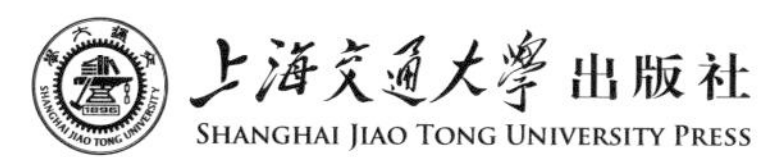

内容提要

本书包括4章，按照食管、胃部疾病，肠道疾病，肝、胆、胰疾病和其他疾病，对消化系统临床诊治过程中遇到的复杂疾病进行了分类。在此基础上，在全国范围内的一流医院中选取了对应的典型病例，并根据病例资料，通过对病理学特点、诊治过程的讨论以及专家的述评，从整合医学的角度，集中呈现了消化系统复杂性疾病的临床科研成果及临床思维的形成过程，可供高年资住院医师和主治医生参考。

图书在版编目(CIP)数据

消化系统复杂病/邹多武主编.—上海:上海交通大学出版社，2023.1

整合医学出版工程.复杂病系列

ISBN 978-7-313-27894-4

Ⅰ.①消… Ⅱ.①邹… Ⅲ.①消化系统疾病—诊疗 Ⅳ.①R57

中国国家版本馆CIP数据核字(2023)第037625号

消化系统复杂病
XIAOHUA XITONG FUZABING

主　　编：邹多武

出版发行：上海交通大学出版社
地　　址：上海市番禺路951号
邮政编码：200030
电　　话：021-64071208
印　　制：上海万卷印刷股份有限公司
经　　销：全国新华书店
开　　本：787mm×1092mm　1/16
印　　张：17.5
字　　数：418千字
版　　次：2023年1月第1版
印　　次：2023年1月第1次印刷
书　　号：ISBN 978-7-313-27894-4
定　　价：108.00元

《整合医学出版工程·复杂病系列》丛书编委会

主　　任　陈国强

副 主 任　胡翊群

编　　委（按姓氏笔画排序）

朱　兰　何　奔　狄　文　邹多武
沈　南　张长青　陈云丰　陈生弟
陈国强　邵　莉　周　新　周海燕
郑　青　赵维莅　胡翊群　贾仁兵
贾伟平　倪兆慧　蒋　益　薛　蔚

学术秘书　马　骏

本书编委会

主　审　李兆申

主　编　邹多武

副主编　张　玲　周春华　顾于蓓

编　委（按姓氏拼音排序）

白娅娅　陈　希　陈　颖　龚婷婷　顾于蓓
何相宜　洪理文　胡梅洁　李赛尔　李为光
刘　磊　钱爱华　冉桃菁　孙　超　孙　菁
孙　颖　孙蕴伟　汤玉茗　王立夫　王　琪
王晓瑾　吴　巍　姚玮艳　俞丽芬　袁耀宗
张　晨　张　玲　张天宇　张　尧　赵　晔
郑　雄　钟　捷　周春华　周　洁　朱　颖
邹多武

总序

21世纪以来，现代医学获得了极大的发展。人类从来没有像现在这样长寿，也从来没有像现在这样健康，但医学受到的质疑也从来没有像现在这样激烈，史无前例的发展瓶颈期扑面而来。其中，专业过度细化、专科过度细划和医学知识碎片化是现代医学发展和临床实践遇到的难题之一。要解决问题，需要新的思维方式和先进的科学技术。于是，整合医学便应运而生。

何谓整合医学？它是从人的整体出发，将各医学领域最先进的知识理论和各临床专科最有效的实践经验加以有机整合，并根据生物、心理、社会、环境的现实进行修整与调整，形成的更加符合、更加适合人体健康和疾病诊疗的新的医学体系。整合医学是实现医学模式转变的必由之路，更是全方位、全周期保障人类健康的新思维、新模式和新的医学观，是集认识、方法、发展、创新、融合的系统工程，需要在由院校基础教育、毕业后教育及继续教育构成的进阶式医学教育体系中得以体现和实践。

长期以来，我国的医学教育基本上还是沿袭了20世纪的传统模式。在院校教育这一阶段，学生不得不面对不同课程间机械重复、相关内容条块分割、各课程间衔接不紧密的问题。医学生毕业后在临床工作中也形成了惯性思维，在处理临床病例时，往往以孤立、分割的思维诊治，从而出现了“只见树木，不见森林”的现象。因此，构建以器官系统整合为核心的教学体系，体现国内整合医学领域的最新学术成果，无疑可以让医学生和医生从器官系统的角度学习、梳理并掌握人体知识，使基础和临床结合、内外科诊治统一，更好地服务于患者。这是对医学教学的一大创新，也是临床实践的一大创新，既可以从根本上推动我国医学人才的培养和医疗改革工作的开展，又可以促进我国分级诊疗措施的实施和医学临床科研的发展，助力《“健康中国2030”规划纲要》的实施。

为培养卓越医学创新人才，上海交通大学医学院长期致力于医学教改和医改实践，从20世纪90年代就开始尝试进行医学整合教育的探索。学校成立了医学院整合课程专家指导委员会，在试点了近10年的基础上，在全国率先实现了教学改革的“最后一公里”，建立了临床医学专业整合课程体系，在所有医学专业中全面铺开系统整合式教学，打破传统的三段式教学模式，使基础与临床交错融合，加强文理并重的医学通识教育，实现医学教育的三个前移，即接触临床前移、医学问题前移、科研训练前移；三个结合，即人文通识教育与医学教育结合、临床和基础医学教育结合、科研训练和医学实践结合；四个不断线，即基础医学教育不断线、临床医学教育不断线、职业态度与人文教育不断线、科研训练和创新能力培养不断线。并于2008年率先组织编写并出版了国内第一套《器官系统整合教材》，引领了国内高水平医学院校的整合式教学改革。《整合医学出版工程·复杂病系列》，是在前述理论教材基础上的实践升华，是多年来整合医学在临床医学研究与应用方面的成果呈现，也是上海交通大学出版社对重大学术出版项目持续跟进、功到自然成的体现。

生命健康是关乎国计民生的大事，对于百姓来说，常见病、多发病皆能在社区医院或其他基层医院得到处理，真正困扰他们的是诊断难、治疗难的相对复杂的疾病。现阶段我国基层医疗单位处置复杂疾病的能力和设备有限的现状，直接导致了“看病难”等现象的发生。随着人民对健康需求的日益增长，这也成为影响当代中国的一个痛点。而医学科研的目的是为了临床应用，也就是解决临床诊疗中的各种问题。复杂性疾病亦是临床问题的焦点之一，全世界为此投入了巨大的人力和物力，所产生的科研成果也应用在临床具体病例的诊疗过程中。本套图书以上海交通大学医学院的临床专家为基础，邀请了协和、北大、复旦、华西等著名医学院校的一大批专家，主要抓住“复杂病”这一疾病中的主要矛盾，以人体器官系统为纲，选取了全国各大医院的典型病例，由全国著名的专家学者进行点评和解析，将医学相关领域最先进的理论知识和临床各专科最有效的实践经验加以整合，并根据患者个体的特点进行修正和调整，使之形成更加符合人体健康和疾病诊治的全新医学知识体系，是整合医学在临床研究和应用方面的具体探索，不仅可以帮助基层医师、住院医师对复杂病进行识别从而及时转诊，还可以帮助专科医师掌握诊治技能，从而提高诊治效率、服务于更多的患者，对于建立现代医疗体系、促进分级诊疗体系等也具有重大意义。

非常欣慰本套图书体现的改革传承。编者团队的权威、所选案例的典型、专家解析的深刻，给我留下了深刻印象，我相信，这种临床医学的大整合、大融合，必将为推进我国以“住院医师规范化培训”“专科医师规范化培训”为核心的医学生毕业后教育的改革和发展做出重大的贡献。

中国工程院院士
上海交通大学副校长
上海交通大学医学院院长
范先群

2022年12月24日

序

健康所系，性命相托，由于医疗卫生行业的特殊性，临床医师在医学院校毕业后不仅需要接受住院医师规范化培训、专科医师规范化培训，还需要不停学习、终身学习。“冰冻三尺，非一日之寒”，年轻医师在临床实践中，需要经过“思考-学习-总结-再实践-再思考-再学习-再总结”这样一个螺旋式上升的循环。这期间需要向上级医师学习、从日常诊治中学习，脚踏实地、求真务实，才能锻炼出过硬的本领。唯有掌握诊治疾病的真实本领，才能不让患者及其家属失望！

要想成为一名医术精湛的临床医师，大量病例的积累和长年累月的实践是必不可少的。邹多武教授 1989 年毕业于第二军医大学(现海军军医大学)，并留在附属长海医院(现海军军医大学第一附属医院)消化科工作。他在日常工作中养成了一个好习惯：凡是亲手诊治过的疑难病例，他都会记录在册，去追踪、随访这个患者的最后诊断和治疗情况。因此，他的成长、进步非常迅速，这种方式锻炼了他的临床思维，提高了他解决复杂临床问题的能力。他在长海医院消化科主持科室疑难病例讨论时，能够站在更高的视角、更广的维度分析患者的病情，做出准确的判断，这得益于他多年来日积月累的学习和思考。2018 年，他加盟上海交通大学医学院附属瑞金医院消化内科后，秉承疑难病例多学科讨论制度，牵头开设了“胆胰疾病整合门诊”，诊治了众多全国各地的疑难病患。

为提高消化科年轻医师的临床诊疗水平，邹多武教授组织瑞金医院消化内科同仁编写了《消化系统复杂病》。本书由各位编者精心撰写，凝集了消化科团队诊治疾病的宝贵经验、教训和心得。我有幸先睹为快，觉得本书对消化病学领域的年轻医师提高自身诊疗水平大有裨益。“江山代有才人出”，相信消化专业年轻医师能够青出于蓝而胜于蓝，练就过硬的临床本领，更好地服务患者、服务人民，为助力“健康中国”贡献出自己的力量！

上海交通大学医学院附属瑞金医院

袁耀宗

2022 年 12 月 20 日

前言

一名医学生从医学院校毕业后，就面临着“实践-思考-学习-再实践-再思考-再学习”这样一个不断提高、历练的过程。要想成为一名优秀的医师，这个过程是非常辛苦的。在这个不断实践的过程中，有两点需要注意：①对一个患者的诊断，除了要详细了解症状和体征外，还要有全局观和系统观，避免“只见树叶、不见森林”。唯有这样，才不会因为专业分工越来越细化，导致思维越来越固化，考虑问题仅仅局限于自己的专业范围内。这也是在近几十年来医学教育的发展中，以“器官-系统为基础，问题为导向”的医学教育模式不断开展的原因。②目前循证医学在医学实践中的重要性越来越凸显，对于某一个疾病的诊疗，有各种指南、共识、建议更新及发布，均是结合了最新的循证医学证据。在当前医学资讯发达的时代，我们随手能够得到这些最新的文献。但是，人体疾病的病理、生理机制是非常复杂的，对患者的诊治要站在“生物-心理-社会”医学模式的高度下去进行。临床上面对的患者千差万别，同样一个疾病可能有不同的临床表现，而同样的临床表现，可能由不同的疾病所致。我国著名的内科学家、消化病学奠基人张孝骞教授曾说过：“在患者面前，我永远是一个小学生”。因此，临床医师要想在实践中快速成长，锻炼出一副“火眼金睛”，除了勤于实践总结、善于思考外，还有一个能够迅速提高自己临床诊疗能力的方法，就是多学习前辈的经验，学习老师们在临床诊疗实践中碰到的一些疑难、经典案例，从他们的临床诊治经验、教训中汲取智慧，正所谓“他山之石，可以攻玉”。

上海交通大学医学院附属瑞金医院消化内科历年来非常重视科室的疑难病例诊治工作，在老一辈专家江石湖教授、吴云林教授、袁耀宗教授的带领下，科室建立了疑难病例多学科讨论机制，诊治了大量来自全国各地的消化系统疑难病例，积累了一定的经验。有鉴于此，为了能够让临床医学专业实习医师、规范化培训医师、低年资消化专科医师获得临床疑难病例诊疗经验、教训的第一手资料，编者将这些病例汇总成册，以飨读者。

本书中疑难病例诊疗经验的撰写，得到了上海交通大学医学院附属瑞金医院消化内科同事的大力支持，各位参编者从多年的经治病例中精心挑选出 47 个疑难病例，通过这些病例重现真实的临床诊疗场景，并通过后续的诊断揭秘、分析讨论以及专家点评，为读者指点该病例诊疗的关键要点。

本书精选的病例不仅囊括了消化系统各个器官的疾病，还包含了以消化系统症状为主要或首发表现的其他系统疾病。这些病例迷惑性强，易误诊、漏诊，如何对这些病例“抽丝剥茧”，进而“揭开谜团”，本书亦进行了深入浅出的介绍。譬如，本书介绍了一例以反复胸腔积液为首发症状的胰腺癌病例。该患者辗转于各个医院的呼吸内科，虽然此前胸腔积液生化提示淀粉酶水平异常升高，但未受到重视与思考，没有去探寻这一异常结果的原因。最后该患者在我院诊断为“胰腺癌”，通过多学科会诊，考虑胸腔积液与胰腺癌有关，但非胰腺癌转移，因此为该患者进行了外科手术治疗。

总之，本书凝集了各位编者的心血，他们将自己多年的诊疗经验倾囊相授，相信对各位读者有所帮助。由于时间仓促，编写过程中难免百密一疏，望各位同道批评斧正。

邹多武

2022 年 11 月 8 日

目录

第一章　食管、胃部疾病　_ 001

病例 1　食管胃底静脉曲张掩盖下的空肠曲张静脉破裂大出血　_ 001

病例 2　因下腹痛追根溯源出的晚期胃癌　_ 006

病例 3　老年孤立性胃结节病 1 例　_ 011

病例 4　反复低级别上皮内瘤变的处置　_ 014

病例 5　早期胃印戒细胞癌的内镜诊治　_ 021

病例 6　肥厚性胃炎引发的反复恶心、呕吐、消瘦　_ 026

病例 7　内镜下黏膜剥离术诊断性治疗发现胃三次打击 B 细胞淋巴瘤 1 例　_ 030

病例 8　深在囊性胃炎合并黏膜癌变 1 例　_ 035

第二章　肠道疾病　_ 040

病例 9　结核变态反应性白塞综合征　_ 040

病例 10　特发性肠系膜静脉硬化性肠炎引发的腹痛　_ 045

病例 11　1 例反复发作的小肠梗阻——隐源性多灶性溃疡性狭窄性小肠炎　_ 050

病例 12　初发回肠克罗恩病合并结肠巨细胞病毒感染 1 例　_ 053

病例 13　1 例经多学科联合救治的疑难重症克罗恩病病例　_ 060

病例 14　肠结核相关消化道出血 1 例　_ 068

病例 15　溃疡性结肠炎合并巨细胞病毒感染　_ 072

病例 16　自身免疫性肠炎　_ 079

病例 17　由原发性阑尾恶性肿瘤导致的反复腹痛 1 例 _ 084

第三章　肝、胆、胰疾病 _ 090

病例 18　会发热的胰腺占位 _ 090
病例 19　反复上腹胀痛的元凶是谁? _ 096
病例 20　胰头肿块——是胰腺癌吗? _ 101
病例 21　腹痛合并胰腺内占位:是吉是凶? _ 107
病例 22　导致反复胸腔积液的真凶是谁? _ 114
病例 23　穿着“胰头肿块”外衣的自身免疫性胰腺炎 1 例 _ 120
病例 24　自身免疫性胰腺炎 1 例 _ 125
病例 25　以右上腹疼痛为主要症状的胆管 Oddi 括约肌功能障碍 1 例 _ 133
病例 26　1 例胆管狭窄伴胰头饱满的诊疗回顾 _ 135
病例 27　反复高热 15 年的真凶是谁? _ 142
病例 28　探究腹痛的罪魁祸首 _ 146
病例 29　呕吐原因待查 _ 152
病例 30　黄疸待查 _ 157

第四章　其他疾病 _ 163

病例 31　嗜酸性粒细胞性胃肠炎合并类风湿关节炎引发的反复水肿 _ 163
病例 32　以胸腹水为首发临床表现的嗜酸性粒细胞性胃肠炎 _ 172
病例 33　反复腹泻的原因? _ 176
病例 34　多学科团队协作诊治的继发性免疫缺陷病 1 例 _ 183
病例 35　我最近胃口不好,怎么手也变黑了? _ 189
病例 36　1 例峰回路转的腹泻病例的诊治 _ 194
病例 37　反复便血究竟为何? _ 202
病例 38　过敏性紫癜引发的腹痛便血 _ 207
病例 39　回盲部元凶的真面目 _ 212
病例 40　1 例直乙交界处病变的诊治 _ 216
病例 41　消化道出血(子宫内膜异位) _ 220

病例 42　腹痛伴淋巴结肿大、血清 IgG4 升高　227
病例 43　导致反复发热、恶心、呕吐的元凶？　233
病例 44　以恶心呕吐为主要症状的希恩综合征 1 例　239
病例 45　POEMS 综合征引发的 1 例腹水　243
病例 46　1 例老年患者慢性腹痛伴急性加剧的多学科病例讨论　248
病例 47　不明原因的腹水（淀粉样变性）　253

索引　259

第一章

食管、胃部疾病

病例1 食管胃底静脉曲张掩盖下的空肠曲张静脉破裂大出血

主诉

反复呕血、黑便5年,解血便1天。

病史摘要

患者,男,40岁,儿时体健。2014年9月无明显诱因下解黑便1次,就诊于上海市某区级医院,给予对症处理后出血停止,查腹部MRI示脾脏肿大、肝门静脉迂曲,诊断为门静脉高压、门静脉海绵样变性、右肾囊肿,行胃镜检查示食道、胃底多发静脉曲张,慢性浅表性胃炎并糜烂。2014年10月,患者无诱因下再解黑便,每日2~3次,每次量50~150 mL,持续数日,未予重视。3天后患者呕血1次,量多,伴上腹部不适,无心悸、胸闷,无眩晕、黑矇,无四肢湿冷,就诊于我院急诊,予禁食禁水、生长抑素静脉维持控制门静脉压力、抑酸、止血及营养支持等对症治疗后出血停止。患者1个月后于我院行脾切除断流术,术后恢复可。2016年3月,患者无明显诱因下再次出现突发呕血、黑便,急诊给予禁食及药物控制出血后收入消化内科病房,查门静脉CT血管造影(CT angiography, CTA)提示门静脉海绵样变性伴腹腔内大量侧支循环(图1-1)。行胃镜检查,提示食管中、下段见3条中-重度曲张静脉,曲张静脉间形成交通支,其表面见多发红色征,并见一处可疑白色小血栓;贲门小弯侧可见曲张静脉与食管连通,胃底可见多发静脉显露,色泽正常,胃体黏膜呈多发马赛克样及樱桃红色斑点改变,考虑门静脉高压性胃病(轻度)(图1-2)。于食管下段每条曲张静脉内分别注射1%聚桂醇5~7 mL。术后给予禁食24 h、生长抑素微泵维持控制门静脉压力、抑酸、静脉营养支持等治疗,逐渐开放饮食后无不适,出院后口服普萘洛尔每日3次,每次10 mg。

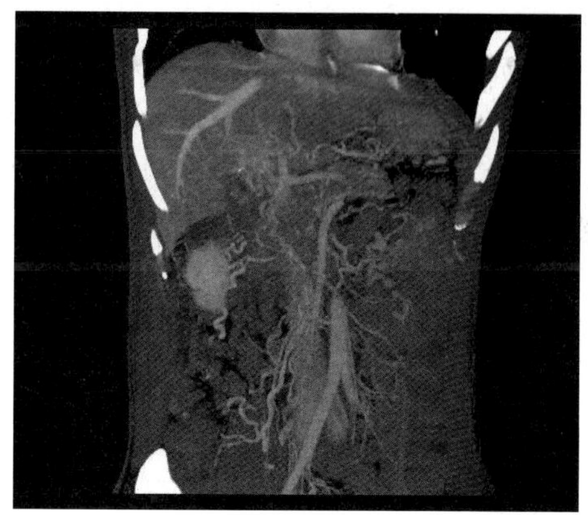

图1-1 门静脉CTA显示门静脉海绵样变性伴腹腔内大量侧支循环

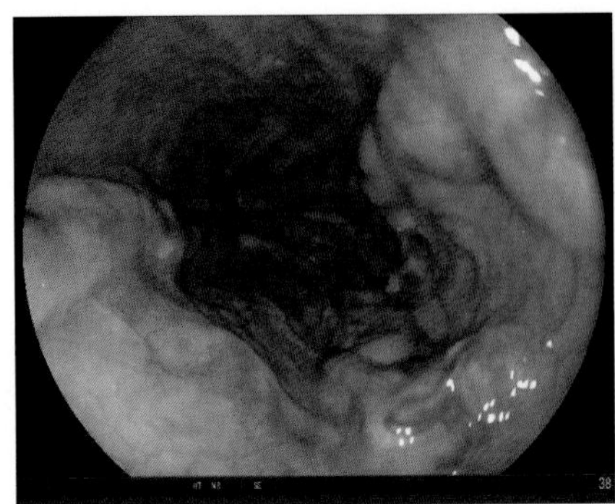
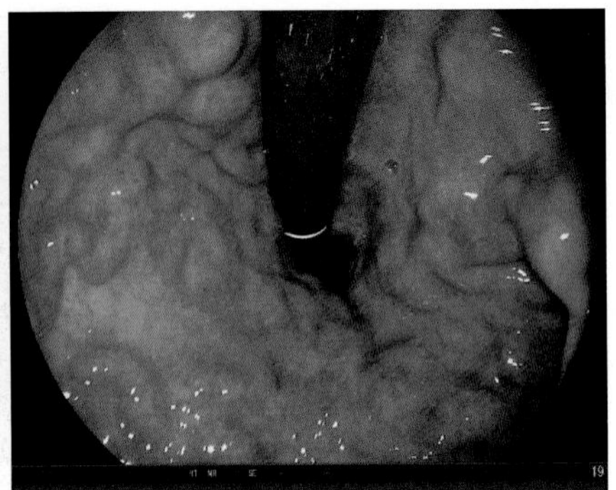

图 1-2　2016 年 3 月胃镜显示食管 3 条中-重度曲张静脉伴表面红色征，贲门小弯侧可见曲张静脉与食管连通，胃底大弯侧多发静脉显露

2016 年 6 月，患者无明显诱因下再次解黑便 2 日，共 2 次，不成形，每次量约 100 mL，再次于瑞金医院消化内科住院，行胃镜检查提示食管中下段静脉曲张较前次有所减轻。考虑到患者于本院初诊时业已存在门静脉海绵样变性，门静脉主干已不可见，难以行经颈静脉肝内门体支架分流术(transjugular intrahepatic portosystemic stent-shunt, TIPSS)，因此予以追加内镜下硬化治疗，每条曲张静脉内注射 1%聚桂醇 6～8 mL。术后患者一般情况可，出院后维持近 2 年未出血。

2018 年 4 月，患者无明显诱因下解黑便 1 次，成形，量约 150 mL，无呕血，速至我院急诊就诊，急查血常规：血红蛋白(hemoglobin, HB) 112 g/L，血小板计数(platelet count, PLT) 253×10^9/L，肝肾功能、电解质、凝血功能均基本正常，予止血、抑酸、补液等对症支持治疗后出血停止。此后收入消化内科病房，胃镜检查见食管中下段 3 条中-重度曲张静脉，曲张静脉间形成交通支，曲张静脉表面见多发条索状红色征，较 2 年前加重；贲门、胃底可见多发迂曲静脉，情况与前次所见类似。内镜下行皮圈套扎治疗，共结扎 7 环。患者治疗后好转出院。嘱患者 3 个月后务必前来住院追加治疗。

3 个月后患者按医嘱前来住院复查内镜，食管静脉曲张明显消退，另见多发白色瘢痕；贲门小弯侧可见多条曲张静脉，色泽正常。使用超声内镜(endoscopic ultrasound, EUS)探查血管，黏膜-黏膜下单个血管内径为 5～6 mm，胃壁外另见多发静脉曲张。于贲门分 3 点行硬化剂＋黏合剂序贯栓塞治疗，于第一点倒镜穿刺血管见回血后注射 1%聚桂醇 6 mL＋黏合剂 2 支＋空气 3 mL，创面整洁无出血；于第二点顺镜穿刺血管见回血后注射 1%聚桂醇 6 mL＋黏合剂 2 支＋空气 3 mL，回针后针眼出血明显；于第二点旁另寻位置穿刺血管见回血后追加注射 1%聚桂醇 6 mL＋黏合剂 4 支＋空气 3 mL，回针后创面整洁无出血，退镜可见示踪剂(美蓝)上行至贲门齿状线水平(图 1-3)。

患者出院后，并没有像我们期望中那样维持更长时间不出血，而是在出院 1 个月后，无明显诱因下又解成形黑便 2 天，共 2 次，每次量为 100～150 mL，无畏寒发热，无头晕、晕厥，无胸闷、心悸等。于本院急诊就诊，查 Hb 108 g/L，按常规治疗后出血停止，转入消化内科病房。建议患者复查胃镜，患者要求暂缓检查；告知患者可尝试 TIPSS 但手术难度大、成功率低，患者拒绝，住院休养数日后出院回家。4 个月后，患者无明显诱因下又出现黑便，量 300～400 mL，伴头晕、冷汗，无畏寒发热，无胸闷心悸、无腹痛腹胀、无呕吐呕血，速至我院急诊就诊，查 Hb 86 g/L，予药物对症治疗后暂时未进一步解黑便，立即安排收入消化内科病房。

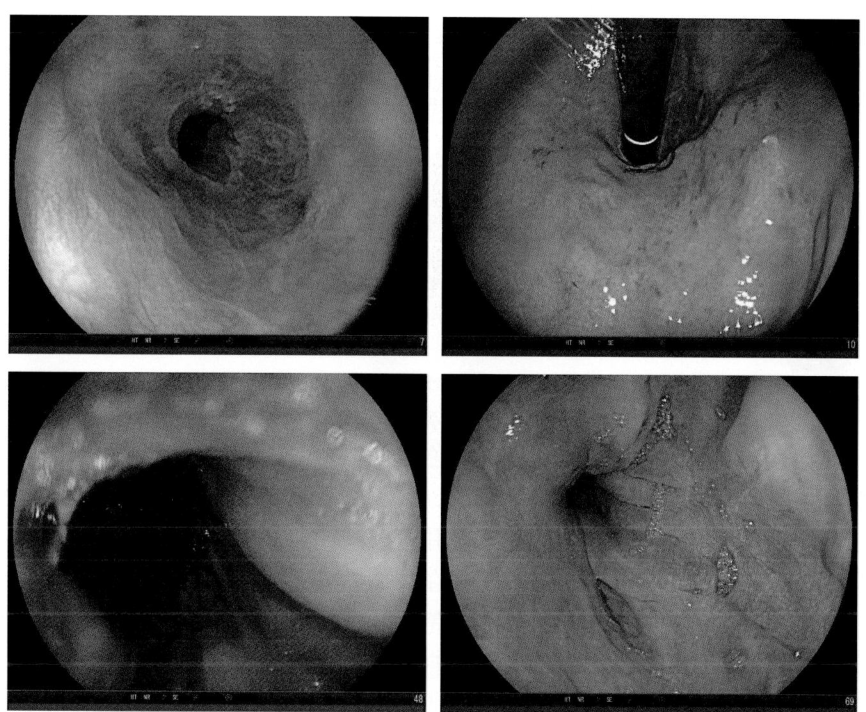

图 1-3　2018 年 7 月胃镜显示食管曲张静脉内镜治疗后消退满意，胃底、贲门多发静脉显露。予以多点硬化＋黏合剂栓塞胃底、贲门曲张静脉后可见示踪剂（美蓝）上行至贲门齿状线水平

个人史及家族史：否认吸烟、酗酒史。否认家族遗传病史。

婚育史：已婚，育有 1 子，体健。

入院查体

体温（T）37℃，呼吸（R）16 次/分，脉搏（P）88 次/分，血压（BP）106/60 mmHg。神清，精神萎，皮肤、巩膜无黄染、无瘀斑瘀点，未及浅表淋巴结肿大，双肺呼吸音清，未及干、湿啰音，心率（heart rate，HR）88 次/分，律齐，未闻及杂音。腹软，未见腹壁静脉曲张，未见胃肠型及蠕动波，肠鸣音 4～5 次/分，腹部未触及压痛或反跳痛。双下肢无水肿。神经系统体检无异常。

辅助检查

血常规：白细胞计数（white blood cell count，WBC）3.67×10^{9}/L，Hb 86 g/L；降钙素原（procalcitonin，PCT）0.54 ng/mL；

葡萄糖 6.92 mmol/L；血电解质：钾 3.72 mmol/L，钠 142 mmol/L，钙 2.01 mmol/L，二氧化碳 21.8 mmol/L；肝肾功能：前白蛋白 143 mg/L，总胆红素（total bilirubin，TB）18.0 μmol/L，总蛋白（total protein，TP）62 g/L，白蛋白（albumin，Alb）34 g/L，丙氨酸氨基转移酶（alanine aminotransferase，ALT）11 IU/L，天冬氨酸氨基转移酶（aspartate aminotransferase，AST）20 IU/L，肌酐（creatinine，Cre）70 μmol/L；

凝血功能：活化部分凝血活酶时间（activated partial thromboplastin time，APTT）

26.4 s，凝血酶原时间（prothrombin time，PT）12.2 s，国际标准化比值（international normalized ratio，INR）1.03，凝血酶时间（thrombin time，TT）16.40 s，纤维蛋白原（fibrinogen，Fg）3.2 g/L，纤维蛋白（原）降解产物（fibrin/fibrinogen degradation products，FDP）37.8 mg/L，D-二聚体 11.36 mg/L。

初步诊断

急性消化道出血；特发性门静脉高压症伴食管和胃静脉曲张。

治疗及转归

患者本次入院后依然拒绝胃镜检查，因此先按门静脉高压伴胃食管静脉曲张破裂出血进行内科药物治疗。患者入院后反复解暗红色血便，每次血便量 200～300 mL，粪便颜色趋于红色，排便频率也明显增加，伴有阵阵冷汗、虚弱感，不伴有恶心呕吐，总之整体症状较前几次入院严重得多。给予特利加压素静脉应用，但效果不明显，输血后再次建议患者行胃镜检查，获得患者同意后立即安排检查，却发现在胃镜检查全过程中，食管、胃、十二指肠腔内均未见血迹，食管内可见数根轻度曲张静脉，贲门小弯侧可见前次黏合剂栓塞治疗后排胶创面整洁，无活动性出血征象。立即于无肠道准备下结肠镜检查，进镜至末端回肠，肛周未见外痔，直肠见轻度静脉曲张，表面无红色征，未见血栓及确切近期出血征象；整个结肠腔内可见大量积血及血块，反复冲洗，所见结肠黏膜呈马赛克样外观，未见明显活动性出血灶；经回盲瓣进入末端回肠 5 cm，回肠黏膜绒毛呈紫红色外观，肠腔内可见较多鲜血。结肠镜诊断为门静脉高压性肠病，急性消化道出血系小肠来源可能大。立即行全腹部增强 CT，见空肠与左侧腹壁之间大量迂曲粗大曲张静脉伴空肠腔内可疑出血（图 1-4）。

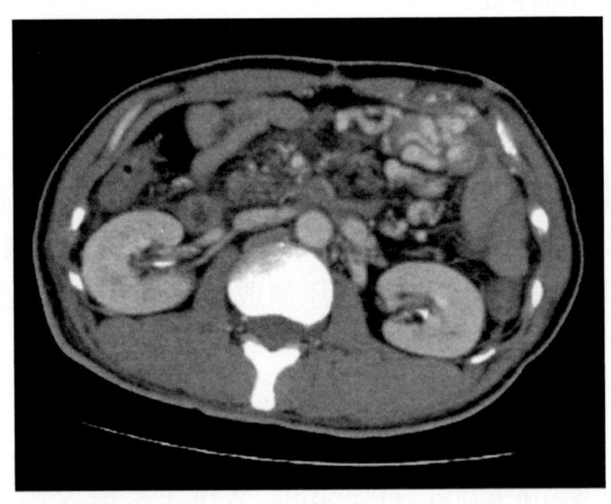

图 1-4　腹部增强 CT 显示空肠与腹壁之间大量迂曲粗大静脉曲张伴空肠腔内可疑出血；外科手术探查见空肠与腹壁大量迂曲畸形血管互相连通伴肠腔内血管破裂出血

至此，患者诊断基本明确，但治疗上却十分棘手。当时患者在积极输血的情况下 Hb 波动于 40～45 g/L，心率维持于 110～130 次/分，血压波动于（75～90）/（45～55）mmHg，请外科急会诊，外科医师认为患者小肠黏膜系膜静脉曲张广泛而严重，手术风险大，无任何成功止血把握。当班外科会诊医师与患者的多位患者家属沟通 1 小时，解释病情严重性，患者家属暂时表示理解，继续用药观察。

外科会诊当晚，患者便血症状愈发严重，在持续补液、持续输注各类成分血的情况下，心率始终维持于130～140次/分，血压约70/40 mmHg，不时冷汗淋漓，阵发性神志淡漠。值班医师反复与患者家属沟通，患者家属要求自动出院。

次晨，一些昨日未到的患者家属陆续赶到，患者家属重新商议后，不再要求自动出院，而是向消化内科医师表达了宁死也要积极手术治疗的诉求，情绪较为激动，一时场面僵持不下。在医院行政总值班的协调下，消化科、放射介入科、当日外科会诊医师及外科当班主任再次与患者家属进行深入沟通，患者家属主动签署重大手术志愿书，要求积极手术抢救，愿意承担任何手术结果。原定的数字减影血管造影(digital subtraction angiography，DSA)因患者到达手术室后生命体征不稳定而取消，转为直接开腹探查术。

患者取仰卧位，外科医师以旁正中切口进入腹腔，探查见左侧腹壁及肠系膜大量迂曲畸形血管互相形成吻合支，其中穿入空肠肠段的吻合支破裂出血，穿入点距离屈氏韧带约20 cm，肠管颜色基本正常，未见明确肠段缺血或坏死。闭合切断血管迂曲最严重的空肠肠段共计约60 cm，依次结扎肠系膜血管，移除标本(图1-5)。术中患者呕血，立即急诊胃镜探查胃十二指肠腔，确认未见活动性出血，考虑呕血系小肠出血返入上消化道所致。大量温热盐水冲洗后关闭腹腔。术中肠管内加患者呕血总计出血量约4 000 mL，术中约输注浓缩红细胞8 U。术毕，患者带气管插管返回病房。

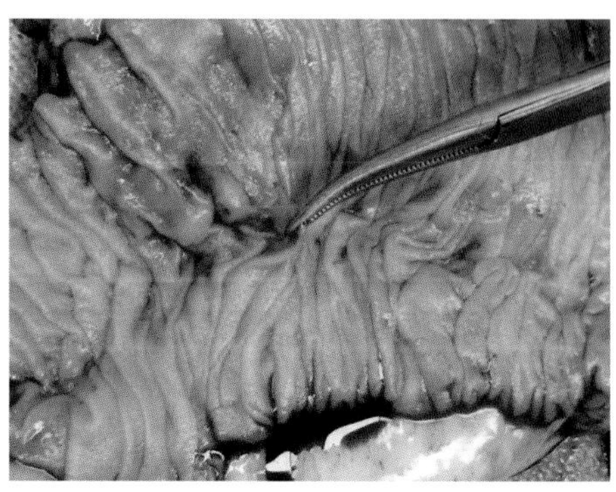

图1-5　外科手术切除标本：空肠曲张静脉破裂出血

此后，患者未再次出血，在积极输血、输注人血白蛋白、抗感染及营养支持后，患者病情逐渐平稳，成功拔除气管插管，意识及一般状态逐渐好转，术后2周出院回家。值此书稿撰写之时，笔者再次致电患者，对方告知出院后安好。

最后诊断

空肠曲张静脉破裂大出血。

病例总结

一例不明原因门静脉海绵样变性、伴有腹腔内多发门体侧支循环的患者，以呕血、黑便为首发症状，此后接受了脾切除断流术、多次内镜下胃食管曲张静脉治疗，却以大量便血为症状，再次无明显诱因下出现消化道大出血，在经治医师的劝说之下，经过几番波折终于确诊空肠曲张静脉破裂大出血。病情危急的时刻，经全院相关科室积极协调，在患者家属积极要求手术的请求下，通过外科医师的精心手术，患者终于挺过最黑暗的一刻，重新开启一段新的人生路。

诊疗启迪

门静脉高压症合并门体分流道最常见的位置为：食管、贲门、胃底、直肠肛管、脐周和后腹膜。然而，门体分流道的发生位置远不止以上这些常见部位，其可以起源于门静脉系统的各个分支与属支，理论上可与腔静脉系统的各个位置存在连通。该患者末次导致消化道大出血的病变血管位于空肠上段，属于少见的异位静脉曲张破裂大出血，给诊断和治疗造成了很大的困难。对于存在腹部手术史、同时接受过反复多次内镜曲张静脉治疗的患者，如出现与胃镜所见不符合的消化道出血，在排除直肠肛管出血后，需要特别警惕异位静脉曲张的可能。

专家点评

(1) 消化道出血可表现为呕血和便血，其中上消化道出血速度较快时可表现为呕血，而对于屈氏韧带下方的出血，量较少时常表现为黑便，量较大或者距离肛门较近时常表现为血便。在临床工作中，可以综合患者的出血量、出血的红色鲜艳程度、出血频率、生命体征、交感兴奋和外周循环衰竭改变、实验室结果等各个要素，综合评价患者的出血部位、出血速度和总体出血量。

(2) 肝硬化失代偿期常伴有门静脉高压症和食管胃底静脉曲张，而门静脉高压症却不一定总是伴有肝硬化的存在。门静脉高压症可以分为窦前性、窦性和窦后性，比如常见的乙肝后肝硬化引起的门静脉高压症属于窦前性，而巴德-基亚里(Budd-Chiari)综合征引起的门静脉高压症则属于窦后性。一些非肝脏疾病也可造成门静脉高压症，比如原发病血小板增多症可导致门静脉血栓形成及海绵样变性。区域性门静脉高压症，又名左侧门静脉高压症，是指门静脉的一部分属支出现回流障碍和局部血管内压增高的情况，比如真性红细胞增多症继发脾静脉栓塞，或者胰腺恶性肿瘤侵犯脾静脉，就属于这样的情况。该患者首诊时即已存在门静脉海绵样变性，其病因至今不可知，但所幸其不存在明显的肝硬化，因此其肝储备功能基本健全，这也使得他能更好地耐受严重出血和外科手术带来的创伤。

病例提供单位：上海交通大学医学院附属瑞金医院消化内科
整理：吴巍
述评：袁耀宗

病例 2 因下腹痛追根溯源出的晚期胃癌

主诉

下腹痛 1 个月，加重伴黑便 1 天。

病史摘要

患者，女，40 岁。患者于入院前 1 个月起无明显诱因下出现下腹部疼痛，表现为阵发性胀痛，放射至腰部，进食后加剧，伴有腹胀、排便频率降低，无腹泻、便血、里急后重、恶心、呕吐、呕血、反酸、嗳气、皮肤/巩膜黄染、寒战、发热等症状。患者遂至我院门诊就诊，予曲美布汀等调节胃肠动力药物口服，同时预约门诊结肠镜检查。

患者如期前来门诊内镜中心接受结肠镜检查，检查过程中见乙结肠-降结肠交界处肠腔狭窄、扭曲固定，狭窄处黏膜表面轻度充血粗糙，但未见明显溃疡增殖性病变，反复尝试内镜无法通过（图 2-1），于结肠肠腔狭窄处活检 2 块。

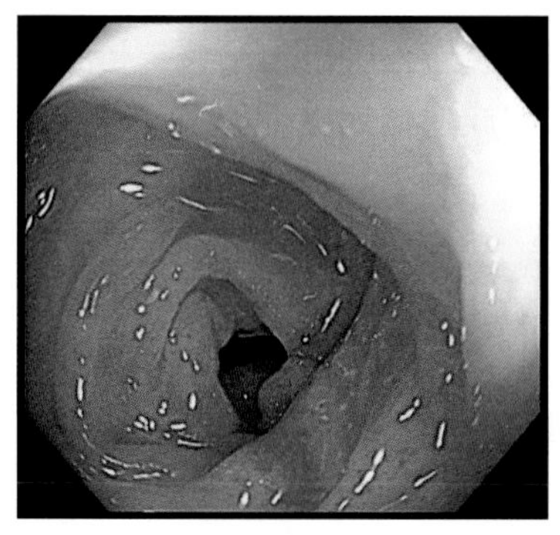
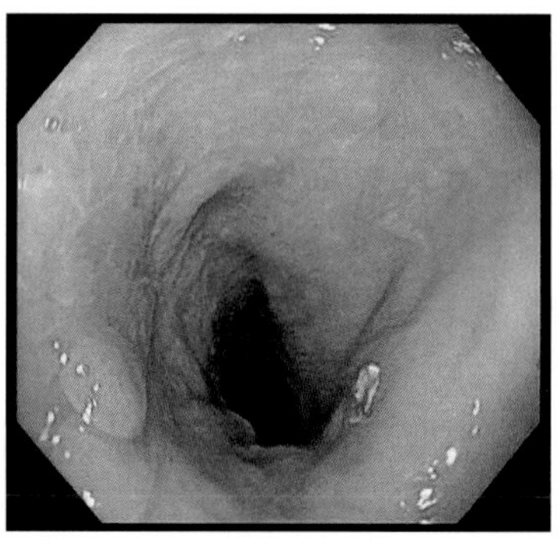

图 2-1　结肠镜显示乙结肠-降结肠交界处肠腔狭窄、扭曲固定，狭窄处黏膜表面轻度充血粗糙

肠镜检查完成后当晚，患者在家中出现下腹痛加剧，同时伴有解黑便，量少，不成形，不伴有呕吐、呕血、头晕、心悸、冷汗等不适。患者立即至我院急诊就诊，急诊内科接诊医师对患者进行查体，提示神清，精神可，腹平，腹肌略紧张，腹部有压痛，压痛位于脐周及偏左下腹，左下腹存在反跳痛，伴有部分肌卫。急诊查血常规提示：C 反应蛋白（C-reactive protein，CRP）2 mg/L，WBC 8.02×10^9/L，中性粒细胞（neutrophil，N）百分比（N%）73.3%，Hb 126 g/L、PLT 303×10^9/L；凝血功能检查提示 APTT、PT 正常，Fg 3.7 g/L，FDP 6.2 mg/L，D-二聚体 1.72 mg/L；肝肾功能基本处于正常范围；粪便 OB（++++）；全腹部平扫 CT 显示结肠弥漫性壁增厚，周围系膜间隙模糊（升结肠、横结肠壁增厚，横结肠为著，周围脂肪间隙模糊伴多发斑片、结节影）；胃窦壁增厚；大网膜增厚，污秽，腹腔渗出、积液（腹腔脂肪间隙模糊、密度增高，腹腔液体密度影）；左肾盂轻度扩张积水；盆腔积液；右侧附件区囊性占位灶；回盲部多发小淋巴结（图 2-2）。考虑到患者今日行结肠镜检查后出现以上情况，立即请急诊外科会诊，急诊外科医师阅 CT 后认为不能排除结肠迟发性穿孔。遂与患者沟通，告知患者必要时需急诊剖腹探查。患者一时不能接受需要立刻手术的现实。

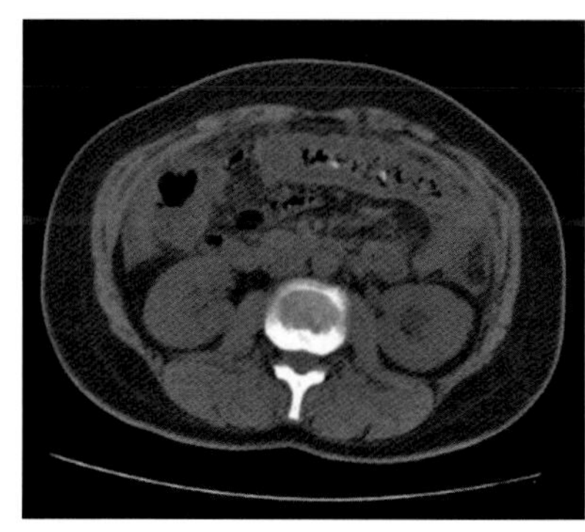
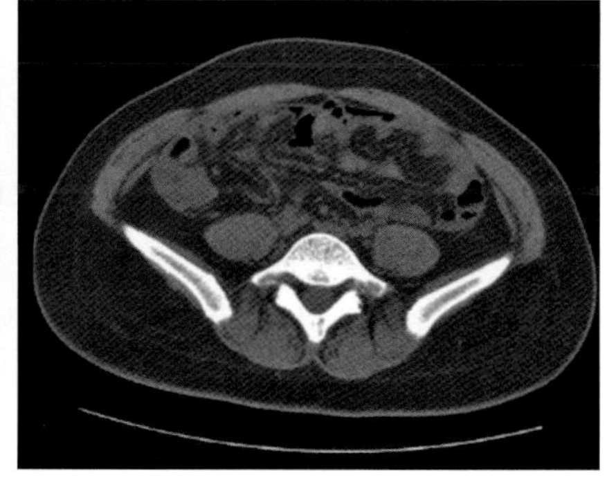

图 2-2　急诊 CT 显示结肠壁增厚，腹水，左肾积水

急诊内科接诊医师凭借自己的消化道急症诊治经验，认为该患者尽管存在腹膜炎的CT征象，但全身一般情况不甚符合急腹症表现，因此立即联系肠镜操作医师确认情况，并综合分析病情。考虑到患者目前无发热，外周血白细胞总数、中性粒细胞计数、CRP水平均不高，目前诊断结肠镜检查后结肠迟发性穿孔的依据并不充分，故暂予禁食、补液、抗感染等药物治疗，同时收入院进一步检查。

既往史：既往体健，否认糖尿病、高血压等病史。否认肝炎、结核等传染病史。

个人史及家族史：否认吸烟、饮酒史。否认家族遗传病史。

婚育史：已婚，育有1女，体健。

入院查体

T 36.5℃，P 76次/分，R 18次/分，BP 104/70 mmHg。神清，精神稍萎，颈部未触及肿大淋巴结。腹平，腹肌略紧张，腹部压痛，压痛位于脐周及偏左下腹，轻度反跳痛。神经系统体检无异常。

辅助检查

血常规：WBC 7.52×10^{9}/L，N% 70.6%，淋巴细胞(lymphocyte，L)百分比(L%)22.4%，红细胞计数(red blood cell count，RBC) 4.21×10^{12}/L，Hb 125 g/L，PLT 329×10^{9}/L。

CRP 2 mg/L，降钙素原<0.05 ng/mL。

肝肾功能、血糖、血电解质：葡萄糖5.74 mmol/L，前白蛋白267 mg/L，ALT 24 IU/L，AST 20 IU/L，TB 11.5 μmol/L，Alb 42 g/L，Cre 64 μmol/L，钠142 mmol/L，钾3.37 mmol/L，二氧化碳23.7 mmol/L，肌钙蛋白I 0.01 ng/mL。

粪便常规：白细胞、红细胞阴性；粪便隐血(occult blood，OB)(++++)。

凝血功能：APTT 28.4 s，PT 11.7 s，Fg 3.1 g/L，FDP 4.9 mg/L，D-二聚体1.70 mg/L。

初步诊断

急性消化道出血原因待查；腹水原因待查。

治疗及转归

患者入院后，给予禁食、补液、抗感染、营养支持等治疗，腹痛逐渐缓解，每日复查血常规、CRP，显示外周血白细胞总数、中性粒细胞计数、CRP水平维持于低水平。与此同时，患者仍每日解2～3次黑便，不成形，量不多，粪便OB依然为(++++)。

入院后继续完善检查，具体如下。

血清肿瘤指标检测：甲胎蛋白(alpha-fetoprotein，AFP) 5.75 ng/mL，癌胚抗原(carcinoembryonic antigen，CEA) 1.76 ng/mL，神经元特异性烯醇化酶(neuron specific enolase，NSE) 23.47 ng/mL，细胞角蛋白19片段(cytokeratin-19-fragment，CYFRA21-1) 2.27 ng/mL，鳞状细胞癌相关抗原(squamous cell carcinoma antigen，SCC) 0.60 ng/mL，糖类抗原(carbohydrate antigen，CA) 125 476.2 U/mL，CA724 97.46 U/mL，

CA199 38.4 U/mL，CA242 34.1 U/mL，CA153 11.5 U/mL。

红细胞沉降率(erythrocyte sedimentation rate，ESR) 9 mm/h。

全腹部增强 CT：左肾盂轻度扩张积水；胃体、胃壁增厚、僵硬，增强后明显强化；升结肠、横结肠壁增厚，横结肠为著，增强后多灶性明显不均匀强化，周围脂肪间隙模糊伴多发斑片、结节影；腹腔脂肪间隙模糊，密度增高，网膜增厚不均匀；腹水；右侧附件区囊性灶，大小约 5.5 cm×4 cm，增强后周围见薄壁状、血管状强化，囊性部分无强化；左侧附件区见液性低密度影，增强后其内见囊壁样强化；子宫前壁见一结节影向外突出，直径约 1 cm，增强后中度强化，较后方子宫肌强化程度稍低(图 2-3)。

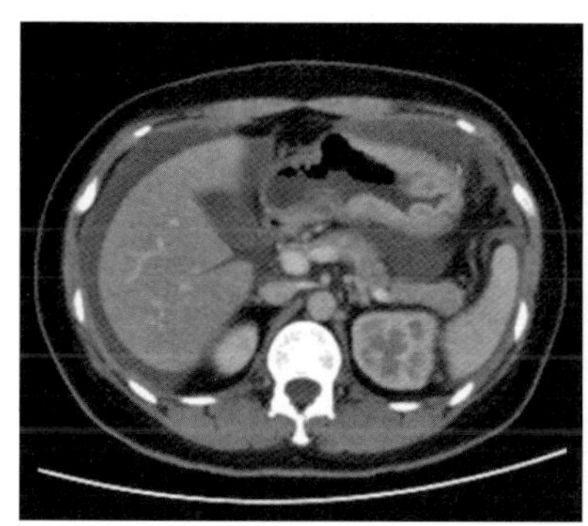
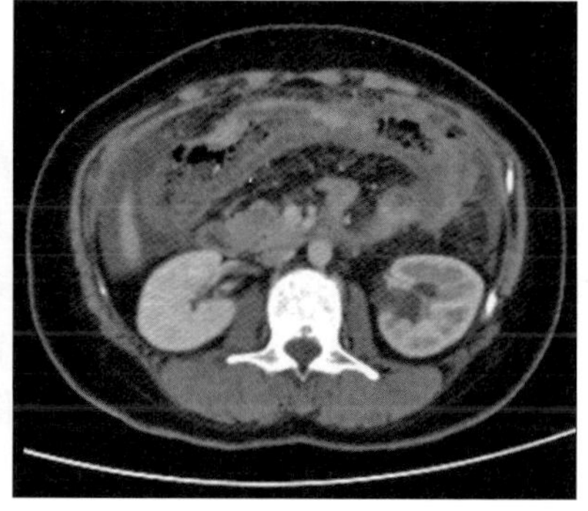

图 2-3　腹部增强 CT 显示胃体壁、结肠壁均明显增厚、分层、强化，腹水，左肾积水

妇科 B 超(经腔内+经腹部)：右卵巢内可见无回声区，大小为 38 mm×35 mm×36 mm，形态欠规则，内壁光滑；左卵巢内局部回声不均，可见不规则无回声区，大小为 36 mm×31 mm×32 mm，内部见网状分隔，周边伴环状血流信号；附见盆腹腔内游离无回声区。考虑右卵巢囊肿，左卵巢增大伴回声不均，建议经后复查；盆腔积液，腹水。

浅表淋巴结 B 超：双侧颈部、双侧锁骨上、双侧腋窝、双侧腹股沟未见明显异常肿大淋巴结。

T-SPOT 检测：A 抗原 11，B 抗原 5。

鉴于患者胸部 CT 并未见明显异常，给予患者 PPD 试验(1∶2000)，观察 3 天，结果为阴性。

我们告诉患者，目前怀疑胃病的可能性最大，将为其安排一个超声胃镜检查。患者不解地表示，其症状为下腹痛，做胃镜是否有意义。在沟通解释后，患者愿意接受检查。

患者接受了超声胃镜检查，内镜进镜至十二指肠降段，食管、贲门、胃窦、十二指肠球部、十二指肠降段未见明显异常，胃体-胃角可见浸润性病变，伴局部胃腔狭窄(尤以胃体中下部最为明显)，胃体大弯侧可见皱襞增厚延伸至胃底体交界部，而胃体下部后壁局部可见溃疡形成(图 2-4)。超声微探头探查，提示以上病变处胃壁显著增厚，全层厚度 10～14 mm，以黏膜层、肌层增厚为主，增厚区域主要呈低回声，回声欠均匀。超声微探头探查结束后，于胃体下部后壁的溃疡边缘活检 8 块。综合内镜及 EUS 所见，倾向于弥漫浸润型胃癌(Borrmann Ⅳ型)。活检病理回报：胃低分化腺癌，部分印戒细胞癌。

数日后结肠镜活检结果回报，见结肠黏膜中大量淋巴细胞，其中查见极少上皮样异型细胞，核增大，可见核仁，建议进一步免疫组化检查。

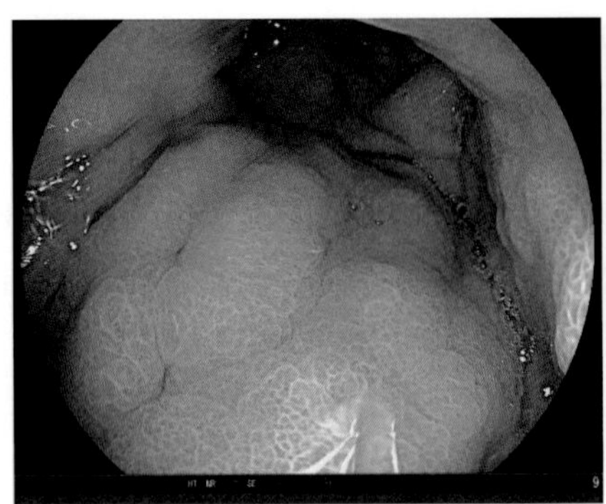
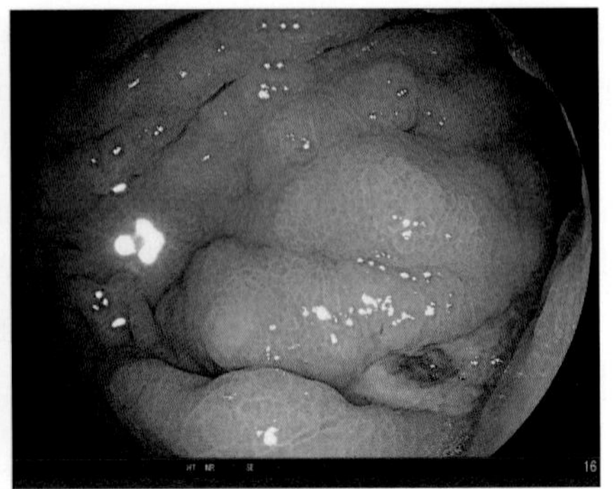

图 2-4 胃镜可见胃体中下部皱襞肥厚、僵硬，伴胃体后壁局部溃疡形成

患者出血停止，逐渐开放饮食。患者诉进食流质饮食后无不适，但进食半流质食物后出现明显的阵发性下腹痛，有时腹部还会出现“肠型”，但没有呕吐、腹泻、再次便血等。结合患者下腹痛的症状，显著升高的血清肿瘤指标，CT 显示腹膜增厚、肠壁增厚、双附件不规则囊实性肿块，以及乙状结肠局部狭窄、结肠镜进镜困难等表现，考虑患者为弥漫浸润型胃癌伴腹腔内广泛转移，属于Ⅳ期，后期应以药物治疗为主。

患者要求我们将病情告诉其本人。我们将以上情况委婉地告诉了患者，患者乐观地表示愿意接受治疗。

追问病史，患者诉多年前曾经和其姐姐一起参加体检，查 ^{13}C-呼气试验均为阳性，其姐姐前往医院就诊，行胃镜检查提示慢性糜烂性胃炎，予以四联药物除菌后复查 ^{13}C-呼气试验阴性；而患者本人则对检查结果未予重视。

患者诊断明确后转入肿瘤科接受静脉化疗，我们还建议患者进行中西医结合治疗，以期更好地改善生活质量。

最后诊断

弥漫浸润型胃癌伴腹腔内广泛转移（Ⅳ期）。

病例总结

患者以下腹痛起病，接受结肠镜检查发现乙状结肠局部狭窄，内镜无法通过，肠镜结束回家当日出现黑便伴下腹痛加剧，患者立即至急诊科就诊，经 CT 检查及外科会诊，不能完全排除急性腹膜炎。经治内科医师凭借自己的消化道急症诊治经验，联系肠镜操作医师确认情况，综合分析病情后，认为结肠镜检查后结肠迟发性穿孔的诊断依据不充分，予禁食及内科治疗后收入院进一步检查。患者入院后消化道出血逐渐好转，检查发现多项血清肿瘤指标明显升高，CT 见胃肠道壁、网膜弥漫增厚、强化，双侧卵巢囊实性占位，腹水。排除结核后，最终经超声胃镜及病理活检确诊为弥漫浸润型胃癌伴腹腔内广泛转移。

诊疗启迪

胃癌是转移途径最丰富的恶性肿瘤之一，除了常见的淋巴转移、局部浸润、血行转移，还常出现腹膜种植转移。另一方面，弥漫浸润型胃癌又是各型进展期胃癌中最难诊断的。其与胃黏膜萎缩、肠化等经典癌前期病变之间常无明确关联，肿瘤分化差，恶性程度高；早期阶段内镜表现隐匿，又缺乏特异性症状，到了后期阶段，常常伴有胃壁的广泛浸润，并侵犯胃周脏器，伴有多发淋巴转移甚至腹膜转移。

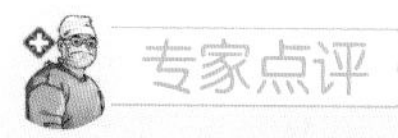

(1) 一些特殊转移类型的胃癌具有特别的名称，需要牢记，如胃癌种植于卵巢称“Krukenburg 肿瘤”，胃癌种植于直肠前窝称“Blumer shelf”，胃癌时肿大的左腋前淋巴结称“Irish node”，脐周小结称“Sister Mary Joseph node”。

2. 胃病变形态及本质千变万化，对胃病变性质的判定一定要建立在仔细观察、综合分析的基础上。内镜检查过程中应注意观察溃疡凹陷形态是否规则，边缘是否锐利，有无锯齿状蚕食现象，对于可疑溃疡、糜烂或腺瘤颗粒状病灶，应分别行多块多方向活检。根据日本学者对早年日本地区胃癌筛查经验的分析，内镜操作经验 10 年以下者，早期胃癌漏诊率约为 25%；内镜操作经验 10 年以上者，早期胃癌漏诊率仍可高达 20%，可见内镜操作中早期胃癌漏诊率较高。胃镜检查过程中，须强调对贲门小弯、胃底、胃体、胃角前后壁的观察，以期发现早期病变；仔细评价胃壁蠕动变形度，以期尽力避免漏诊弥漫浸润型胃癌。此外，胃腔注气及观察不充分、病灶过小无法辨认、胃内祛泡不良、未使用解痉剂导致胃黏膜舒展不全等也是常见的病变漏诊原因。检查过程中应规范拍摄足够的影像资料以供回顾分析。为了减少此类胃癌的漏诊率，应强调临床定期随访复查制度，进行前后对比，不断总结经验，提高诊断技能。

病例提供单位：上海交通大学医学院附属瑞金医院消化内科

整理：吴巍

述评：袁耀宗

病例3　老年孤立性胃结节病 1 例

主诉

间歇性上腹不适 2 个月。

病史摘要

患者，男，71 岁，因“间歇性上腹不适 2 个月”于 2018 年 9 月 13 日来我院门诊就诊。患者初次发作时无明显诱因，时有上腹不适，未经治疗。病程中无反酸、嗳气、恶心、呕吐等不适，亦无发热、盗汗、咳嗽等表现，无排便性状改变，无体重减轻。胃纳可，睡眠情况良好。

既往史：否认慢性病、传染病。

个人史及家族史：否认吸烟、饮酒史。否认家族遗传病史。

婚育史：已婚，育有 1 女，体健。

初步诊断

腹痛待查。

入院查体

神清，皮肤、巩膜无黄染，无皮下结节及红斑，全身浅表淋巴结未触及肿大。颈软，甲状腺无肿大。两肺未闻及啰音，心界无扩大，各瓣膜听诊区未闻及杂音。腹软，肝脾肋下未及，全腹部无压痛及反跳痛，肝区叩击痛阴性，移动性浊音阴性。双下肢无水肿。神经系统检查均阴性。

辅助检查

实验室检查：血常规、肝肾功能、肿瘤指标、心肌蛋白、粪常规、呼气试验、T-SPOT、PPD试验、血粪寄生虫检查、G试验、梅毒抗体、自身免疫全套检查等均未见异常。

内镜检查：胃镜示胃体大弯侧可见多处白色结节，周边皱襞向白色结节处集中（图3-1）。于胃体白色结节处活检后病理提示：胃体浅表黏膜慢性活动性炎，固有层内见散在肉芽肿性结节（图3-2）。肠镜未见异常。

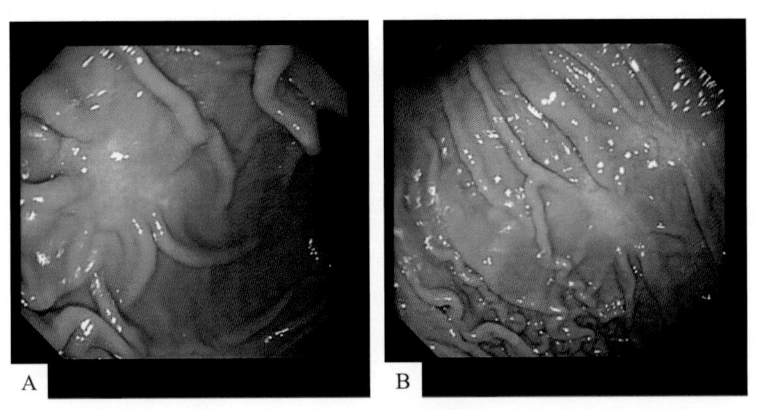

图3-1　患者胃镜图

A. 胃体大弯侧中部白色结节；B. 胃体大弯侧上部多发白色结节

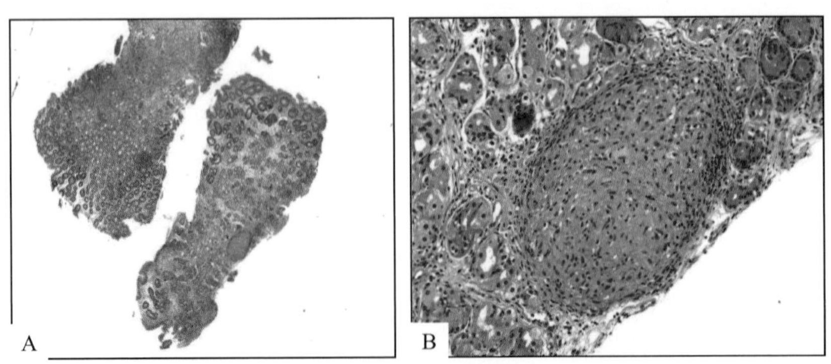

图3-2　胃体组织病理图

A. 胃体浅表黏膜慢性活动性炎，固有层内见散在肉芽肿性结节（HE×40）；B. 固有层内肉芽肿性结节（HE×100）

影像学检查：胸片未见异常。胸腹盆CT示胃壁增厚，胆囊结石，胆囊炎（图3-3）。

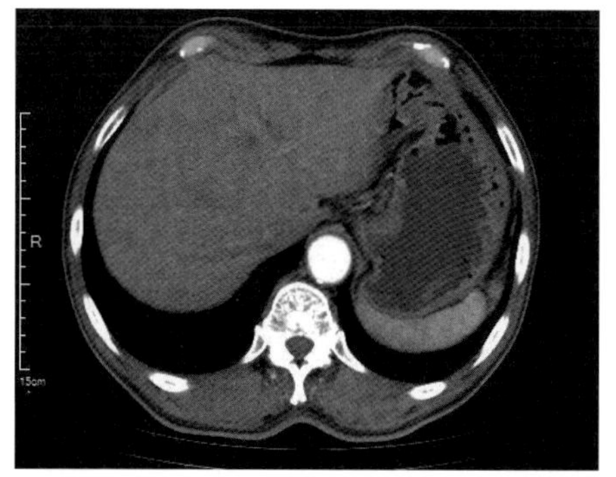

图3-3　患者腹部CT显示胃壁增厚、胆囊炎、胆囊结石

最后诊断

孤立性胃结节病（isolated gastric sarcoidosis）。

治疗及转归

因患者拒绝糖皮质激素、免疫抑制剂等治疗，仅予以质子泵抑制剂对症治疗。患者接受治疗后自诉临床症状改善。

诊疗启迪

（1）消化科总结：约10%的结节病累及消化道，其中胃结节病是最为常见的类型。大部分患者无明显临床症状，往往在内镜检查和组织学活检中被无意发现。内镜下表现易被忽略，故该病漏诊率较高。仅少数患者出现腹痛、恶心、呕吐、呕血和黑便等症状。胃镜检查中可见胃黏膜充血、水肿、糜烂，有时可见白色结节形成，通过组织学活检发现病灶处肉芽肿结节形成而确诊。本病例老年患者的临床表现无特异性，仅因腹部不适就诊，于胃镜检查中发现胃体处多发白色结节，组织病理检查提示为肉芽肿性结节，且未发现呼吸道等其他系统累及的证据，亦排除了由感染引起的继发性病理改变可能，最终确诊为孤立性胃结节病。

（2）病理科总结：肉芽肿结节（granuloma）并非克罗恩病特有的组织学特征。肉芽肿结节是由巨噬细胞及其演化的细胞局限性浸润和增生所形成的界限清楚的结节状病灶，可由感染、异物和自身免疫异常等多种因素造成，如幽门螺杆菌、结核分枝杆菌、荚膜组织胞浆菌和梅毒螺旋体感染等。研究认为克罗恩病患者胃体中上部和胃体下部活检取得肉芽肿结节的概率分别为6.1%和25%。本病例既往无胃肠道不适病史，胃镜缺乏典型上消化道克罗恩病的表现，其余检查亦无克罗恩病的诊断证据，故临床诊断不考虑克罗恩病。

专家点评

结节病是一种多系统、非传染性、病因尚不完全明确的肉芽肿性疾病，以肉芽肿结节形成为主要特征。此病可累及全身各器官，最常累及纵隔和肺门淋巴结，亦可累及肺、肝、眼、皮肤和神经系统，而胃肠道累及则较少见。结节病的诊断是一种排他性诊断，临床医师需至少在患者全身一处脏器内发现临床、病理、影像符合的结节病表现，并谨慎排除由寄生虫、真菌、分枝杆菌感染引起的继发性病理改变。约10%结节病累及消化道，其中胃结节病是最为常见的类型。大部分患者并无明显临床症状，仅0.1%～0.9%的患者可出现腹痛、恶心、呕吐、呕血和黑便等症状。胃镜检查中可见胃黏膜充血、水肿、糜烂，有时可见白色结节形成，可通过组织学活检发现病灶处肉芽肿结节形成而确诊。

孤立性胃结节病是指缺乏其他系统症状(如呼吸道症状等)及检查证据的受累部位仅局限于胃的结节病。孤立性胃结节病较为罕见,通过检索文献可知,当前全球仅见数例个案报道。目前认为发病机制为患者机体中过度的免疫应答,如T细胞和巨噬细胞的相互作用参与肉芽肿形成。因此,对于病情较轻的患者可仅予以质子泵抑制剂等对症治疗,对于程度较重的患者可给予糖皮质激素、免疫抑制剂治疗,而对于反复发作的难治性结节病患者,有观点支持肿瘤坏死因子-α拮抗剂可获得良好疗效。

综上所述,同一疾病可有多种病理表现,而多个疾病也可出现同一病理表现。此时,"病理为诊断金标准"这一准则并不能完全让我们一步找到疾病真相,我们需根据患者年龄、既往病史、详细的体格检查及相关辅助检查等综合分析,以准确诊断。

病例提供单位:上海交通大学医学院附属瑞金医院消化内科
整理:顾于蓓
述评:钟捷

参考文献

[1] SAKURABA A, IWAO Y, MATSUOKA K, et al. Endoscopic and pathologic changes of the upper gastrointestinal tract in Crohn's disease [J]. Biomed Res Int, 2014,2014:610767.

[2] SCHAUMANN J. Lymphogranulomatosisbenigna in the light of prolonged clinical observations and autopsy findings [J]. Br J Dermatol Syphilis, 1936,48(8-9):399-446.

[3] SHARMA AM, KADAKIA J, SHARMA OP. Gastrointestinal sarcoidosis [J]. Semin Respir Crit Care Med, 2008,13(6):442-449.

[4] LEEDS JS, MCALINDON ME, LORENZ E, et al. Gastric sarcoidosis mimicking irritable bowel syndrome — cause not association [J]. World J Gastroenterol, 2006,12(29):4754-4756.

[5] PATEL RV, WINTER RW, CHAN WW, et al. Isolated gastric sarcoidosis: a rare entity [J]. BMJ Case Rep, 2017,2017:bcr2017219682.

[6] STEMBOROSKI L, GAYE B, MAKARY R, et al. Isolated gastrointestinal sarcoidosis involving multiple gastrointestinal sites presenting as chronic diarrhea [J]. ACG Case Rep J, 2016,3(4):e198.

[7] MURATA M, SUGIMOTO M, YOKOTA Y, et al. Efficacy of additional treatment with azathioprine in a patient with prednisolone-dependent gastric sarcoidosis [J]. World J Gastroenterol, 2016,22(47):10471-10476.

病例4 反复低级别上皮内瘤变的处置

主诉

发现萎缩性胃炎5年,随访胃镜发现低级别上皮内瘤变3个月。

病史摘要

患者，女性，59 岁，5 年前因上腹部饱胀不适就诊，中上腹部隐痛，与进食无关，无反酸、嗳气，无消瘦、食欲缺乏，我院胃镜检查示慢性浅表-萎缩性胃炎伴胃窦糜烂，活检病理提示黏膜慢性炎伴少量肠化，给予口服质子泵抑制剂治疗后症状缓解。随后患者每年随访胃镜，均提示慢性浅表-萎缩性胃炎。2019 年 9 月 6 日随访胃镜见胃窦多发充血糜烂灶（图 4－1），活检提示黏膜浅表慢性炎，部分腺体低级别上皮内瘤变，但具体胃窦活检部位不明确。遂安排患者于 2019 年 10 月 16 日行精查胃镜（图 4－2），术中见胃窦、胃角黏膜萎缩伴肠化样改变，放大内镜（magnifying endoscopy，ME）＋窄带成像(narrow-band imaging，NBI)观察腺体规则；同时在胃窦前壁可见一处微小的发红样病灶，范围约 8 mm×6 mm，伴有少许自发性出血，ME＋NBI 观察可见病灶边界清晰，表面腺体微结构异型，呈绒毛状改变，腺体大小不一，局部有拉长，表面微血管未见明显异型改变，靛胭脂染色可见病灶边界清晰，内镜下诊断：胃窦前壁微小 0－Ⅱb 样病灶，该处活检再次提示：慢性萎缩性胃炎，慢性炎症(＋)，活动性(－)，肠化(＋)，萎缩(＋)，Hp(－)，小灶腺体示低级别上皮内瘤变。患者为求进一步治疗来我科住院治疗。

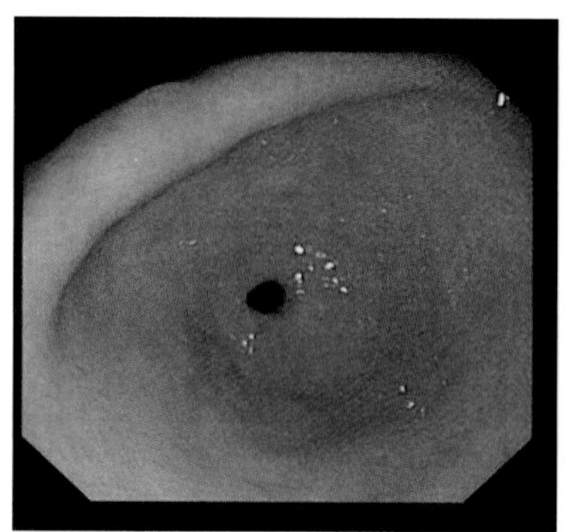

图 4－1　2019 年 9 月 6 日随访胃镜显示胃窦多发充血糜烂灶

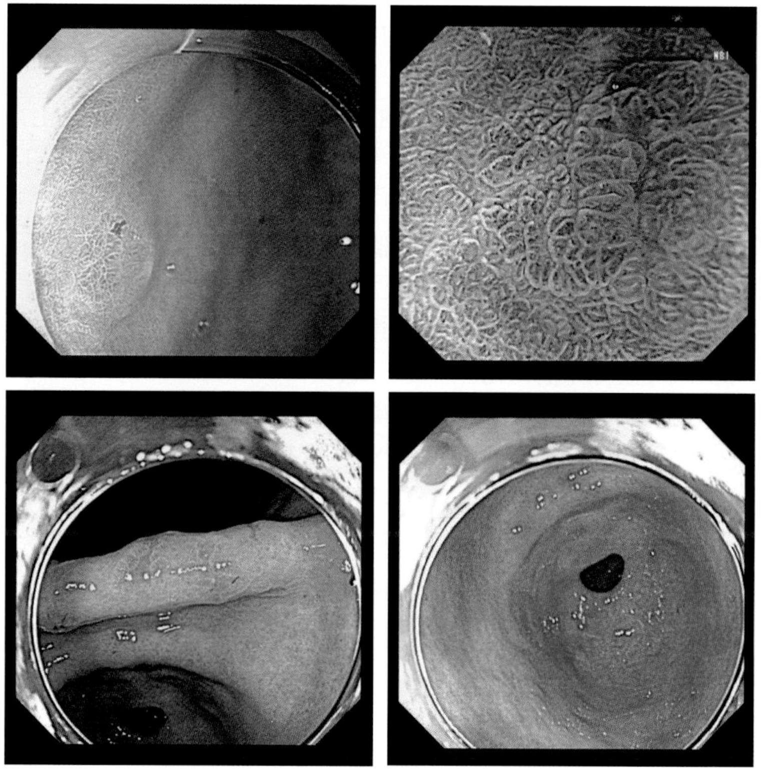

图 4－2　2019 年 10 月 16 日精查胃镜图

病程中患者无消瘦、食欲缺乏、腹泻、便秘、反酸、嗳气等不适，精神可，食欲、夜眠可，二便正常。

追问病史，患者 2009 年因体检发现 Hp 感染，行 Hp 根治治疗，后复查 ^{13}C -呼气试验为阴性。

既往史：既往体健，否认高血压、糖尿病、肝炎病史。否认传染病史。否认手术外伤史。

个人史：否认吸烟、饮酒史。否认疫区、疫水接触史。

家族史：母亲胃癌、父亲胰腺癌，舅舅肺癌。

月经史及婚育史：已绝经，既往规律。育有一子，体健。

入院查体

T 36.0℃，P 68 次/分，R 18 次/分，BP 117/66 mmHg。神清，精神可，皮肤、巩膜无黄染，黏膜无瘀点、瘀斑。双肺呼吸音清，未及明显干、湿啰音。心律齐，各瓣膜听诊区未及明显病理性杂音。腹平软，无压痛、反跳痛，肝脾肋下未及，未及明显病理性包块，移动性浊音阴性，肠鸣音正常。四肢无畸形，关节无红肿，双下肢无水肿。

辅助检查

血常规：WBC 6.78×10^{9}/L，RBC 4.63×10^{12}/L，Hb 147 g/L，PLT 194×10^{9}/L。

血生化：葡萄糖 5.92 mmol/L，ALT 26 IU/L，AST 25 IU/L，ALB 46 g/L，BUN 5.1 mmol/L，Cr 78 μmol/L，UA 325 μmol/L，Na^{+} 139 mmol/L，K^{+} 3.54 mmol/L，Cl^{-} 105 mmol/L。

凝血功能：APTT 28.8 s，PT 11.2 s，INR 0.95，TT 19.60 s，Fg 2.0 g/L，FDP 2.5 mg/L，D-二聚体 0.19 mg/L。

肿瘤标志物：AFP 2.97 ng/mL，CEA 0.88 ng/mL，NSE 15.02 ng/mL，CYFRA21-1 1.79 ng/mL，SCC 1.00 ng/mL，CA125 6.20 U/mL，CA724 4.03 U/mL，CA199 5.30 U/mL，CA242 4.3 U/mL，CA153 6.60 U/mL。

腹部超声＋颈部淋巴结超声：脂肪肝，颈部未见肿大淋巴结。

心超：未见明显异常。

胸部 CT：两肺胸膜下多发实性小结节，与前片相仿，多倾向良性；两肺少许慢性炎性改变，左下局部胸膜增厚；主动脉壁钙化。

超声内镜：胃窦前壁-小弯侧可见一处黏膜粗糙，中央轻度凹陷，表面形似肠化样改变，小探头超声内镜(miniprobe sonography，MPS)探查提示病变呈低回声，上皮层回声减弱，黏膜层回声增厚，范围约 8 mm，厚度约 3 mm，黏膜下层轻度增厚呈高回声，固有肌层轻度增厚呈低回声，均考虑陈旧性瘢痕可能(图 4-3)。内镜诊断：胃窦前壁-小弯侧 0-Ⅱb 样病变，考虑局限于黏膜层。

初步诊断

胃窦黏膜低级别上皮内瘤变。

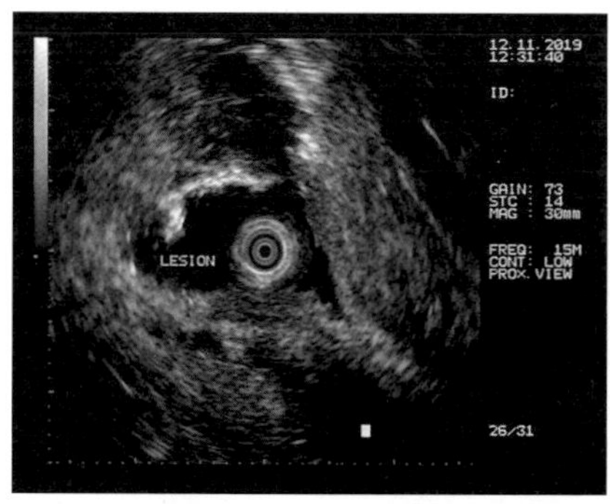

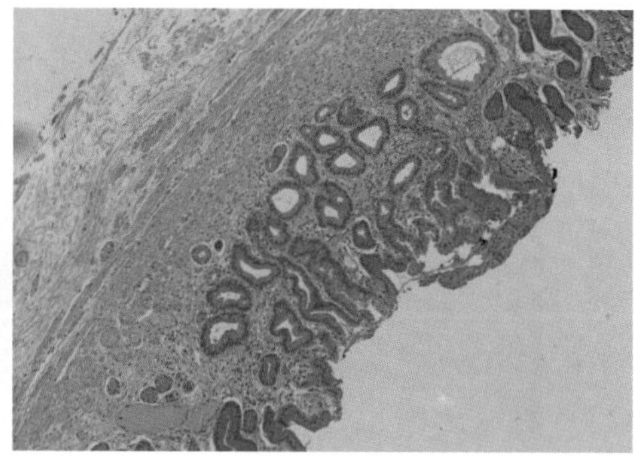

图 4-3 胃窦前壁处可探及一处长径约 8 mm 的黏膜层低回声区域

治疗及转归

本例患者为 59 岁女性，因“慢性萎缩性胃炎伴肠上皮化生”定期随访胃镜，2019 年 9 月随访过程中活检发现低级别上皮内瘤变。因活检部位不明再次精查胃镜发现胃窦前壁大小为 8 mm×6 mm 的平坦型 0-Ⅱb 样病变，病灶边界清晰，表面腺管微结构可见异型改变，活检再次提示低级别上皮内瘤变。入院后行超声内镜，发现该处病变黏膜层呈低回声改变，黏膜下层无累及。结合患者既往有 Hp 除菌病史，且呼气试验阴性，考虑该处病变可能为除菌后早期胃癌，局限于黏膜层。病程中患者无消瘦、乏力、食欲缺乏等表现，肿瘤标志物无明显异常升高，建议患者行内镜黏膜下剥离术(endoscopic submucosal dissection, ESD)，完整切除病灶后评估病变性质。

(1) 后续治疗经过：患者于 2019 年 12 月 12 日行 ESD 术。

术中经过：以电凝标记病灶边缘，病灶底部注射甘油果糖+靛胭脂+肾上腺素充分抬举，海博刀沿病灶边缘切开，沿病灶下缘(固有肌层)逐步分离病灶并完整剥离，操作过程中局部电凝止血，病灶标本回收送病理。观察创面无活动性出血，予热活检钳局部电凝穿支血管，吸尽胃内积液积气，退镜(图 4-4)。

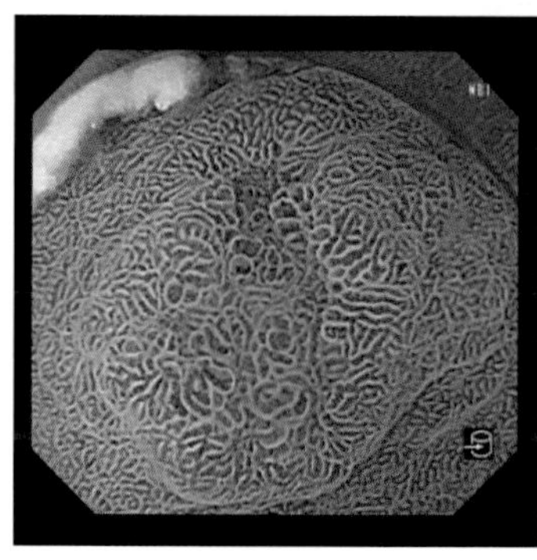
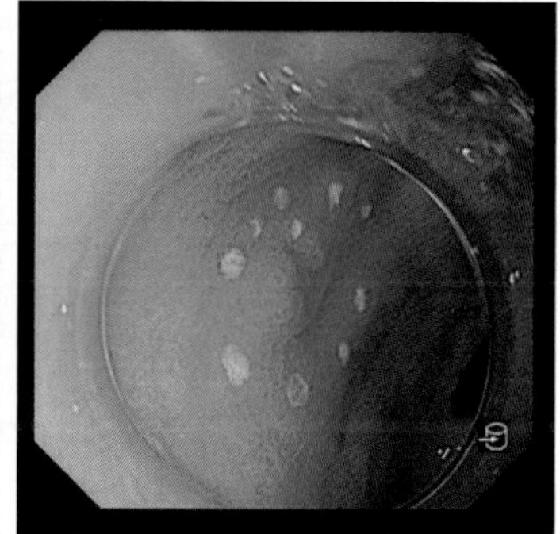

图 4-4 术中经过

(2) 术后病理：“胃窦 ESD 标本”提示轻度慢性非萎缩性胃炎，肠化(+)，部分腺体低级别上皮内瘤变，小灶腺体高级别上皮内瘤变，基底及侧切缘未见病变累及。

(3) 术后病理复原：见图 4-5。

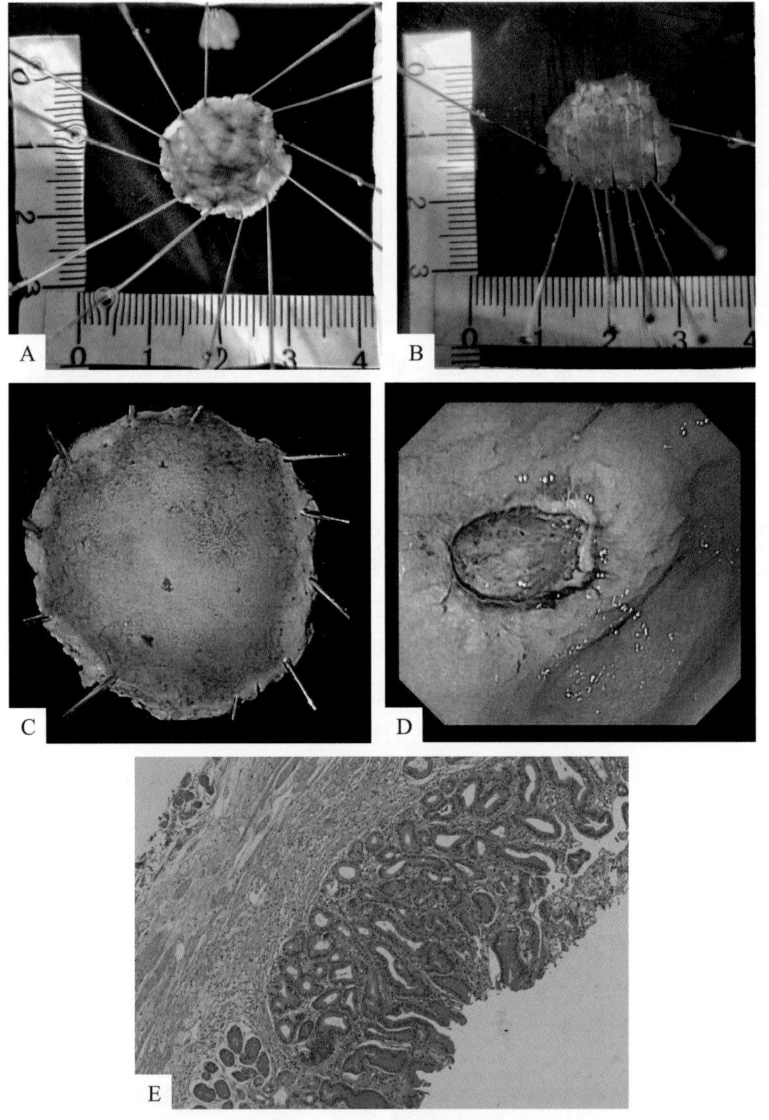

图 4－5　术后病理复原

A. 标本固定后照片；B. 标本结晶紫染色照片；C、D. 高级别上皮内瘤变区域（表面覆盖非肿瘤上皮）；E. 低级别上皮内瘤变区域（表面覆盖非肿瘤上皮）

最后诊断

慢性非萎缩性胃炎，肠化（＋），部分腺体低级别上皮内瘤变，小灶腺体高级别上皮内瘤变。

病例总结

患者因萎缩性胃炎伴肠上皮化生随访胃镜，过程中发现胃窦前壁平坦型病灶，多次活检提示低级别上皮内瘤变，精查胃镜提示病灶表面微结构异型，边界清晰，入院后行超声内镜检查提示黏膜层低回声改变，结合患者除菌病史，考虑除菌后早期胃癌；行内镜黏膜下剥离术完整切除病灶，复原病理发现该病灶在低级别上皮内瘤变的基础上出现小灶区域的高级别上皮内瘤变，证实了内镜下早期胃癌的诊断。

诊疗启迪

该患者长期患有萎缩性胃炎伴肠上皮化生，竹本分型为 C－2，定期随访胃镜，本次因随访过程中随机活检出现低级别上皮内瘤变进一步就诊。第一次内镜图片未能捕捉到具体病灶，使得临床定位病变产生了难度，再加上该患者有 Hp 除菌史，使得该处病灶隐藏得更加深。在这样的情况下，仔细地给患者进行精查胃镜就显得非常重要，在发现病变且活检再次出现低级别上皮内瘤变时，建议完整切除后再评估整体情况，从而得到最准确的诊断。

专家点评

胃癌是一种在慢性胃炎基础上发生的疾病，Hp 感染导致的萎缩性胃炎是主要因素。根据欧洲的一项前瞻性研究，在 15 年的随访中，约 10％的萎缩性胃炎患者发生了胃癌。在 Hp 感染后，胃黏膜固有层炎症细胞开始聚集，损伤胃黏膜上皮，出现反复破坏-再生-交替的过程，使得胃固有腺体逐渐消失，出现肠上皮化生，导致萎缩性胃炎。这种萎缩和肠化与分化型胃癌的发生关系密切，随访发现患者萎缩程度越高，胃癌的发生频度也越高。该患者按竹本分型属于 C－2 型萎缩性胃炎伴肠上皮化生，建议患者定期复查胃镜（1～2 年）。有学者报道 C－2、C－3 型萎缩性胃炎的胃癌发病率为 2.2％。

上皮内瘤变（intraepithelial neoplasia，IN）是病理学诊断术语，是明确的肿瘤性病变，相当于胃黏膜的异型增生（dysplasia），即细胞形态和组织结构上与其起源的正常胃黏膜组织相比存在不同程度的不典型性（atypia）。其特征是一种形态学上以细胞和结构异常、遗传学上以基因克隆性改变、生物学行为上以进展为具有侵袭和转移能力的浸润性胃癌为特征的癌前病变。根据细胞和腺体结构异型增生的程度分为低级别上皮内瘤变和高级别上皮内瘤变，其中低级别上皮内瘤变相当于轻、中度异型增生。国内一项长达 10 年的临床随访大样本研究显示，51.0％～78.7％的低级别上皮内瘤变患者可发生逆转，0.45％～14.3％的患者则发生癌变。2016 年的一项研究显示，在放大内镜（ME）结合窄带成像（NBI）技术的观察下，若低级别上皮内瘤变病变具有明确的边界，并且其表面微结构中的腺管开口形态和（或）微血管形态存在异常，即提示存在最终病理升级的可能。这个患者两次病理活检均提示有低级别上皮内瘤变，ME＋NBI 可见明显边界合并表面微结构的异常，故给予内镜下诊断性完整切除评估，最终结果也证实该患者存在小灶性的高级别上皮内瘤变，说明低级别上皮内瘤变已在病理上升级到了高级别上皮内瘤变。

自日本 2013 年开始将 Hp 根治纳入医疗保险，大量的 Hp 被根治，但随之发现除菌后胃癌并不是就不会发生了，而且除菌后的胃癌和非除菌组的胃癌相比，诊断上更加困难。除菌后胃癌病变在白光下类似胃炎样改变，隆起型病变扁平化、边界分界不清，放大内镜下隐窝边缘上皮及微血管异型性降低，组织学上表层癌上皮和非癌上皮像马赛克一样混杂，在黏膜深处的非癌腺管伸长到表层，非癌上皮覆盖癌表层等，在诊断上更加困难。该患者于2009年除菌，内镜下胃窦-胃角多发斑片样发红，凹陷样多，边界清晰，符合Hp除菌后改变。最终病理复原也证实患者部分癌组织被非肿瘤上皮覆盖，结合病史考虑除菌后胃癌表现。

综上所述，对于C-2以上的萎缩性胃炎伴肠上皮化生患者，需要定期随访胃镜检查。若出现活检病理则提示低级别上皮内瘤变，建议进行ME+NBI/蓝激光成像检查，存在病理升级潜力的患者建议内镜下完整切除并评估病变，尤其是除菌后胃癌，在白光内镜下诊断较困难，需要累积经验，举一反三(图4-6)。

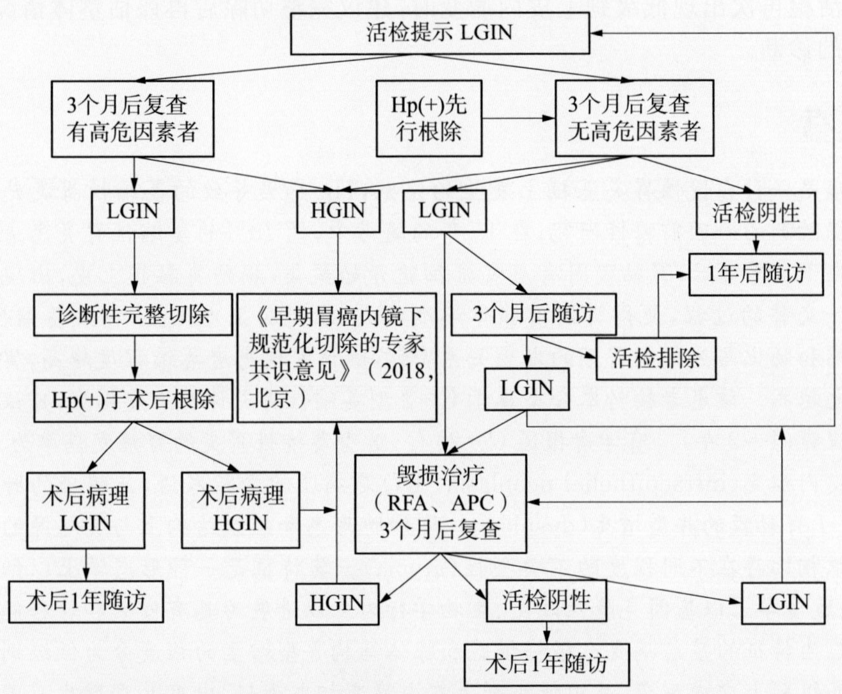

图4-6 低级别上皮内瘤变的诊疗流程

注：LGIN，低级别上皮内瘤变；HGIN，高级别上皮内瘤变；Hp，幽门螺杆菌；RFA，射频消融术；APC，氩等离子体凝固术

参见《胃低级别上皮内瘤变规范化诊治专家共识》(2019，北京)

病例提供单位：上海交通大学医学院附属瑞金医院消化内科

整理：陈希

述评：孙蕴伟

参考文献

[1] 加藤元嗣，井上和彦，村上和成，等.京都胃炎分类[M].吴永友，李锐，译.沈阳：辽宁科学技术出版社，2018.

[2] 北京医学会消化内镜学分会.胃低级别上皮内瘤变规范化诊治专家共识(2019，北京)[J].中华胃

肠内镜杂志,2019,6(2):49－56.
[3] 八木一芳,味冈洋一.放大胃镜诊断图谱[M].吴永友,李锐,译.2版.沈阳:辽宁科学技术出版社,2017.

病例5　早期胃印戒细胞癌的内镜诊治

主诉

发现胃恶性肿瘤半个月。

病史摘要

患者,女性,22岁。于2019年11月14日晚无明显诱因下出现上腹部疼痛,持续不缓解,与进食、体位无关,疼痛剧烈时有大汗,自行口服奥美拉唑1粒后无明显缓解。患者无发热,无恶心、呕吐,无呕血、黑便,无反酸、嗳气,无乏力、盗汗,无头晕、心慌等不适。2019年11月15日于外院行胃镜示胃窦黏膜充血水肿,色泽呈橘红色,前壁见片状黏膜糜烂,局部活检1块,易出血。胃镜活检病理示胃窦浅表黏膜内见印戒样细胞,结合免疫组化结果符合黏膜内印戒细胞癌。免疫组化:AE1/AE3阳性,CEA阳性,CD163阴性。现为进一步治疗收入我科。患者神清,精神可,食欲、睡眠可,二便正常,体重无明显变化。既往体健,否认高血压、糖尿病病史,否认结核、肝炎等传染病病史。否认吸烟、饮酒史。否认家族遗传病史。未婚,父母体健。

入院查体

T 36.2℃, P 88次/分,R 19次/分, BP 113/72 mmHg。神清,精神可,形体正常,自主体位,步入病房,发育正常,营养一般,查体合作,对答切题。全身皮肤、黏膜、巩膜无黄染,全身浅表淋巴结无肿大。颈软,气管居中。两肺呼吸音清,未闻及明显干、湿啰音。心律齐,未及病理性杂音。腹部平软,无压痛,无反跳痛,肝脾肋下未及,肝肾区无叩痛,移动性浊音阴性,肠鸣音无亢进。双下肢无水肿。神经系统体检无异常。

辅助检查

(1) 2019年10月16日精查胃镜图片见图5－1～图5－3。

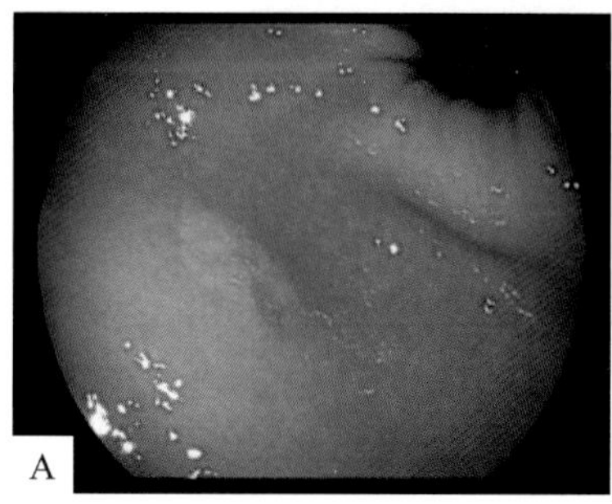
A

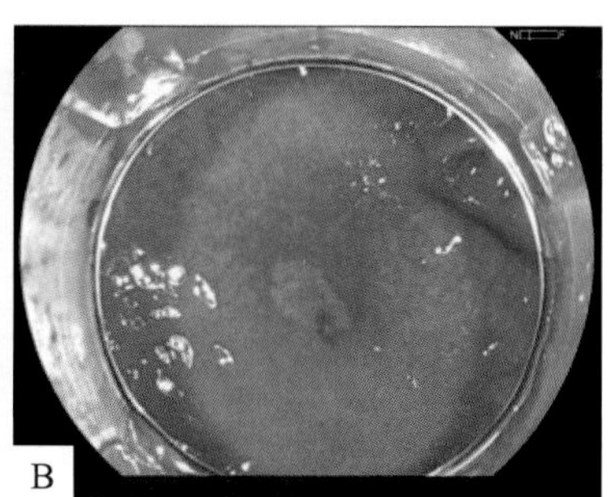
B

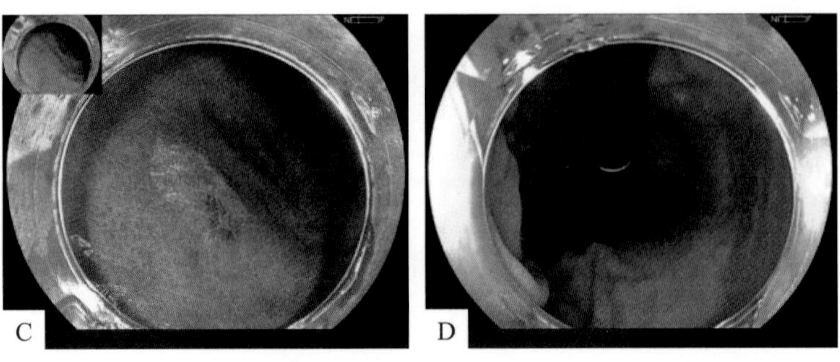

图 5－1　精查胃镜图片

A. 胃窦大弯白光下见一褪色发白的 0－Ⅱb 样病变，边界清晰，范围约 0.6 cm×0.8 cm，表面可见活检瘢痕；B. 联动成像显示病变褪色外观，边界清晰；C. 蓝激光成像显示病变发白，边界清晰；D. 胃体及胃窦背景黏膜显示非萎缩

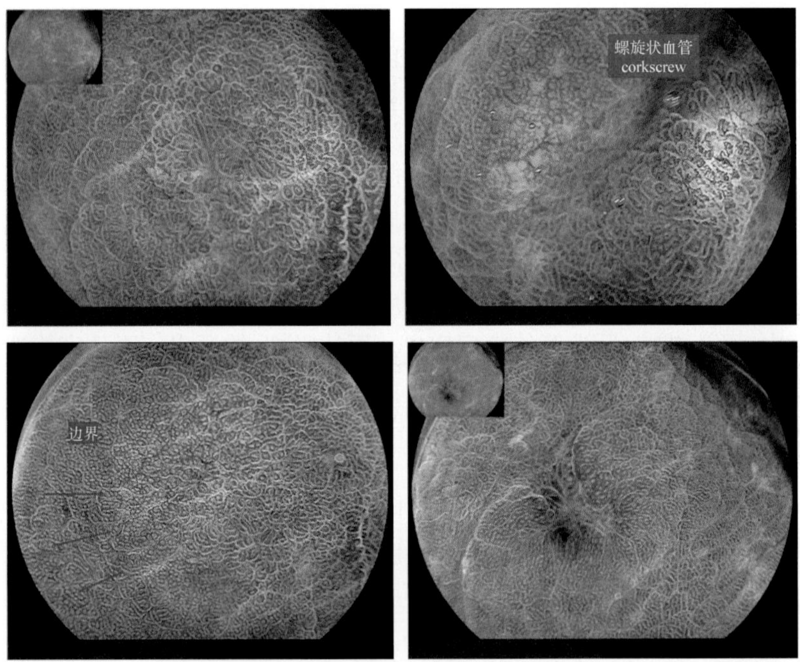

图 5－2　BLI－ME 观察可见边界线 DL＋，IMSP＋，IMVP＋，MV 呈雷纹样血管，局部活检处见再生上皮外观

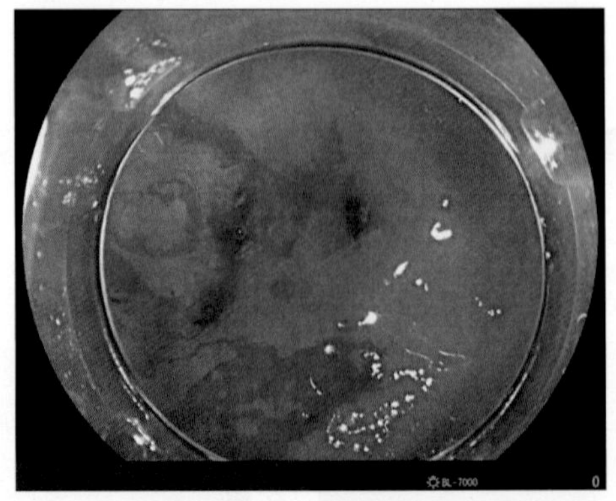

图 5－3　病变行四象限阴性活检

(2) 胃癌术前分期 CT 提示胃窦局部稍厚(图 5-4)。

(3) 小探头超声内镜(MPS)探查显示:病变处胃壁层次结构存在,黏膜层低回声,黏膜下层完整,未见明显异常回声,直径约 8.0 mm(图 5-5)。

(4) 实验室检查:WBC 6.21×10^9/L,N% 46.9%,L% 40.0%,单核细胞% 10.4%,嗜酸性粒细胞% 2.0%,嗜碱性粒细胞% 0.7%,N 2.91×10^9/L,L 2.49×10^9/L,单核细胞计数 0.65×10^9/L,嗜酸性粒细胞计数 0.12×10^9/L,嗜碱性粒细胞计数 0.04×10^9/L,RBC 4.35×10^{12}/L,Hb 133 g/L,血细胞比容 0.392,平均红细胞体积 90.0 fl,平均血红蛋白量 30.6 pg,平均血红蛋白浓度 340 g/L,PLT 104×10^9/L,血小板平均体积 11.9 fl。肝肾功能及电解质均无异常。APTT 32.3 s,PT 13.0 s,INR 1.10,TT 17.70 s,Fg 2.1 g/L,FDP 2.5 mg/L,D-二聚体 0.22 mg/L。AFP 3.97 ng/mL,CEA 1.88 ng/mL,CA125 6.20 U/mL,CA199 5.80 U/mL。

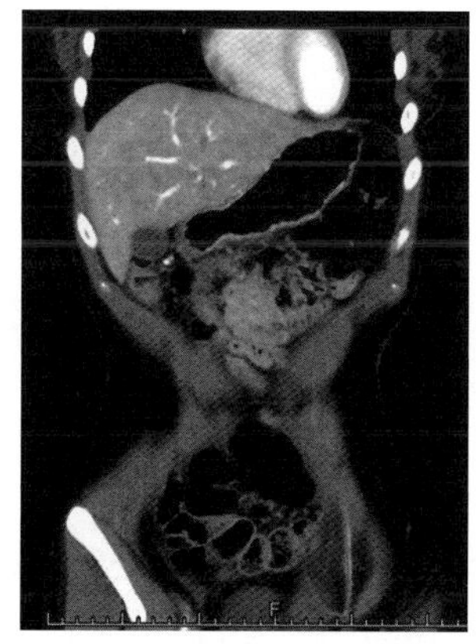

图 5-4 胃癌术前分期 CT

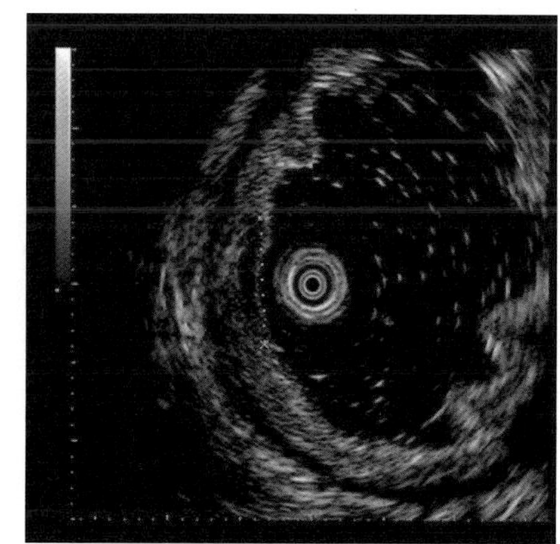

图 5-5 小探头超声内镜图片

初步诊断

胃窦早癌(胃腺癌,sig/por,T1a-M)。

治疗及转归

本例患者为 22 岁女性,因 10 天前突发中上腹痛行胃镜检查,胃镜发现胃窦部位黏膜糜烂,活检病理提示印戒细胞癌。入院后精查胃镜提示非萎缩性胃炎的背景下胃窦大弯见一褪色发白 0-Ⅱc 样病变,范围约 0.8 cm×0.8 cm,蓝激光成像结合放大内镜显示边界线(demarcation line, DL)阳性,不规则微血管结构(irregular microvascular pattern, IMVP)阳性。超声胃镜提示病变位于黏膜层,黏膜下层完整,未见明显异常回声。结合精查胃镜和超声胃镜判断病变位于黏膜层,且长径小于 2 cm,符合 ESD 扩大适应证。该病变为低分化病变,放大内镜检查并不能准确判断病变的边界范围,需行阴性活检。内镜下完成病变 4 个象限的阴性活检,均提示活检阴性,可考虑行 ESD 术。

(1) 患者于 2019 年 12 月 12 日行 ESD 术。术中沿着阴性活检瘢痕外侧 0.5 cm 做标记,黏膜下注射环周切开后逐步完整剥离病变(图 5-6)。

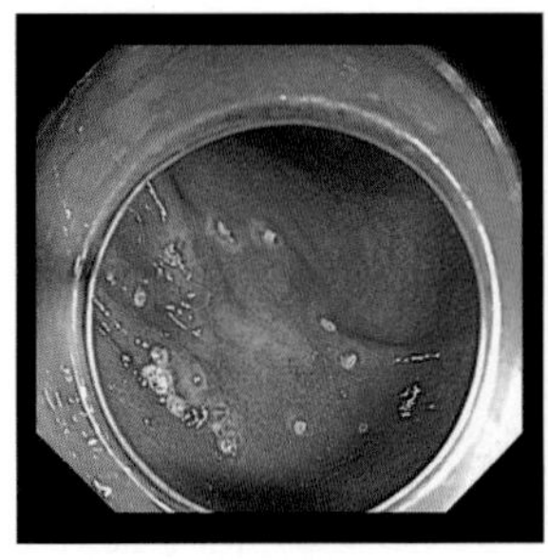
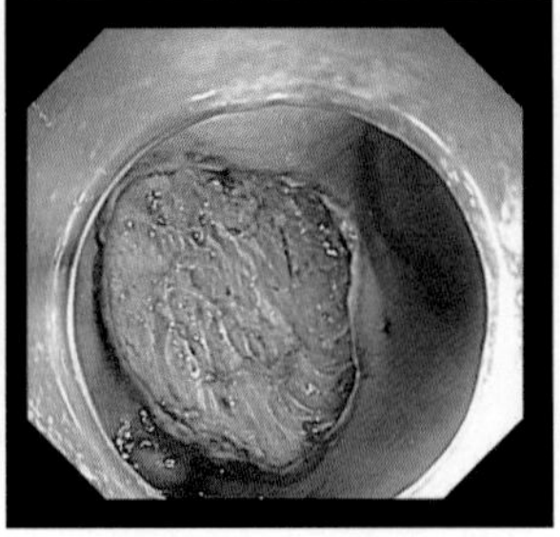
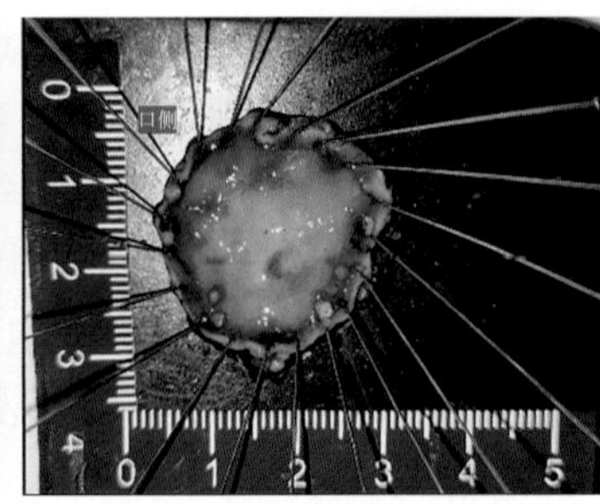

图 5-6　术中经过

(2) 术后病理提示：大体类型为浅表凹陷型(Ⅱc 型)，病变范围为 1.0 cm×0.8 cm，组织学类型为印戒细胞癌，低分化，浸润限于黏膜内，脉管内癌栓(－)，神经侵犯(－)，侧切缘(－)，基底切缘(－)，周围黏膜为轻度慢性非萎缩性胃炎。

(3) 病理照片见图 5-7。

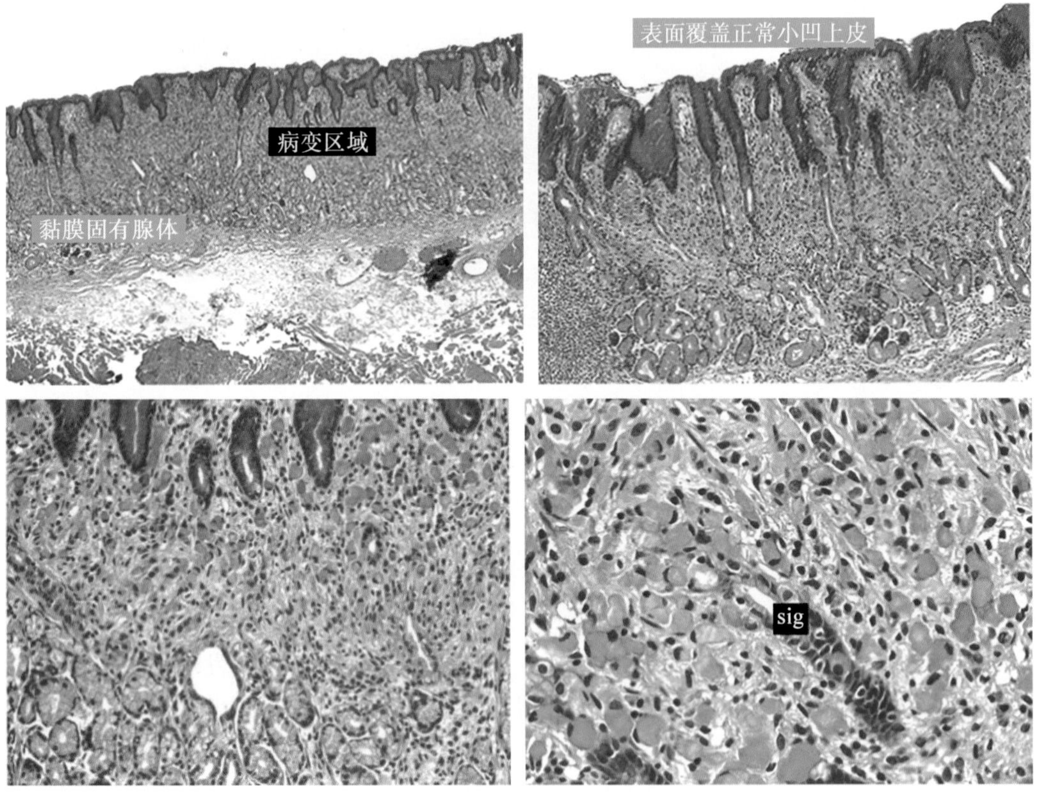

图 5-7　病变区域黏膜层腺颈部见印戒样细胞，表面覆盖正常小凹上皮

(4) 术后病理复原见图 5-8。

(5) 术后 3 个月随访。

① 胃癌分期 CT：胃窦部局部胃壁增厚，未见淋巴结肿大(图 5-9)。

② 胃镜：胃窦大弯处可见 ESD 术后瘢痕(图 5-10)。

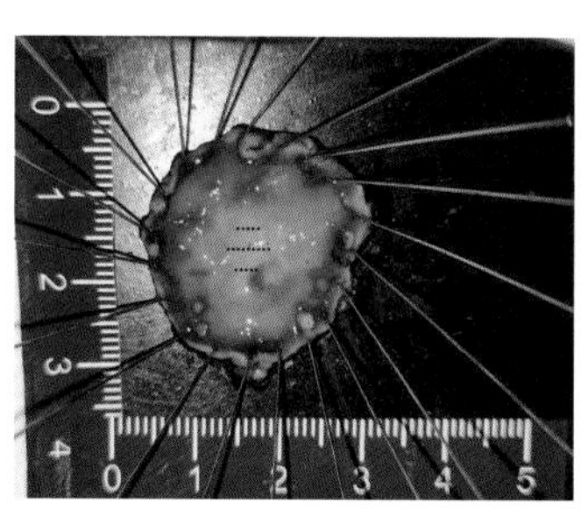

图 5-8　术后病理复原

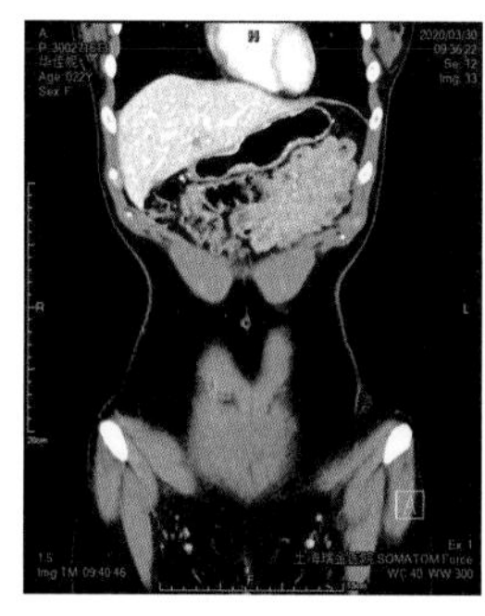

图 5-9　术后 3 个月胃癌分期 CT

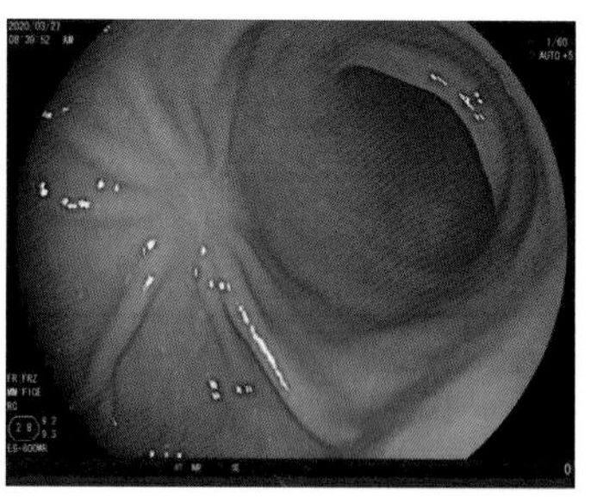

图 5-10　术后 3 个月胃镜

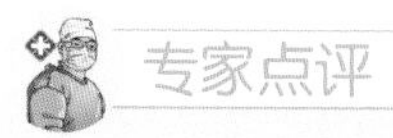

专家点评

未分化型腺癌不形成腺管，癌细胞一个一个地以腺颈部为出发点，分散地向侧方进展，黏膜最表层被非癌上皮覆盖。放大内镜下通过观察表面腺管的异常来判断病变边界并不可靠，同时不伴有血管增生，故常发白。

（1）小的未分化胃癌表现为：①大部分为 0-Ⅱc 型或 0-Ⅱb 型病灶；②白光下显示褪色调或白色；③胃底腺区域边界清晰，萎缩区域边界模糊；④表面形态不确定，ME+NBI 下微血管呈螺旋样。

（2）未分化肿瘤放大内镜下通过观察表面腺管的异常来判断病变边界并不可靠，需通过阴性活检辅助判断边界范围。

（3）高分辨超声内镜成像技术(high-resolution endoscopic ultrasonography，hrEUS)通常使用的频率范围为 15～30 MHz，从理论上讲，hrEUS 的分辨率可以达到 0.07～0.18 mm。穿透深度与局部分辨率可以有效显示并分辨不同的胃肠道分层和局部血管，如穿透静脉或曲张静脉及局部淋巴结。相比较传统的超声内镜检查术，hrEUS 在进行上消化道的 T 分期时准确性更高。hrEUS 出现出芽征（约 2 mm 宽的低回声浸润）时，86%的病灶存在黏膜下浸润。局限于黏膜层的低回声区域或黏膜下层的扇形低回声区域可以认作 EUS-M/SM1，黏膜下层出现拱形低回声区为 EUS-SM2，延伸到肌层的拱形低回声为 EUS-AD（如 T2）。拱形低回声区域将 SM2/3 浸润病灶与 M/SM1 微浸润病灶鉴别开，拱形低回声区的出现意味着不适合进行内镜下切除治疗。

病例提供单位：上海交通大学医学院附属瑞金医院消化内科

整理：钱爱华

述评：孙蕴伟

参考文献

［1］小山恒男. 胃癌 ESD 术前诊断［M］. 陈佩璐，钟捷，译. 沈阳：辽宁科学技术出版社，2015.

［2］小山恒男. 早期胃癌内镜诊断的方法与策略［M］. 王亚雷，王川，金仁德，译. 沈阳：辽宁科学技术出版社，2017.

病例6 肥厚性胃炎引发的反复恶心、呕吐、消瘦

主诉

反复恶心、呕吐 4 个月伴消瘦。

病史摘要

患者，女性，49 岁，于入院前 4 个月无明显诱因下出现恶心、呕吐，呕吐物为胃内容物，伴黄绿色液体。恶心、呕吐与进食无关，无昼夜规律。其间出现黑便 1 次，呈黑色糊状，量中。胃镜示：慢性浅表性胃炎（重度），病理示：胃窦固有腺体消失，表面腺体呈锯齿状增生，伴黏液化生，腺体扩张，细胞无异型。拟诊慢性胃炎。给予抑制胃酸、促动力治疗，效果不佳。患者患病期间曾出现乏力头晕，无黑矇、晕厥，无呕血、便血，无发热。患者病程中于 2 个月前突然出现谵妄胡言，渐渐言语不利，意识丧失，呼之不应，于当地医院就诊，头颅 CT 拟"右侧基底节急性脑梗或炎症可能，肿瘤转移待排"，腰穿脑脊液检查无炎症表现。按"脑梗"营养脑神经治疗后好转，无明显言语活动不利后遗症。入院前门诊钡餐示：胃黏膜皱襞明显增粗，需除外胃淋巴瘤。为进一步诊治，遂以"呕吐待查"收治入院。病程中患者始终无发热，无咳嗽咳痰，无口腔溃疡，无关节疼痛，无腹泻，精神萎靡，夜眠差，二便正常，发病以来体重下降 5 kg。

既往体健，否认慢性胃炎等消化道疾病病史。否认肺结核病史，否认手术外伤史。生长于原籍，无疫水、疫区及家禽密切接触史。家族中无传染病及遗传病病史。育有二儿一女，子女体健。

入院查体

神清，精神萎，搀扶入病房，消瘦貌。皮肤、黏膜无黄染，无苍白，无色素沉着，无瘀点、瘀斑。全身淋巴结未及肿大。两肺呼吸音清，未及干、湿啰音。心界无扩大，各瓣膜区无杂音。腹软，无压痛，肝脾肋下未及，移动性浊音阴性。双下肢无水肿。脑膜刺激征阴性，四肢肌力对称。

初步诊断

呕吐待查（胃炎？胃淋巴瘤？）；脑梗死。

辅助检查

入院后完善血常规、血生化、免疫及脑脊液等检查。

血常规、肾功能、血脂、血糖、肿瘤指标均正常。肝功能显示白蛋白 31 g/L，其余正常。T-SPOT（－）。

抗核抗体（antinuclear antibody，ANA）（＋）1∶80。循环补体正常。免疫球蛋白电泳正常。IgG4 正常，抗中性粒细胞胞质抗体（antineutrophil cytoplasmic antibody，ANCA）正

常。系统性红斑狼疮(systemic lupus erythematosus，SLE)、干燥综合征等免疫多项抗体指标均阴性。

脑脊液：压力正常，蛋白定量 893 mg/L，糖 4 mmol/L。新型隐球菌(－)。涂片未找到肿瘤细胞。未见抗酸杆菌。

水孔蛋白 AQP4－IgG(＋)。

全腹部增强 CT：胃充盈不佳，胃窦部黏膜明显增厚。

胃镜：胃体胃窦黏膜皱襞异常肥厚(图 6－1)。病理诊断：贲门活检标本浅表黏膜腺体增生，符合肥厚性胃炎。

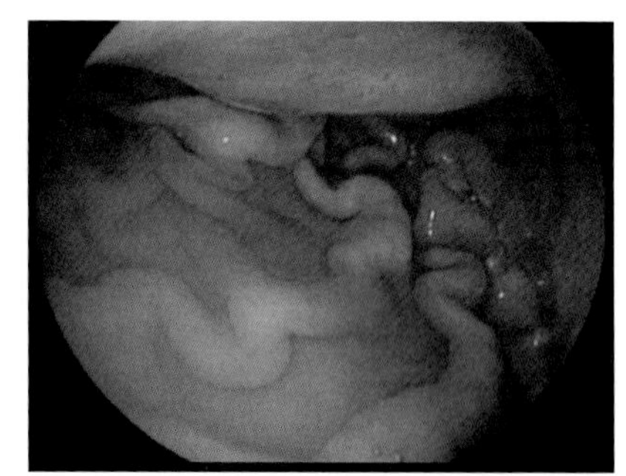

图 6－1　胃镜检查结果

超声胃镜：胃体小弯侧至胃窦、十二指肠球部全层皱襞肥厚，皮革胃可能(图 6－2)。

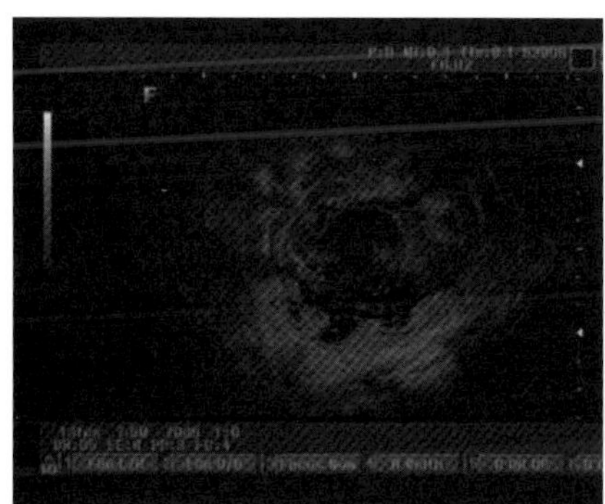

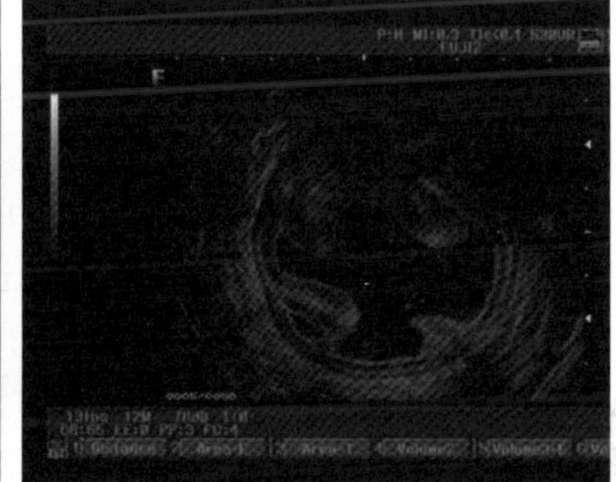

图 6－2　超声胃镜图

颈椎 MRI 平扫提示 C_3～C_6 椎间盘突出，椎管轻度狭窄，延髓内见斑片状异常信号(图 6－3)。

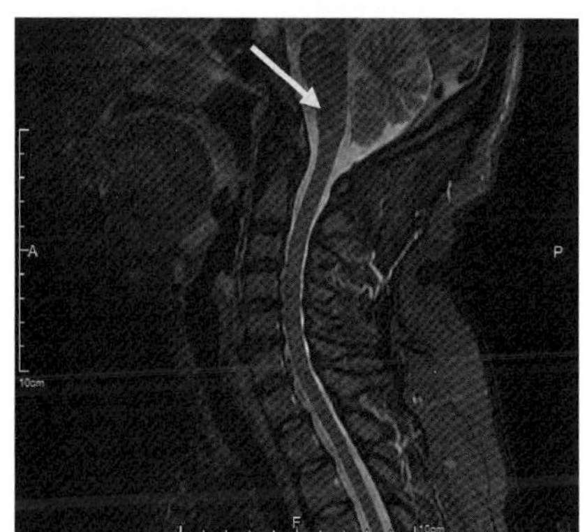

图 6－3　颈椎 MRI 平扫

PET/CT：胃贲门、胃体胃小弯、胃窦、幽门胃壁及十二指肠球部黏膜弥漫性增厚，代谢弥漫性增高，恶性病变不能排除。右肺下叶后基底段胸膜下结节，边缘伴条索影，代谢稍高。左侧鼻咽、双侧口咽及舌根部黏膜增厚，代谢弥漫性增高。双侧乳腺腺体小叶增生，代谢弥漫性稍高。

治疗及转归

患者按照视神经脊髓炎(neuromyelitis optica，NMO)给予糖皮质激素治疗，恶心、呕吐症状明显改善，遂出院随访。3 个月后复查超声内镜显示全胃小弯侧皱襞肥厚，考虑肥厚性胃炎可能，伴表面急性活动性炎。病理诊断提示："胃体活检标本"浅表黏膜慢性炎伴息肉样增生，Hp(－)。神经科继续随访，延髓 MRI 表现与前期相仿。患者未再出现恶心、呕吐、头晕等症状，视物情况无变化。

1 年后随访，患者无恶心、呕吐，无头晕、视物模糊，治疗后 1 年内体重增加 12.5 kg。超声胃镜显示胃体、胃窦及胃壁增厚，最厚处达 1.4 cm，胃腔缩小伴蠕动减少。通过内镜黏膜切除术（endoscopic mucosal resection，EMR）行胃体大块活检术，病理全层黏膜表面腺体增生，部分腺腔扩张，部分呈锯齿状排列，细胞无异型性，间质内见少量淋巴细胞浸润，符合肥厚性胃炎表现，Hp（－）。

我们通过随访发现，该患者经 NMO 治疗后，恶心、呕吐的主要症状明显好转，体重也显著增加。但内镜下肥厚的胃黏膜并无显著改善，提示肥厚性胃炎与 NMO 可能无相关性，本次消化道症状为肥厚性胃炎的相关临床表现。结合多次病理诊断和临床病情转归可以排除皮革胃或者淋巴瘤的诊断。

最后诊断

肥厚性胃炎，视神经脊髓炎。

讨论与分析

本病例为中年女性患者，症状以反复恶心、呕吐伴体重减轻为主。胃镜表现为胃体、胃窦黏膜皱襞异常肥厚，符合肥厚性胃炎的内镜下表现。超声内镜显示胃体、胃窦黏膜层明显增宽，活检也证实了肥厚性胃炎的病理特征，所以肥厚性胃炎的诊断成立。

巨大肥厚性胃炎（giant hypertrophic gastritis）又名胃皱襞巨肥厚症（giant hypertrophy of gastric rug），该病最早由 Pierre Ménétrier 于 1888 年报道，故也称 Menetrier 病。这是一种由胃黏膜过度增生导致胃壁广泛增厚的罕见疾病，发病率不到 1/200 000。具体病因不清，可能与内分泌失调、自身免疫异常、细菌/病毒感染、毒素、神经等因素有关。发病年龄呈双峰分布，分为儿童型和成年型，成年平均发病年龄为 55 岁，男性发病率高于女性。临床可表现为长期腹痛、食欲减退、恶心、呕吐、腹胀、水肿和体重减轻等症状，严重者还可出现消化道出血、低蛋白血症。胃镜下表现特征包括黏膜皱襞粗大，充气后不消失，黏膜皱襞常呈大小不等结节样、脑回状或息肉样改变，黏液明显增多。活检时黏膜柔软、弹性好。病理检查可见胃黏膜全层明显增厚，胃小凹显著增生，小凹腺体向下延长、迂曲或囊状扩张；泌酸腺萎缩，主细胞和壁细胞显著减少，胃黏膜间质水肿，有浆细胞及淋巴细胞等多种炎症细胞浸润。上消化道钡餐提示胃黏膜皱襞肥厚、粗大、胃蠕动减少、排空延迟。腹部增强 CT 可见胃黏膜明显增厚并明显强化，黏膜下胃壁正常，浆膜面光整，皱襞之间的胃壁正常或轻度增厚，胃腔变小。该病总体预后良好，无需治疗，应定期随访。国外报道，5%～15%的肥厚性胃炎可以恶变成胃癌。对于幽门螺杆菌感染者，应行除菌治疗。

该病内镜表现需要与急性炎症水肿、皮革胃、胃淋巴瘤、胃底静脉曲张等内镜表现鉴别。尤其是皮革胃和胃淋巴瘤，两者在胃镜和超声胃镜上很难区分。虽然该患者的 PET/CT 检查结果不支持淋巴瘤诊断，但皮革胃尤其是低分化型胃癌在 PET/CT 中的检出率仍然较低，反复多块多部位活检仍然是诊断的主要依据。该患者最终通过多块活检病理明确诊断为肥厚性胃炎。由于肥厚性胃炎有恶变可能，故而仍然告知患者 3 个月随访一次。

该患者在病程中有两处疑点：第一点，患者的症状并非以腹痛为主，而是主要表现为恶心、呕吐；第二点，患者在病程中反复有头晕、乏力的表现，但并未出现明显的低白蛋白血症、水肿、贫血、电解质紊乱，似乎不能单纯以营养状况低下来解释其头晕、乏力。首先考虑该症状为脑梗死后遗症，但患者无高胆固醇血症、糖尿病、高血压等基础疾病，脑梗死病因尚不明确。

经过胃促动力治疗后，患者症状无明显改善，是否有其他疾病引起的恶心、呕吐呢？由于患者经常出现头晕（但无眩晕），需要排除五官科疾病如内耳膜迷路积水、良性位置性眩晕等，以及颈椎椎间盘突出等疾病，所以我们对患者进行了相关检查。经神经内科会诊，补充询问病史，发现患者出现过头晕眼花，发作时有轻度视物模糊感，结合头颅和脊髓 MRI、视觉诱发电位、水孔蛋白 4(aquaporin 4, AQP4)- IgG 等检测，最终诊断为 NMO。

NMO 是一种特异性累及视神经和脊髓的中枢神经系统炎性脱髓鞘疾病，又称 Devic 病或 Devic 综合征。临床上以视神经和脊髓同时或相继受累为主要特征，呈进行性或缓解与复发病程，预后差。视神经脊髓炎谱系疾病(NMO spectrum disorders, NMOSD)发病存在明显性别差异，该病好发于女性，男女比例约为 1∶9。临床上首次发病不具备典型 NMO 的特征表现，如神经病理性疼痛、振动幻视、脑病或脑膜脑炎、构音障碍、核间性眼肌麻痹、下丘脑综合征。以恶心、呕吐为首发症状的 NMO 临床少见。国际 NMO 诊断小组于 2015 年提出将 NMO 纳入和统称为 NMOSD，并制定相应的诊断标准。①至少有 1 个核心临床特征：视神经炎；急性脊髓炎；极后区综合征，即其他原因不能解释的呃逆或恶心和呕吐发作；急性脑干综合征；症状性睡眠发作或急性间脑临床综合征伴 NMOSD 典型的间脑 MRI 病灶；症状性大脑综合征伴 NMOSD 典型的脑病变。②应用最佳检测方法测得 AQP4 - IgG 阳性。③排除其他可能的诊断。颅脑 MRI 影像检查在 NMOSD 的鉴别诊断中占很重要的地位，NMOSD 患者脊髓内的病灶常常在 MRI 上表现为 T2 加权高信号，纵向延伸 3 个或 3 个以上椎体节段，病灶常位于颈髓和胸髓的脊髓中央部，常累及脊髓大部分灰质与白质，多数伴随脊髓水肿和强化的患者脊髓病灶在 T1 加权表现为低信号，当持续的 T1 加权像低信号存在时，往往提示轴索丢失，当髓鞘再生后 T1 低信号病灶可消失，表现为一过性。本病例诊断 NMO 的依据为：①中年女性；②极后区综合征，恶心、呕吐反复发作伴视物模糊；③颈椎 MRI 见延髓极后区内出现异常信号；④NMO - IgG/AQP4 - Ab 阳性。

诊疗启迪

肥厚性胃炎较为罕见，而肥厚性胃炎合并视神经脊髓炎的病例更鲜有报道。此病例给予我们的启示有以下几点：一是不要满足于已有的诊断，发现解释不通之处就要一查到底。该患者由于入院后初次内镜病理诊断已经明确为肥厚性胃炎，就以一元论来解释患者的症状，但是后续住院期间通过医生的细致观察才发现与肥厚性胃炎症状不符的蛛丝马迹，最终查明病情元凶。二是非神经科医生往往轻信神经、影像学报告。该患者外院头颅 MRI 诊断为脑梗死，而且本院也做过全身的 PET/CT 检查，就觉得神经科疾病可以定性了，没有再次读片和复查头颅 MRI，故而忽视了其他神经系统疾病。其实头颅 CT 很可能对发生于脊髓的早期病变无能为力，该患者在排除颈椎病时幸运地做了颈椎 MRI 才找到病灶。故而对于消化病专科医生来说，永远保持对其他疾病的好奇，经常与其他科室交流、探讨是非常重要的。

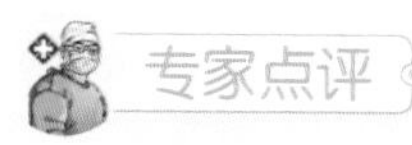

胃黏膜粗大在内镜下时有发现，其原因多种多样：有炎症性的，有静脉曲张造成的

(尤其在胃底部位),也有肿瘤性的,如皮革胃、淋巴瘤等。目前已经有多种手段可加以鉴别。对该患者进行的胃黏膜粗大病因诊断方面的方法和步骤都是细致、全面的,最后也得到了病理的确认。有趣的是,这名患者的疾病并非一元的。其实这在病程中已经有所体现,患者有过"脑梗死",而且按照脑梗死治疗后有所好转,这一表现迷惑性非常强。如果看到有恶心、呕吐症状的病例,我们会考虑排除神经科疾病,但是患者入院时已经戴着"脑梗死"的帽子进来了,很容易把医生带入思维盲区,况且患者还有肥厚性胃炎的诊断来解释症状,所以很容易遗漏 NMO 这个严重且预后不佳的疾病,从而延误患者的治疗时机。幸运的是,在这个病例中,医生多问了几个"为什么",终于找到了疾病的"真凶"。所以在看待一个病例时,要根据诊断学的要求来,不能想当然。恶心、呕吐会涉及各个系统的疾病,包括神经科、消化科、心血管科、呼吸科、内分泌科,甚至精神科。此外,对中毒等也要逐一鉴别诊断,才能安心。

病例提供单位:上海交通大学医学院附属瑞金医院消化内科
整理:陈颖
述评:王立夫

参考文献

[1] MENETRIER P. Des polyadenomes gastriques et de leurs rapports avec le cancer de l'estomac [J]. Arch Physiol Norm Pathol, 1888,1:32－55,232－262.
[2] 刘烨,夏志伟,宋志强,等. 国人 Menetrier 病 95 例临床特点的荟萃分析[J]. 中华消化杂志,2009,29(12):816－820.
[3] 张飞,吴时胜. 巨大肥厚性胃炎一例[J]. 临床消化病杂志,2018,30(4):258－259.
[4] FIORI R, VELARI L, DIVITO L, et al. Menetrier's disease diagnosed by enteroclysis CT: a case report and review of the literature [J]. Abdom Imaging, 2011,36:689－693.
[5] 伍爱民,张雷,张炳俊,等. 急性播散性脑脊髓炎、多发性硬化及视神经脊髓炎脑深部灰质病灶 MRI 影像比较[J]. 中华神经医学杂志,2013,12(9):919－922.
[6] WINGERCHUK DM, HOGANCAMP WF, O'BRIEN PC, et al. The clinical course of neuromyelitis optica (Devic's syndrome) [J]. Neurology, 1999,53(5):1107－1114.
[7] 中国免疫学会神经免疫学分会,中华医学会神经病学分会神经免疫学组,中国医师协会神经内科分会神经免疫专业委员会,等. 中国视神经脊髓炎谱系疾病诊断与治疗指南[J]. 中国神经免疫学和神经病学杂志,2016,23(3):155－166.

病例7 内镜下黏膜剥离术诊断性治疗发现胃三次打击 B 细胞淋巴瘤 1 例

主诉

进食后恶心 1 月余。

病史摘要

患者,男性,63 岁,1 个月前自觉进食后恶心、反酸,反流多为浆液样液体,量少,偶有胃内容物,症状在饱食、平卧后更明显,伴有进食后哽咽感及胸骨后隐痛,夜间反流 5～6 次,无明显腹胀、腹痛、腹泻、呕血、便血、黑便、消瘦等症状,无胸闷、胸痛、心悸等不适。遂于 2019 年 9 月 6 日来我院门诊就诊,查胃镜提示:胃窦体交界大弯侧浅表隆起型病变,长径约 1.0 cm,中央发白,略有凹陷,诊断为胃内 0-Ⅱa 样病变(图 7-1)。病理提示:间质见较多形态不典型细胞,核深染,部分挤压明显,建议免疫组化及基因重排辅助诊断,Hp(一)。现患者为求进一步诊断入住我科。自病程以来,患者神清,睡眠欠佳,两便可,食欲较差,体重无明显变化。追问病史,患者 8 年前体检发现贲门息肉,2011 年 3 月 24 日来我院行内镜下息肉治疗,氩等离子体凝固灼除,病理不详。

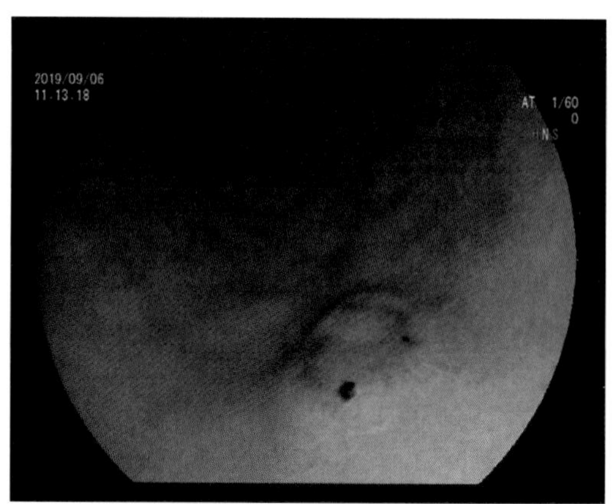

图 7-1 2019 年 9 月 6 日第一次胃镜检查于胃窦大弯侧见一处 0-Ⅱa 样隆起

疾病史:否认高血压、糖尿病,8 年前体检发现 Hp 感染,予以除菌治疗后复查呼气试验阴性。否认乙肝、丙肝、结核病等传染病史。预防接种随社会。否认手术外伤史。否认食物、药物过敏史。已婚已育,育有 1 子,体健。否认家族相关肿瘤遗传病史。

初步诊断

胃窦黏膜病变。

入院查体

T 36.6℃, P 72 次/分,R 19 次/分,BP 118/70 mmHg。神清,精神可,皮肤、黏膜无黄染,无瘀点、瘀斑。双肺呼吸音清,未及明显干、湿啰音。心律齐,各瓣膜听诊区未及明显病理性杂音。腹平软,无压痛、反跳痛,肝脾肋下未及,未及明显病理性包块,移动性浊音阴性,肠鸣音正常。四肢无畸形,关节无红肿,双下肢无水肿。

辅助检查

1. 实验室检查

血常规:WBC 4.35×10^9/L, Hb 135 g/L, PLT 194×10^9/L;血生化:乳酸脱氢酶(lactate dehydrogenase, LDH) 261 IU/L,其他肝肾功能、电解质指标正常;凝血功能正常;肿瘤标志物:CEA、CA724、CA125、CA242、CA199 等均正常。

2. 影像学检查

2019 年 9 月 6 日胃镜检查发现:胃窦部 0-Ⅱa 型病灶,长径约 1.0 cm,活检见较多不典型细胞;食管中下段黏膜下隆起可能。

CT:后纵隔区占位,包绕食管下段及食管胃结合部,考虑间质来源肿瘤可能(图 7－2)。

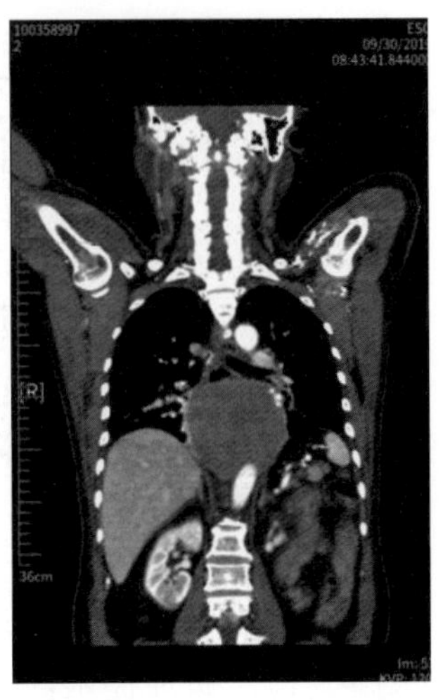

图 7－2　CT 提示后纵隔占位,包绕食管下段及食管胃结合部,考虑间质来源肿瘤可能

治疗及转归

2019 年 9 月 19 日精查胃镜:窦体交界处浅表隆起型病灶,大小约 1.0 cm×1.2 cm,白光下边界清晰,调整空气量观察,延展性略差,蓝激光成像结合放大内镜观察表面可见紊乱的微血管结构(IMVP 阳性),局部可见腺窝间隙增大,凹陷面局部表面微结构消失,喷洒醋酸染色后未见腺管显示(图 7－3)。诊断胃窦 0－Ⅱa 型病灶。

2019 年 9 月 26 日超声内镜:窦体交界处大弯侧见一处 0－Ⅱa 样病变,病变表面平坦,无溃疡,周围边缘稍卷起。超声内镜探查,病灶起源于上皮-黏膜层,呈均匀低回声结构,黏膜层全层受侵犯,黏膜下层稍增厚,呈正常高回声,其余层次结构完整连续(图 7－4)。

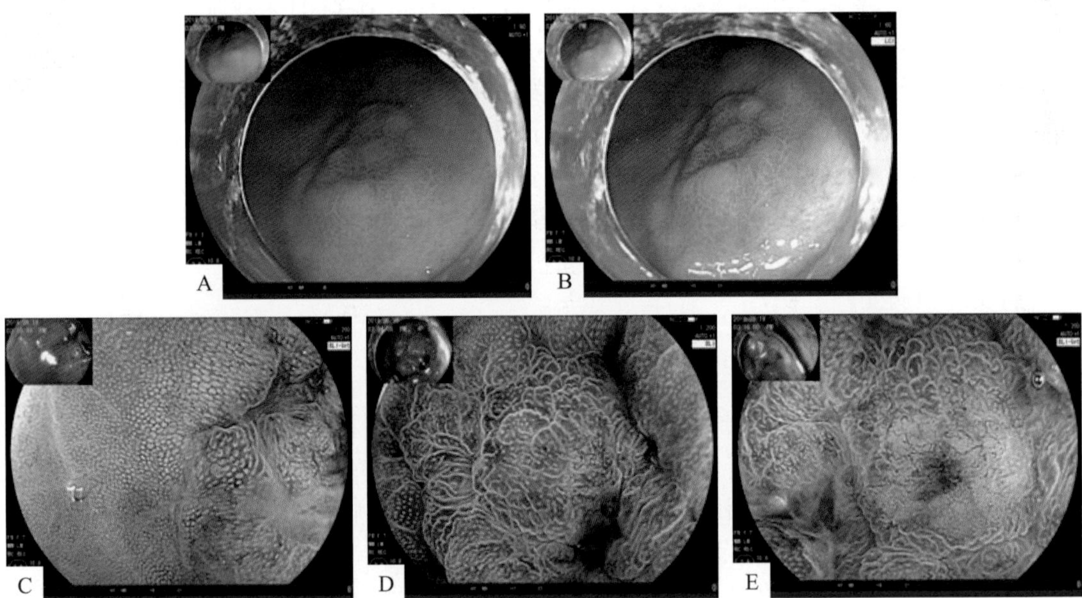

图 7－3　2019 年 9 月 19 日精查胃镜

A. 精查胃镜提示胃窦大弯侧一处边界清晰的浅表隆起性病变;B. 联动成像模式下病变大部分和背景黏膜色泽相同,中央凹陷部略发红;C. 蓝激光成像结合放大内镜显示病变存在边界,部分病变表面腺管的窝间隙增宽;D. 蓝激光成像结合放大内镜显示病变凹陷部分内存在腺体,部分显示略有异型;E. 蓝激光成像结合放大内镜发现部分表面腺体消失,在喷洒醋酸后仍无法显示腺体

2019 年 9 月 26 日行内镜下黏膜剥离术(ESD)。手术经过:以电凝标记病灶边缘,病灶底部注射甘油果糖＋靛胭脂＋肾上腺素充分抬举,海博刀沿病灶边缘切开,沿病灶下缘(固有肌层)逐步分离病灶并完整剥离,操作过程中局部电凝止血,病灶标本回收送病理(图 7－5)。

观察创面无活动性出血，予热活检钳局部电凝穿支血管，吸尽胃内积液积气，退镜。

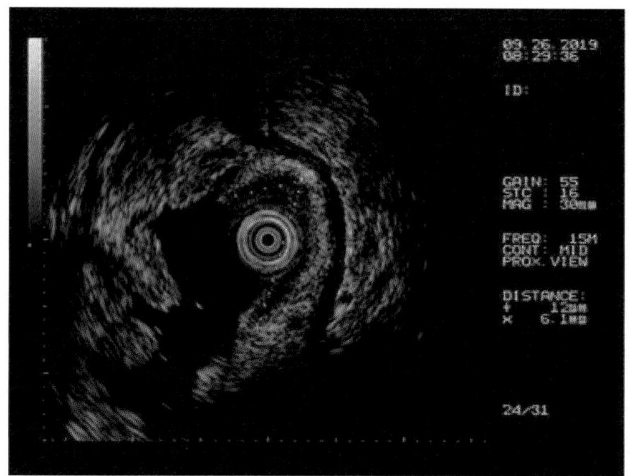

图 7-4　超声内镜提示病变局限于黏膜层

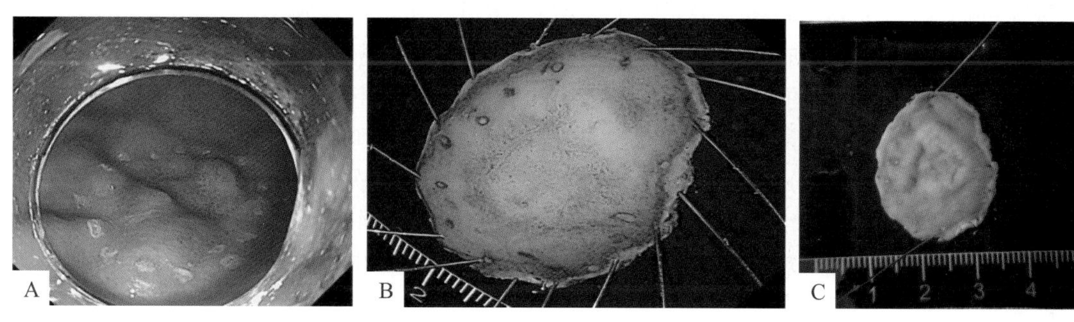

图 7-5　胃窦体交界处病变标本

A. 标记病变；B. 拍摄离体标本；C. 福尔马林固定 24 h 后拍摄标本

术后病理提示淋巴组织增生性病变，结合形态、免疫组化和分子病理检测结果，符合伴有三次打击的高级别 B 细胞淋巴瘤，Hp(－)。免疫组化结果：CD20(＋)，CD79α(＋)，CD3(－)，CD5(－)，CD10(＋)，Bcl-6(＋)，Bcl-2(90%＋)，MUM-1(－)，c-myc(约 50%＋)，Ki-67(95%＋)，P53(部分＋)，Cyclin-D1(－)，CD21(－)，CD23(－)，CD30(－)，ALK-1(－)，MPO(－)，CD68(－)，CD163(－)，TdT(－)，AE1/AE3(－)，EBV 原位杂交：EBER(－)。分子检测结果：FISH 检测 t(14,18)(q32; q21) IGH/BCL2 融合探针：阳性；3q27 BCL 6 分离探针：阳性；8q24 C-MYC 分离探针：阳性。

2019 年 10 月 15 日患者行 PET/CT 检查：后纵隔高代谢巨大占位、胃窦部高代谢占位、腹腔内及腹膜后高代谢肿大淋巴结，均考虑淋巴瘤浸润。

患者转至血液科进一步化疗治疗。2020 年 5 月 8 日患者复查 PET/CT 提示原高代谢区域均未见病灶，相比 2019 年 10 月 15 日结果，Deauville 评分为 1 分。

最终诊断

伴有三次打击的高级别 B 细胞淋巴瘤。

病例总结

该患者普通胃镜发现胃内 0－Ⅱa 样病灶，活检病理提示不典型细胞。诊断性 ESD 后，病理结果提示伴有三次打击的高级别 B 细胞淋巴瘤，后转至血液科就诊。

诊疗启迪

本例患者为 63 岁男性，因“进食后恶心 1 月余”入院。入院后胃镜提示胃窦大弯侧 0－Ⅱa 样病变，活检病理提示较多不典型细胞，食管下段黏膜下肿物。患者血常规、生化、肿瘤标志物均未见异常，遂安排精查胃镜，提示 0－Ⅱa 样病灶：部分腺管开口消失，醋酸染色后未见明显腺管显示，因此可能存在低分化癌成分，结合患者除菌病史，需考虑将除菌后胃癌作为第一诊断，同时该患者超声内镜提示食管下段黏膜下肿物来源于固有肌层，间质瘤可能大。胃窦部病灶内部呈均匀低回声，局限于黏膜层，术前诊断为：除菌后早期胃癌，T1a－M，部分分化程度差。为完整评估该患者病变的情况，和家属商议后行诊断性 ESD 治疗。

该患者在发现胃内病变的同时发现纵隔也存在病变，当时根据增强 CT 考虑是间质细胞来源的病变，认为和胃内病变是非同源性病变，未进一步进行穿刺活检。同时胃内病变的活检提示不典型细胞，精查胃镜结果显示病变的放大内镜表现和普通的分化型胃癌、未分化型胃癌的表现都有一定的不匹配，而且淋巴瘤的放大内镜＋窄带成像/蓝激光成像没有一个统一的诊断标准，这时诊断性 ESD 具有一定的价值，能够取到大块组织活检。该患者在此基础上结合免疫组化和分子探针才明确诊断了这种少见的三次打击淋巴瘤。回顾时发现其实纵隔病变应考虑同源性，提示我们在对患者进行有创的操作手术前应尽可能多想几种诊断的可能性，尽可能减少患者的痛苦，也给我们的术前诊断提出了更高的要求。

专家点评

（1）二次或三次打击淋巴瘤(double/triple-hit lymphoma，D/THL)是指同时具有 C－MYC 和 BCL2 或 BCL6(少见)基因重排的 B 细胞淋巴瘤。D/THL 的预后和治疗效果极差；且临床症状和肿瘤形态方面缺乏显著的特征。D/THL 是 2016 年 WHO 新纳入的淋巴瘤分类，它包括 3 个亚型：C－MYC/BCL2 DHL，C－MYC/BCL6 DHL，C－MYC/BCL2/BCL6 THL。3 种亚型都极具侵袭性的临床病理特征和预后差的特点。该患者在转至血液科化疗后，症状得到了明显缓解，复查 PET/CT 提示体内高代谢灶均消失。

（2）2008 年，Ono 等报道了胃黏膜相关淋巴组织淋巴瘤的放大内镜下血管特征为大小和形状不规则的血管，然而，该定义缺乏客观性。随后 Nonaka 等于 2009 年报道，利用放大内镜结合窄带成像技术发现了 1 例胃黏膜相关淋巴组织淋巴瘤，其具有独特的血管特征，并在报道中首次提到了树枝状异常血管(tree-like appearance，TLA)，将其定义为在光亮的黏膜中类似于树枝状分支的血管，其中包括腺体结构的丢失(图 7－6)。2012 年 Nonaka 等继续利用放大内镜结合窄带成像技术临

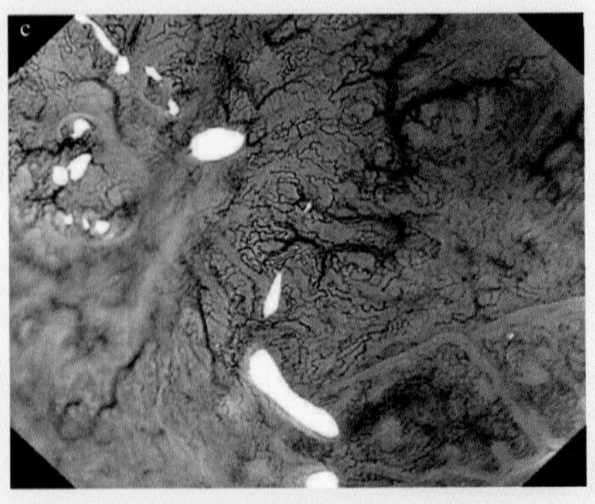

图 7－6　放大内镜下淋巴瘤典型的树枝状异常血管改变

床诊断了1例胃黏膜相关淋巴组织淋巴瘤，发现在有TLA的部位活检阳性率为80%，而在无TLA的部位活检阳性率为20%，提示TLA为胃黏膜相关淋巴组织淋巴瘤的特征性表现。该患者在放大内镜下其实也可见到腺窝间隙的增宽，部分表面的腺体结构消失，这种情况需要和未分化型进行鉴别，但是该患者白光下的病变大体形态是0－Ⅱa型，往往未分化型0－Ⅱa较少。

病例提供单位：上海交通大学医学院附属瑞金医院消化内科
整理：陈希
述评：孙蕴伟

参考文献

[1] PEDERSEN MØ, GANG AO, POULSEN TS, et al. Double-hit BCL2/MYC translocations in a consecutive cohort of patients with large B-cell lymphoma-a single centre's experience [J]. Eur J Haematol, 2012,89(1):63－71.

[2] ONO S, KATO M, ONO Y, et al. Characteristics of magnified endoscopic images of gastric extranodal marginal zone B-cell lymphoma of the mucosa associated lymphoid tissue, including changes after treatment [J]. Gastrointest Endosc, 2008,68(4):624－631.

病例8 深在囊性胃炎合并黏膜癌变1例

主诉

发现胃黏膜病变3月余。

病史摘要

患者，男性，63岁，3个月前出现上腹部饱胀不适，间断性发作，餐后明显，无反酸、嗳气，无恶心、呕吐，无腹泻、便秘，无呕血、黑便等。于外院行胃镜检查示“萎缩性胃炎(C3)，胃体多发溃疡，胃体0－Ⅱa＋Ⅱc型病变”，结肠镜示“结肠多发息肉”。随后就诊于我院，行胃镜检查示胃体下部大弯侧0－Ⅱa＋Ⅱc型病变，贲门黏膜粗糙增厚。病理示贲门活检标本轻度慢性萎缩性胃炎，轻度肠化，活动性，局灶糜烂，Hp(－)；胃体活检标本轻度慢性萎缩性胃炎，轻度肠化，活动性，局灶糜烂，伴腺体轻-中度异型，Hp(－)。腹部增强CT示胃内未见明显隆起性占位。患者为求进一步诊治来我院消化科就诊，并收治入院。病程中患者精神可，胃纳、夜眠可，二便正常，体重近半年下降5 kg。

既往体健，否认高血压、糖尿病、肝炎病史。否认肺结核病史，否认手术外伤史。无吸烟、饮酒史。无疫水、疫区及家禽密切接触史。家族中无传染病及遗传病病史。育有1子1女，子女体健。

初步诊断

胃体 0－Ⅱa＋Ⅱc 型病变，性质待定；慢性萎缩性胃炎（C3）；结肠多发息肉。

入院查体

T 36.7℃，P 88 次/分，R 21 次/分，BP 135/82 mmHg。神清，浅表淋巴结未触及肿大淋巴，口唇无发绀，双肺呼吸音清，未及啰音，腹软，无膨隆，无压痛、反跳痛，未见肠型及蠕动波，移动性浊音阴性，心脏听诊未及杂音，脊柱无侧弯，四肢无畸形，关节无红肿，双下肢无水肿。

辅助检查

入院时查血常规：WBC 9.66×10^9/L，N% 72.8%，Hb 105 g/L，PLT 210×10^9/L。尿、粪常规正常。肝肾功能、电解质、凝血功能、脑钠肽、心肌酶正常。心电图正常。血降钙素原正常。肝炎全套阴性。CEA、CA724、CA199、AFP、NSE、CYFRA21－1 片段均在正常范围。T－SPOT 阴性。

浅表淋巴结超声：浅表淋巴结未见肿大。

胃镜：胃体大弯侧下部一个 0－Ⅱa＋Ⅱc 病变，病变中央凹陷，周围隆起似火山口样改变，凹陷处色泽发红，范围大小约 2.5 cm×2.5 cm，充分充气后病变隆起可稍减轻（图 8－1）。

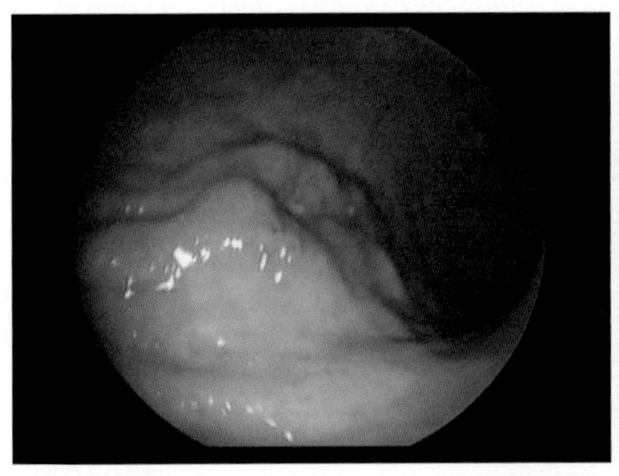
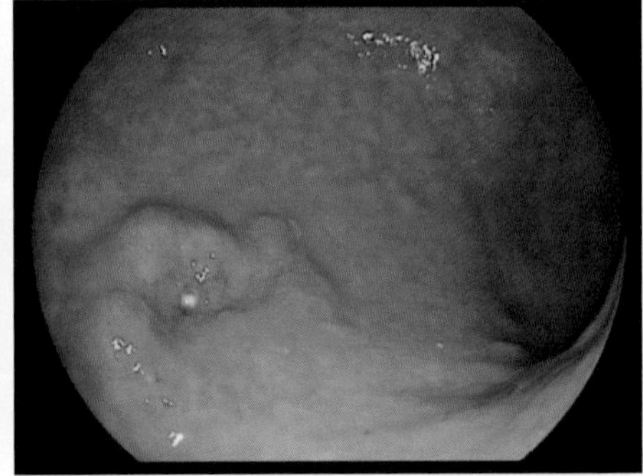

图 8－1　胃镜图

超声胃镜：病变处黏膜下层明显增厚，回声呈中等偏低回声，内部可见多个圆形无回声结构，彩色多普勒血流成像显示内部无血流信号（图 8－2）。

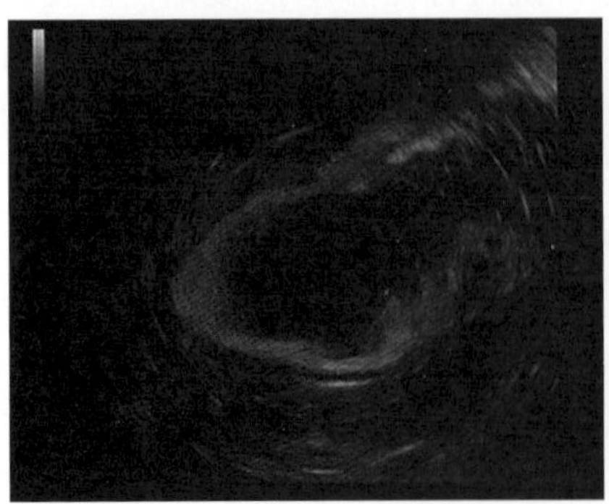
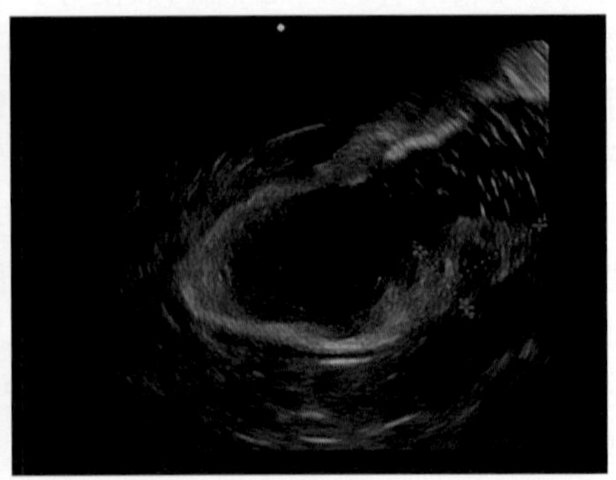

图 8－2　超声胃镜图

胃癌术前分期增强 CT：胃内未见明显隆起性占位（图 8－3）。

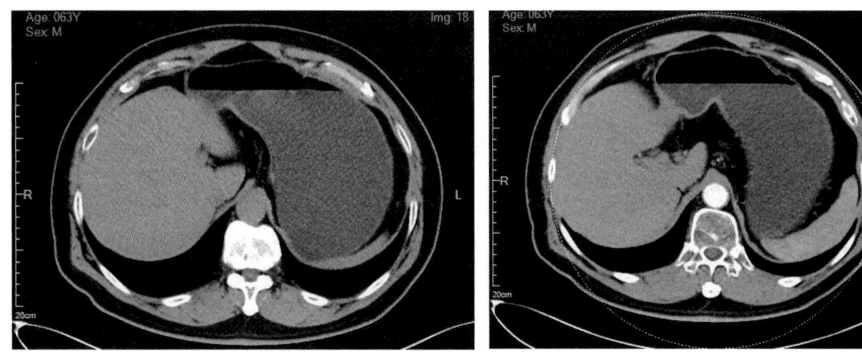

图 8－3　胃癌术前分期增强 CT

病例讨论

本例为 63 岁男性，因反复上腹部饱胀不适就诊，外院胃镜检查可见胃体部明显隆起性病变，中央凹陷，似火山口，在充分充气后，病变的隆起感有所减轻，综合病灶白光内镜特点，初步诊断印象考虑胃黏膜癌变，黏膜下层浸润可能较大。EUS 可见病灶黏膜下层增厚，其内可见多发无回声囊样结构，固有肌层尚完整，增强 CT 未发现胃内明显病灶，胃壁层次结构尚清晰，胃周亦未见肿大淋巴结改变，故在与患者充分沟通后行诊断性 ESD 治疗。

治疗及转归

（1）后续诊疗经过：行诊断性 ESD 治疗（图 8－4）。

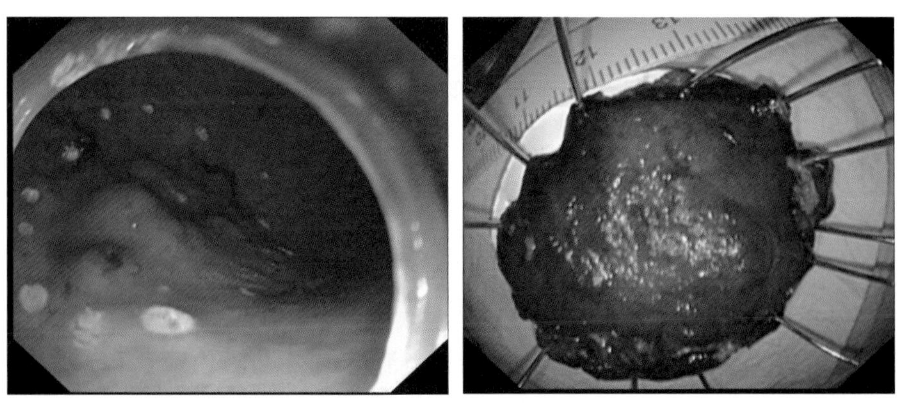

图 8－4　诊断性 ESD 治疗

（2）术后病理：胃黏膜广泛低级别上皮内瘤变，小灶高级别上皮内瘤变癌变（黏膜内癌Ⅱ级，最大径 0.2 cm），两侧及基底切缘未见病变累及（图 8－5）；深在性囊性胃炎伴部分腺体低级别上皮内瘤变，部分腺体囊性扩张伴黏液外溢，外溢黏液紧邻基底切缘，两侧切缘未见病变累及（图 8－6）。Tub1，T1(M)，ly0，v0，LM(－)，VM(－)，Type 0－Ⅱa＋Ⅱc，25 mm×35 mm。

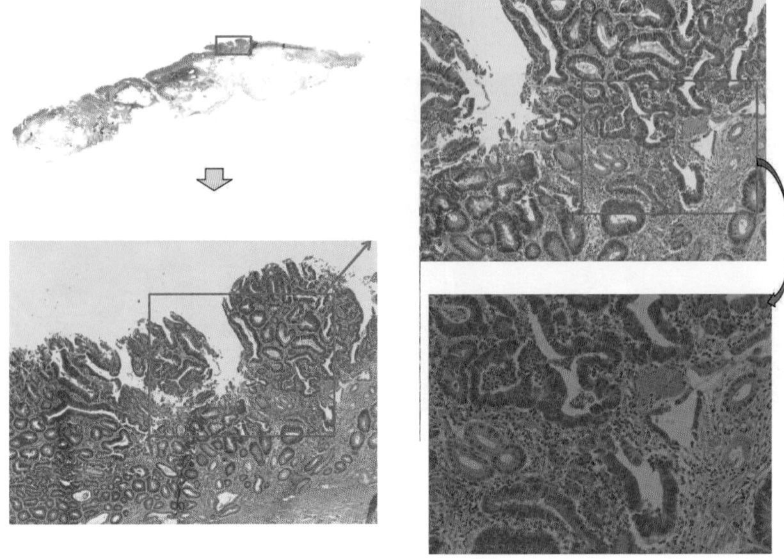

图 8-5 病理提示胃黏膜广泛低级别上皮内瘤变,小灶高级别上皮内瘤变癌变

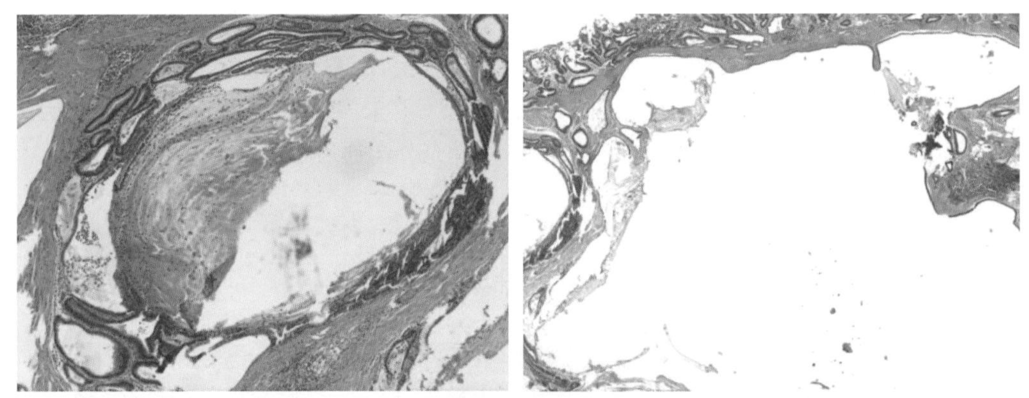

图 8-6 病理提示深在性囊性胃炎伴部分腺体低级别上皮内瘤变,部分腺体囊性扩张伴黏液外溢

诊疗启迪

该患者的首发症状无特异性,白光内镜下病灶隆起明显,中央凹陷较深,似火山口样改变,初步印象不排除癌变浸润至黏膜下层的可能。超声内镜提示黏膜下层增厚,有较多的无回声囊腔样结构,这些黏膜下层囊腔结构是造成病灶明显隆起的主要原因。结合胃癌术前分期 CT 未见胃内隆起性病灶,且胃壁层次结构尚清晰,考虑可行内镜下 ESD 治疗,术后病理证实该病灶为深在性囊性胃炎、胃黏膜高级别瘤变合并癌变。

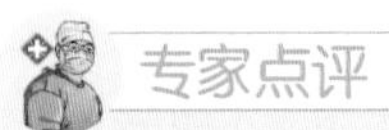

专家点评

深在性囊性胃炎(gastritis cystica profunda, GCP)少见,于 1972 年首次报道,1981 年被命名为深在性囊性胃炎。GCP 的超声内镜特征性表现为黏膜下层见多个无回声囊腔。病理是确诊 GCP 的金标准,特征性病理表现为黏膜肌层可见连续性破坏,胃小凹延长,增生活跃的上皮细胞常使胃小凹的内表面呈锯齿状;胃腺体呈囊状扩张,不同程

度扩张的胃体腺、幽门腺或化生性腺体向黏膜深层及黏膜下浸润，腺体组织形态多无异常，扩张的腺体较规则、完整，与胃癌存在区别。近年来非术后的GCP报道逐渐增多，可能与超声内镜、ESD等内镜技术的应用使诊断率提高有关。这种胃炎可能是一种先天性疾病，或是一种变性，而不是炎性反应，亦可能是萎缩性胃炎的一种变异。有文献报道，基因缺失、EB病毒感染与GCP的发生发展关系密切。Hp感染是否与此病有关，有待大量样本进一步研究。GCP是否为癌前病变目前存在争议，本病例患者合并黏膜局灶癌变，因此对于超声内镜发现的胃内黏膜下层囊状结构改变的病例，须高度怀疑GCP可能，并高度警惕其恶变潜能，可考虑尽早行诊断性ESD治疗。

病例提供单位：上海交通大学医学院附属瑞金医院消化内科
整理：李为光
述评：孙蕴伟

参考文献

[1] MCCURDY KR, PARMAR K, DE MELO SW. Gastritis cystica profunda: a deeper problem [J]. ACG Case Rep J, 2016,3(4):e125.

[2] 张舒静，汪嵘，侯波，等. 深在性囊性胃炎四例[J]. 中华内科杂志，2017,56(9):681－682.

第二章

肠道疾病

病例9 结核变态反应性白塞综合征

主诉

右半结肠切除术后，反复腹痛、腹泻3年余，加重半年余。

病史摘要

患者，女性，66岁。患者20年前因反复口腔、外阴多发溃疡被诊断为“白塞病”，口服激素(具体不详) 10年余，症状痊愈，停药后症状未复发。2014年7月因“反复腹痛”就诊外院，查肠镜示：回盲部增殖性病变。病理示：浅表黏膜，腺上皮未见明显异型，间质大量中性粒细胞及嗜酸性粒细胞浸润，并见片状游离的肉芽组织。2014年7月30日全麻下行右半结肠切除术。外院病理示：右半结肠慢性溃疡，送检“上下切缘”黏膜慢性炎，肠周淋巴结呈反应性增生改变。2018年6月患者出现右下腹痛，排便次数增加且不成形，排便后稍缓解，无发热，遂于我院就诊，查肠镜示：距肛缘45 cm处见回结肠吻合口，吻合口结肠侧见2～3 cm溃疡，底部尚平整，覆厚白苔，质地尚软；距吻合口肛侧缘约4 cm横结肠处见一0.6 cm×0.8 cm圆形小溃疡，底覆白苔；回肠未见异常；诊断为克罗恩病可能。查血常规示：hs-CRP 17.96 mg/L，Hb 95 g/L，ESR 44 mm/h。胸部CT示：双肺多发结节；左肺下叶炎症可能，建议治疗后复查；双肺陈旧灶，左肺上叶钙化灶；主动脉钙化斑块；左侧局部胸膜增厚。诊断为克罗恩病。予药物治疗：美沙拉嗪片每日4次，每次1 g，利福昔明片每日2次，每次0.4 g，硫唑嘌呤片每日1次，每次50 mg。患者仍有间歇性腹痛，大便不成形，排便次数3～4次/天。因腹痛未好转，2018年9月复查肠镜示：横结肠狭窄伴溃疡，克罗恩病可能。患者因自觉药物治疗疗效欠佳，于2018年12月自行停药。2019年3月患者因仍有腹痛再次于我院消化科门诊就诊，查肿瘤指标正常；全腹部增强CT提示结肠术后改变，吻合口软组织影，肠淤积；肠镜见降结肠溃疡增殖性病灶；降结肠活检病理提示黏膜慢性活动性炎。为进一步诊治收住入院。

既往史：白塞病病史20年；右半结肠切除术。否认高血压、糖尿病病史，否认结核、肝炎等传染病史。

个人史：否认吸烟、饮酒史。已婚，育有1子1女，子女体健。

入院查体

T 36.5℃，P 78 次/分，R 20 次/分，BP 134/80 mmHg。神清，精神软，轻度贫血貌，皮肤、巩膜无黄染，浅表淋巴结未及肿大。心肺无殊。腹软，右下腹轻压痛并可触及包块，质地韧，尚有游离感，无反跳痛，移动性浊音阴性，肝脾肋下未及。肠鸣音活跃，7～8 次/分。四肢肌力、肌张力正常，神经系统体检无异常。

辅助检查

三大常规及生化：hs－CRP 45 mg/L，WBC 9.43×10^9/L，N% 78.2%，Hb 80 g/L，ESR 49 mm/h，ALB 29 g/L，前白蛋白 119 g/L，粪便 OB(＋)，余正常。

免疫指标：无特异性阳性发现。

胃镜：浅表性胃炎。

肠镜：(2019－03－29)进镜至距肛门 50 cm，肠腔狭窄，无法继续进镜，并可见狭窄口溃疡病灶，表面覆白苔(图 9－1)。

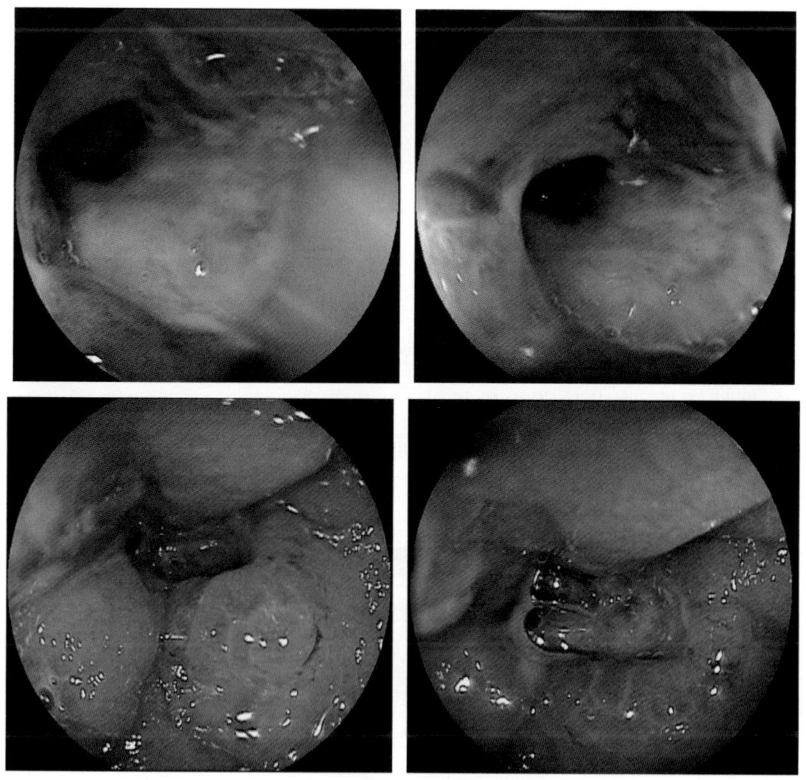

图 9－1　2019 年 3 月 29 日肠镜

小肠 CT：(2019－03－29)右半结肠术后改变，吻合口溃疡、不规则增生肉芽伴肠腔狭窄，近端小肠水肿，降结肠溃疡伴增生肉芽，影像上克罗恩病证据不足，考虑肠白塞病或结核可能大。十二指肠乳头旁憩室、十二指肠乳头增大。双肾多发小囊肿。附见左肺不张、肺气囊、小结节(图 9－2)。

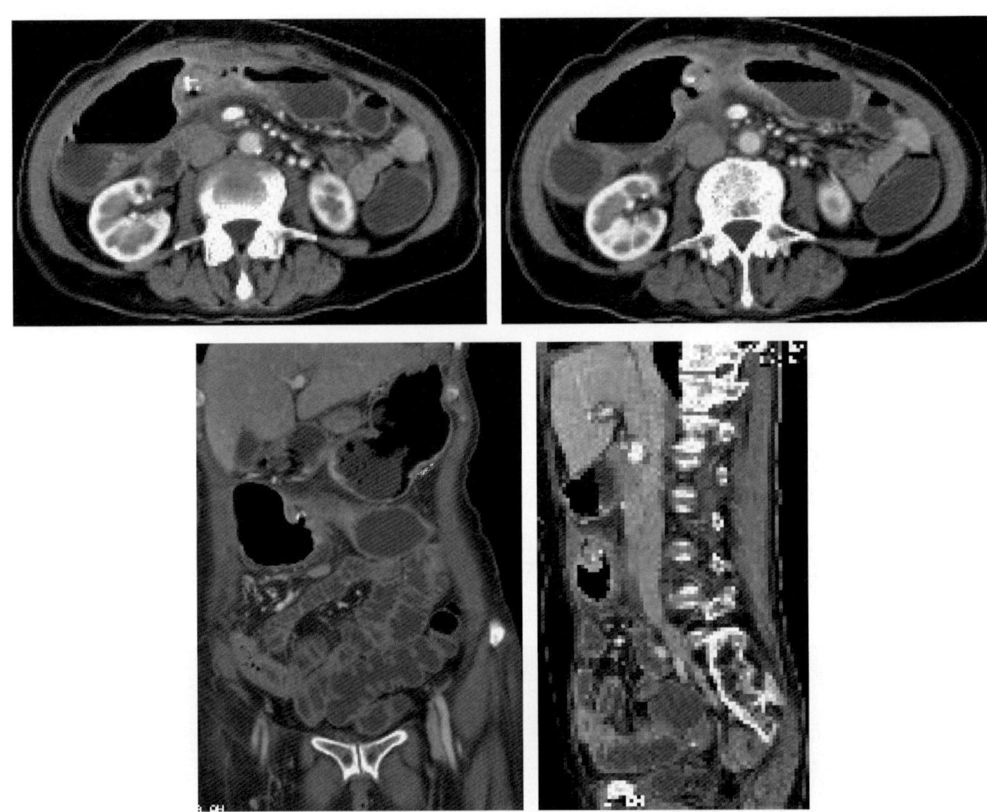

图 9-2　2019 年 3 月 29 日小肠 CT

T-SPOT 检测：A 抗原 51，B 抗原 39。

PPD 试验：左手(+++)，右手阴性。

痰液涂片：未找见抗酸杆菌和真菌，找见革兰氏阳性球菌。

痰液培养：结核阴性，真菌培养未生长。

胸部 CT(薄层)平扫：(2019-04-01)左肺下叶支气管闭塞伴左肺下叶不张、钙化，左肺多发结节，双肺少许慢性炎性灶(图 9-3)。

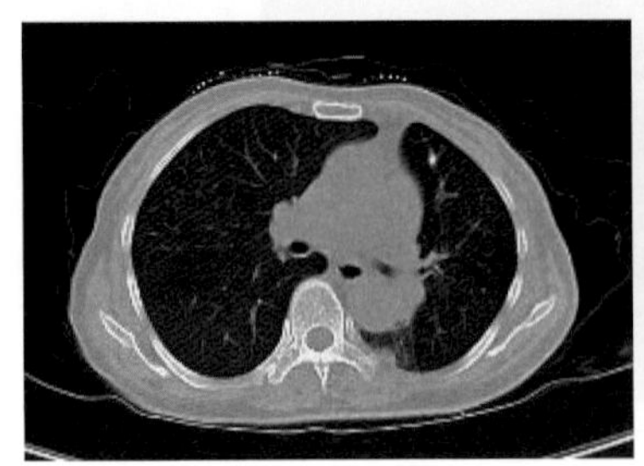
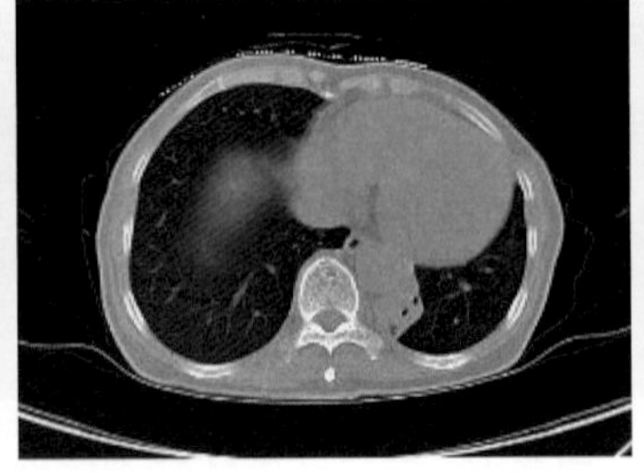
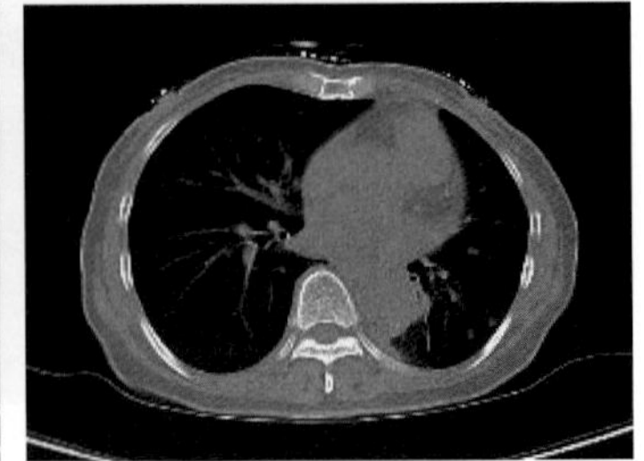

图 9-3　2019 年 4 月 1 日胸部 CT

初步诊断

肠白塞病？肠结核？肠白塞病+肠结核？

治疗经过

患者 20 余年前诊断为白塞病，激素治疗 10 年，后自行停药，至今未再有口腔、外阴溃疡。2014 年 7 月 30 日全麻下行右半结肠切除术。2018 年 6 月诊断为克罗恩病可能。予药物治疗：美沙拉嗪片每日 4 次，每次 1 g，利福昔明片每日 2 次，每次 0.4 g，硫唑嘌呤片每日 1 次，每次 50 mg。症状无改善。

病例讨论

请呼吸科、风湿免疫科、病理科会诊。

(1) 患者 2014 年 4 月 1 日胸部 CT 示：左肺下叶不张，内见支气管征象，左肺可见散在少许结节状、条索状高密度影，边界清，部分钙化(图 9－4)。请呼吸科会诊：考虑左肺结核合并左侧支气管结核可能，肺结核不能排除。

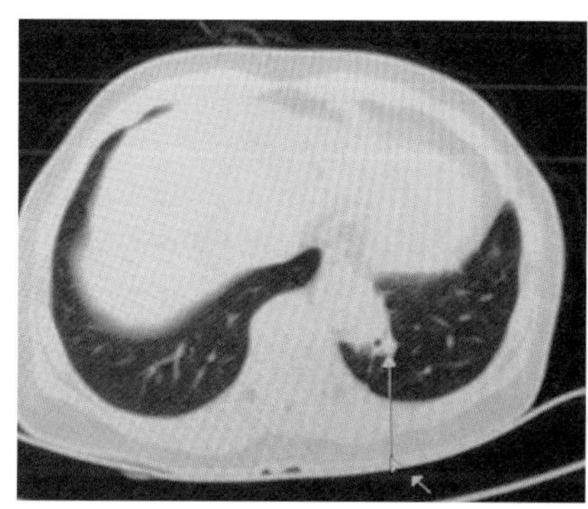
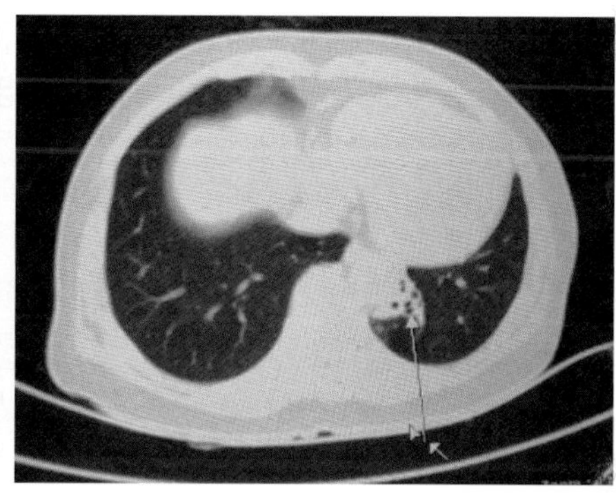

图 9－4　2014 年 4 月 1 日胸部 CT

(2) 请风湿免疫科会诊：患者有“白塞病”史，长期糖皮质激素治疗史，病理会诊考虑白塞病可能。开始治疗前，仍需进一步排除结核病。

(3) 病理会诊：黏膜下层可见溃疡，肠壁见多灶淋巴细胞性小静脉炎，考虑慢性白塞病。

治疗及转归

(1) 后续诊疗经过：组织全院大会诊，考虑患者结核变态反应性白塞综合征可能大，肠白塞病并发结核分枝杆菌感染待排。目前患者可以耐受安素肠内营养，建议先行抗结核治疗 3 个月后复查评估。

(2) 后续随访：患者已能正常进食，无梗阻症状，体重增加 3 kg。

最后诊断

结核变态反应性白塞综合征。

病例总结

患者 20 余年前因反复口腔和外阴溃疡至上海就诊，针刺试验强阳性，诊断“白塞病”，予以醋酸泼尼松口服后溃疡消失，逐渐减量至小剂量维持 10 年，后自行停药，至今未再有口腔、外阴溃疡。2014 年 7 月因反复腹痛就诊外院，肠镜示：回盲部增殖性病变。2014 年 7 月 30 日全麻下行右半结肠切除术，术后无腹痛等症状。2018 年 6 月出现右下腹痛，排便次数增加且不成形，排便后稍缓解，无发热，2018 年 6 月肠镜示距肛缘 45 cm 处见回结肠吻合口，吻合口结肠侧见 2～3 cm 溃疡，底部尚平整，覆厚白苔，质地尚软；距吻合口肛侧缘约 4 cm 横结肠处见一 0.6 cm×0.8 cm 圆形小溃疡，底覆白苔；回肠未见异常；诊断为克罗恩病可能。予药物治疗：每日 4 次，每次美沙拉嗪片 1 g，利福昔明片每日 2 次，每次 0.4 g，硫唑嘌呤片每日 1 次，每次 50 mg。症状无改善。组织全院大会诊，考虑患者结核变态反应性白塞综合征可能大。转至肺科医院，行抗结核治疗。

诊疗启迪

患者“白塞病”治疗后停用激素 15 年都未再有口腔、外阴溃疡，不符合白塞病自然病程；硫唑嘌呤治疗半年病情加重，各项炎症指标无缓解迹象；此次肠道病变期间没有白塞病的典型临床表现；内镜表现不符合典型白塞病（白塞病的最大特点是缺乏自我修复倾向，故不会形成肉芽；特点之二为无菌性溃疡，溃疡底部清洁，但该患者多次溃疡表面较脏）。呼吸科会诊考虑左肺结核合并左侧支气管结核可能，不能排除肺结核。组织全院大会诊，考虑患者结核变态反应性白塞综合征可能大。

专家点评

白塞病(Behcet disease，BD)是一种以细小血管炎为病理基础的多系统疾病。主要表现为复发性口腔溃疡、生殖器溃疡、眼炎及皮肤损害，也可累及血管、神经、消化道、关节、肺、肾、附睾等器官。临床表现包括：①口腔溃疡。几乎 100%的患者均有复发性、痛性口腔溃疡，多为首发症状，是诊断本病最基本的必备症状。②皮肤病变。占 80%～98%，有诊断价值的是结节性红斑和针刺反应。③生殖器溃疡。约 75%的患者出现生殖器溃疡。④消化道损害。发病率为 10%～50%，从口腔到肛门的全消化道均可受累。⑤眼炎。约 50%的患者有眼炎，双眼各组织均可累及。⑥神经系统损害（占 5%～50%）。⑦血管损害。基本损害是血管炎，全身大小血管均可受累，静脉系统受累较动脉系统多见。

白塞病累及消化道者称胃肠型白塞病，文献多称肠白塞病。肠白塞病中胃肠道溃疡可单发或多发，深浅不一，病变可累及食管下段、胃、回肠远端、回盲部、升结肠，但以回盲部多见。一般在白塞病发病 4～5 年后出现，主要症状为腹痛、腹泻、血便、腹部触及包块等。如食管有上述溃疡，则会引起进食梗阻及胸痛。内镜下特征性表现包括：多见于回盲部(96%)；呈边缘清晰的类圆形，溃疡基底部较清洁，周边黏膜基本正常；溃疡有多发的倾向。内镜下不典型者可表现为口疮样或地图样溃疡，节段性或弥漫性分布。

白塞病与结核病：白塞病又称白塞综合征，是一种全身性风湿病，可侵犯多个系统、器官和组织，病因复杂，与多种因素有关，文献报道部分白塞病病例与结核菌感染有关。在临床中经常遇到结核菌素纯化蛋白衍生物(PPD)试验强阳性的白塞病患者，是否需要抗结核治疗是医生所面临的难题。

白塞病合并结核感染包括结核变态反应性白塞综合征和白塞病并发结核感染。在白塞病诊治中，应注意发现结核感染的线索，并做出明确诊断和有效、系统的治疗。

结核变态反应综合征：结核风湿症，本质为变态反应血管炎，以皮肤结节性红斑、关节炎表现多见。皮肤损害最多见的是结节性红斑，好发部位在四肢，尤以小腿伸侧、踝关节附近出现较多；关节表现为发作性关节疼痛和受损等症状；其他表现还包括：硬性红斑、眼疱疹性角膜炎、复发性口疮。

结核变态反应性白塞综合征：国内文献的一种说法认为，该病是结核变态反应综合征的一种；国际文献报道很少，有"白塞样综合征"(BD-like syndrome)的说法。可与结核病同时发病，亦可先于或后于其发病，少数病例找不到结核病灶。可发生于结核感染后短期，也可发生于结核感染后数年。大多数抗结核治疗后可缓解。

诊断标准：无确定标准，多以符合白塞病诊断标准并具备下列3条以上者为诊断：①有结核病史或胸部X线检查有活动性或陈旧性结核病灶；②PPD试验强阳性；③抗结核抗体阳性；④活组织检查为血管炎型变态反应；⑤抗结核药物正规治疗2～3个月后结核病和(或)变态反应症状明显好转甚至消失，并且停用激素后无复发。

病例提供单位：上海交通大学医学院附属瑞金医院消化内科

整理：孙菁

述评：袁耀宗

参考文献

[1] 任世英，李风轮，尹光华．结核变态反应性白塞氏综合征的探讨[J]．人民军医，1989，(2)：21－23.

[2] 周云霞，吕昭萍．昆明医学院第一附属医院风湿免疫科白塞病与结核感染的关系[J]．临床荟萃，2009，19：1742－1744.

[3] 申艳，罗丹，马海芬，等．T－SPOT．TB检测白塞病(BD)患者潜伏结核感染(LTBI)的临床意义及随访观察[J]．复旦学报(医学版)，2019，46(1)：42－46.

[4] 谭洪勇，刘向群，薛爱霞．结核性变态反应综合征(附1468例病例荟萃分析)[J]．中国临床医生，2006，34(3)：33－34.

[5] FUKUI S, TAKIZAWA Y, KUBOTA N, et al. Tuberculous lymphadenitis and the appearance of Behçet's disease-like symptoms [J]. Intern Med, 2014, 53(7): 805－808.

[6] ZHANG L, XU Y, PENG Y, et al. Behçet's disease-like syndrome secondary to microbial infection: a case report and review of the literature [J]. Int J Clin Exp Pathol, 2015, 8(10): 13619－13624.

病例10 特发性肠系膜静脉硬化性肠炎引发的腹痛

主诉

腹痛3个月余。

病史摘要

患者，男，63 岁。3 个月前患者无明显诱因下出现右下腹痛，为阵发性牵拉性疼痛，无恶心、呕吐、发热、寒战，偶解稀便，伴黑便，无黏液脓血便。患者于当地医院就诊，查上腹部 CT 平扫示升结肠及横结肠肠壁增厚水肿，考虑炎症可能大。全腹 CT 增强示升结肠、横结肠及降结肠管壁水肿，肠管周围少许渗出，盆腔少量积液，考虑结肠炎，炎症性肠病可能大。肠镜示炎症性肠病可能，病理示(回盲部)黏膜慢性活动性炎。予以柳氮磺吡啶口服以及泼尼松龙保留灌肠，症状有所缓解。现患者为求进一步诊治来我院消化内科就诊，门诊拟“结肠溃疡”收治入院。

病程中患者始终无发热，无咳嗽、咳痰，无口腔溃疡，无关节疼痛、结节红斑等，神清，精神可，大便如上述，小便正常，胃纳欠佳，夜眠可，3 个月内体重下降 5 kg。

患者既往体健，否认高血压、糖尿病、肝炎病史，否认肺结核病史，否认手术外伤史。无吸烟、饮酒史。无疫水、疫区及家禽密切接触史。家族中无传染病及遗传病病史。

初步诊断

炎症性肠病(克罗恩病？溃疡性结肠炎？)。

入院查体

T 37.0℃，P 72 次/分，R 20 次/分，BP 110/70 mmHg。神清，精神可。浅表淋巴结未及肿大，皮肤、巩膜无黄染。心律齐，心率 72 次/分，双肺听诊呼吸音清，未及干、湿啰音。腹部平软，右下腹轻压痛，无反跳痛、肌紧张。Murphy 征阴性。移动性浊音阴性。肠鸣音正常，4 次/分。双下肢不肿。神经系统体检无异常。

辅助检查

入院时查血常规：WBC 6.60×10^9/L，N% 75.8%，Hb 132 g/L，PLT 251×10^9/L。尿、粪常规正常。肝肾功能正常。凝血功能正常。免疫指标正常。肝炎全套阴性。肿瘤指标均在正常范围内。

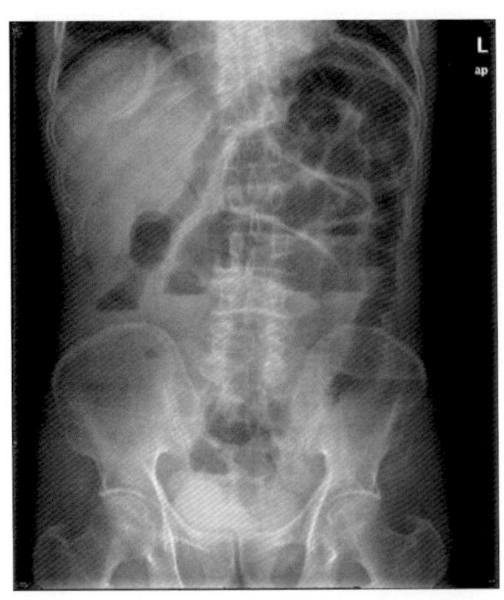

图 10－1　腹部平片提示小肠低位梗阻

腹部平片：提示小肠低位梗阻(图 10－1)。

小肠 CT 增强扫描及重建：特发性肠系膜静脉硬化性肠炎，以右半结肠为著，阑尾及回盲瓣受累；盆组小肠缺血性肠病改变(图 10－2)。

肠镜：克罗恩病可能(肠结核待排，缺血性肠病待排)。乙结肠-横结肠肠壁黏膜较苍白，静脉显露，呈青紫色；横结肠黏膜充血糜烂，可见多发溃疡；升结肠黏膜充血糜烂，可见纵形溃疡，表面覆白苔，周围黏膜凹凸不平；回盲部开口可见溃疡形成，回盲部见不规则溃疡，周边黏膜隆起，充血糜烂(图 10－3)。

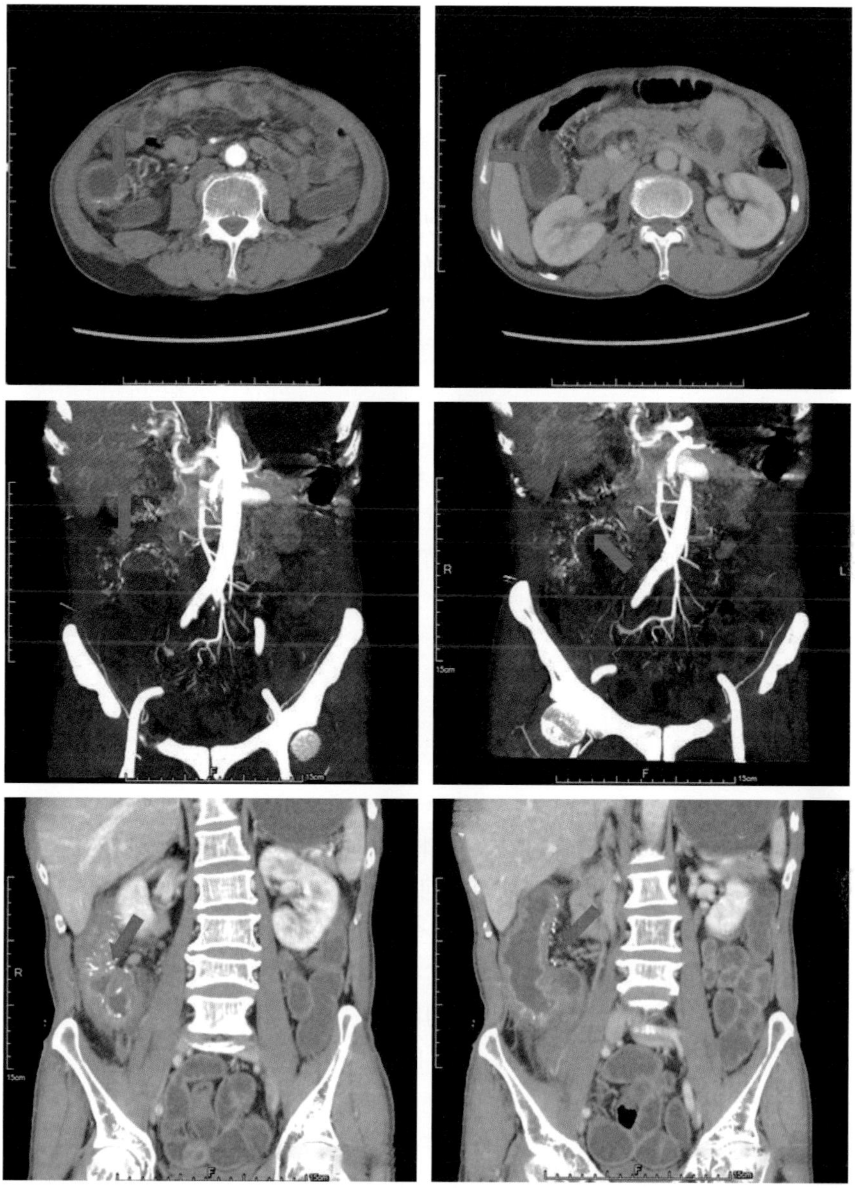

图 10 - 2 小肠 CT 增强扫描及重建

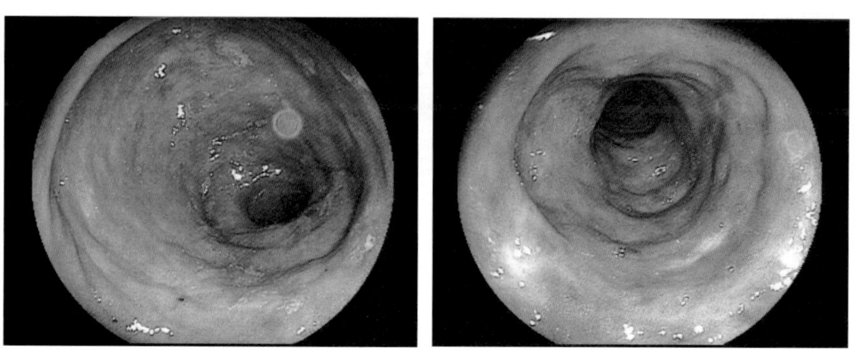

图 10 - 3 肠镜检查结果

病例讨论

患者，男，63岁，因腹痛3个月余入院。入院后完善相关检查，小肠CT示特发性肠系膜静脉硬化性肠炎，以右半结肠为著，阑尾及回盲瓣受累，盆组小肠缺血性肠病改变；肠镜示"克罗恩病可能(肠结核待排，缺血性肠病待排)；外院T-SPOT、寄生虫全套均阴性。经分析病史、查看辅助检查及影像学检查后，确诊为特发性肠系膜静脉硬化性肠炎，伴不完全性低位小肠梗阻。予长效单硝酸异山梨酯改善血液循环及补液支持治疗，因患者梗阻症状明显，内科治疗效果不佳，与外科医生讨论后建议手术治疗。

治疗及转归

(1) 后续诊疗经过：患者确诊后予胃肠减压，头孢噻肟＋甲硝唑抗感染、抑酸、补液支持治疗，治疗效果不明显，遂转入外科，全麻下行全结肠切除术＋末端回肠造口术。

(2) 术后病理提示"全结肠切除标本"肠壁及肠系膜广泛血管增生伴钙化。找到肠旁淋巴结2枚，另送"肠系膜血管根部结节"淋巴结7枚，反应性增生；"肠系膜下静脉根部血管"血管壁胶原化明显，淋巴结5枚，反应性增生。阑尾未见明显异常。

最终诊断

特发性肠系膜静脉硬化性肠炎。

病例总结

患者因腹痛3个月余入院，小肠CT提示特发性肠系膜静脉硬化性肠炎，以右半结肠为著，回盲瓣受累，伴不完全性低位小肠梗阻，回盲部多发肿大淋巴结，腹腔、盆腔少量积液。确诊为特发性肠系膜静脉硬化性肠炎，伴不完全性低位小肠梗阻。予胃肠减压、石蜡油胃管注入、头孢噻肟＋甲硝唑抗感染、抑酸、补液支持治疗，治疗效果不明显。后转入外科，完善各项相关检查及术前准备，全麻下行全结肠切除术＋末端回肠造口术，术后病理提示"全结肠切除标本"肠壁及肠系膜广泛血管增生伴钙化。

诊疗启迪

因特发性肠系膜静脉硬化性肠炎发病率较低，尚未被临床医师及影像科医师所熟识，故该患者就诊于外院未能明确诊断，我院门诊初诊时亦误诊为炎症性肠病。此病例的临床症状虽然不是很典型，但他有典型的影像学特征：腹部增强CT可见右半结肠肠系膜静脉血管线性钙化，内镜下见结肠黏膜静脉显露，手术病理改变为结肠壁及肠系膜广泛血管增生伴钙化。因此临床上遇到慢性腹痛、腹泻或者反复肠梗阻患者，结合典型影像学特征，需考虑此病。

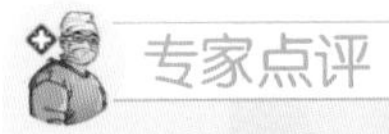

特发性肠系膜静脉硬化性肠炎(idiopathic mesenteric phlebosclerosis, IMP)，是以肠系膜上静脉分支及结肠壁静脉管壁广泛钙化并右半结肠壁增厚为主要特征的一种罕

见的缺血性结肠炎。IMP好发于中老年人群，尤其以女性发病率较高，但本病例为一老年男性。本病的发病率还与种族有明显的相关性，几乎所有的IMP患者均来自亚洲国家，如日本、中国等。目前病因及发病机制尚不清楚，近年来的研究发现，其发病可能与长期经肠道摄入某种有害成分相关。而在本病例中，其发病未见明显诱因。

IMP多起病隐匿，临床表现主要有反复腹痛、腹泻、肠梗阻及恶心、呕吐等，其中以反复右下腹痛为最常见的症状。由于临床表现没有特异性，容易诊断为其他常见腹痛疾病，如急性阑尾炎、炎症性肠病和其他缺血性肠炎。患者的实验室检查没有明显特异性，部分可见白细胞总数及中性粒细胞比例升高、C反应蛋白升高等，有时大便潜血试验可出现阳性，而本例病例中患者的实验室检查无明显异常。

IMP的诊断主要依靠影像学检查。①腹部平片显示腹部存在线性钙化灶，尤以升结肠多见；②钡剂灌肠表现为结肠壁增厚，延展性减弱，结肠袋消失和结肠蠕动功能下降，也可见近端结肠狭窄伴指压征；③腹部CT平扫表现为肠壁增厚伴钙化，亦可见周围血管钙化；腹部CT增强扫描在各项检查中最具特征性，表现为结肠肠壁增厚，肠壁周围见线状钙化灶，肠系膜动脉末端直小血管聚集增多，并见钙化；④门静脉CT一般无特异性变化，其价值在于可排除门静脉高压引起的继发性肠系膜静脉回流不畅导致的静脉硬化性改变。结肠镜检查示黏膜充血、水肿，呈暗紫色，有时亦可见不规则小溃疡。内镜下活检有助于临床诊断和治疗方案的制定，Iwashita等总结了IMP的病理特点：手术大体标本可见结肠表面深紫色到深棕色的黏膜，结肠半月襞水肿或者消失；显微镜检查可发现静脉壁显著的纤维化、增厚及钙化，血管壁可有泡沫状巨噬细胞聚集，相应的动脉壁未见钙化，肠壁黏膜下层发现纤维组织及胶原沉积。2007年中国台湾的Chang报道了5例IMP患者，对其中4例获取的组织标本进行组织化学及免疫组织化学染色发现，在病变血管中有一种特殊类型的凝固性坏死，他称之为"木乃伊化"。这种改变不仅在静脉的肌层中可见，在随后出现的增厚的内膜中、相邻的动脉病变血管周围的结肠肌层及深部的结肠肌层均可发现。在病变的组织中可以合并纤维化、硬化、钙化。因此，Chang认为IMP病变很可能起始于病变的静脉肌层。

IMP的治疗选择主要依据病变严重的程度。临床症状较轻的患者可以进行非手术治疗，包括胃肠外营养、抗感染、扩张血管药物的使用等。但多数症状明显、受累肠段范围较大的患者需手术干预，切除病变肠段，术后大部分患者预后良好。本例患者合并严重的不全梗阻，且内科治疗无效，最终进行了全结肠切除术。

综上所述，对于不明原因的腹痛及多次肠梗阻，临床上应予以高度重视。对于该罕见病，早期诊断困难，因此了解该疾病的特点尤其是CT影像学和肠镜下特征性表现对于减少误诊尤为重要。而今后也需要结合更多的病例和研究对其发病机制及治疗进行进一步探讨。

病例提供单位：上海交通大学医学院附属瑞金医院消化内科
整理：张晨
述评：钟捷

参考文献

[1] GUO F, ZHOU YF, ZHANG F, et al. Idiopathic mesenteric phlebosclerosis associated with long term use of medical liquor: two case reports and literature review [J]. World J Gastroenterol, 2014, 20(18): 5561 - 5566.

[2] 陈利军,兰延宏,许华,等. 计算机断层扫描诊断静脉硬化性结肠炎一例[J]. 中华消化杂志,2013,33(5):353 - 354

[3] IWASHITA A, YAO T, SCHLEMPER RJ, et al. Mesenteric phlebosclerosis: a new disease entity causing ischemic colitis [J]. Dis colon Rectum, 2003, 46(2):209 - 220.

[4] CHANG KM. New histologic findings in idiopathic mesenteric phlebosclerosis: clues to its pathogenesis and etiology-probably ingested toxic agent-related [J]. J Chin Med Assoc, 2007, 70(6):227 - 235.

[5] MATSUURA H, YASUHARA H. Idiopathic mesenteric phlebosclerosis [J]. QJM, 2018, 111(4):275.

病例 11 1 例反复发作的小肠梗阻——隐源性多灶性溃疡性狭窄性小肠炎

主诉

反复腹痛 2 年。

病史摘要

患者,男性,36 岁。2 年前开始无明显诱因下出现腹痛,疼痛集中于脐周,呈阵发性绞痛,便后无法缓解,每次发作持续数日,无黑便、便血、发热、寒战、恶心、呕吐、停止排气/排便等。患者就诊于外院,行腹部 CT 检查显示部分回肠肠管扩张伴多发气液平,考虑小肠梗阻,予禁食补液对症支持治疗后可好转。2 年内患者类似症状数次发作,曾于外院行小肠 CT 检查,显示小肠多发狭窄伴近端肠管扩张(图 11 - 1)。现患者为求进一步诊治,门诊拟以

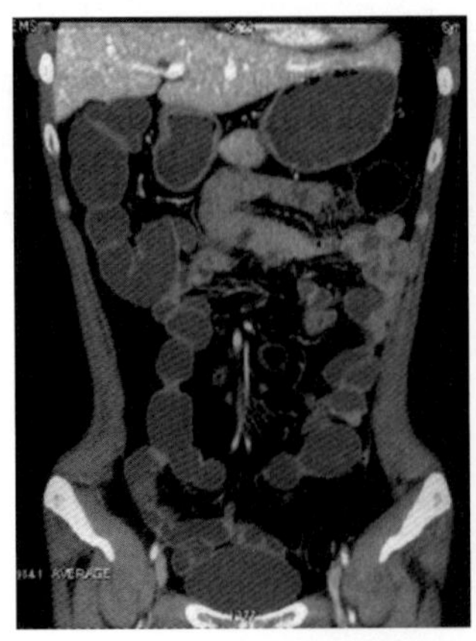
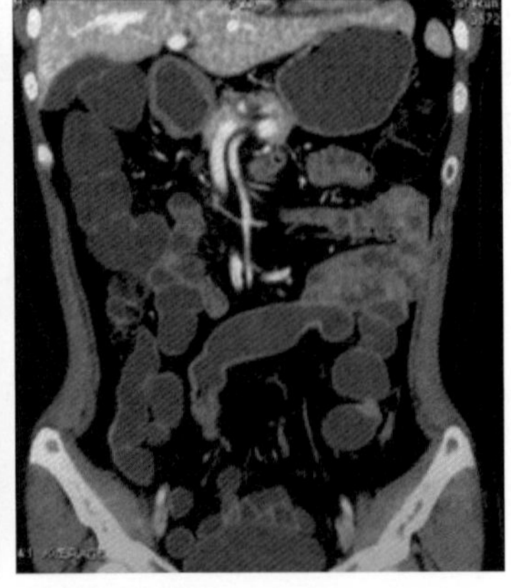

图 11 - 1 外院小肠 CT

"小肠梗阻"收治入院。病程中，患者胃纳、夜眠可，小便正常，大便如上述，体重无明显增减。

患者否认高血压、糖尿病等慢性疾病史。否认阿司匹林等药物服用。否认肝炎、结核等传染病史。预防接种史随社会。否认肠道及其他手术史。生长于原籍，否认吸烟、酗酒史。已婚育，否认家族相关遗传疾病病史。

初步诊断

小肠梗阻。

辅助检查

患者入院后完善相关检查，血常规、肝肾功能、电解质均未见明显异常，hs－CRP 21.3 mg/L，肿瘤指标、免疫相关指标、CMV、EBV、T－SPOT、粪便寄生虫等均正常。完善双气囊小肠镜，进镜至回盲瓣上方约 80 cm，见一环形狭窄，狭窄口溃疡形成，覆白苔，周围黏膜轻度充血，内镜无法通过(图 11－2)。小肠 CT 增强造影显示回肠多发环形狭窄，增强后黏膜面明显强化，伴有近端肠管轻度扩张(图 11－3)。小肠镜病理提示：黏膜层多发炎症细胞浸润，黏膜下层纤维组织增生，绒毛萎缩，间质有较多嗜酸性粒细胞、淋巴细胞、浆细胞浸润。

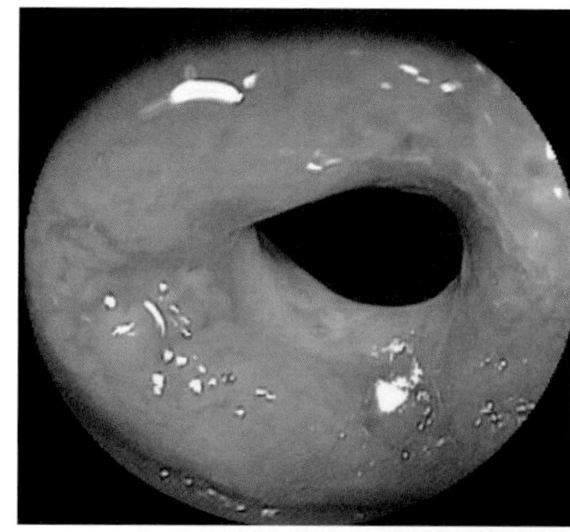
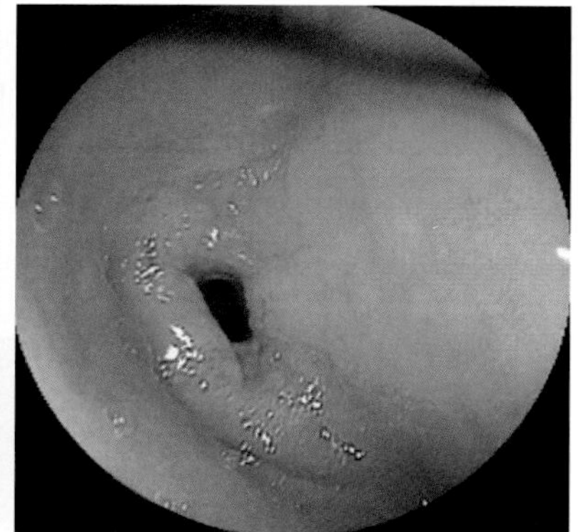

图 11－2 双气囊小肠镜

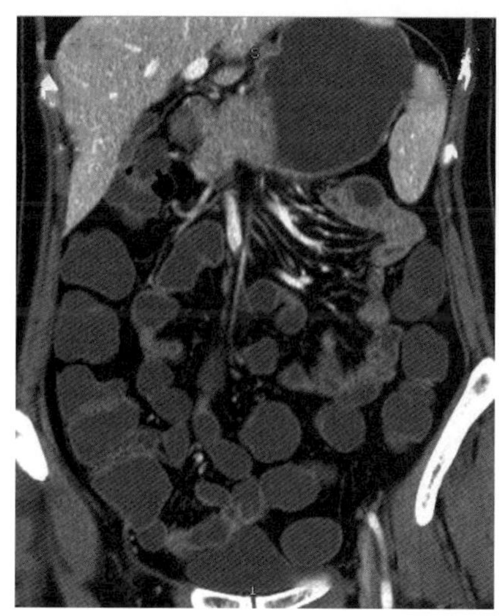
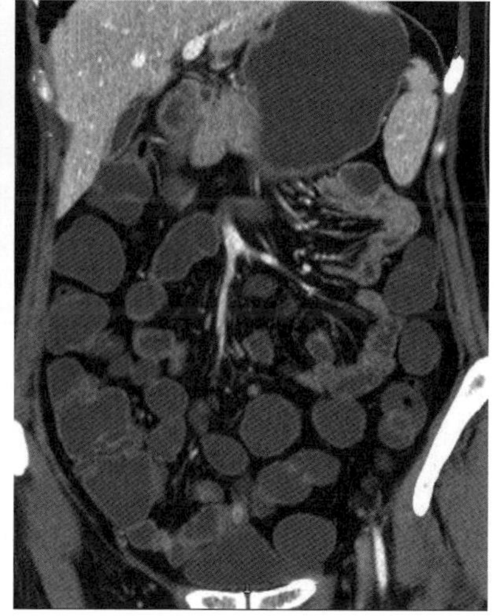

图 11－3 小肠 CT 增强造影

病例讨论

患者为中年男性，反复发作腹痛，伴有小肠不全梗阻症状。外院及我院小肠 CT 增强造影均显示小肠多节段肠壁环形增厚、狭窄，伴近端肠管扩张。我院小肠镜提示回肠下段规则环形狭窄，伴狭窄口溃疡形成，狭窄两侧肠腔明显扩张。病理提示黏膜及黏膜下层非特异性炎症。符合隐源性多灶性溃疡性狭窄性小肠炎（cryptogenic multifocal ulcerous stenosing enteritis，CMUSE）诊断。予泼尼松 30 mg/d 联合沙利度胺 50 mg/d 治疗，观察患者不适症状并定期复查影像学评估。

最后诊断

隐源性多灶性溃疡性狭窄性小肠炎。

治疗及转归

患者服用激素及沙利度胺后症状稍好转，但激素减量后数月又开始出现不全性肠梗阻。后于外院行部分回肠切除术，切除回肠下段约 60 cm，大体标本如图 11－4，病理提示黏膜层多发炎症细胞浸润；黏膜下层纤维组织增生，淋巴管扩张，神经纤维束及神经节细胞增生，绒毛萎缩，部分腺体假幽门腺化生，间质多发嗜酸性粒细胞、淋巴细胞、浆细胞浸润。术后患者以沙利度胺 50 mg/d 维持治疗。目前无特殊不适。

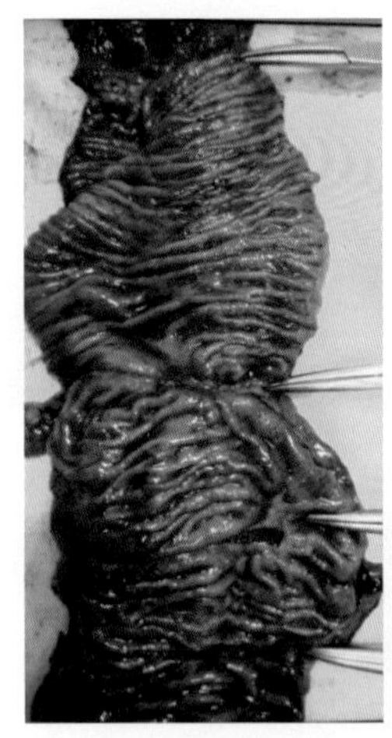
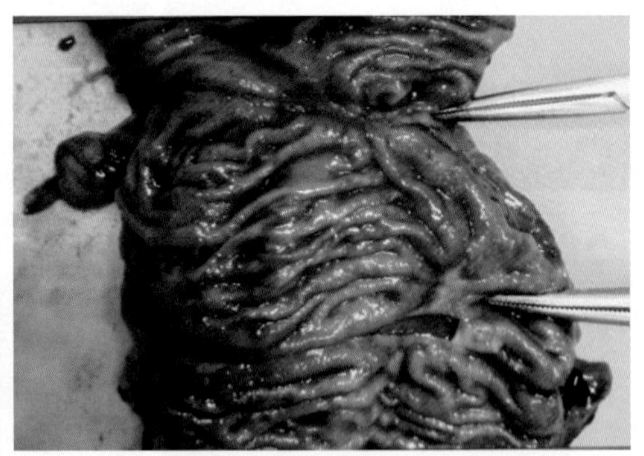

图 11－4　手术大体标本

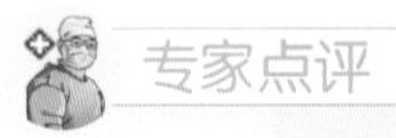

专家点评

CMUSE 是一种罕见的小肠溃疡性疾病，迄今在全世界报告不足百例。主要表现为反复肠梗阻、消化道出血、贫血及低白蛋白血症，影像学及内镜下可见小肠多发浅溃疡、多灶性局限性狭窄，病理提示溃疡仅累及黏膜层及黏膜下层。该病多根据临床症状、影像学、内镜特征进行综合的临床诊断，并注意排除其他疾病。在治疗方面，糖皮质激素大多有效，但易发生依赖，对于激素依赖或无效的患者可以考虑使用免疫抑制剂；肠内营养有一定疗效，早期诊断或可避免手术。

仅累及小肠的克罗恩病是CMUSE最重要的鉴别诊断之一。在韩国报告的20例CMUSE中，90%误诊为克罗恩病。与克罗恩病相比，CMUSE的特征如下：①炎症指标通常不高或仅轻度升高；②病程长而病变相对轻，CT仅提示黏膜层强化，肠壁不增厚或轻度增厚，病变节段较短，肠外系膜及血管表现少；③病理无巨细胞肉芽肿或裂隙样溃疡；④无透壁炎症或溃疡，无瘘或脓肿；⑤胃肠道其他部位病变发生率低；⑥少见克罗恩病的典型肠外表现，如葡萄膜炎、巩膜炎、结节红斑或坏疽性脓皮病；⑦可能与*SLCO2A1*基因突变有关。

总之，CMUSE是一种罕见的、原因不明的疾病，表现为小肠多发环形溃疡伴狭窄，仅累及黏膜层及黏膜下层，多根据症状、内镜表现、影像学特征以及病理学依据进行临床诊断，同时应特别注意排除其他疾病，尤其是克罗恩病。治疗上目前多呈激素依赖，总体无特效药物。

病例提供单位：上海交通大学医学院附属瑞金医院消化内科

整理：张天宇

述评：钟捷

参考文献

[1] 吴东，陈丹，刘炜，等.隐源性多灶性溃疡性狭窄性小肠炎10例临床特点分析[J].中华消化杂志，2017，37(2)：79-83.

[2] CHUNG SH，PARK SU，CHEON JH，et al. Clinical characteristics and treatment outcomes of cryptogenic multifocal ulcerous stenosing enteritis in Korea [J]. Dig Dis Sci，2015，60(9)：2740-2745.

病例12 初发回肠克罗恩病合并结肠巨细胞病毒感染1例

主诉

腹泻伴发热2周。

病史摘要

患者，女，17岁，学生。患者于2017年12月出现腹泻症状，每日2～3次，就诊当地医院，诊断为“急性胃肠炎”，予以对症治疗2周后症状无缓解。遂进一步行结肠镜检查，提示“全结肠溃疡”，加用美沙拉嗪(4 g/d)后症状仍无明显改善。同时患者开始出现发热症状，热峰38℃，伴会阴部不适，经妇科会诊后诊断“左侧前庭大腺脓肿”并行脓肿切开引流术。2018年1月患者出现血便症状，每日2～3次，量大。患者遂至我院就诊并被收治入院。病程中患者体重减轻 4 kg。

患者既往体健，否认传染病史、慢性病史和手术史。

体格检查

T 38.1℃，P 134 次/分，R 15 次/分，BP 110/80 mmHg。患者精神萎，体形消瘦（BMI 17 kg/m^2），贫血貌，腹软，无压痛，肠鸣音 8 次/分，右侧前庭大腺处红肿，轻压痛，无波动感。

辅助检查

入院后完善实验室检查。血常规：WBC 11.43×10^9/L，N% 74%，Hb 89 g/L，PLT 562×10^9/L；肝肾功能：前白蛋白 136 mg/L，ALB 31 g/L，肌酐 42 mmol/L；CRP 89 mg/L，ESR 60 mm/h；外周血巨细胞病毒（cytomegalovirus，CMV）IgM（+），CMV-DNA（−）；粪便 OB 试验阳性（+），白细胞（++）；粪致病微生物筛查阴性；其余免疫、肿瘤、结核指标阴性。

进一步复查结肠镜（图 12-1）示直肠未见异常，乙状结肠至升结肠可见多发圆形溃疡，大小为 0.3～1.0 cm，形态相似，边界清晰，末端回肠多发溃疡似纵行分布，内镜诊断为回结肠多发溃疡病变。乙状结肠活检病理（图 12-2）示黏膜急慢性炎，末端回肠病理倾向克罗恩病。小肠 CT（图 12-3）提示克罗恩病，急性活动期，伴会阴部脓肿形成（右侧为著）。B 超示右侧前庭大腺脓肿形成，大小约 32 mm×24 mm。

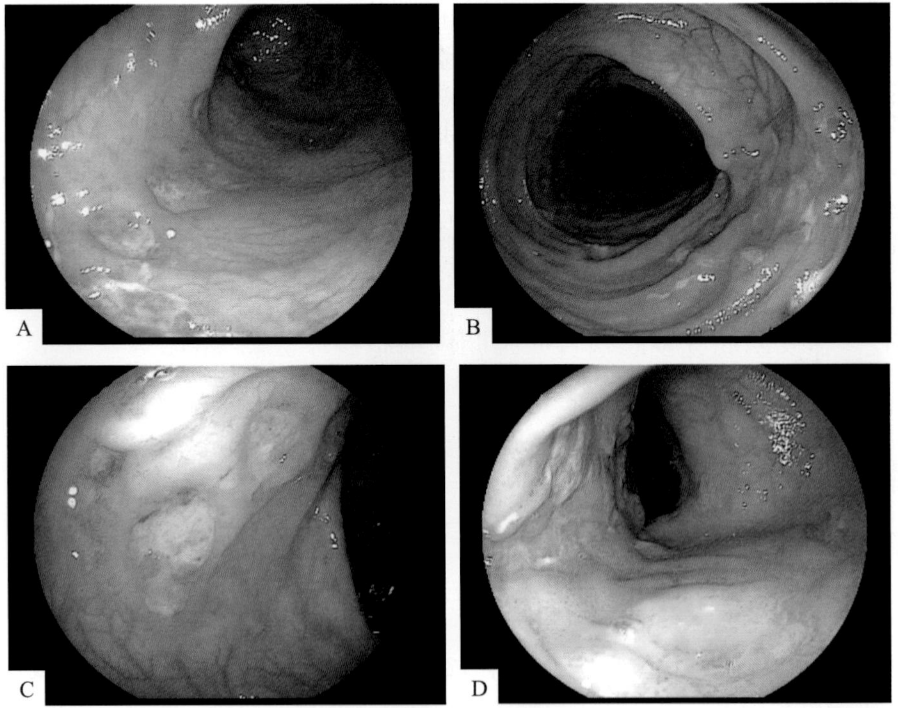

图 12-1 患者入院检查结肠镜影像

A. 乙状结肠；B. 横结肠；C. 升结肠多发圆形溃疡，直径大小为 0.3～1.0 cm，形态相似，边界清晰，溃疡周围黏膜轻度隆起；D. 末端回肠多发溃疡纵行分布，伴肉芽组织轻度增生

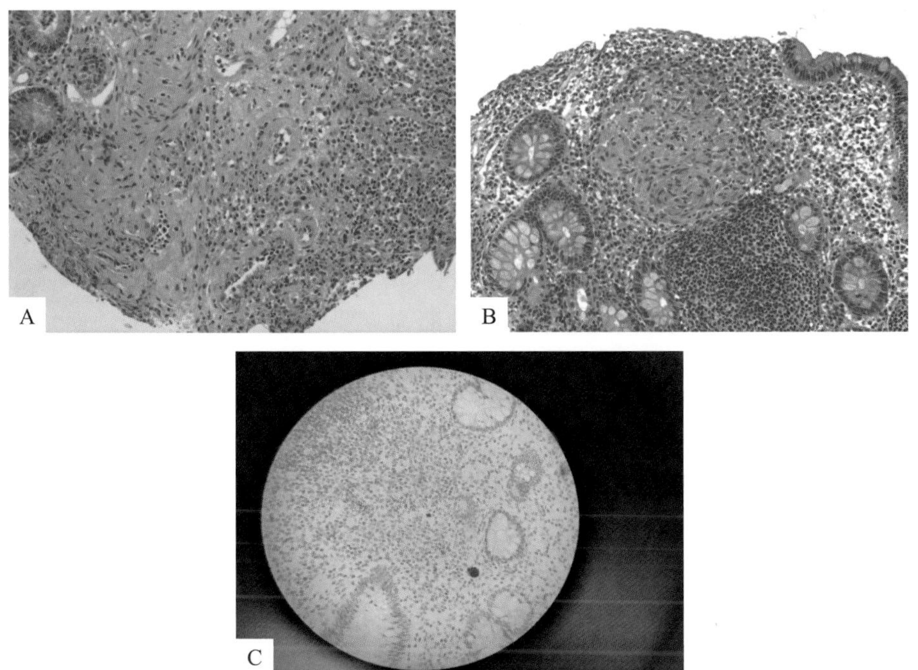

图 12-2 患者入院肠镜活检病理

A. 乙状结肠示间质较多嗜酸性粒细胞、淋巴细胞和中性粒细胞浸润(HE×200 倍);B. 末端回肠示间质肉芽肿形成,伴有较多淋巴细胞、浆细胞及少量嗜酸性粒细胞浸润(HE×200 倍);C. CMV 免疫组化阳性

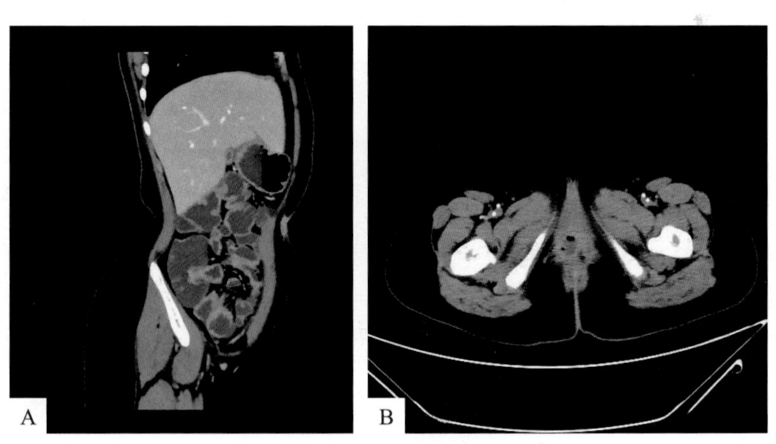

图 12-3 患者入院小肠 CT 影像图

A. 回肠节段性肠壁增厚,肠腔变窄,邻近肠管未见明显扩张,增厚肠段呈均匀一致强化改变,黏膜面见凹凸不平的溃疡性改变,回盲瓣口变窄;B. 会阴部软组织异常强化,右侧见含气液囊腔

初步诊断

腹泻待查:克罗恩病?肠道感染?

病例分析

患者因急性腹泻起病,在病程中逐渐出现发热、便血、消瘦、会阴部不适等症状,常规治

疗方法疗效欠佳。入院后肠镜下可见全结肠与末端回肠均存在溃疡性病变，但两处部分溃疡形态并不一致：全结肠溃疡呈大小不一的多发圆形溃疡，而末端回肠呈纵行溃疡。由此推测，结肠病变与回肠病变可能由不同病因造成。结合患者外周血 CMV－IgM、结肠病理 CMV 免疫组化阳性，从而诊断结肠病变系肠道 CMV 感染所致。而在回肠病变方面，根据末端回肠组织病理可见非干酪样肉芽肿结构、增强 CT 提示回肠肠壁节段性增厚、肠镜下可见偏侧纵行溃疡形成，回肠克罗恩病诊断成立。从体格检查、实验室检查中可见患者营养情况和一般情况较差，因而考虑患者由回肠克罗恩病所致营养不良引发结肠 CMV 感染，同时并发右侧前庭大腺脓肿形成。因此患者主要诊断为克罗恩病（A1L1B1，活动期），次要诊断为结肠 CMV 感染、右侧前庭大腺脓肿。

最后诊断

克罗恩病（A1L1B1，活动期）；结肠 CMV 感染；右侧前庭大腺脓肿。

治疗及转归

①予以肠外营养 2 周后序贯肠内营养 6 周，加强营养与支持治疗。②在克罗恩病治疗方面，选择静脉丙种球蛋白静滴 7 天（5 g/d），后予选择性白细胞吸附术抗炎治疗 2 个月（每周 2 次），美沙拉嗪 4 g/d 口服。③在结肠 CMV 感染方面，予以更昔洛韦抗病毒治疗 3 周，同时予以头孢西丁、甲硝唑静滴和莫西沙星软膏会阴处涂抹治疗前庭大腺脓肿。经上述治疗 2 个月后患者体重增长 5 kg，前庭大腺患处愈合。复查血常规、肝肾功能、CRP、ESR、粪常规未见明显异常，外周血 CMV－IgM 转阴。2018 年 3 月 23 日复查肠镜（图 12－4）示末端

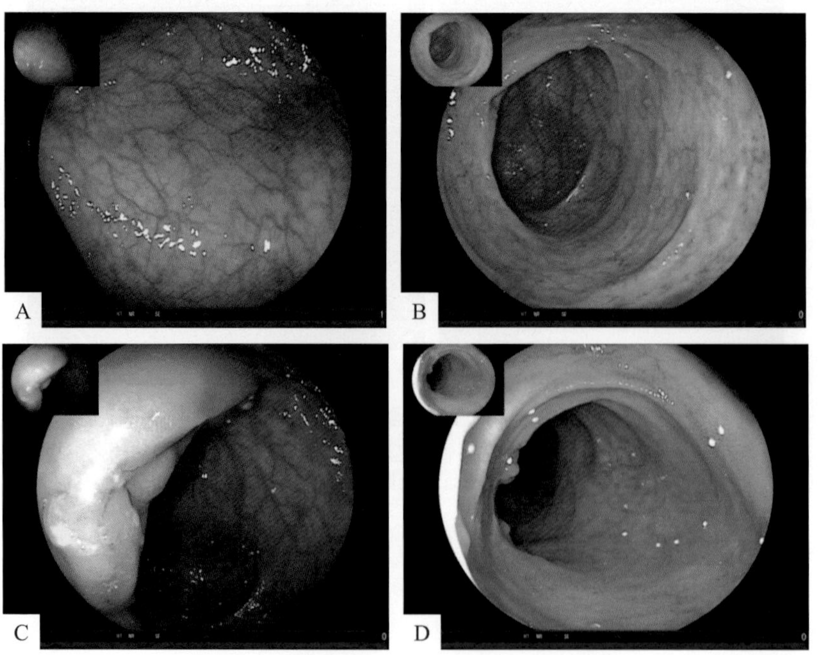

图 12－4　患者经治疗后复查结肠镜影像图

A. 乙状结肠；B. 升结肠；C. 回盲部黏膜完全修复，可见溃疡瘢痕形成；D. 末端回肠进镜约 10 cm，可见黏膜呈修复改变

回肠及全结肠黏膜溃疡完全消失，并可见溃疡瘢痕形成。乙状结肠活检病理（图 12－5）示黏膜腺体完整、规则，仅有少量淋巴细胞、浆细胞浸润。查体可见左侧前庭大腺切口已愈合，复查 B 超提示右侧前庭大腺脓肿消退。最终考虑克罗恩病成功诱导缓解，结肠 CMV 感染和前庭大腺脓肿治愈。

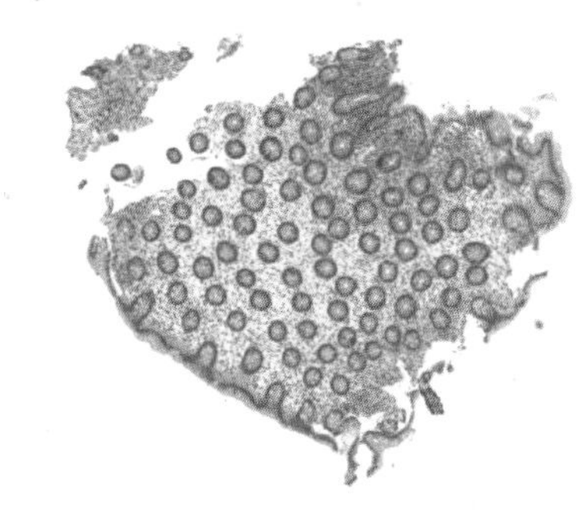

图 12－5 患者经治疗后肠镜活检（×50 倍）

注：乙状结肠黏膜腺体完整、规则，仅有少量淋巴细胞、浆细胞浸润

病例讨论

该年轻女性患者既往体健，本次为急性起病，入院时病程仅为 1 月。临床表现包括：腹泻、发热、便血、消瘦与会阴部不适，上述表现均指向肠道病变可能。入院后行结肠镜检查可见全结肠与回肠溃疡形成，但两者之间存在溃疡形态明显差异：末端回肠溃疡呈偏侧纵行分布，符合克罗恩病内镜下表现；而升结肠至乙状结肠却可见多发大小不一的圆形溃疡，边界清晰，从形态观察更倾向感染性肠炎。而患者的病变究竟是否可以用病因“二元论”来解释需要更多的诊断依据来支持。

（1）病理科意见：结合内镜医师在肠镜检查中获取的肠道病理组织进行分析。患者末端回肠活检标本中可见黏膜慢性炎伴糜烂，表面可见炎性渗出，绒毛部分萎缩，腺上皮无异型，局灶见肉芽肿性病变，间质较多淋巴细胞、浆细胞、嗜酸性粒细胞浸润，淋巴滤泡形成，未见明确隐窝脓肿及异型成分，上述病理表现符合克罗恩病病理特征。而患者的升结肠、横结肠、降结肠、乙状结肠处的多枚标本可见黏膜急慢性炎伴糜烂，间质较多淋巴细胞、浆细胞、嗜酸性粒细胞浸润；免疫组化提示：CMV（＋），PAS（－），六氨银（－），抗酸染色（－），EBER（－）；结合患者外周血 CMV－IgM 阳性，诊断患者存在结肠 CMV 感染。

（2）放射科意见：阅读患者小肠 CT 可见其回肠呈节段性肠壁增厚，邻近肠管未见明显扩张；增强扫描示部分增厚肠段呈分层强化改变，黏膜层异常强化，部分肠段呈均匀一致强化改变，部分黏膜面见凹凸不平的溃疡性改变，部分肠段仅系膜缘受累，系膜缘未见明显缩短，肠管呈非对称性增厚改变，部分肠段系膜缘和游离缘均受累，肠管呈对称性增厚改变。病变肠段周围末梢直小血管增粗扩张，呈梳齿状改变。回盲瓣肿胀增厚，回盲瓣口变窄，未见明显畸形改变。会阴部软组织密度不均匀，右侧见含气含液囊腔，囊壁厚薄不均，增强后囊壁明显强化。上述影像学改变支持患者回肠克罗恩病、右侧前庭大腺脓肿诊断。

（3）营养科意见：患者起病后迅速出现消耗与消瘦情况，发病 1 月内体重下降 4 kg，入院后查体重 46 kg，BMI 17 kg/m^2，NRS－2002 评分 4 分，提示营养不良，存在营养支持治疗指征。因患者消化功能较差，故首先予以肠外营养 2 周后序贯肠内营养。合理的营养支持治疗不仅可改善患者的营养状况，更重要的是其对回肠克罗恩病具有降低肠道炎症的治疗作用。

（4）消化内科意见：这是一例较为罕见的复杂病例，其复杂性在于三点。第一，在诊断方面，由于克罗恩病与肠道 CMV 感染均可造成患者腹泻、便血等临床症状，又均可使结肠内形成溃疡，从而容易导致临床医师出现疏漏之处。而进一步仔细分析该患者内镜下征象、病理组织学特点、影像学表现，并辅以实验室检查结果，就会发现回肠与结肠两处病变存在不同病因。根据各学科医师的讨论意见，目前该患者明确诊断为：①克罗恩病（A1L1B1，活动期）；②肠道 CMV 感染；③右侧前庭大腺脓肿。由克罗恩病所致的营养不良可能是联系主要诊断与次要诊断的纽带。第二，该患者还存在治疗策略上的复杂性与矛盾性。一方面在早期克罗恩病中提倡积极抗炎治疗诱导缓解，既往研究认为生物制剂与免疫抑制剂的早期联用对诱导缓解和改善预后具有积极意义；而另一方面，患者同时存在结肠 CMV 感染和前庭大腺脓肿，这种情况强调避免使用抑制机体免疫功能的药物并支持尽早予以抗感染治疗。第三，该患者的营养情况较差，从而使得患者进入炎症反应-营养不良-机体感染的恶性循环。因此，如何实施合理的抗炎治疗并选用合适的治疗方案，使患者脱离恶性循环是很大的挑战。在当前克罗恩病炎症合并多种感染且一般情况较差的情况下，需兼顾抗炎与抗感染治疗，应避免使用激素、免疫抑制剂、生物制剂等药物。可选用对机体感染影响较小的抗炎方案，例如美沙拉嗪、静脉丙种球蛋白静滴和选择性白细胞吸附术。在实施抗炎过程中需要同时加强抗感染治疗，并严密监测感染控制情况。在抗感染方面可予以更昔洛韦治疗 3 周，控制结肠 CMV 感染，同时予以头孢西丁、甲硝唑静脉滴注和莫西沙星软膏外涂治疗前庭大腺脓肿。同时加强营养支持治疗有助于患者摆脱炎症-营养不良-感染的恶性循环。该患者经上述治疗 2 个月后复查内镜，可见全结肠溃疡消失，末端回肠黏膜愈合；结肠组织病理活检可见炎症明显好转，腺体完整、规则；查体与 B 超复查提示前庭大腺脓肿消退。由此认为该患者初步诱导缓解治疗成功，可进一步调整方案维持疾病缓解。

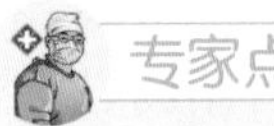

克罗恩病的诊断是一个复杂而谨慎的过程，因其缺乏诊断的金标准，故需要结合病史、实验室、内镜、影像学与病理检查结果后综合判断，尤其当克罗恩病诊断存疑或合并其他疾病干扰，更应充分利用多学科协作诊治模式来提高诊断能力。克罗恩病患者合并 CMV 活动性感染较为少见，根据文献报道，其发生率小于 5%。这种合并感染往往出现于长期使用免疫抑制剂、高龄、营养不良、合并糖尿病等慢性病的克罗恩病患者中，而合并 CMV 感染亦可造成克罗恩病治疗效果欠佳及结肠切除率升高。一般而言，克罗恩病患者治疗前无需常规检测 CMV，但难治性或临床诊断不明确者应筛查 CMV。本例患者因结肠溃疡形态不符合克罗恩病表现，其内镜表现令临床医师对克罗恩病诊断存疑，故需要谨慎地考虑到在罕见情况下初发克罗恩病患者亦可合并 CMV 感染。

对于结肠 CMV 感染的诊断金标准为结肠黏膜组织查见肯定的病毒包涵体、CMV 抗体免疫组化染色阳性（敏感度 78%～93%，特异度 92%～100%），或结肠黏膜组织 CMV - DNA qPCR 检测阳性（敏感度 92%～97%，特异度 93%～99%）。若内镜下发现存在结肠黏膜广泛剥脱、不规则溃疡、深凿样溃疡等表现，应考虑病毒性肠炎并行活检明确。而外周血 CMV - IgM 阳性与 CMV - DNA qPCR 阳性均提示存在机体 CMV 活动性感染，仅可作为结肠 CMV 感染的辅助诊断依据。本例患者具有内镜下多发大小不等圆形溃疡、病理组织活检 CMV 免疫组化阳性，以及外周血 CMV - IgM 阳性的特点，故结肠 CMV 感染诊断明确。临床工作中有时可能遭遇高度怀疑结肠 CMV 感染，却无法获得结肠组织学阳性结果的情况，在这种情况下仅可做出结肠 CMV 感染拟诊诊断。因此，在多学科协作诊治的模式下，临床医师与病理科医师的交互沟通有助于提高临床医师内镜下取材的阳性率和病理科医师诊断的阳性率。

目前认为当克罗恩病患者合并 CMV 活动性感染时，需综合评估患者病情。若无或仅存在轻微的临床症状，血 CMV－DNA≤1 200 copies/mL，常呈自限性，不需抗病毒治疗，仅控制原发病即可；若血 CMV－DNA＞1 200 copies/mL，建议启用抗病毒治疗（更昔洛韦或膦甲酸钠）；若存在 CMV 相关疾病，如结肠炎、肺炎、肝炎等，可考虑停用克罗恩病相关的激素、免疫抑制剂、生物制剂等抑制机体免疫功能的药物；若克罗恩病与 CMV 同时处于活动期，应根据个体情况调整克罗恩病治疗药物和剂量，避免使用激素和免疫抑制剂。而英夫利西单抗和选择性白细胞吸附术（granulocyte and monocyte adsorptive apheresis，GMA）可作为治疗的选择。GMA 是一种通过体外循环吸附炎性细胞、减少炎性因子、促进黏膜修复的技术，可用于治疗炎症性肠病，同时不良事件发生率低，其中对于炎症性肠病合并 CMV 活动性感染的患者可以有效地诱导原发病缓解（73％）并促使 CMV－DNA 转阴（73％）。本例患者因一般情况较差，CD 与 CMV 活动均较为明显，虽外周血 CMV－DNA 阴性，但经多学科诊治团队探讨后仍建议在规范抗病毒的情况下予以静脉丙种球蛋白和 GMA 方案抗炎，同时加强营养治疗，最后取得了很好的治疗效果。通过对复杂溃疡性肠道疾病成功诊治过程的分析，可见多学科协作诊治模式具有十分重要的临床指导意义。

病例提供单位：上海交通大学医学院附属瑞金医院消化内科
整理：顾于蓓
述评：钟捷

参考文献

[1] GOMOLLÓN F, DIGNASS A, ANNESE V, et al. 3rd European evidence-based consensus on the diagnosis and management of Crohn's disease 2016: part 1: diagnosis and medical management [J]. J Crohns Colitis, 2016,11(1):3－25.

[2] TAKAHASHI Y, TANGE T. Prevalence of cytomegalovirus infection in inflammatory bowel disease patients [J]. Dis Colon Rectum, 2004,47(5):722－726.

[3] JOHNSON J, AFFOLTER K, BOYNTON K, et al. CMV disease in IBD: comparison of diagnostic tests and correlation with disease outcome [J]. Inflamm Bowel Dis, 2018,24(7):1539－1546.

[4] SAGER K, ALAM S, BOND A, et al. Review article: cytomegalovirus and inflammatory bowel disease [J]. Aliment Pharmacol Ther, 2015,41(8):725－733.

[5] LV YL, HAN FF, JIA YJ, et al. Is cytomegalovirus infection related to inflammatory bowel disease, especially steroid-resistant inflammatory bowel disease? A meta-analysis [J]. Infect Drug Resist, 2017,10:511－519.

[6] RAHIER JF, MAGRO F, ABREU C, et al. Second European evidence-based consensus on the

prevention, diagnosis and management of opportunistic infections in inflammatory bowel disease [J]. J Crohns Colitis, 2014,8(6):443-468.
[7] 中华医学会消化病学分会炎症性肠病学组. 炎症性肠病合并机会性感染专家共识意见[J]. 中华消化杂志,2017,37(4):217-226.
[8] TANDON P, JAMES P, CORDEIRO E, et al. Diagnostic accuracy of blood-based tests and histopathology for cytomegalovirus reactivation in inflammatory bowel disease: a systematic review and meta-analysis [J]. Inflamm Bowel Dis, 2017,23(4):551-560.
[9] YOSHIMURA N, YOKOYAMA Y, MATSUOKA K, et al. An open-label prospective randomized multicenter study of intensive versus weekly granulocyte and monocyte apheresis in active crohn'sdisease [J]. BMC Gastroenterol, 2015,15:163.
[10] FUKUCHI T, NAKASE H, UBUKATA S, et al. Therapeutic effect of intensive granulocyte and monocyte adsorption apheresis combined with thiopurines for steroid- and biologics-naïve Japanese patients with early-diagnosed Crohn's disease [J]. BMC Gastroenterol, 2014,13:124.
[11] YAMAMOTO T, UMEGAE S, MATSUMOTO K. Safety and clinical efficacy of granulocyte and monocyte adsorptive apheresis therapy for ulcerative colitis [J]. World J Gastroenterol, 2006,12(4):520-525.
[12] FUKUCHI T, NAKASE H, MATSUURA M, et al. Effect of intensive granulocyte and monocyte adsorptive apheresis in patients with ulcerative colitis positive for cytomegalovirus [J]. J Crohns Colitis, 2013,7(10):803-811.

病例13 1例经多学科联合救治的疑难重症克罗恩病病例

主诉

间断腹痛、腹泻4年伴腰骶部疼痛1年余。

病史摘要

患者,男性,36岁。患者于2011年因左腹绞痛于当地医院就诊,诊断为“肠梗阻”并行“部分小肠切除术”,术后病理提示克罗恩病。术后间断性口服美沙拉嗪治疗,其间腹痛、腹泻症状时有反复。2014年患者因上述症状加剧再次至当地医院就诊,予以糖皮质激素口服。1个月后患者出现腰骶部不适,CT检查后诊断为“腰骶部脓肿”,于当地医院行“脓肿切开引流术”,同时予抗感染治疗,但病情未见好转。2015年5月,患者因腰骶部疼痛加剧影响行走,伴有反复高热,遂收治于我院。

入院查体

T 39℃,体形消瘦,中下腹轻压痛,腰骶部可见三处皮肤瘘口伴脓性分泌物。

辅助检查

完善各项检查,脓性分泌物培养提示:肺炎克雷伯菌、光滑念珠菌阳性。血常规:WBC

8.51×10⁹/L，N% 84.2%，Hb 69 g/L。ALB 24 g/L，ESR 87 mm/h，CRP 120 mg/L。结肠镜进镜至距肛缘 60 cm 左右可见结肠内瘘口，局部可见肉芽组织增生，降结肠及脾曲可见另两处瘘口形成（图 13－1）。水溶性造影剂造影可见造影剂经皮进入窦道，中下腹部多发窦道显影，与小肠、升结肠相通（图 13－2）。小肠 CT 提示：克罗恩病术后改变，空肠、盆组回肠克罗恩病活动期改变伴小肠-结肠管内瘘形成，病变肠管与双侧髂肌、右侧闭孔内肌、骶前区多发瘘管形成；骶骨周围、左侧坐骨直肠窝蜂窝织炎及脓肿；双侧臀大肌多发脓肿；右侧输尿管下段与病变肠管粘连，右侧输尿管积水（图 13－3）。磁共振尿路成像提示：右侧输尿管下段狭窄伴右肾及输尿管中上段扩张积水（图 13－4）。

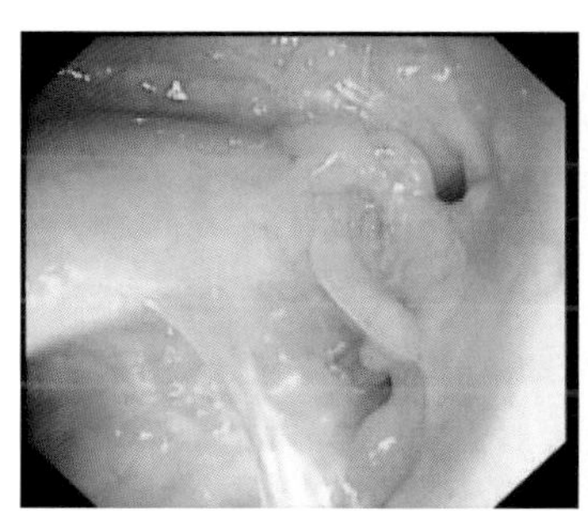
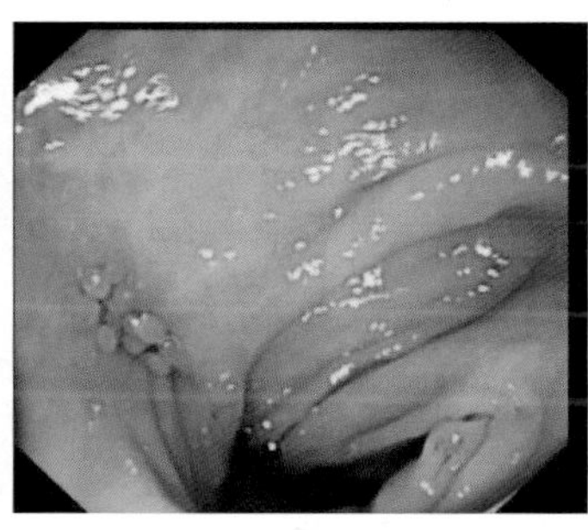

图 13－1　结肠镜进镜至距肛缘 60 cm 左右可见结肠内瘘口，局部可见肉芽增生，降结肠及脾曲可见另两处瘘口形成

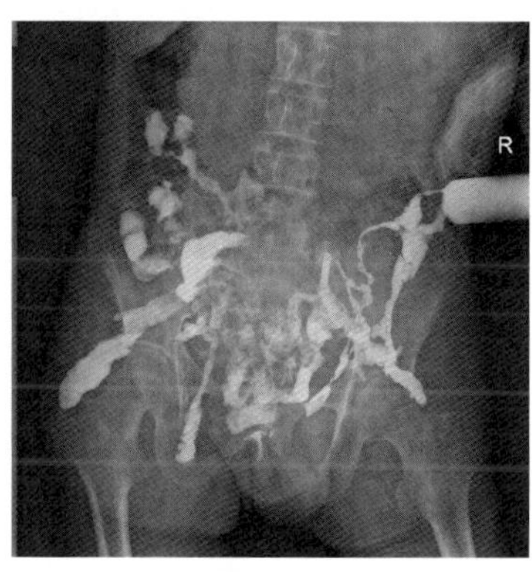

图 13－2　水溶性造影剂造影可见造影剂经皮进入窦道，中下腹部多发窦道显影，与小肠、升结肠相通

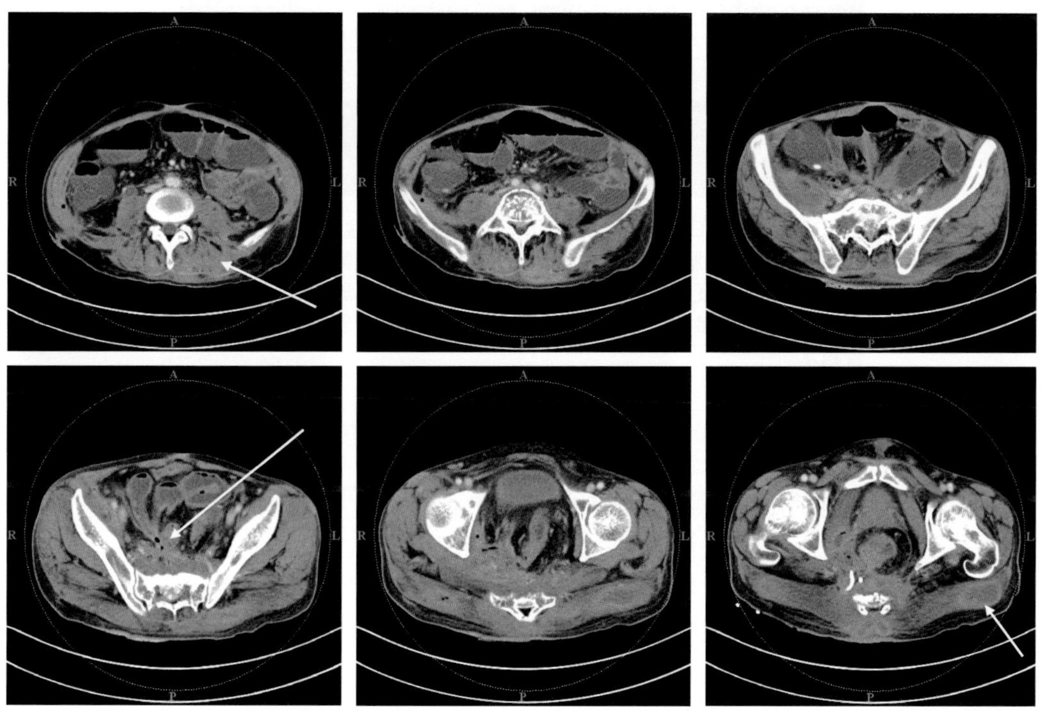

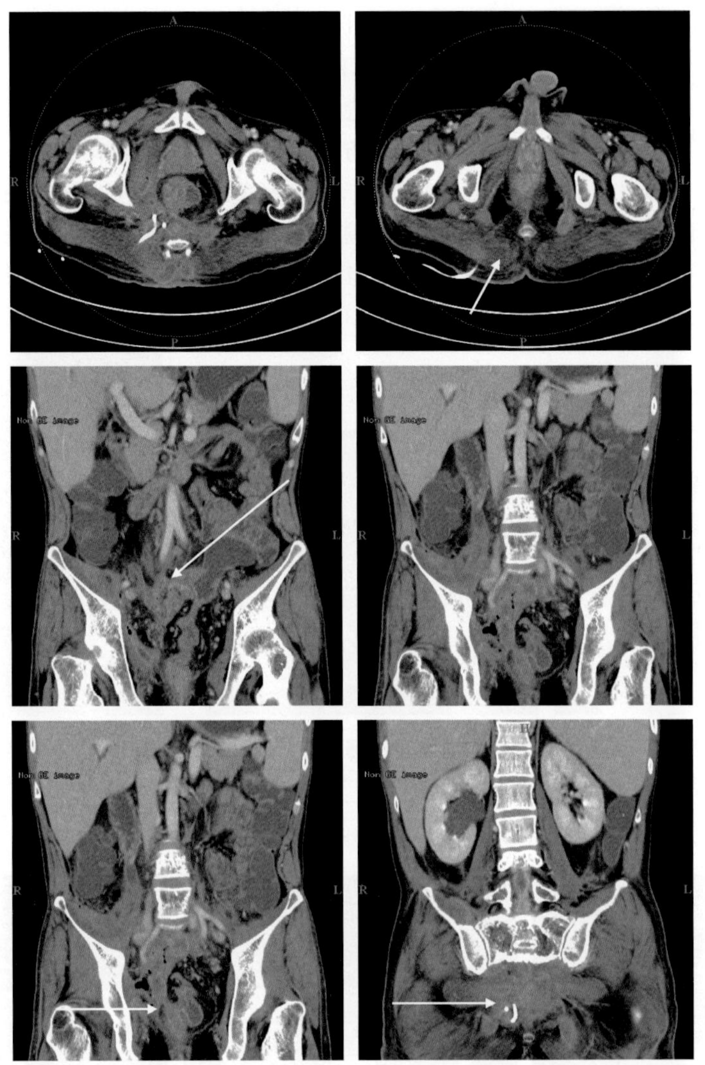

图 13-3　小肠 CT 提示克罗恩病术后改变，空肠、盆组回肠克罗恩病活动期改变伴小肠-结肠管内瘘形成，病变肠管与双侧髂肌、右侧闭孔内肌、骶前区多发瘘管形成；骶骨周围、左侧坐骨直肠窝蜂窝织炎及脓肿；双侧臀大肌多发脓肿；右侧输尿管下段与病变肠管粘连，右侧输尿管积水

入院诊断

克罗恩病(A2L1B3)；肠内瘘；肠皮瘘；腹腔蜂窝织炎；腰大肌及软组织感染；右侧输尿管狭窄。

第一次多学科诊治过程

(1) 消化内科意见：结合该患者病史、体征、化验、内镜、影像学检查以及病理检查，综合考虑克罗恩病诊断成立。患者既往依从性欠佳、诊治不规范导致入院时已处于克罗恩病并发症期，并且瘘管、感染、狭窄等多种并发症同时存在。从治疗原发病的角度来看，仅使用美沙拉嗪、引流与抗感染治疗显然不能达到治疗目标；而患者目前存在腹腔、腰大肌和软组织感染，导致其存在激素、生物制剂等药物的使用禁忌。如何脱离“炎症活动加重并发症，而并发症期又无法升级抗炎药物”的恶性循环是需要多科医师共同讨论的。

（2）胃肠外科意见：患者处于克罗恩病并发症期，从影像学检查中可见腹腔感染伴复杂性瘘管形成，同时炎症累及输尿管、骶骨和骶前软组织。仅使用内科药物治疗无法有效控制疾病，故患者具有外科手术指征。手术旨在处理并发症，为内科进一步升级抗炎药物提供机会。但该患者目前炎症活动明显，同时存在中度贫血、低蛋白血症，建议短期内改善患者全身营养情况、减少炎症活动，为手术创造基本条件。

（3）营养科意见：通过营养支持治疗不仅可改善该患者的全身营养状态，同时具有减少肠道炎症反应的作用。可采用肠外、肠内联合营养治疗，尽快改善患者的营养状态。

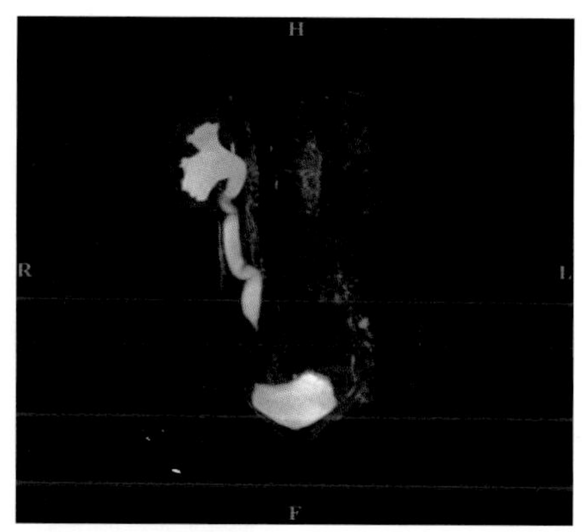

图 13-4 磁共振尿路成像见右侧输尿管下段狭窄伴右肾及输尿管中上段扩张积水

（4）治疗经过及病情发展：经抗炎、抗感染与营养支持治疗 6 周后患者症状改善，遂于 2015 年 7 月行手术治疗。术中探查可见清亮腹水 300 mL，腹腔内形成广泛粘连，腹腔未见明显脓肿形成，距十二指肠悬韧带 100 cm、回盲部上 10 cm 处小肠可见两处原小肠切除吻合口，距十二指肠悬韧带 160 cm 肠管与横结肠中段形成回肠-横结肠内瘘，于骶前包裹固定，探及瘘管向后穿透腰大肌，同时形成肠皮瘘。炎性病变粘连成团侵及侧腹膜并压迫右侧输尿管，置入双侧输尿管支架，行肠粘连松解术＋肠内瘘修补＋部分小肠切除＋末端回肠造口术。术中切除病变小肠肠管 22 cm 及受累阑尾，楔形切除受累横结肠内瘘瘘管组织并予以修补，末端回肠右下腹单腔造瘘，于骶前置入双套管引流，残余小肠约 180 cm（图 13-5、图 13-6）。术后病理提示：部分小肠、横结肠黏膜水肿，慢性炎，局部活动性，局部黏膜糜烂、脱落，灶性出血，局部黏膜息肉状增生，黏膜下淋巴管扩张，局部黏膜下及肌层见较多急慢性炎症细胞浸润，局部黏膜下偶见肉芽肿性小结节形成；局部浆膜面血管扩张，淤血；局部较多炎性渗出物附着，慢性阑尾炎。病变符合克罗恩病。

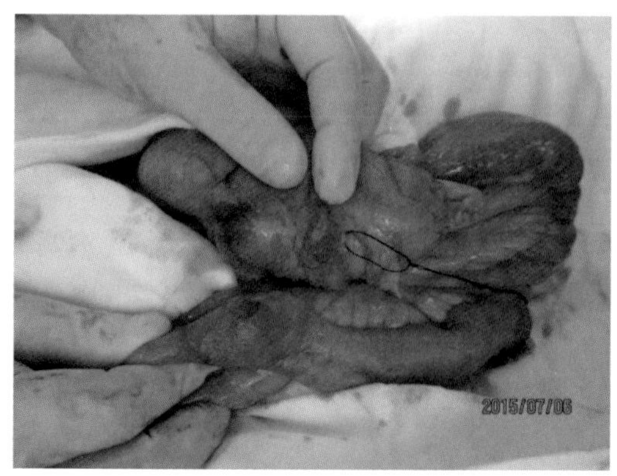

图 13-5 术中探查自骶前筋膜游离包裹成团的炎性病变肠管，明确回肠-横结肠内瘘形成

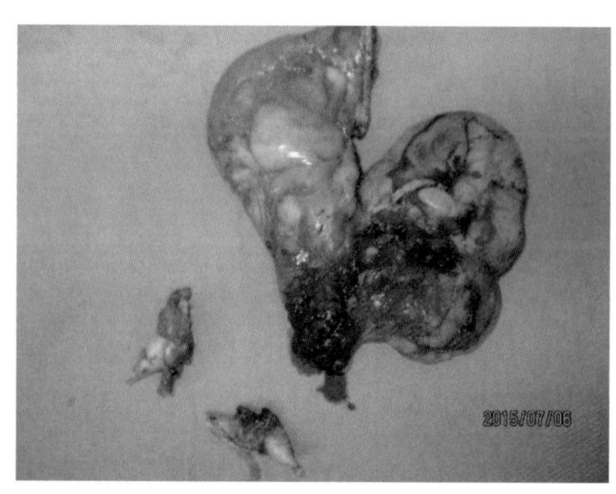

图 13-6 手术切除标本：病变回肠（22 cm），受累横结肠肠内瘘部分楔形切除

术后患者体温逐渐恢复正常，恢复饮食，造口排便正常，营养状况改善，手术切口及皮肤瘘口恢复可(图 13－7)，双套管冲洗引流 10 天后拔出冲洗内套管，保留外套管继续被动引流。术后 1 个月复查腹部 MRI 提示：两侧后腹膜、盆壁、骶尾前区、双侧臀大肌仍有窦道及多发脓肿形成，较术前明显好转(图 13－8)。考虑经手术治疗后并发症初步得到控制，予以硫唑嘌呤 25 mg/d 口服治疗原发病并加强肠内营养治疗。然而，术后 2 个月余患者再次突发高热。查体：热峰 42℃，骶尾部皮肤可及无波动感包块。经皮行穿刺术，未见脓液引出。血培养提示：脑膜败血伊丽莎白菌阳性。经积极抗感染治疗后，患者体温始终波动于 38～40℃。因患者病情再次加重，故进行第二次多学科讨论。

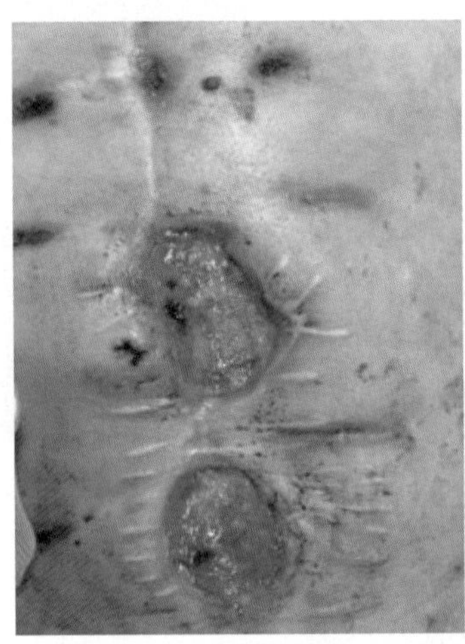
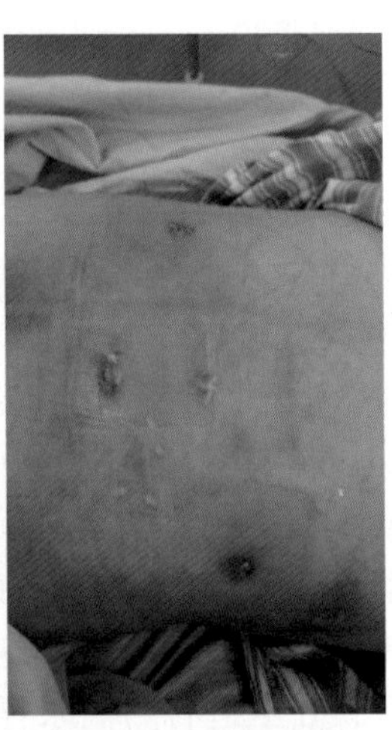

图 13－7　术后手术切口(左)与肠皮瘘(右)恢复情况

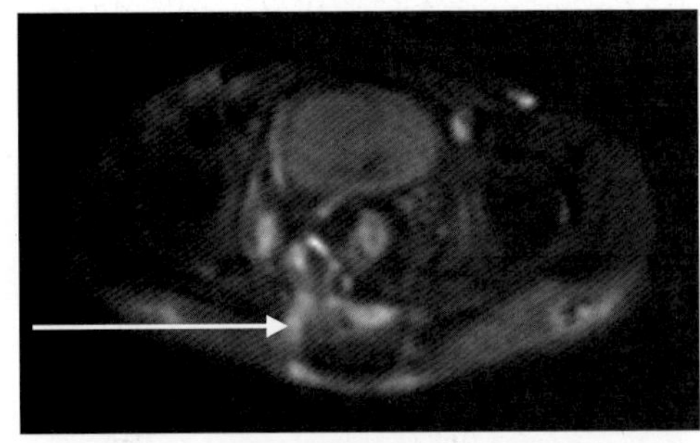
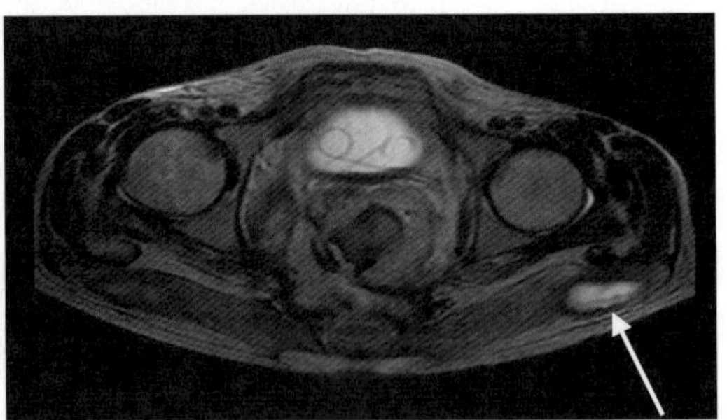

图 13－8　两侧后腹膜、盆壁、骶尾前区、双侧臀大肌仍有窦道及多发脓肿形成，较手术前 CT 好转

第二次多学科诊治过程

(1) 放射科意见：仔细阅读患者术前与术后的影像学检查报告，可见患者术后虽然两侧后腹膜、盆壁、骶尾前区、双侧臀大肌仍有窦道与感染，但总体较术前好转。提示第一次外科手术疗效明确，而残余感染仍需进一步积极控制。

(2) 胃肠外科意见：患者于 2 个月前行手术治疗克罗恩病并发症，术后患者腹腔感染得到有效控制，肠内瘘已修补，肠皮瘘明显改善，软组织感染亦有好转。而现感染再次加重，需考虑系残余感染加重所致。

(3) 内科诊疗意见：患者经手术治疗后腹腔感染得到控制，因顾虑过早使用生物制剂可能造成残余感染加重，故仅加用小剂量免疫抑制剂控制原发病。而术后 2 个月患者感染症状再次加重，败血症诊断明确。除停用免疫抑制剂外，应根据药敏结果升级抗感染治疗，若抗感染效果不理想，则应再次考虑手术治疗控制感染。

病情结局与预后

患者经积极抗感染、加强营养支持治疗后体温仍反复升高，骶尾部疼痛明显，一般情况持续恶化，全身脏器功能有衰竭迹象。其间反复与患者及家属沟通告知第二次手术治疗的必要性与风险，但患者及家属均不考虑再次手术。遂再次联系放射介入科拟行 CT 引导下穿刺引流术，术中可见回、结肠肠壁增厚，肠管周围积液，腹膜及肠系膜增厚伴盆腔渗出，而未见脓液成分，故穿刺后未留置引流管(图 13－9)。此后患者症状持续恶化，患者与家属放弃进一步诊治，要求自动出院。

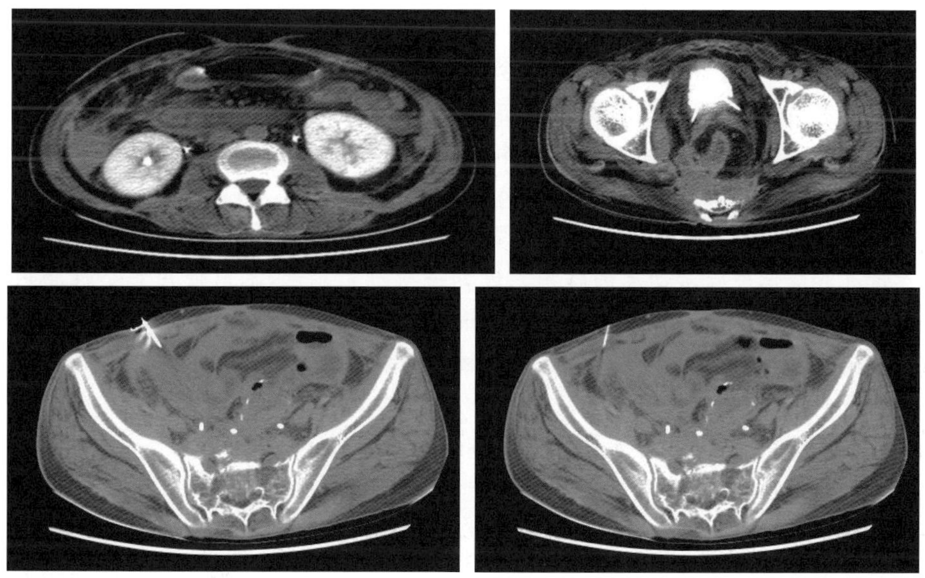

图 13－9 CT 引导下穿刺引流术，术中可见回、结肠肠壁增厚，肠管周围积液，腹膜及肠系膜增厚伴盆腔渗出

专家点评

克罗恩病是一种基于免疫紊乱的肠道透壁性炎症疾病，早期炎症以肠壁系膜侧受累居多，后期累及范围较广，并由此产生出血、梗阻、瘘管、穿孔等各种并发症。根据克罗恩病的自然病程可将疾病分为：无明显症状的亚临床期、典型症状的临床期、肠道并发症期、致残期和致死期。诊断确立后应及早实施足量、长程的免疫抑制治疗，旨在控制疾病活动、维持疾病缓解、防止并发症出现，尽最大可能地维护肠道功能。然而由于种种原因，部分患者在就诊时已处于并发症期；而另一部分患者即使予以正规的内科治疗，也因种种原因，疾病仍出现进展，最终导致患者需通过外科手术来治疗各种肠道并发症。尽管近 20 年来治疗克罗恩病的内科药物不断更新，但根据统计，克罗恩病患者 1 年、5 年、10 年和 30 年的累计手术率分别为 16.6%、35.4%、53%和 94.5%。我国 2012

年制定的《炎症性肠病诊断与治疗的共识意见》中指出，克罗恩病外科治疗的手术适应证包括急性并发症、慢性并发症和药物治疗无效或疗效不佳者。急性并发症包括肠梗阻、急性穿孔、药物无法控制的消化道大出血；慢性并发症包括腹腔脓肿、瘘管形成和癌变等；激素、免疫抑制剂治疗无效或效果不佳的重度克罗恩病同样是手术的对象。手术方案根据并发症类别不同分为急诊手术与择期手术，如何选择合适的手术时机是复杂的临床问题：若肠道炎症控制不佳，过早手术可能增加术后并发症率；而对于需要急诊手术或药物治疗效果不佳的患者，迟迟不予以手术治疗只会加重和延误病情、增加病死率和并发症率。因此，确定手术适应证、手术时机以及有效地优化术前治疗方案是炎症性肠病多学科团队共同面对的问题。本病例中的克罗恩病患者既往缺乏正规内科治疗，于我院初诊时已出现复杂性肠瘘、感染等多种并发症。造影检查可清晰显示患者肠瘘经肌肉、后腹膜区域通向皮肤，瘘管多发且较为复杂，腹腔及软组织感染范围较大。经内、外科医师共同讨论后认为患者具有择期手术适应证，由于窦道走向复杂、既往肠道手术史，故手术难度甚大。优化术前治疗方案是提高手术成功率的保障。

为降低术后并发症风险，在围手术期应当对患者综合情况作出明确的判断：①营养情况；②激素与免疫抑制剂的使用与剂量；③腹腔感染状况。该患者术前存在较为严重的腹腔感染与营养不良，两者交互而使病情进入恶性循环。术前积极抗感染治疗、引流以及强化营养支持治疗是改善上述恶性循环的有效方案。其中，营养支持治疗兼有改善营养情况和降低炎症活动度的作用。近期一项研究显示，术前使用完全性肠内营养支持治疗的患者平均手术时间减少，术后并发症包括脓肿形成和吻合口漏均有下降。目前认为围手术期营养支持需包括：①对围手术期不能从食物中获取足够的能量和(或)蛋白质的患者，应鼓励采取口服营养补充；②自然食物加口服营养补充仍不能满足需要时采取置管式营养；③对于存在营养不良的择期手术患者，术前1～2周的营养支持即使推迟手术也是必要的；④对于急诊手术，如肠道完全梗阻、出血不止、中毒性巨结肠和急腹症，手术时已存在营养不良或预计术后7日不能常规饮食者，应术后早期采取肠内营养或静脉营养治疗。本报道中的患者术前经多科联合参与术前优化治疗且感染与全身营养情况均得到改善后，方进行择期手术；该患者手术适应证明确，手术时机选择适当，术前综合治疗相对充分。

克罗恩病并发肠皮瘘在排除禁忌后仅依靠生物制剂促进瘘管闭合的患者不超过10%，因此该并发症往往需要内、外科联合治疗。肠瘘最常用的手术方法是切除包括瘘管在内的病变肠管，如果瘘管两侧肠管均有明显炎症或者瘢痕，应同时切除。如果瘘口一侧炎症或溃疡明显，而另一侧为原发灶侵袭所致，本身病变轻微或无病变，则可对无病变的一侧肠管或脏器进行修补，不必切除。本文患者为L1型克罗恩病，结合既往手术史和肠镜、影像学检查，均考虑肠皮瘘由小肠病变引起，并同时侵袭结肠、后腹膜区域并穿透至皮肤。由此术中切除病变小肠肠管22 cm及受累阑尾，同时切除横结肠内瘘瘘管组织并修补横结肠的手术方式既切除了病灶，又最大限度地保留了小肠。术后患者症状逐渐恢复，表明第一阶段的多学科联合治疗是有成效的。

然而克罗恩病的成功诊治并不是一蹴而就的，并发症较多的重症患者更易病情反复。朱维铭教授在临床中观察到术前已有腹腔感染者术后感染很难局限，容易形成腹腔残余感染，而术后感染又提高了全身炎症反应，与术后复发相关。因此，针对复发患者可采取分期手术的方案逐步解决问题。本文患者术后复查腹部 MRI 提示病情好转，但感染尚未完全清除，由此推测患者术后感染复发与腹腔残余感染最为相关。需要明确的是，加强术后肠内营养、充分引流、必要时分期手术都是控制残余感染可采用的策略。患者术后予以积极肠内营养，并给予主动引流 2 周，于感染症状控制后拔除引流管，而数周后再次出现感染复发。回顾性探究倘若主动引流维持时间更久是否可以降低残余病灶的复发？回顾文献，目前关于克罗恩病术后确切给予多久的引流尚无明确规定，多数凭外科医师的临床经验来决定。延长主动引流时间可能对根除残余病灶有帮助，但仍不能排除在主动引流期间增加外源性感染的可能性，如何权衡利弊与风险、制定规范化诊疗路径有待进一步探索。由于患者拒绝第二次手术，尽管残余感染复发后再次尝试予以引流，但腹腔与软组织感染持续加重，最后导致预后不良。美国克利夫兰医院 Fazio 医生总结出克罗恩病的几个主要外科特征：大多数患者需要手术治疗；永远有再次手术的可能；始发病的类型不同，预后和复发情况不尽相同。由此也提示临床医师在治疗克罗恩病的同时，需要使患者明白克罗恩病是一种终身性疾病，而迄今内、外科均无根治方案；接受合理的手术或多次手术是部分患者必经的治疗过程，提高患者对治疗方案的理解和依从性有改善疾病预后的可能。最后，本病例提示克罗恩病患者应及早进行规范化的长程综合治疗，以期改变疾病预后。

病例提供单位：上海交通大学医学院附属瑞金医院消化内科

整理：顾于蓓

述评：钟捷

参考文献

[1] PATEL KV, DARAKHSHAN AA, GRIFFIN N, et al. Patient optimization for surgery relating to Crohn's disease [J]. Nat Rev Gastroenterol Hepatol, 2016,13(12):707-719.

[2] 中华医学会消化病学分会炎症性肠病学组.炎症性肠病诊断与治疗的共识意见(2012 年·广州)[J].中华内科杂志,2012,51(10):818-831.

[3] 练磊,吴小剑,谢明颢,等.炎性肠病外科百年发展历程[J].中华胃肠外科杂志,2016,19(1):31-36.

[4] FORBES A, ESCHER J, HÉBUTERNE X, et al. ESPEN guideline: clinical nutrition in inflammatory bowel disease [J]. Clin Nutr,2017,36(2):321-347.

[5] GOMOLLÓN F, DIGNASS A, ANNESE V, et al. 3rd European evidence-based consensus on the diagnosis and management of Crohn's disease 2016: part 1: diagnosis and medical management [J]. J Crohns Colitis, 2016,11(1):3-25.

[6] 夏冰,邓长生,吴开春,等.炎症性肠病学[M].3 版.北京:人民卫生出版社,2015:608-621.

[7] FAZIO VW, WU JS. Surgical therapy for Crohn's disease of the colon and rectum [J]. Surg Clin North Am, 1997,77(1):197-210.

病例14 肠结核相关消化道出血1例

主诉

反复暗红色血便6天。

病史摘要

患者，男性，28岁，6天前无明显诱因下出现解暗红色血便，不成形，量中等，每日2次，伴有腹胀，自诉肠鸣音较为活跃，偶有头晕、心悸，体位改变时伴有黑矇，无低热，无盗汗，无恶心、呕吐、腹泻，无呕血。遂至当地医院就诊，当日出现晕厥1次，2分钟后自行恢复，当地医院予以禁食、抑酸、止血、补液及输注红细胞悬液2U等对症支持治疗，症状未见好转，仍反复出现暗红色血便，遂转至我院急诊就诊。查血常规：WBC 9.30×10^9/L，RBC 2.27×10^{12}/L，Hb 66 g/L，PLT 215×10^9/L；粪便OB试验(++++)。血生化：ALB 26 g/L，总蛋白45 g/L。腹部CT平扫：胃壁可疑增厚，结肠内积液积气，盆腔系膜间见多发淋巴结影。急诊继续予以酚磺乙胺、氨甲苯酸、矛头蝮蛇血凝酶等止血治疗，继续予护胃、护肝、补液、补充白蛋白等对症支持治疗。急诊胃镜检查：慢性非萎缩性胃炎，食管、胃、十二指肠球部及降段未见活动性出血。入我院急诊后头晕、乏力加重，再次解暗红色血便1次，量约350 mL，16小时尿量约700 mL，未再出现晕厥。患者为进一步诊治，以“下消化道出血”收治入院。患者自发病以来，精神欠佳，目前禁食中，夜眠一般，小便无殊，大便如上述，体重无显著变化。

既往体健，吸烟8年，每天平均1/4包，否认饮酒史，否认高血压、糖尿病、心脏病史，否认手术外伤史，否认肝炎、结核等传染病史，无疫水、疫区及家禽密切接触史，家族中无传染病及遗传病病史。

初步诊断

消化道出血(原因待查)；失血性休克；低蛋白血症。

入院查体

T 36.5℃，P 114次/分，R 21次/分，BP 108/70 mmHg。神清，精神萎，面色苍白，贫血貌，口唇无发绀，浅表淋巴结未触及，双肺呼吸音清，未闻及干、湿啰音，心脏体检未及异常。腹平软，未及压痛及反跳痛，肠鸣音活跃，8～10次/分，移动性浊音阴性。脊柱侧弯，四肢无畸形，关节无红肿，双下肢无水肿。

辅助检查

入院时查血常规：WBC 5.29×10^9/L，N% 77.3%，Hb 41 g/L，PLT 207×10^9/L。肾功能、尿常规、脑钠肽前体、凝血功能、肝炎全套、心电图、血沉正常。肝功能：前白蛋白89 g/

L, ALB 29 g/L,余转氨酶及胆红素均正常。血 Ca^{2+} 1.80 mmol/L,余电解质正常。ENA、ANA、P-ANCA、IgG4 均为阴性;抗单纯疱疹病毒Ⅰ IgG 阳性、IgM 阴性;抗单纯疱疹病毒Ⅱ IgG 和 IgM 均为阴性;抗巨细胞病毒 IgG 阳性、IgM 阴性;EB 病毒 EA-IgG、EBV-IgM 阴性,EB 病毒 VCA-IgG 247 U/mL, EBNA-IgG 267 U/mL。肿瘤标志物全套均为阴性。T-SPOT 检测:A 抗原 37, B 抗原 15。

腹部增强 CT:右下腹部分小肠肠壁异常强化伴可疑增粗小血管影,右下腹部小肠系膜淋巴结肿大,十二指肠憩室,肠淤积,附见右侧胸腔少量积液伴右下肺膨胀不全。

结肠镜示升结肠近回盲部可见近环形不规则溃疡,部分可见瘢痕改变,可见多发增生改变,溃疡底部边界不规则,似鼠咬状,该溃疡形态倾向于肠结核诊断(图 14-1)。回盲瓣对侧可见一大小约 1.5 cm×1.8 cm 的溃疡,覆白苔,苔较薄,溃疡底部较为平整,周边较为光整,可见一稍隆起增生改变,该溃疡形态不能排除肠白塞病(图 14-2)。

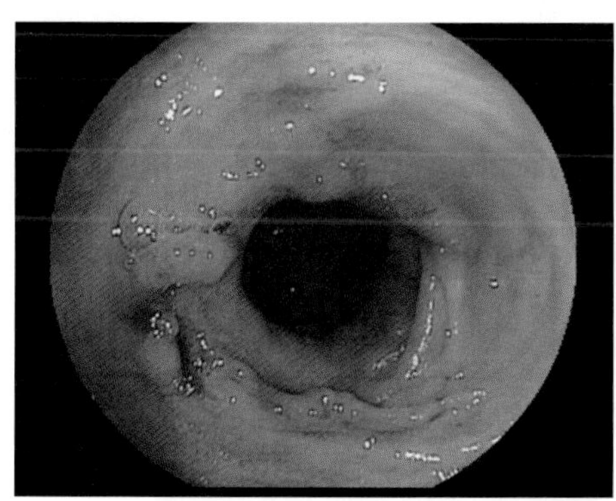
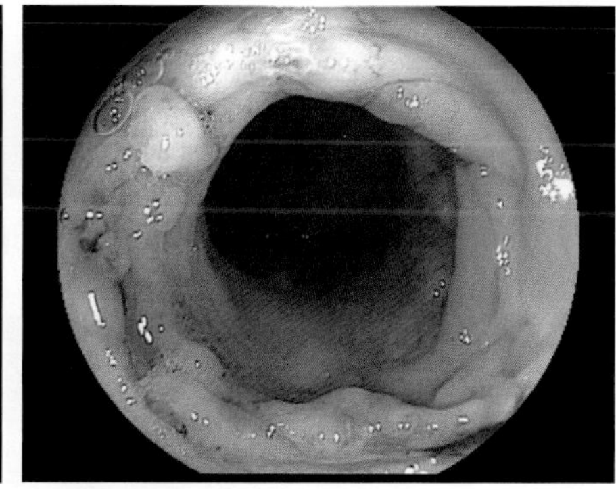

图 14-1　结肠镜示升结肠近回盲部图

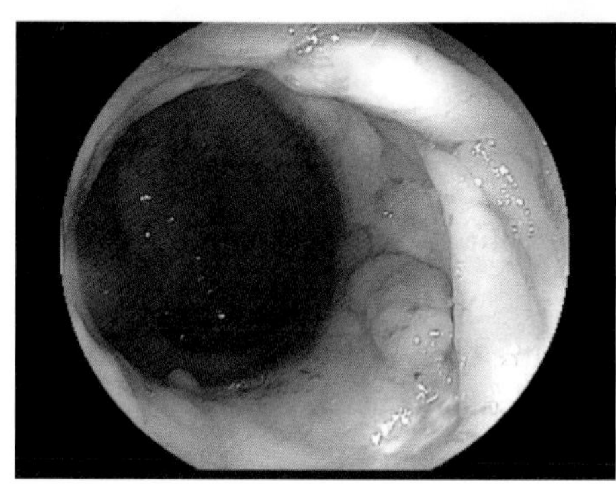
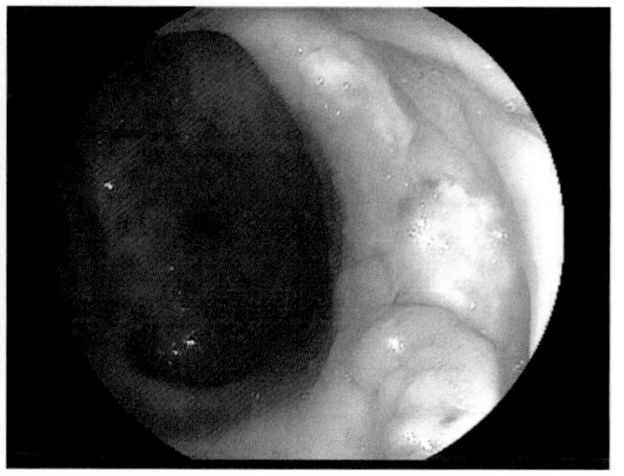

图 14-2　结肠镜示回盲部图

升结肠及回盲部溃疡活检病理:黏膜急慢性炎,未找到抗酸杆菌,未见干酪样坏死性肉芽肿。

小肠增强 CT 提示两侧胸腔积液,升结肠、回盲部及邻近末端回肠肠壁环形增厚、局部狭窄;少量盆腔积液(图 14-3)。

冠状面重建图像可见升结肠、回盲部及邻近末端回肠连续性肠壁增厚、溃疡、局部狭窄,可见回肠及结肠血管旁增生肿大淋巴结影,局部可见钙化(图 14-4)。小肠 CT 影像表现提示肠结核可能大。

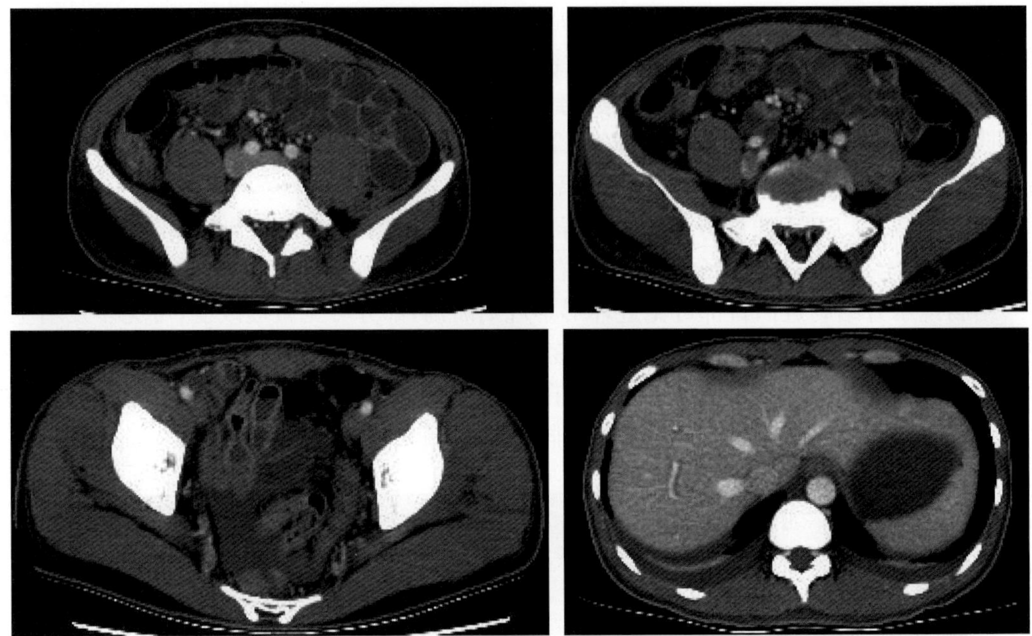

图 14-3 小肠增强 CT 横断面图

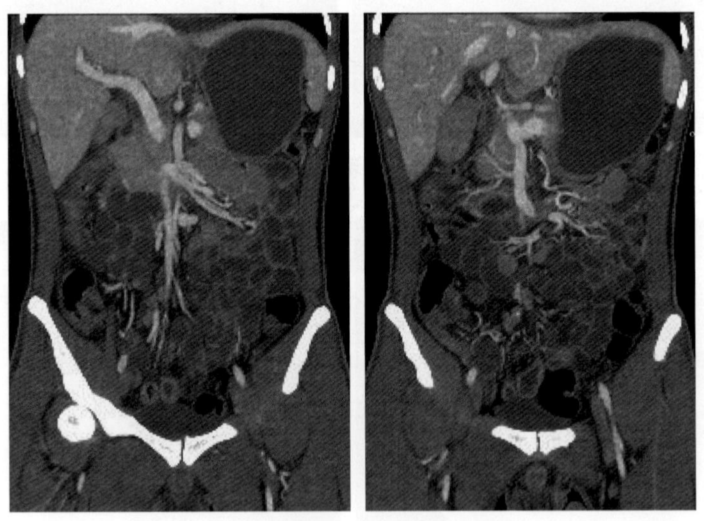

图 14-4 小肠增强 CT 冠状面重建图像

病例讨论

本例为 28 岁男性，因反复血便入院，病程中无发热盗汗，无明显体重下降，入院后查血沉正常，自身免疫指标、肿瘤标志物均为阴性。常规止血治疗效果差，出血次数多且量大，多次出现休克表现，病情危重。因小肠 CT 检查需服用泻药及甘露醇，故入院后先行增强 CT 检查，但仅提示右下腹肠壁增厚强化，未能明确病因。在积极扩容、抗休克治疗的基础上，患者仍每日解少量暗红色血便，量为 80～100 mL。在取得患者及家属充分知情同意且患者生命体征相对平稳的基础上，患者服用复方聚乙二醇电解质散 1 盒＋800 mL 水＋250 mL 甘露醇，最终完成了小肠 CT 及 CT 后结肠镜检查。结肠镜提示升结肠及回盲部多发溃疡，但根据内镜下溃疡形态考虑肠结核及肠白塞病可能，活检病理未找到明确的支持诊断依据；小肠 CT 提示升结肠、回盲部及邻近末端回肠连续性肠壁增厚、溃疡、局部狭窄，可见回肠及结肠血管旁增生肿大淋巴结影，同时患者 T－SPOT 阳性，更倾向于肠结核的诊断，但肠白塞病不能完全排除，经会诊后建议诊断性抗结核治疗。

治疗及转归

患者于 2018 年 12 月 30 日行 PPD 实验，呈弱阳性。胸部 CT 提示：双肺纹理增多，可见少量纤维条索影，双侧少量胸腔积液。诊断为肠结核合并出血，白塞病不能排除，予以诊断性抗结核治疗。

3 个月后复查肠镜，见升结肠溃疡明显愈合（图 14－5）。复查腹部增强 CT 提示明显好转，肠壁厚度变薄，回盲瓣畸形，胸腔积液、腹水吸收（图 14－6）。

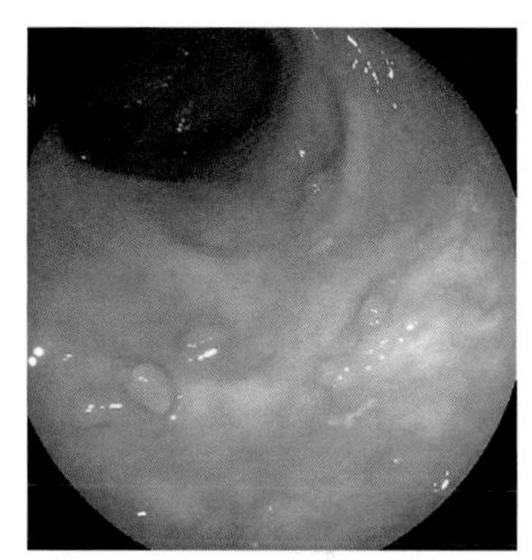

图 14－5　复查肠镜图

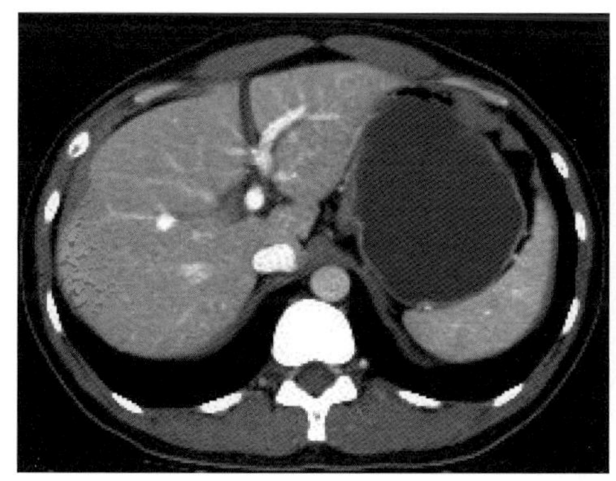

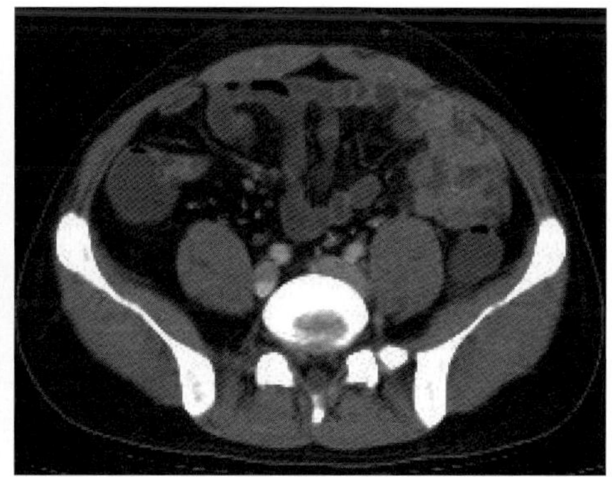

图 14－6　复查腹部增强 CT 图

病例总结

患者因反复多次大量暗红色血便入院，病情危重。经积极止血、补液抗休克治疗，患者完成小肠 CT、结肠镜检查，结合 T－SPOT 结果，倾向于肠结核诊断，不能排除肠白塞病的可能。予以异烟肼＋利福平＋吡嗪酰胺＋阿米卡星＋左氧氟沙星诊断性抗结核治疗 3 个月，复查 CT 及肠镜可见溃疡明显愈合，最终支持肠结核诊断。

最后诊断

肠结核合并出血。

诊疗启迪

此例患者是以下消化道出血为首发表现的肠结核，出血量大。既往经验提示肠结核常表现为腹痛、胸腔积液、腹水或肠穿孔，出血较为少见。该患者内镜下可见升结肠及回盲部溃疡形态不一：部分呈环状，溃疡底部边界不规则，呈鼠咬状，伴有较多的黏膜增生，符合肠结核的表现，但部分溃疡的底部较平整，周边较规则，其形态具有迷惑性，似乎符合肠白塞病的溃疡形态。但患者的自身免疫抗体呈阴性，且小肠 CT 可见较明显的肠腔狭窄及周围淋巴结增大伴钙化，T－SPOT 阳性，多项证据倾向肠结核的诊断。予以诊断性抗结核治疗，最终出血减少，溃疡愈合。

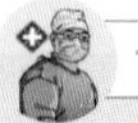

专家点评

结核病的发病是人体和结核分枝杆菌相互作用的结果。获得感染仅是致病的条件，只有当入侵的结核分枝杆菌数量较多，毒力较大，并且因人体免疫功能异常、肠功能紊乱引起局部抵抗力削弱时，才会发病。肠结核病变多累及末端回肠及盲肠区域，需要与肠白塞病、克罗恩病、肠淋巴瘤鉴别。结核性溃疡的溃疡底部和周围黏膜充血水肿明显，边界常不清晰，形态上无纵形特征，溃疡周围的肉芽增生不如克罗恩病的溃疡明显，在结核活动期可见较明显的指状假息肉或黏膜桥。白塞病的胃肠道溃疡主要发生在小肠，镜下表现为单个或多个的椭圆形或不规则溃疡，有白苔，周边常较为规整，可有微隆起，黏膜的充血水肿常不明显。部分病例溃疡的鉴别较为困难，小肠增强 CT 对于疾病的鉴别可起到重要作用。医生在临床工作中需将各种诊断依据结合在一起，有助于做出正确的诊断。

病例提供单位：上海交通大学医学院附属瑞金医院消化内科
整理：李为光
述评：孙蕴伟

参考文献

钟捷，程时丹. 双气囊电子小肠镜：原理、操作技巧与疾病图谱[M]. 上海：上海科技教育出版社，2010.

病例15 溃疡性结肠炎合并巨细胞病毒感染

主诉

反复便血 4 个月，加重伴发热 10 天。

病史摘要

患者，女性，55 岁。患者 4 个月前无明显诱因下出现便血，为暗红色血便，约每日 1 次，量少，无腹痛，无恶心、呕吐，无发热，外院查肠镜示慢性直乙结肠炎。予以抗生素、益生菌等治疗（具体方案不详）后便血无明显好转。10 天前患者无明显诱因下出现便血次数增多，7～8 次/天，量较大，伴有发热，体温最高至 39.5℃，无腹痛，无恶心、呕吐，无头痛，无咳嗽、咳痰，无胸闷、气促等不适。于外院就诊，复查肠镜示左半结肠炎伴糜烂，予以抑酸、抗感染、激素、止血、维持水电解质平衡等治疗，患者便血症状仍未缓解。遂至我院急诊就诊，查血常规：WBC 8.89×10^9/L，N% 77.5%，Hb 86 g/L；ALB 25 g/L。患者自发病以来，神清，精神差，禁食，小便正常，大便如上述，近期体重无明显减轻。

既往史：否认慢性病史，否认传染病史，预防接种随社会，否认食物、药物过敏史，有剖宫产手术史，否认外伤史，有输血史。

个人史：出生生长于原籍，否认疫水、疫区接触史，否认吸烟、饮酒史。

婚育史：已婚已育，家人体健。

月经史：既往月经规律，已绝经。

家族史：否认恶性肿瘤及遗传性疾病家族史。

入院查体

T 37.3℃，HR 78 次/分，R 20 次/分，BP 114/62 mmHg。神清，精神差，查体合作。全身皮肤、巩膜无黄染，双侧瞳孔等大等圆，对光反射灵敏。颈软，无抵抗，伸舌居中。双肺呼吸音清，未闻及干、湿啰音。心律齐，各瓣膜听诊区未闻及病理性杂音。腹平软，无压痛，无反跳痛及肌紧张，肝脾肋下未及，肝区叩痛阴性，肾区叩痛阴性，移动性浊音阴性，肠鸣音 5～6 次/分。双下肢无水肿，四肢肌力正常，病理征未引出，脑膜刺激征阴性。

初步诊断

便血，中度贫血，低蛋白血症。

诊治经过

患者入院后完善实验室检查，Hb 83 g/L，前白蛋白 93 mg/L，ALB 26 g/L。因患者一般情况较差，存在中度贫血、低蛋白血症及营养不良，予以输注红细胞悬液、白蛋白以及全合一营养液联合肠内营养制剂纠正贫血及改善营养状况。

患者在起病时无发热，而在便血加重的过程中出现发热，体温最高至 39.5℃，入院后仍有反复发热。患者入院后查血常规：WBC 10.43×10^9/L，N% 85.8%，CRP 103 mg/L，ESR 43 mm/h，PCT 0.25 ng/mL。根据血象，结合患者肠道症状及外院肠镜表现首先考虑为感染性发热，肠源性可能大，但仍需排除其他系统的感染。患者无头痛等症状，神经系统体格检查均为阴性，暂时排除中枢系统感染；患者无咳嗽、咳痰等症状，入院后完善胸片，肺内未见明确感染灶，排除呼吸系统感染；患者无胸闷、气促等不适，入院后行心超，见少量心包积液，瓣膜未见赘生物，暂不考虑感染性心内膜炎。入院后查粪常规＋OB 试验：果酱便，性状稀薄，红细胞阳性(＋＋＋＋)，白细胞阳性(＋＋＋)，虫卵阳性(＋)，OB 试验阳性(＋＋＋＋)。按常规经验性抗感染治疗：头孢西丁＋甲硝唑，同时完成粪找艰难梭菌、细菌＋真菌培养、寄生虫检查。抗感染 4 天后，患者体温仍反复，最高至 39.6℃，完善血培养＋药敏检查，抗生素升级至头孢噻肟＋甲硝唑。

病例讨论

患者为中年女性，因“反复便血 4 个月，加重伴发热 10 天”入院，外院肠镜仅提示左半结肠炎伴糜烂，并不能解释逐渐加重的便血、低蛋白血症(入院后查前白蛋白 93 mg/L，ALB

26 g/L)及病程中出现的发热。拟复查肠镜了解目前肠道情况，以明确诊断及制订下一步治疗方案，但因患者营养状态较差，再次复查肠镜存在穿孔等风险，所以入院后先进行了上腹部＋下腹部 CT 检查：见升结肠、降结肠壁增厚、模糊，乙状结肠、直肠壁增厚、模糊，符合结肠炎性病变。加用美沙拉嗪栓 1 支 qd 灌肠，美沙拉嗪 1 g qid po 修复肠黏膜。根据外院的肠镜表现及便血的症状，首先考虑诊断为溃疡性结肠炎（ulcerative colitis，UC），重度（根据改良 Truelove-Witts 疾病严重程度分型）。患者在病程中病情骤然加重，且激素治疗无效，考虑在溃疡性结肠炎基础上合并感染（艰难梭菌或巨细胞病毒或 EB 病毒）。

鉴别诊断：

（1）急性感染性肠炎。各种细菌感染，如志贺菌、空肠弯曲菌、大肠埃希菌等，常有流行病学特点（如不洁饮食史或疫区接触史），急性起病，常伴有发热和腹痛，具有自限性（病程一般在数天至 1 周，不超过 6 周），抗菌药物治疗有效，粪便检出病原体可确诊。

（2）阿米巴肠炎。有流行病学特征，果酱样大便，结肠镜下见溃疡较深、边缘潜行，间以外观正常黏膜，确诊有赖于粪便或组织中找到病原体，非流行病区患者血清中阿米巴抗体阳性有助诊断。

（3）肠道血吸虫病。有疫水、疫区接触史，常有肝、脾肿大。确诊有赖于粪便检查见血吸虫卵或孵化毛蚴阳性。急性期肠镜下直肠、乙状结肠见黏膜黄褐色颗粒，活检黏膜压片或组织病理见血吸虫卵。

（4）缺血性肠炎。常见于中老年女性，伴有高血压、糖尿病等基础疾病，临床表现为突发腹痛后便血，内镜下多为单一肠段受累，直肠受累少见，糜烂、溃疡小而表浅，血管网模糊或消失，病理性分泌少。治疗 2 周后复查黏膜可恢复正常。

（5）肠结核。可伴有发热、盗汗等症状，一部分患者可有肺结核等肠外结核的表现，PPD 试验、T－SPOT 试验（＋），内镜下溃疡的形态有一定特异性，表现为环周形，边缘呈鼠咬状，病理可见干酪样坏死，抗酸染色（＋）。

（6）其他。真菌性肠炎、过敏性紫癜、胶原性结肠炎、白塞病、人类免疫缺陷病毒（human immunodeficiency virus，HIV）感染合并的结肠病变、结肠型克罗恩病等。

治疗及转归

入院后完善实验室检查：细胞免疫、体液免疫指标（－），自身免疫相关抗体（－），粪细菌、真菌、寄生虫（－），T－SPOT（－），艰难梭菌（－），血 CMV－DNA、血 EBV－DNA（－），HIV（－）。在纠正低蛋白血症后复查肠镜及小肠 CT，评估整个肠道情况。

小肠 CT 见：全结肠、直肠连续性肠壁水肿增厚，左半结肠肠腔狭窄，近端横结肠肠腔扩张，增强扫描增厚结肠肠壁呈分层强化，黏膜层明显强化，黏膜下层水肿，强化减弱，黏膜面可见凹凸不平的溃疡改变，左结肠动脉、直肠上动脉末梢直小血管增粗扩张。诊断：全结肠、直肠病变，考虑肠道感染可能大，淋巴瘤不除外（图 15－1）。

肠镜见：直肠黏膜充血水肿，散在少量斑片样浅溃疡。乙状结肠弥漫性充血水肿，伴多发糜烂，糜烂处活检 2 块。降结肠弥漫性充血水肿，伴散在多发浅溃疡，溃疡处活检 3 块。横结肠黏膜水肿，散在少量斑片样溃疡，边界清晰。升结肠黏膜充血水肿，见多发小结节状隆起，隆起处活检 2 块。回盲部可见多发斑片样溃疡，溃疡处活检 2 块。末端回肠进镜约 5 cm，未见明显异常（图 15－2）。

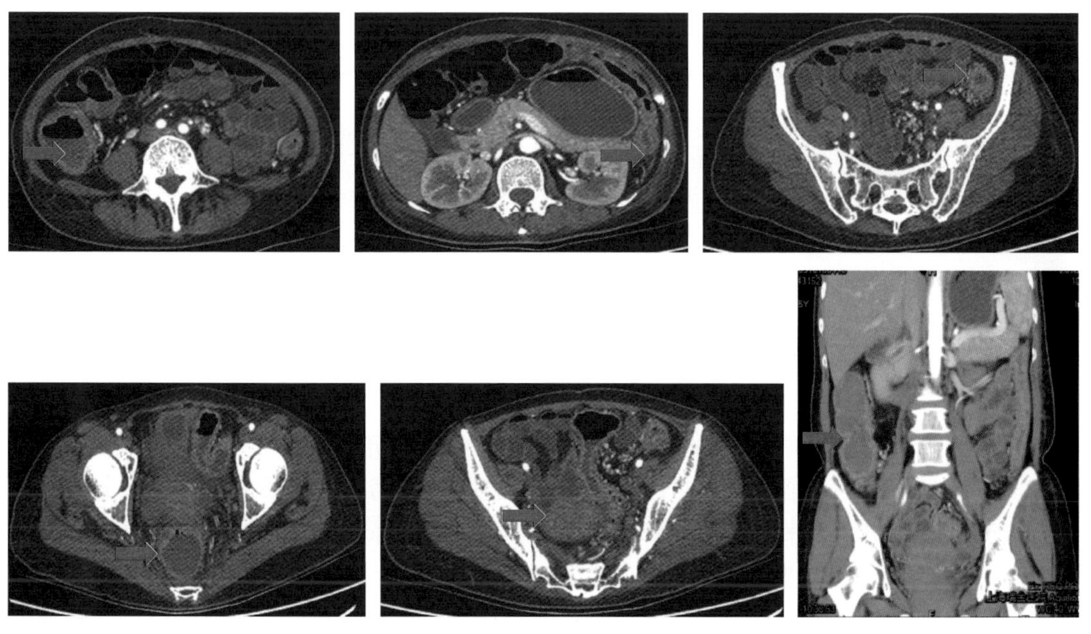

图 15-1 小肠 CT 检查结果

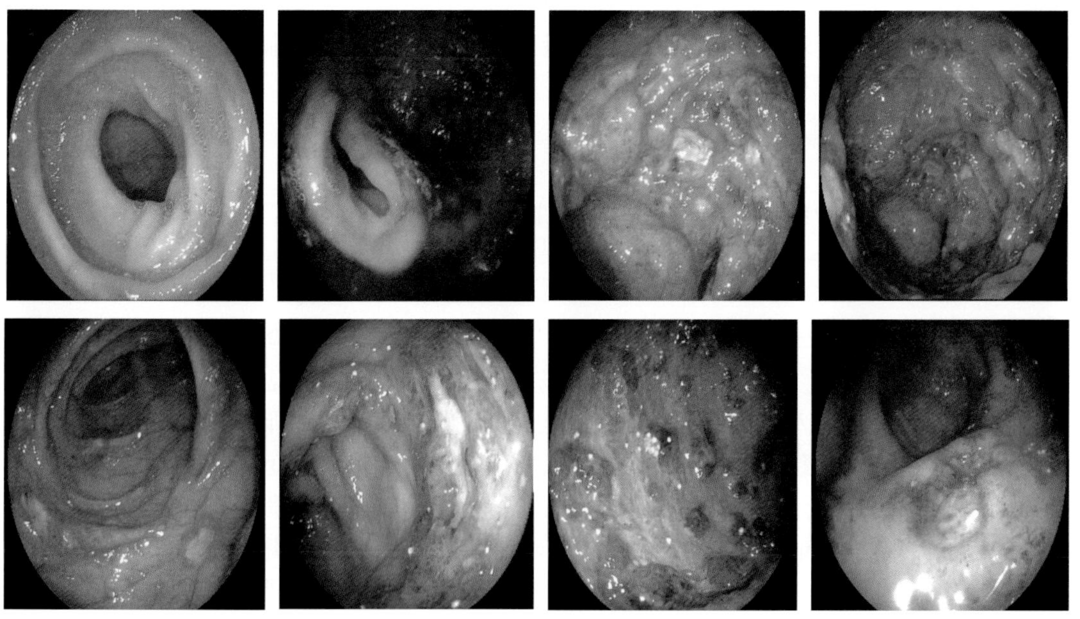

图 15-2 肠镜检查结果

病理检查结果：黏膜慢性活动性炎伴急性炎性渗出及小灶坏死，表面上皮基本正常，隐窝数量减少，部分隐窝形态欠规则，可见隐窝炎及隐窝脓肿，间质内可见多量浆细胞浸润。免疫组化：浆细胞 CD79α(+)，CD38(+)，Ki-67(部分+)，κ(+)，λ(+)，IgG(+)，IgG4(少数细胞+)；CD20(淋巴细胞+)，CD3(淋巴细胞+)；PGM-1(组织细胞+)，AE1/AE3(上皮细胞+)，EMA(上皮细胞+)，CMV(个别细胞+)，Cyclin D1(-)，Bcl-2(-)，S-100(-)(图 15-3)。

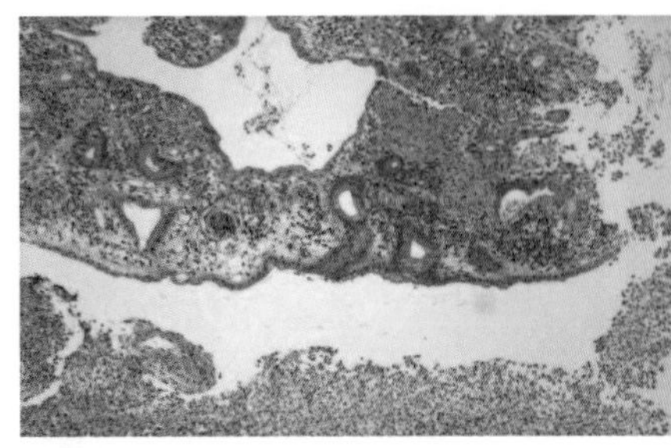
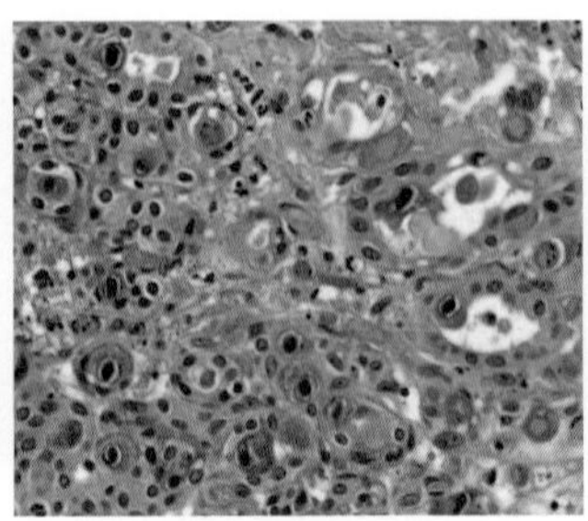
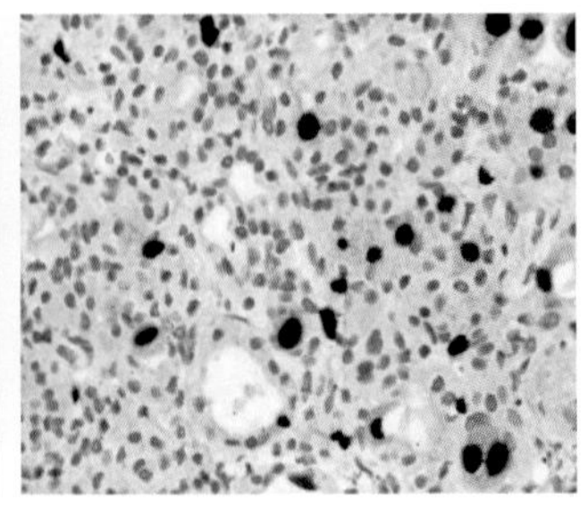

图 15-3　病理检查结果

HE:巨细胞,核内包涵体,核周晕圈,类似“猫头鹰眼”
免疫组化:以单克隆抗体检测 CMV(+)

患者常规抗感染治疗效果差,便血未见明显好转,血红蛋白进一步下降至 66 g/L,予以输注红细胞悬液纠正。结合小肠 CT 影像、肠镜表现、肠镜病理考虑诊断溃疡性结肠炎合并 CMV 感染,加用更昔洛韦 250 mg q12 h+丙种球蛋白 20 g qd。患者出现腹痛、腹胀,仍有发热,最高至 39℃,抗生素再次升级为美罗培南 0.5 mg q8 h+甲硝唑,庆大霉素口服,甲泼尼龙 40 mg 静滴×5 天后逐渐减量至口服维持,更昔洛韦联合膦甲酸钠 3 g q12 h 抗病毒,复查粪培养发现粪假丝酵母菌(+),加用伏立康唑抗真菌。患者便血逐渐好转,治疗约 1 个月后体温正常,大便 1~2 次/天,为糊状,腹痛不明显。复查肠镜,镜下表现较前好转,予以出院。出院时治疗方案为美沙拉嗪口服,激素已减量至泼尼松 10 mg qd 口服,建议出院后每 2 周减 2.5 mg 至停药。

最后诊断

便血(溃疡性结肠炎合并 CMV 感染),贫血(中度),低蛋白血症。

病例总结

患者因“反复便血 4 个月,加重伴发热 10 天”入院,粪便 OB 试验(++++),病程早期肠镜提示左半结肠炎伴糜烂,符合溃疡性结肠炎的肠镜下表现,常规抗感染治疗无效,便血症状加重,伴有发热。入院后小肠 CT 提示全结肠、直肠病变,考虑肠道感染可能性大。肠镜下见血管纹理模糊、黏膜水肿、接触性出血、脓性分泌物等黏膜改变,有正常肠黏膜大面积缺损、深凿样溃疡、纵行溃疡、不规则溃疡、卵石征等溃疡形态,符合溃疡性结肠炎合并 CMV 感染的镜下表现,病理证实 CMV(+)。故明确诊断为溃疡性结肠炎合并 CMV 感染,开始抗病毒治疗。出院前复查肠镜,黏膜已较前明显修复。出院后 1 年半复查肠镜,可见直肠、乙结肠炎,黏膜散在充血斑,全结肠多发假息肉形成,考虑溃疡性结肠炎合并 CMV 感染后修复表现。

诊疗启迪

本病例中患者在病程早期进行常规抗感染、激素冲击治疗无效,且症状持续加重,在明确合并 CMV 感染后加用更昔洛韦及膦甲酸钠抗病毒治疗,同时联合丙种球蛋白加强抗病毒效果,激素冲击减少炎症渗出,最终此患者经过一系列治疗后症状得到控制,肠道黏膜逐渐修复。目前越来越多的证据表明,对于难治性炎症性肠病(inflammatory bowel disease,

IBD),CMV 会加重病情,较多病例报道称抗病毒治疗后病情得以明显改善。隐蔽的 CMV 感染与高病死率相关,积极治疗后,病死率能从 71%降低到 14.5%～17.6%,延缓抗病毒治疗的代价是肠切除甚至死亡。本患者从发病到开始抗病毒治疗已有数月,病程中出现高热、大量血便等危重情况,如果此患者的抗病毒时间能够更加提前一些,或许能阻止病情的恶化。但是临床确诊 CMV 活动性感染仍存在很多问题,包括血清检测的敏感性低、病理确诊对于活检标本的要求高以及耗时较长等,这都是导致抗病毒时间开始较晚的原因。相对于 IBD 患者 CMV 感染的高危险性,预防感染比感染后再治疗更有利于患者的整体预后。那么如何选择更合适的抗病毒时机以缓解病情发展是临床需要面对的问题。IBD 患者若出现高热,之前稳定的病情迅速恶化,强化治疗 3 天之内仍无效果,应该高度警惕 CMV 感染,这些患者适宜预防性抗病毒治疗。然而目前还没有报道对预防性治疗进行详细的介绍,欧洲克罗恩病和结肠炎组织(European Crohn and Colitis Organization, ECCO)指南也没有指明是否有必要进行预防性抗病毒治疗。

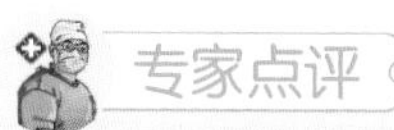

1. CMV 在 IBD 中的流行情况

CMV 感染在人群中常见,全球总体感染率为 40%～100%,一旦感染则终生携带病毒。但 CMV 为机会致病病毒,感染后一般呈潜伏感染状态(非致病性),在机体免疫功能紊乱时可出现 CMV 脑炎、CMV 视网膜炎、CMV 肺炎、CMV 肠炎等。IBD 患者 CMV 血清 IgG 抗体阳性率高于健康对照者,CMV 感染在克罗恩病患者中的发病率比在溃疡性结肠炎中低得多,文献报道比例<5%。这可能是克罗恩病以 Th1 型炎性过程为主,多表达抑制 CMV 激活的 IFN - γ,而溃疡性结肠炎以表达刺激 CMV 激活的 TNF - α 为主。IBD 患者有 CMV 感染的高危险性,这在病情加重或激素抵抗的患者中更为明显,且与溃疡性结肠炎的疾病严重程度相关。欧美国家溃疡性结肠炎人群的 CMV 感染率为 10%～38%,亚洲溃疡性结肠炎人群的 CMV 感染率为 4.5%～50%。在急性重度 IBD 中 CMV 感染率为 21%～34%,激素抵抗者的 CMV 感染率为 33%～36%。我国资料显示,重度溃疡性结肠炎接受外科手术的患者中 CMV 活动性感染比例为 46.2%,难治性溃疡性结肠炎患者中为 36.7%。《炎症性肠病合并机会性感染专家共识意见(2017)》指出:重度溃疡性结肠炎出现糖皮质激素抵抗者建议临床排除 CMV 活动性感染。

2. 溃疡性结肠炎合并 CMV 感染的高危因素

年龄越大,营养不良越严重,机体免疫细胞功能越低,越容易发生机会性感染。糖皮质激素、免疫抑制剂(硫唑嘌呤、环孢素、甲氨蝶呤等)可增加 CMV 感染的风险。激素剂量与 CMV 感染风险直接相关。5-氨基水杨酸制剂和抗肿瘤坏死因子生物制剂不增加 CMV 感染的风险。

3. 溃疡性结肠炎合并 CMV 感染的临床特征

CMV 感染最突出的表现是急性加重的腹痛、腹泻、消化道出血。CMV 阳性 IBD 患者中激素抵抗的发生率明显高于 CMV 阴性 IBD 患者。当溃疡性结肠炎患者出现一些全身症状(如高热、呼吸困难、淋巴结疾病或者脾肿大)、黏液血便骤然加重、激素治疗反应差、免疫抑制剂治疗出现短暂的症状改善后临床症状进一步恶化等情况时,应考虑

CMV 感染的存在，及时进行相关筛查。

(1) 广泛黏膜脱失、深凿样溃疡、纵行溃疡、鹅卵石样改变、不规则溃疡等可能是 CMV 结肠炎的内镜特征表现(图 15-4)。

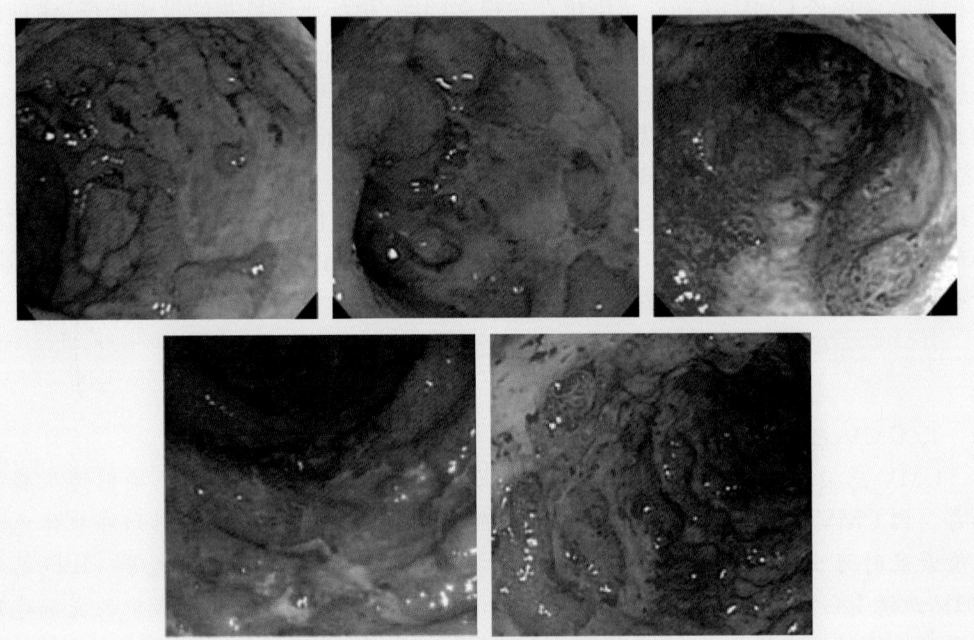

图 15-4 CMV 结肠炎的内镜表现

(2) 结肠镜检查发现特殊内镜表现可提示 CMV 结肠炎，应常规行活组织检查并进行鉴别诊断。文献报道，CMV 包涵体多在炎性反应和溃疡部位存在，其中生长旺盛的细胞如溃疡周边肉芽组织或溃疡深部更易发现 CMV 感染，因此行内镜活组织检查时在上述部位取材有利于提高检出阳性率。

综上所述，CMV 感染的临床症状多种多样，缺乏特异性。但如果溃疡性结肠炎患者出现病情突然加重，肠镜下可见纵行溃疡、深凿样溃疡、卵石征时，应警惕 CMV 感染可能。尽管目前组织学检查查找病毒包涵体为 CMV 感染的金标准，但由于其敏感性低，无法在早期对疑诊 CMV 感染的溃疡性结肠炎患者进行筛查。如何把握好开始抗病毒的时机，在抗病毒时权衡糖皮质激素与免疫抑制的利与弊，是临床医生需要关注的问题。

病例提供单位：上海交通大学医学院附属瑞金医院消化内科

整理：龚婷婷，孙菁

述评：王立夫

参考文献

[1] MAHER MM, NASSAR MI. Acute cytomegalovirus infection is a risk factor in refractory and complicated inflammatory bowel disease [J]. Dig Dis Sci, 2009,54(11):2456-2462.

[2] KANDIEL A, LASHNER B. Cytomegalovirus colitis complicating inflammatory bowel disease [J]. Am J Gastroenterol, 2006,101(12):2857-2865.
[3] NAKASE H, YOSHINO T, HONZAWA Y, et al. Low prevalence of CMV infection in patients with Crohn's disease in comparison with ulcerative colitis: effect of different immune response on prevalence of CMV infection [J]. Dig Dis Sci, 2010,55(5):1498-1499.
[4] SUZUKI H, KATO J, KURIYAMA M, et al. Specific endoscopic features of ulcerative colitis complicated by cytomegalovirus infection [J]. World J Gastroenterol, 2010,16:1245-1251.
[5] MINAMI M, OHTA M, OHKURA T, et al. Cytomegalovirus infection in severe ulcerative colitis patients undergoing continuous intravenous cyclosporine treatment in Japan [J]. World J Gastroenterol, 2007,13(5):754-760.
[6] CRISCUOLI V, RIZZUTO MR, MONTALBANO L, et al. Natural history of cytomegalovirus infection in a series of patients diagnosed with moderate-severe ulcerative colitis [J]. World J Gastroenterol, 2011,17(5):633-638.
[7] YANG H, ZHOU W, LV H, et al. The association between CMV viremia or endoscopic features and histopathological characteristics of CMV colitis in patients with underlying ulcerative colitis [J]. Inflamm Bowel Dis, 2017,23(5):814-821.
[8] HOMMES DW, STERRINGA G, VAN DEVENTER SJ, et al. The pathogenicity of cytomegalovirus in inflammatory bowel disease: a systematic review and evidence-based recommendations for future research [J]. Inflamm Bowel Dis, 2004,10(3):245-250.
[9] 中华医学会消化病学分会炎症性肠病学组. 炎症性肠病合并机会性感染专家共识意见[J]. 中华消化杂志,2017,37(4):217-226.

病例16 自身免疫性肠炎

主诉

反复腹泻、消瘦5个月余。

病史摘要

患者,女,41岁。入院时间:2017年2月6日。患者于2016年8月无明显诱因下出现腹胀、腹泻、腹痛,大便为黄色水样便,7～9次/天,白天腹泻较多,伴消瘦,不伴发热、恶心、呕吐,无胸闷、胸痛,无咳嗽、咳痰,无头晕、黑矇。2016年9月2日于解放军第一七四医院行胃镜检查示"糜烂性胃炎,十二指肠降部糜烂,Hp阳性",结肠镜检查未见明显异常。2016年9月9日于厦门大学附属中山医院住院治疗,查白细胞及中性粒细胞、CRP及PCT升高,腹部CT示"肝内多发小囊肿,胆囊增大,腹腔肠管积气积液",粪培养未见细菌生长,予营养补液、抗炎、保护胃黏膜、抑酶等处理后患者腹泻症状稍缓解,后患者腹泻再次加重,每日15次,胶囊内镜检查示"小肠多发浅溃疡灶,小肠淋巴管扩张"。3个月前为进一步治疗,来我院消化科,诊断为结肠炎、低钾血症、营养性贫血、睡眠障碍,并行骨穿等检查未见特殊异常,遂带药出院。目前大便1～3次/天,仍有乏力、消瘦,今为进一步诊治,再次入院。患者自发病以来神清,精神一般，食欲差，睡眠差，小便正常，大便为黄色糊状，1～3 次/天，5 个月体重减轻 16 kg。

否认高血压、糖尿病等慢性病史，否认乙肝、结核等传染病史。个人史：出生生长于原籍，否认疫水、疫区接触史，否认烟酒史。

入院查体

神清，精神可。T 36.7℃，P 82 次/分，R 20 次/分，BP 84/60 mmHg。神清，精神可，贫血貌，皮肤、黏膜无黄染，无瘀点、瘀斑，浅表淋巴结未触及。双肺呼吸音清，无干、湿啰音，心律齐，无杂音，腹软，无压痛、反跳痛，肝脾肋下未及，移动性浊音阴性。左上肢中度水肿，双下肢中度水肿，神经系统体检无异常。

辅助检查

血常规：WBC 5.47×10^9/L，N 69.2%，Hb 47 g/L，PLT 201×10^9/L。

ESR 6 mm/h，CRP 0.9 mg/L。

生化：ALB 19 g/L，前白蛋白 42 mg/L，K^+ 3.24 mmol/L。

PCT 0.34 ng/mL。

艰难梭菌(－)；粪便 OB 试验(－)；粪便培养(－)(细菌/真菌)。

免疫：IgA 263 mg/dL，IgG 1 380 mg/dL，IgE 142 IU/mL，IgM 99 mg/dL，C3 40 mg/dL，C4 12 mg/dL。$CD3^+$ 79.9%，$CD3^+CD4^+$ 37.5%，$CD3^+CD8^+$ 38.9%。

小肠 CT：左上腹空肠中段局限性肠壁增厚伴强化，建议病情稳定后小肠镜明确；脂肪肝，肝内数枚小囊肿。

胃镜：慢性浅表-萎缩性胃炎。

肠镜：所见结肠未见明显异常。

初步诊断

腹泻，结肠炎，营养性贫血(重度)，睡眠障碍，电解质紊乱，低蛋白血症。

治疗经过

入院后予纠正电解质紊乱、静脉营养支持、白蛋白纠正低蛋白血症、输血纠正贫血、益生菌调节肠道菌群、骨化三醇及碳酸钙 D_3 片补钙、改善情绪、纠正凝血等对症支持治疗。于 2017 年 3 月 14 日行胃镜及肠镜并取多处活检，考虑为慢性萎缩性胃炎，结肠未见明显异常，病理提示黏膜慢性炎。经芝加哥大学医学中心病理科肖书渊教授会诊后诊断为自身免疫性肠炎，经科室讨论后，予以泼尼松 20 mg qd 口服，患者腹泻渐好转。

病例讨论

(1) 请肾内科会诊：患者存在低蛋白血症、高凝状态，左下肢深静脉血栓形成，建议低分子肝素每周 2 次，每次 1 支抗凝治疗。

(2) 请内分泌科会诊：患者半年前体重 55 kg，出现反复腹泻后进食未相应增加，体重下降明显，同时伴有月经量减少，初潮 16 岁，经期 3 天，周期 28～30 天。根据现有实验室检查，患者皮质功能减退依据不足，首先考虑激素变化与短期内消瘦相关。

(3) 芝加哥大学医学中心病理科肖书渊教授会诊:自身免疫性肠炎。

治疗及转归

经科室讨论后,予加用小剂量激素口服治疗,患者症状逐渐好转。请营养科会诊后逐渐减少静脉营养补充量,增加口服营养。至完全停止静脉营养后,复查血常规、生化,考虑肝功能异常与长期静脉营养有关,予加用护肝药物,余结果较前好转,腹泻好转后出院。出院后泼尼松逐渐减量,后予硫唑嘌呤维持。但患者脱发明显,故停用硫唑嘌呤。目前患者已恢复至发病前状态。

最后诊断

自身免疫性肠炎。

病例总结

患者 2016 年 8 月无明显诱因下出现腹胀、腹泻、腹痛,大便为黄色水样便,7～9 次/天,白天腹泻较多,伴消瘦,不伴发热、恶心、呕吐,无胸闷、胸痛,无咳嗽、咳痰,无头晕、黑矇。2016 年 9 月 2 日于解放军第一七四医院行胃镜检查示"糜烂性胃炎、十二指肠降部糜烂、Hp 阳性",结肠镜检查未见明显异常。2016 年 9 月 9 日于厦门大学附属中山医院住院治疗,查白细胞及中性粒细胞、CRP 及 PCT 升高,腹部 CT 示"肝内多发小囊肿、胆囊增大、腹腔肠管积气积液",粪培养未见细菌生长,予营养补液、抗炎、保护胃黏膜、抑酶等处理后患者腹泻症状稍缓解,后患者腹泻再次加重,每日 15 次,胶囊内镜检查示"小肠多发浅溃疡灶,小肠淋巴管扩张"。2016 年 11 月于我科就诊,诊断为结肠炎、低钾血症、营养性贫血、睡眠障碍,并行骨穿等检查未见特殊异常,遂带药出院。后大便 1～3 次/天,仍有乏力、消瘦,2017 年 2 月再次于我科就诊,入院后完善三大常规、自身免疫、感染、粪便培养等相关检查,并请神经内科、肾内科、内分泌科、风湿免疫科等科室会诊,经讨论予以完善中段尿培养、白带培养、性激素、肾上腺激素、甲状腺激素等相关检查,均未见明显异常,排除内分泌、肾脏、风湿免疫等相关疾病。2017 年 2 月 17 日置外周中心静脉导管,予纠正电解质紊乱、静脉营养支持、调整胃肠动力、改善情绪、纠正凝血、改善贫血、纠正低蛋白血症等对症支持治疗,于 2017 年 2 月 27 日行小肠 CT 未见明显异常,2017 年 3 月 1 日行麻醉胃镜,考虑为慢性浅表-萎缩性胃炎,病理提示空肠慢性炎。予以泼尼松 20 mg qd 口服。请外院病理会诊读片后,建议进一步完善病理。故于 2017 年 3 月 14 日行胃镜及肠镜并取多处活检,考虑为慢性萎缩性胃炎,结肠未见明显异常,病理提示黏膜慢性炎。经芝加哥大学医学中心病理科肖书渊教授会诊后诊断为自身免疫性肠炎。经科室讨论后,予加用小剂量激素口服治疗,患者症状逐渐好转。请营养科会诊后逐渐减少静脉营养补充量,增加口服营养。至完全停止静脉营养后,复查血常规、生化,肝功能异常考虑与长期静脉营养有关,予加用护肝药物,余结果较前好转。现患者一般情况可,腹泻好转,予以出院。

诊疗启迪

成人自身免疫性肠病多以腹泻、营养不良起病,常规内镜无明显异常,病理检查可确诊,激素为主要治疗方法。

专家点评

成人自身免疫性肠病(adult autoimmune enteropathy, AAE)是一种罕见的疾病,文献报道较少。目前对该病的认识还不足,导致误诊率较高;而救治不及时会导致患者出现显著的营养障碍,危害严重。

(1) 发病机制:AAE的发病机制尚不明确。有学者认为患者体内存在针对小肠上皮细胞的抗体,处于免疫耐受状态。在偶然感染(如李斯特菌感染)的情况下,这种免疫耐受可能被打破,导致自身免疫紊乱。*FOXP3* 基因突变、调节性T细胞稳态缺陷导致过度活跃的免疫状态。HLA Ⅱ类分子在肠上皮隐窝及黏膜固有层白细胞介素-2受体细胞上表达,导致肠上皮细胞抗体产生。抗体攻击成熟肠上皮细胞胞质组成成分,在肠绒毛顶端累积,导致绒毛萎缩,隐窝凋亡。

(2) 临床表现:国外统计的患者年龄范围在30~60岁,平均年龄为54岁,男女比例基本相同。常于无明显诱因下突发腹泻,腹泻平均次数为每天10次以上,腹泻多成水样。患者有腹鸣、腹胀、腹部不适,无里急后重,但很少有腹痛。部分患者可有食欲不振、食物滞涨感、恶心、呕吐。其他非特异性表现包括乏力、消瘦、体重下降,下肢水肿,并在营养支持不足下可出现贫血、低蛋白血症、脂溶性维生素缺乏表现,也可合并其他自身免疫性疾病表现。

(3) 实验室检查:粒细胞正常或下降;ESR和CRP升高;ALT和AST可有轻度升高,血脂和电解质紊乱,ALB、前白蛋白和凝血酶原降低,免疫球蛋白升高;大便隐血试验可为阴性/弱阳性;涂片未见虫卵、霉菌等异常表现;胃肠镜检查所见无法解释相关症状;胶囊胃镜可显示近端小肠龟裂、扇贝壳样、镶嵌样图像,偶见口疮样溃疡和远端小肠水肿。约80%AAE患者的外周血存在具有补体结合能力的抗肠细胞自身抗体(anti-enterocyte antibody, AE)和(或)抗杯状细胞抗体(anti-goblet cell antibody, AG)。这些抗体可聚集在肠上皮细胞刷状缘,从而导致绒毛萎缩,隐窝凋亡。多数患者AE、AG抗体属于IgG型,但亦存在少数lgM和IgA型AAE,仅凭血清中AE、AG阳性而无临床表现者不能诊断AAE,AG和AE阴性亦无法完全排除AAE。乳糜泻、IBD、牛奶过敏、HIV患者存在低滴度AG抗体。检出上述抗体有助于诊断AAE,可出现抗核抗体高滴度阳性,抗CCR抗体阳性。

(4) 诊断标准:①成人发生的慢性腹泻(病程>6周);②吸收不良;③特征性的小肠病理学改变,包括部分或完全的小肠绒毛萎缩,深部隐窝淋巴细胞增多,隐窝凋亡体增多,少量上皮内淋巴细胞(intraepithelial lymphocyte, IEL);④除外其他引起小肠绒毛萎缩的疾病,包括乳糜泻、小肠淋巴瘤,同时无麦胶饮食和停止可疑药物后病情不能纠正;⑤存在抗肠细胞抗体和(或)抗杯状细胞抗体阳性。前4项为确诊必备项目,自身抗体阳性更支持诊断,但阴性不能排除。

(5) 组织学特征:绒毛变钝、萎缩,隐窝上皮内凋亡小体和淋巴细胞数量增多,而表面上皮内淋巴细胞数量相对少。杯状细胞及帕内特细胞减少或消失,病情较重的病例可出现隐窝脓肿。黏膜固有层内可见多量淋巴细胞、单核细胞及浆细胞浸润。值得注意的是AAE的组织学改变并无绝对特异性。

(6) 影像学特征:无特异性;小肠弥漫性水肿增厚;分层强化,黏膜溃疡形成。

(7) 鉴别诊断。

① 乳糜泻:AAE可以累及全小肠,以近端小肠受累多见。这些与乳糜泻内镜下小肠的表现完全一致,两者从形态上很难鉴别。组织上两者均可以表现为小肠绒毛变平萎缩,可以出现隐窝脓肿。乳糜泻患者血清及肠道出现抗麦蛋白抗体,一旦除去饮食中麦蛋白后,吸收不良和形态学改变可以得到改善;乳糜泻的IEL较多,多数>40/100上皮细胞。AAE患者的IEL相对较少,但仍有相当比例的AAE患者IEL>40/100上皮细胞。抗组织转谷氨酰酶抗体和抗麦醇溶蛋白抗体检测也缺乏特异性。去麦胶饮食以及寻找麦胶性肠病潜在的肠道外表现,检测抗肠细胞抗体和抗杯状细胞抗体,连同家族史,可能有助于两者的鉴别。在影像学上,乳糜泻以小肠受累为主,小肠黏膜萎缩,回肠空肠化是常见的特征性表现,肠腔扩张、肠壁增厚、肠系膜淋巴结肿大、肠系膜血管改变。

② 嗜酸性胃肠炎:患者存在恶心、呕吐、腹痛、腹泻、体重下降和腰背痛。活检病理显示从食管到结肠的胃肠道有1个或1个以上部位的嗜酸性粒细胞浸润,或有放射学结肠异常伴周围嗜酸性粒细胞增多。累及整个消化道,以胃窦、十二指肠和近端空肠多见;嗜酸细胞广泛浸润消化道黏膜层至浆膜层;外周血嗜酸性粒细胞升高;肠壁增厚,分层样强化;黏膜皱襞粗大,甚至呈结节状、假息肉状及葡萄状;肠腔狭窄可伴梗阻;可伴腹水。

③ 艾滋病:患者常有迁延性腹泻和体重下降等症状,其中最常见的是由隐孢子虫引起的慢性消耗性腹泻。常合并全身多种并发症。

④ 胃肠道淋巴瘤:常见于中老年男性,小肠多见,密度均匀,轻度强化,少数坏死,沿黏膜固有层和黏膜下层浸润,很少破坏黏膜层,少数浅溃疡,肠系膜淋巴结肿大,包绕血管、脂肪,"三明治征",并发症少,很少引起肠梗阻。

⑤ 胃肠道淀粉样变:累及全身多个组织器官,累及胃肠道少见;均可引起消化道出血;肠壁水肿增厚,可伴钙化;肠周淋巴结肿大。

⑥ 过敏性紫癜:由于感染、药物、过敏等原因,体内形成IgA或IgG类循环免疫复合物,沉积于真皮上层毛细血管而引起血管炎;小肠及结肠弥漫水肿增厚;由于出血,平扫黏膜面呈线样高密度;肠系膜水肿;常伴腹水;激素治疗有效。

(8) 治疗:AAE的治疗尚缺乏共识。目前因缺乏大规模样本和对照性试验评估,无循证的治疗方案,仍以经验治疗为主。治疗方案应为综合治疗,包括营养支持、预防感染和免疫抑制治疗。营养支持应以肠道外营养支持为主,联合肠内营养。AAE腹泻早期免疫治疗可以有效减少病死率和吸收不良的并发症。免疫抑制治疗多首选甲泼尼龙静滴,半数患者1周内腹泻症状即有明显改善,腹泻次数减少50%,性状逐渐正常。随后改用泼尼松口服,起始剂量一般为每天0.5 mg/kg。根据患者病情决定激素减量速度。妙佑医疗国际对15例自身免疫性肠病患者进行了分析,其中14例接受了免疫抑制治疗,60%的患者对激素有完全或部分应答,44%的患者使用硫唑嘌呤2 mg/kg或巯嘌呤1~1.5 mg/kg,部分患者有应答,2例能维持布地奈德6~12 mg/d,2例患者使用英夫利西单抗5 mg/kg,2例常见变异型免疫缺陷病患者接受了丙种球蛋白治疗,但无应答。

（9）预后：尚无长期的生存率统计数据；国外文献报告的病死率系其他疾病所致的败血症、肺栓塞、后壁心肌梗死的病死率。

病例提供单位：上海交通大学医学院附属瑞金医院消化内科
整理：孙菁
述评：袁耀宗

参考文献

[1] CARTHY DM, KATZ SI, GAZZE I, et al. Selective IgA deficiency associated with total villous atrophy of small intestine and all organ-specific anti-epithelial cell antibody [J]. J Immunol, 1978,120(3):932－938.

[2] POWELL BR, BUIST NR, STENZEL P. An X-linked syndrome of diarrhea, polyendocrinopathy, and fatal infection in infancy [J]. J Pediatr, 1982,100(5):731－737.

[3] UNSWORTH DJ, WALKER-SMITH JA. Autoimmunity in diarrhoeal disease [J]. J Pediatr Gastroenterol Nutr, 1985,4(3):375－380.

[4] CORAZZA GR, BIAGI F, VOLTA U, et al. Autoimmune enteropathy and villous atrophy in adults [J]. Lancet, 1997,350(9071):106－109.

[5] AKRAM S, MURRAY JA, PARDI DS, et al. Adult autoimmune enteropathy: Mayo Clinic Rochester experience [J]. Clin Gastroenterol Hepatol, 2007,5(11):1282－90; quiz 1245.

[6] KOBAYASHI I, IMAMURA K, YAMADA M, et al. A 75－kD autoantigen recognized by sera from patients with X-linked autoimmune enteropathy associated with nephropathy [J]. Clin Exp Immunol, 1998,111(3):527－531.

[7] KOBAYASHI I, IMAMURA K, KUBOTA M, et al. Identification of an autoimmune enteropathy-related 75-kilodalton antigen [J]. Gastroenterology, 1999,117(4):823－830.

[8] FREEMAN HJ. Adult autoimmune enteropathy [J]. World J Gastroenterol, 2008,14(8):1156－1158.

病例17 由原发性阑尾恶性肿瘤导致的反复腹痛1例

主诉

解不成形便2个月，腹痛1个月。

病史摘要

患者，男性，69岁，入院前3个月无明显诱因下出现大便不成形，呈黄绿色，共解3次，无黏液脓血，无腹痛、发热、恶心、呕吐等不适，患者未至医院就诊，2天后自行好转。其后出现排便不畅，伴腹胀，有肛门排气，于2015年9月17日至门诊就诊，给予复方嗜酸乳杆菌片、复方谷氨酰胺肠溶胶囊、比沙可啶肠溶片等治疗。患者用药后曾解大量粪便1～2次，排便后腹胀缓解，后又反复出现排便不畅，伴腹胀。2015年9月25日拟行肠镜检查，服用泻药后有解便，无腹痛，但肠镜下肠道准备太差，终止肠镜检查。继续予乳果糖、六味安消胶囊通便治疗，未见好转，患者无排便，有排气。于2015年10月16日住院治疗，其间查血常规、肝肾功能、空腹血糖、电解质、凝血功能、甲状腺功能正常；AFP、CEA、CA199、CA153、CA724、SCC、CA50、TNF－α均正常。腹部B超示：脂肪肝(轻度)，胆囊隆起性病变，考虑胆囊息肉，胆囊壁胆固醇结晶，前列腺增大伴钙化。立卧位片示：小肠梗阻。给予禁食、胃肠减压、静脉补液支持治疗。2015年10月21日口服碘油造影示：(16:00)胃内造影剂充盈，幽门通畅，大部分造影剂位于空肠内；(18:00)大部分造影剂位于小肠内，小肠梗阻；(次日8:00)小肠梗阻，局部小肠、结肠内见造影剂，造影剂已达直肠(图17－1)。2015年10月24日腹盆部CT示：肝脏低密度病灶；胆石症；末端回肠肠腔扩张，系膜结构紊乱，腹盆区肠壁异常增厚；前列腺增大伴钙化(图17－2)。考虑回盲部肿瘤可能伴不全肠梗阻，转外科治疗。2015年10月29日结肠镜示：升结肠多发息肉(已摘除)，回盲部憩室，慢性结肠炎(图17－3)。因未见升结肠回盲部占位性病变，未行手术。予进食半流质，每日有解便，不成形，病情好转后出院。出院后患者仍有上腹部饱胀不适，下腹部痉挛性疼痛，再次至门诊就诊，予奥美拉唑抑酸、甲硝唑抗感染、维生素支持、石蜡油通便等治疗，解便后患者腹痛较前好转。

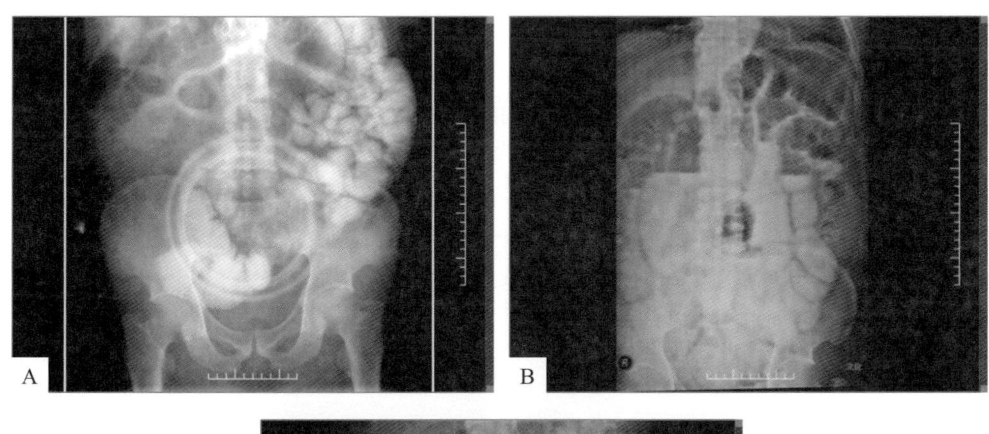

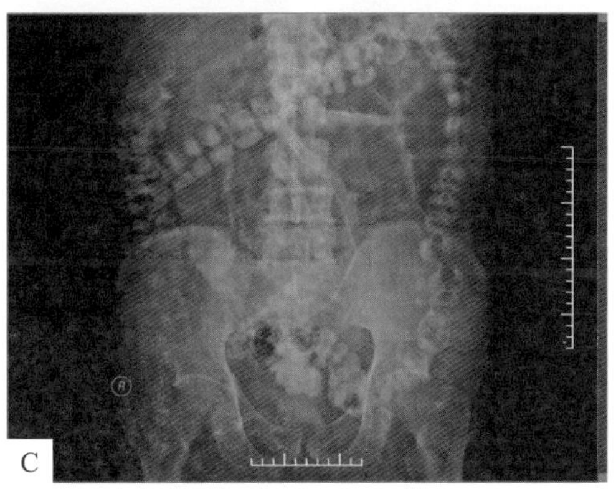

图17－1 小肠碘油造影

A. 16:00腹部立位片；B. 18:00腹部立位片；C. 次日8:00腹部立位片

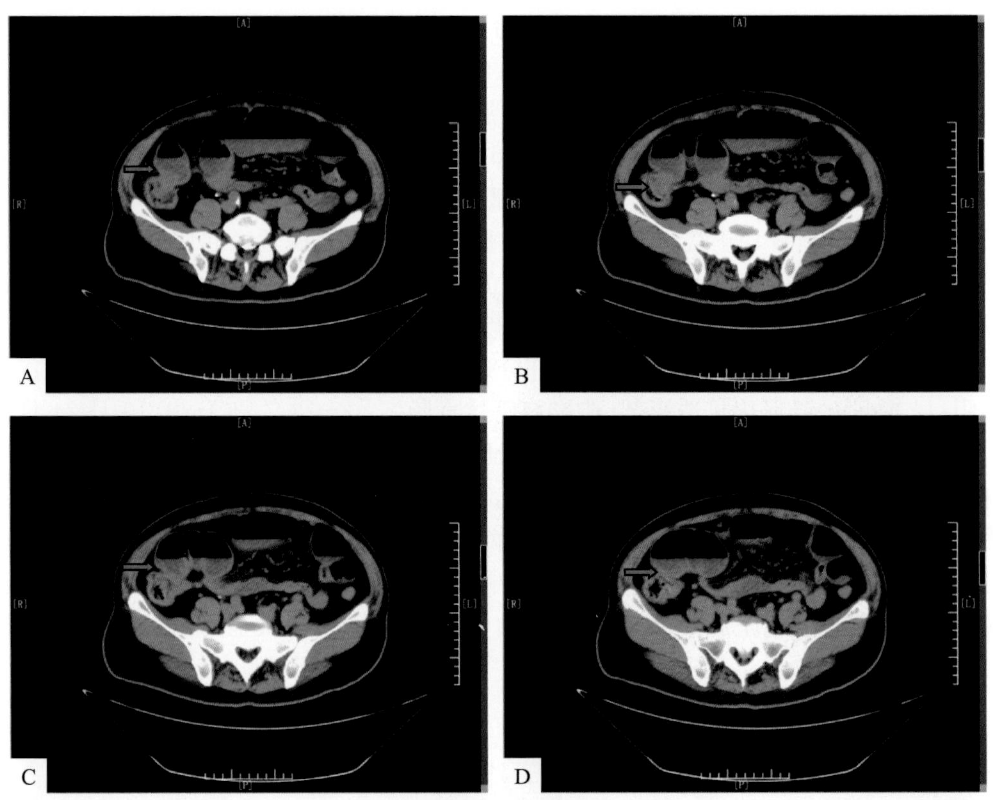

图 17-2　腹盆部 CT 示末端回肠肠腔扩张，系膜结构紊乱

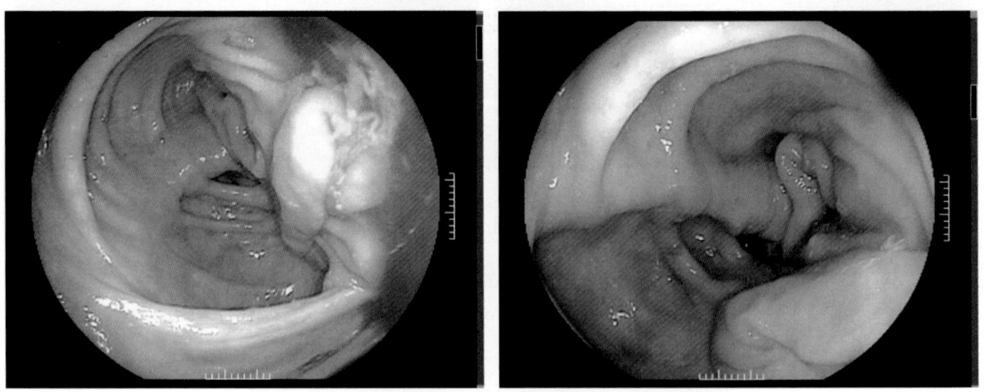

图 17-3　肠镜图

初步诊断

不完全性小肠梗阻（回肠末端占位可能）。

入院查体

腹膨软，右下腹轻压痛，无反跳痛，肠鸣音增加，移动性浊音阴性。

辅助检查

(2015－12－09)腹部立卧位片：小肠低位梗阻，趋向于不完全性。

(2015－12－09)盆腔 CT：小肠不完全性肠梗阻；肝囊肿；胆囊结石。

(2015－12－17)小肠 CT：低位不全小肠梗阻，以回肠扩张为著，提示回盲瓣病变，建议肠镜病理活检；肝囊肿；胆囊结石(图 17－4)。

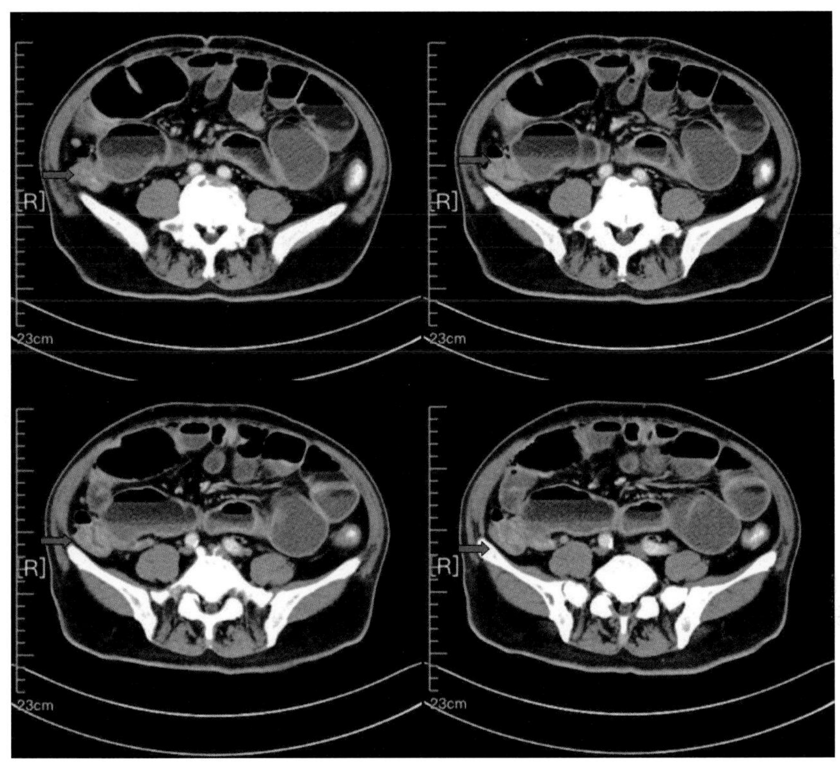

图 17－4 小肠 CT 示低位不全小肠梗阻，以回肠扩张为著，提示回盲瓣病变

病例讨论

本例为 69 岁男性，因反复腹痛、腹胀，解便不畅、不成形就诊，腹部平片、碘油造影及腹盆部 CT 提示不完全性小肠梗阻，末端回肠肠腔扩张，系膜结构紊乱，考虑回盲部肿瘤可能，但肠镜检查未见升结肠回盲部占位性病变。其间查血常规、肝肾功能、空腹血糖、电解质、凝血功能、甲状腺功能、肿瘤标记物均正常。予半流质饮食、石蜡油治疗后每日有排便，不成形。此次入院后患者仍有上腹部饱胀不适、下腹部痉挛性疼痛，虽每日有不成形大便，但腹部立卧位片、CT 仍提示小肠低位不全梗阻，进一步行小肠 CT 检查提示回盲瓣病变。经分析病史、辅助检查及影像学表现，请外科会诊及充分与患者沟通后，建议行剖腹探查术。

治疗及转归

2015 年 12 月 29 日对患者行剖腹探查术，术中腹腔见少量淡黄色渗液，腹膜、小肠系膜、肠壁见多发 0.2～0.5 cm 粟粒样灰白色结节，切取 1 枚送冰冻病理提示浸润性腺癌，回盲部阑尾根部扪及一个 4 cm×3 cm 的肿块，质硬，突出浆膜面，右结肠动脉沿途见肿大淋巴结。末端回肠 100 cm 扩张明显，近端小肠扩张不明显，全麻下行右半结肠切除术。

病理检查示：右半结肠切除标本长 30 cm，周径 4～5 cm，肠腔黏膜结构存在，充血水肿，肠黏膜表面有大量粪便，回盲部黏膜充血水肿，阑尾 8 cm×1 cm×1 cm，阑尾腔内充满黏液，阑尾壁增厚。阑尾周围脂肪组织内见直径 0.5～1 cm 淋巴结。肠系膜根部淋巴结直径 1～2 cm。阑尾低分化腺癌，部分为黏液腺癌，肿瘤浸润至浆膜层。回盲部交界处见癌累及，阑尾周围淋巴结：0/7，肠系膜淋巴结：0/8。补充报告：阑尾低分化腺癌，部分为黏液腺癌，肿瘤浸润至浆膜层；CK7（＋），CK20（＋），CEA（＋），Ki－67（60%＋），Bcl－2（＋），P53（＋），nm23（＋），TOPOⅡ（＋）。

最后诊断

阑尾恶性肿瘤（低分化腺癌，部分为黏液腺癌，$T_4N_0M_1$）。

病例总结

患者因反复腹痛、腹胀及解便不成形发现不完全性小肠梗阻，碘油造影及腹盆部 CT 提示末端回肠肠腔扩张，系膜结构紊乱，考虑回盲部肿瘤可能，但肠镜检查未见升结肠回盲部占位性病变。其间查肿瘤标记物均正常。予半流质饮食、石蜡油治疗后每日有排便，不成形，症状可缓解，但反复发作。进一步行小肠 CT 检查仍提示回盲瓣病变，经充分沟通后，行剖腹探查术，明确诊断为阑尾恶性肿瘤。

诊疗启迪

此病例是以不完全性小肠梗阻为首发的阑尾恶性肿瘤。患者表现为腹痛、腹胀、解便不成形，碘油造影、CT 示低位小肠梗阻，考虑回盲部肿瘤可能，但肠镜未见升结肠、回盲部占位性病变，且该患者肿瘤指标也在正常范围，使临床对恶性肿瘤的诊断存在诸多疑虑。尽管患者经石蜡油、半流质等保守治疗后每日可解不成形便，但多次 CT、立卧位片均提示低位小肠梗阻未缓解，并且进一步行小肠 CT 亦提示回盲瓣病变可能。故对于这种影像学提示存在固定部位病变引起的不完全性肠梗阻，但内镜未见明显占位病变者，需警惕阑尾来源的肿瘤病变。

专家点评

小肠梗阻（small bowel obstruction，SBO）是急诊住院和外科手术的主要原因之一。在西方国家，腹腔粘连是引起 SBO 的首要原因，其次是疝和肿瘤，再次是炎症、炎症性肠病、肠套叠及胆石梗阻等。无论何种原因，肠梗阻均可导致肠壁水肿，引起缺血、炎性改变及坏死，需要准确把握手术时机和适应证。治疗上，首先需要明确是予以保守治疗还是手术治疗，以及选择合适的手术时机。该患者首次住院期间发现不完全性小肠梗阻，CT 提示回盲部病变可能，占位不能排除，但肠镜未见病变；且患者一般情况可，无发热、感染、贫血、腹水、肠壁水肿等表现，肿瘤指标均正常，同时给予保守治疗（石蜡油通便、半流质饮食)后,患者每日有排便,症状可部分缓解,故当时持保守态度,未给予手术探查治疗。患者经保守治疗后症状反复持续存在,CT 提示经治疗后梗阻未缓解,故需考虑内镜直视下可能无法观察到的阑尾以及向腔外发展的病变,治疗上有剖腹探查指征。

原发性阑尾恶性肿瘤在临床病例中很少见,术后病理主要是阑尾类癌和腺癌,其中黏液性腺癌更为少见。原发性阑尾腺癌由 Berger 于 1882 年首先报道,在胃肠道肿瘤中发病率仅占 0.2%~0.5%,在全球每年每百万人中会发现 0.12 例。肿瘤可使阑尾根部狭窄、闭塞,导致阑尾腔内分泌物不易排出,易并发感染,增加腔内压力,出现类似于阑尾炎的右下腹痛或右下腹包块表现。部分病变被大网膜包裹后,与周围组织粘连形成包块,术前影像检查易误诊为阑尾脓肿,多数患者在术中或术后才被确诊。因阑尾黏膜肌层较薄且多不完整,阑尾黏液腺癌易侵袭、穿透阑尾壁,播散至腹腔,转移至腹膜,形成粘连、肿块及黏液性腹水时,患者可因腹痛、进行性腹胀、腹部包块、胃肠道梗阻等症状就诊,术前诊断困难,常被误诊为回盲部肿瘤。该患者以排便不成形、腹胀、排便不畅为主要症状起病,无明显右下腹痛、包块等提示阑尾病变的临床表现。影像学表现为低位不全性小肠梗阻,术后明确为阑尾低分化腺癌、部分黏液腺癌。故对于低位小肠梗阻患者,除回盲部病变外,需警惕阑尾病变,患者可以存在血生化、肿瘤指标均正常的表现。内镜检查需仔细观察阑尾开口,即使内镜下无直观表现,对于反复保守治疗后小肠梗阻未缓解,且表现为回盲部固定部位可疑病变的患者,需警惕阑尾来源的肿瘤。

病例提供单位:上海交通大学医学院附属瑞金医院卢湾分院消化内科
整理:孙颖
述评:郑雄,胡梅洁

参考文献

[1] ASWINI KP. Decision making in bowel obstruction: a review [J]. J Clin Diagn Res, 2016,10(11):7-12.

[2] SORESSA U, MAMO A, HIKO D, et al. Prevalence, causes and management outcome of intestinal obstruction in Adama Hospital, Ethiopia [J]. BMC Surg, 2016,16(38):1-8.

[3] FARAH RH, FAHMI Y, KHAIZ D, et al. Post-operative transmesosigmoid hernia causing small bowel obstruction: a case report [J]. Pan Afr Med J, 2015,20:318.

[4] LIU J, SUN CY. Diagnostic value of plain and contrast radiography, and multi-slice computed tomography in diagnosing intestinal obstruction in different locations [J]. Indian J Surg, 2015,77(Suppl 3):1248-1251.

[5] DASANU CA, HYAMS DM, SENATORE FJ. Adenocarcinoma of the appendix occurring in a patient treated with paclitaxel for locally advanced esophageal cancer [J]. J Oncol Pharm Pract, 2018,24(2):150-152.

第三章

肝、胆、胰疾病

病例18 会发热的胰腺占位

主诉

间断左上腹胀痛 2 个月余。

病史摘要

患者，女性，57 岁，2 个月前无明显诱因下出现间断左上腹部胀痛，进食后明显，无放射痛，伴乏力、食欲缺乏、恶心，无呕吐、头晕、腹泻、嗳气、反酸、烧心、发热。1 个月前至当地医院就诊，行胃镜检查提示慢性胃炎；腹部增强 CT 提示胰腺体尾部病变，伴胰腺尾部周围脂肪间隙模糊，考虑恶性肿瘤（胰腺神经内分泌肿瘤）伴轻度炎症可能；查血常规提示 WBC 28.3×10^9/L，N% 91%，Hb 102 g/L（20 天后复查 Hb 77 g/L），CRP 98.2 mg/L（20 天后 106 mg/L），ESR 110 mm/h。诊断为：胰腺体尾部病变，恶性肿瘤可能伴感染（胰腺脓肿可能）。遂予以"奥硝唑＋莫西沙星"2 周抗感染治疗，后改为"亚胺培南西司他丁"治疗 6 天。外院住院期间患者血常规多次复查较高，且住院期间出现发热，最高体温 38.5℃；骨髓穿刺提示：粒细胞胞质内颗粒明显增多增粗，细胞外铁增高，内铁偏低。遂转至我院，查血常规：WBC $(26\sim33)\times10^9$/L，N% 91%，Hb 76 g/L，CRP 120 mg/L，ESR 112 mm/h。肝功能：前白蛋白 63 g/L，ALB 24～28 g/L。患者大便不成形，2～3 次/日，黄色稀水样，无黏液脓血，近 2 月体重下降 4 kg。

既往史：8 年前曾诊断甲亢，已治愈（具体不详）。否认高血压、糖尿病、肝炎等病史，否认胰腺炎病史，否认家族史，否认手术及外伤史。无吸烟、饮酒史。婚育史：已婚，育有 1 子，体健，绝经 7 年。

外院超声内镜引导细针穿刺抽吸（endoscopic ultrasound-guided fine needle aspiration，EUS－FNA）结果见图 18－1 和图 18－2。

初步诊断

胰腺体尾部占位（胰腺脓肿？胰腺导管腺癌？胰腺神经内分泌肿瘤？间叶性肿瘤？）。

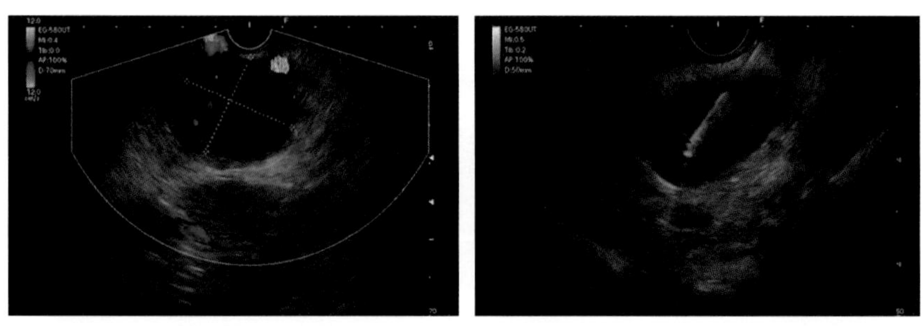

图 18-1　超声内镜示胰腺占位性病变，大小约 3.5 cm×4.5 cm，边界较清楚

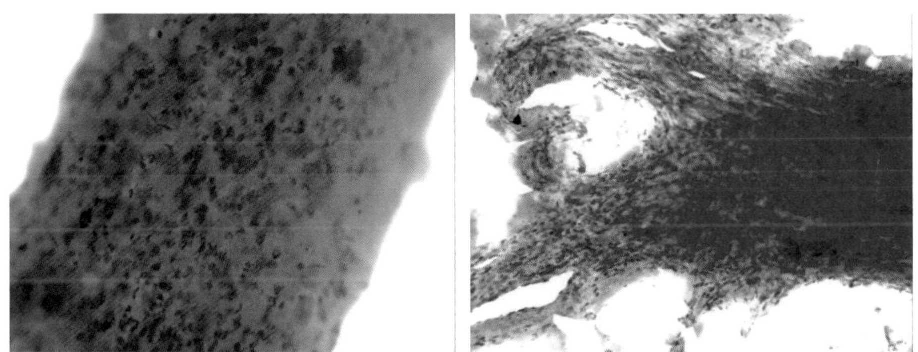

图 18-2　EUS-FNA 病理见异型细胞团，细胞受牵连变形明显，细胞免疫见淋巴细胞浸润，未见肯定恶性肿瘤细胞

入院查体

T 36.3℃，R 21 次/分，BP 110/70 mmHg，BMI 20.3 kg/m^2。神志清，皮肤、巩膜无黄染。心率 85 次/分，律齐，未闻及杂音，肺部查体未见明显异常，腹平软，左上腹轻压痛，无反跳痛，肠鸣音 4 次/分，移动性浊音阴性。双下肢无水肿。

辅助检查

入院时查血常规：WBC (26～33)×10^9/L，N% 91%，Hb 76 g/L，CRP 120 mg/L，ESR 112 mm/h。肝功能：前白蛋白 63 g/L，ALB 24～28 g/L。Ig 全套及 IgG4、免疫全套、T-SPOT、肿瘤指标：正常。

胸部 CT、甲状腺及甲状旁腺超声、乳腺超声、妇科超声：未见异常。

胰腺增强 MRI：胰腺占位性病变，边界尚清，边缘强化，中央坏死合并感染(图 18-3)。

病例讨论

本病例为 57 岁女性，间断左上腹胀痛 2 个月，伴食欲缺乏、恶心、消瘦，在外院住院期间有发热。患者无胰腺炎病史，无外伤史，无糖尿病史。1 个月前至外院行腹部增强 CT 提示胰腺体尾部病变，伴胰腺尾部周围脂肪间隙模糊，考虑恶性肿瘤(胰腺神经内分泌肿瘤)伴轻度炎症可能。骨髓穿刺提示：粒细胞胞质内颗粒明显增多、增粗。病程中 WBC 显著升高，Hb

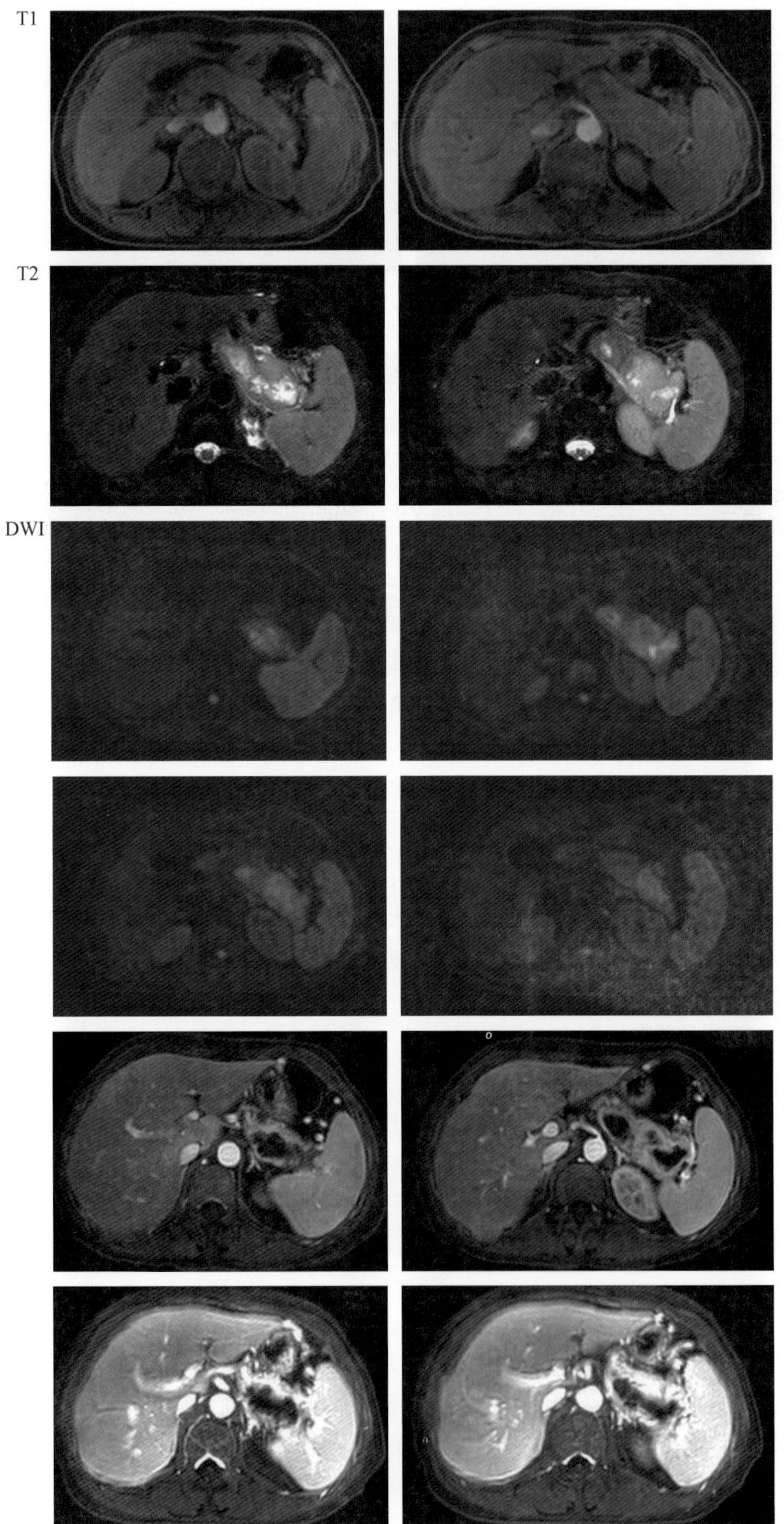

图 18－3　胰腺增强 MRI

下降，ESR、CRP 高，肿瘤指标、免疫指标无异常。此次入院检查除上述异常外还发现 ALB 低，进一步行胰腺增强 MRI 检查后发现：胰腺占位性病变，边界尚清，边缘强化，中央坏死合并感染。经分析病史、查看辅助检查及影像学检查后，考虑占位性病变，性质待明确，建议行声内镜检查及 FNA 活检。

治疗及转归

完善 EUS－FNA，见胰腺尾部区域性占位性病灶，大小 5.0 cm×3.7 cm，低回声，实性，部分区域液化，边界尚清，形态不规则，少许血流信号，其余胰腺实质回声均匀(图 18－4)。细胞学提示：整体细胞量少，其中以炎症细胞为主，同时可见梭形细胞，组织细胞及少量腺上皮细胞，未见恶性依据。

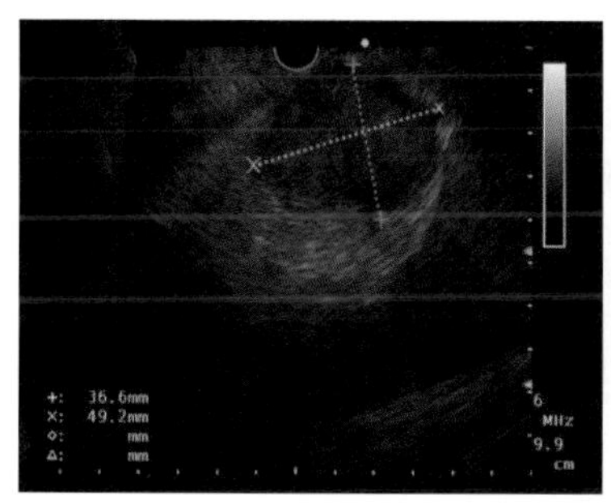

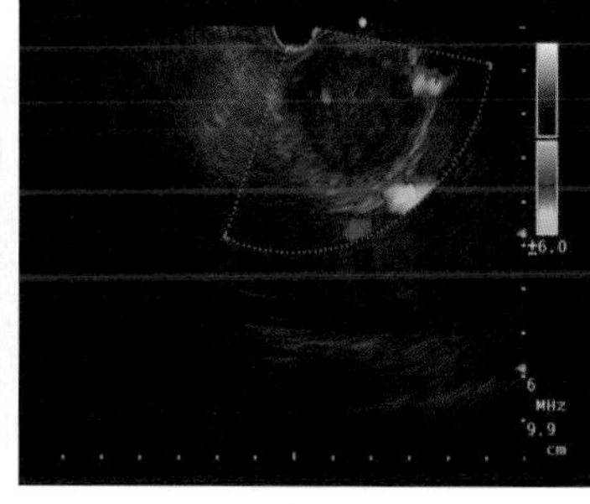

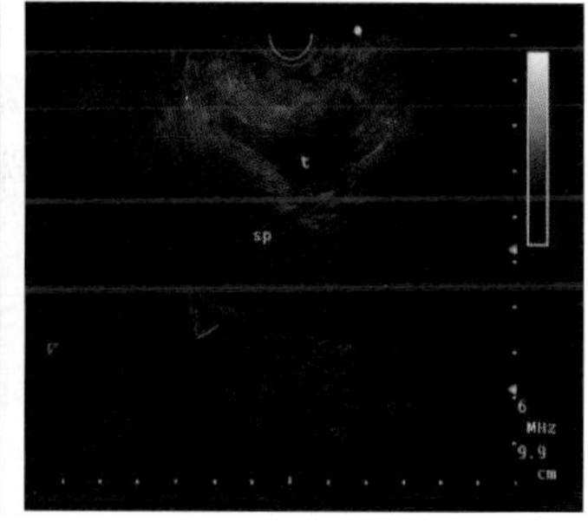

图 18－4 本院超声内镜图

外科手术病理提示：胰体尾＋脾脏切除标本梭形细胞病变，细胞丰富伴有不典型，可见核分裂，伴有较多淋巴细胞、浆细胞、嗜酸性粒细胞及中性粒细胞浸润，可见坏死，考虑间叶源性肿瘤。结合 HE 形态及免疫表型，符合炎性肌纤维母细胞肿瘤，肿物大小 7.5 cm×5.0 cm×2.5 cm，累犯胰腺，脾脏未见肿瘤累及，胰周淋巴结未见转移。

免疫组化结果：肿瘤细胞 Vimentin (＋)，SMA (少量＋)，Desmin (少量＋)，ALK－1 (＋)，ALK－D5F3 (＋)，MDM－2 (＋)，CDK－4 (＋)，ini－1 (＋)，PGM－1 (部分＋)，β－Catenin (浆细胞＋)，CD35 (少量＋)，IgG (浆细胞＋)，AE1/AE3 (－)，S－100 (－)，CD34 (－)，CD117 (－)，DOG－1 (－)，IgG4 (－)，DCD1α (－)，CD21 (－)，CD23 (－)，CD30 (－)，EMA (－)，Ki－67 (热点区 40%＋)。

术后复查血常规：WBC 5.32×10^9/L，N% 58.9%，Hb 101 g/L；CRP 8 mg/L；ESR 15 mm/h。肝功能：前白蛋白 233 g/L，ALB 52 g/L。

最后诊断

炎性肌纤维母细胞肿瘤。

病例总结

患者出现间断左上腹胀痛 2 个月，伴食欲缺乏、恶心、消瘦，发现胰腺体尾部占位，考虑恶性肿瘤(胰腺神经内分泌肿瘤)伴轻度炎症可能。外院诊疗期间 WBC 显著升高，Hb 下降，ESR、CRP 高，并出现发热，最高体温 38.3℃，肿瘤指标、免疫指标无异常。患者无胰腺炎病史，无外伤史，无糖尿病史。骨髓穿刺提示粒细胞胞质内颗粒明显增多、增粗。经抗感染等治疗后患者无明显好转。除上述相似结果外，我院还发现 ALB 低，进一步行胰腺增强 MRI 检查后发现：胰腺占位性病变，边界尚清，边缘强化，中央坏死合并感染。行 EUS-FNA，细胞学查见以炎症细胞为主，未见恶性依据。综合考虑后认为，该胰腺占位有手术指征，建议予以手术切除。在外科手术前患者再次出现发热，经对症治疗后体温正常，遂予以外科手术，术后病理证实为炎性肌纤维母细胞肿瘤。

诊疗启迪

此病例是以间断左上腹胀痛为首发的胰腺占位。患者表现为左上腹部胀痛 2 个月，疼痛呈间断发作，进食后明显，无放射痛，伴乏力、食欲缺乏、恶心，无呕吐，在外院住院期间出现发热。外院和我院影像学倾向于恶性占位，但肿瘤指标均在正常范围。该患者还出现了一系列炎症表现，如 WBC 显著升高，以中性粒细胞为主，ESR、CRP 高，骨穿提示粒细胞胞质内颗粒明显增多、增粗，此外还有 Hb 下降、ALB 低等消耗性表现。既往无胰腺炎病史，无腹部外伤等病史。该患者临床表现为腹痛、食欲缺乏、消瘦，影像学发现胰腺占位，且有发热症状。实验室检查有 ESR、CRP、WBC 增高，但肿瘤指标正常。其影像学特点和临床表现具有迷惑性，遂再次予以 EUS-FNA，结果看到炎症细胞为主，同时可见梭形细胞。在外科手术前不易联想到炎性肌纤维母细胞肿瘤，因为该肿瘤为少见疾病，胰腺受累更少见。结合术后病理，反观两次 FNA 结果，是符合该病特点的。由此例提示我们 FNA 在胰腺占位性病变诊断中的重要性，以及如何提高穿刺阳性率值得进一步思考。

专家点评

2013 年世界卫生组织将炎性肌纤维母细胞肿瘤定义为由分化的肌纤维母细胞性梭形细胞组成的、常伴大量浆细胞和(或)淋巴细胞的一种肿瘤，属纤维母细胞/肌纤维母细胞肿瘤的中间性(偶见转移性)一类。其中一部分有复发可能，属低度恶性肿瘤。多为单发或分叶状，因其为中间性肿瘤，多表现为良性生物学行为，边界清楚。周围组织无侵犯，无淋巴结及远处转移，但也有局部浸润的表现。

病因：不明确，可能与手术、创伤、炎症、异常修复、EB 病毒或特殊细菌感染有关。

发病年龄及部位：各种年龄，好发于儿童及青少年，无明显性别差异。可见于任何系统器官。常见于肺、肠系膜、大网膜，泌尿生殖道；少见于骨、软组织、肝脏、喉部、子宫、中枢神经系统、腹膜后。

临床特征：起病隐匿，临床表现不典型，与病灶的部位及肿瘤大小有关。有时可伴有发热等炎症相关症状。

辅助检查。

(1) 实验室检查：多有贫血、CRP 升高和 ESR 增快，临床误诊率很高。

(2) 影像学 CT/MRI：单发，瘤体较大，形态不规则、分叶状，囊实性多见，囊性部分占比小于实性部分，密度不均。强化特点为以病灶边缘实性成分强化为主，呈渐进性，门脉及延迟期持续强化。EUS 特点同其他间叶源性肿瘤类似。

(3) 穿刺细胞学：吸出物通常细胞量少，可能无法得出诊断，如见梭形细胞及炎症细胞混杂存在，需与其他梭形细胞肿瘤鉴别，多为术后病理确诊。

（4）病理学：根据细胞成分和基质比例可分为黏液/血管型、梭形细胞密集型和纤维型。其中，黏液/血管型最多见，纤维型最少见。黏液/血管型的特点是梭形肌纤维母细胞散在分布于黏液基质中，有大量血管和浆细胞、淋巴细胞和嗜酸性粒细胞浸润。梭形细胞密集型则表现为增生的梭形细胞紧密束状排列，夹杂炎性细胞。纤维型则以致密成片的胶原纤维为主。免疫组化有助于证实免疫表型，并有助于排除其他疾病。一般 Vimentin 呈弥漫强阳性，肌源性抗体 SMA 局灶或弥漫阳性，Desmin 多数患者可呈阳性。

治疗：据报道，抗炎药物如激素、非甾体抗炎药对某些病例有效，还有小部分肿瘤自行消退，手术切除仍是主要的治疗方法。

胰腺炎性肌纤维母细胞肿瘤的症状与部位有关，无特异性。影像学上绝大多数表现与恶性相似，无法单凭影像学诊断。其无血清学特异性标志物。EUS－FNA 对胰腺实性恶性占位具有较高的诊断价值。粗针、高负压有利于获得更好的组织学标本。该肿瘤多在手术后证实。其中一部分有复发可能，属低度恶性肿瘤。术前存在的发热、贫血、ESR 增快等，在切除病变术后可以缓解。

病例提供单位：上海交通大学医学院附属瑞金医院消化内科

整理：张尧

述评：邹多武

参考文献

[1] CASANOVA M, BRENNAN B, ALAGGIO R, et al. Inflammatory myofibroblastic tumor: The experience of the European pediatric Soft Tissue Sarcoma Study Group (EpSSG) [J]. Eur J Cancer, 2020,127:123－129.

[2] LI HB, XU YM, YU JJ. Diagnostic puzzle of inflammatory pseudotumor of the urinary bladder: a case report with brief literature review [J]. South Med J, 2010,103(6):563－566.

[3] BATTAL M, KARTAL K, TUNCEL D, et al. Inflammatory myofibroblastic pancreas tumor: a case report [J]. Clin Case Rep, 2016,4(12):1122－1124.

[4] YAMAMOTO H, WATANABE K, NAGATA M, et al. Inflammatory myofibroblastic tumor (IMT) of the pancreas [J]. J Hepatobiliary Pancreat Surg, 2002,9(1):116－119.

[5] PANDA D, MUKHOPADHYAY D, DATTA C, et al. Inflammatory myofibroblastic tumor arising in the pancreatic head: a rare case report [J]. Indian J Surg, 2015,77(6):538－540.

[6] PUNGPAPONG S, GEIGER XJ, RAIMONDO M. Inflammatory myofibroblastic tumor presenting as a pancreatic mass: a case report and review of the literature [J]. JOP, 2004,5(5):360－367.

[7] MATSUBAYASHI H, UESAKA K, SASAKI K, et al. A pancreatic inflammatory myofibroblastic tumor with spontaneous remission: a case report with a literature review [J]. Diagnostics (Basel), 2019,9(4):150.

病例19 反复上腹胀痛的元凶是谁？

主诉

反复上腹部胀痛 3 年余，加重 5 天。

病史摘要

患者 3 年前无明显诱因下出现上腹部胀痛，持续数小时后可自行缓解，患者未予注意。此后每间隔约半年，腹痛、腹胀发作 1 次，症状与前相似，服用多潘立酮或中药后可缓解，患者自以为胃炎，未予重视。2019 年 12 月 8 日患者再次出现腹痛，伴腹胀、胸闷、冷汗，在家中卧床休息后症状缓解。就诊前一日晚上再次出现腹痛、腹胀，症状较前加重，持续整晚不能缓解，无腹泻、恶心、呕吐、黑便、反酸、嗳气等不适，遂至我院急诊就诊。查淀粉酶 961 U/L，考虑胰腺炎可能，为求进一步诊治，拟"急性胰腺炎"收住入院。

病程中，患者神清，精神可，胃纳可，睡眠佳，二便无殊，体重无明显改变。

患者既往确诊高血压病 3 年，平素规律服用厄贝沙坦治疗；胆囊结石病史 3 年。否认糖尿病、冠心病病史，否认结核、肝炎病史。否认手术、外伤史。否认烟酒史。无疫水疫区及家禽密切接触史。家族中无传染病及遗传病病史。已婚已育，配偶及 1 女体健。

初步诊断

急性胆源型胰腺炎，轻症；高血压病 1 级（低危）。

入院查体

T 36.7℃，P 95 次/分，R 19 次/分，BP 131/84 mmHg。神志清，精神可，皮肤、巩膜无黄染，全身浅表淋巴结无肿大。颈软，气管居中，双肺呼吸音清，未及干、湿啰音，心率 95 次/分，心律齐，各瓣膜听诊区无明显病理性杂音。腹平软，上腹部压痛，无反跳痛，肝脾未及肿大，无肾区叩痛，Murphy 征阴性，移动性浊音阴性。双下肢无水肿，神经系统体检无异常。

辅助检查

血常规：CRP 160 mg/L，WBC 7.34×10^9/L，N% 79.2%，L% 10.9%，Hb 147 g/L，PLT 152×10^9/L。

生化：TBil 25.9 μmol/L，DBil 8.4 μmol/L，淀粉酶 352 U/L，估算肾小球滤过率 70.4 mL/(min·1.73 m^2)，Cr 98 μmol/L；葡萄糖 6.90 mmol/L；CA199 91.5 U/mL；抗双链 DNA 抗体、抗组蛋白抗体弱阳性。

补体、IgG4、其余肿瘤标记物、ANCA 相关抗体、凝血功能未见明显异常。

（2019－12－17）磁共振胰胆管成像（magnetic resonance cholangio pancreatography，MRCP）：胰头区囊性灶，胰腺导管内乳头状黏液性肿瘤（intraductal papillary mucinous neoplasm of pancreas，IPMN）可能大；肝内外胆管略扩张；胆囊结石；附见肝、双肾囊性灶（图 19－1）。

（2019－12－17）胰腺增强 MRI：胰头区囊性灶，拟 IPMN 可能大；肝囊肿，肝内外胆管轻度扩张；胆囊结石；左肾囊肿（图 19－2）。

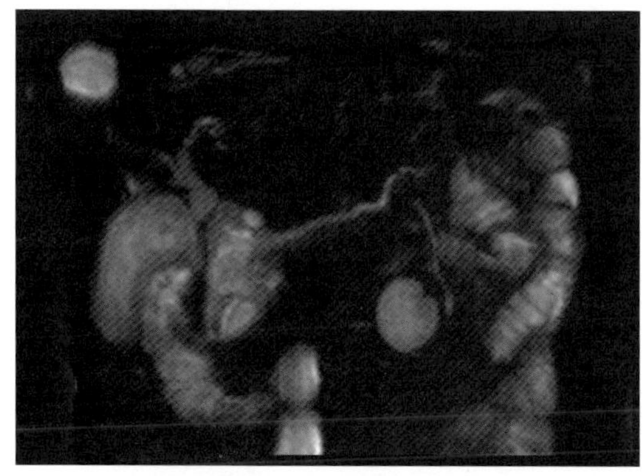

图 19－1　MRCP 图

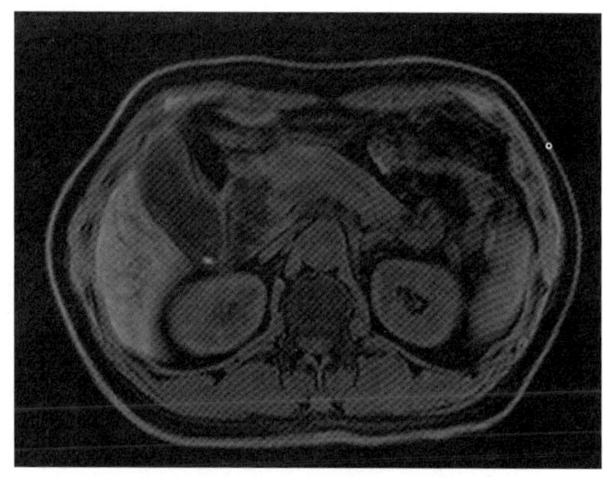

图 19－2　胰腺增强 MRI

（2019－12－18）胰腺 CTA：胰头部囊性灶，拟 IPMN（混合型）可能；胰头部轻度胰腺炎改变；胆总管下段炎性狭窄伴上游肝内外胆管轻度扩张；胆囊结石，胆囊炎；胰周、腹膜后多发小淋巴结；肝囊肿；左肾囊肿；脐部腹壁下小囊性灶；附见两肺散在少许条索灶，心包少许积液（图 19－3）。

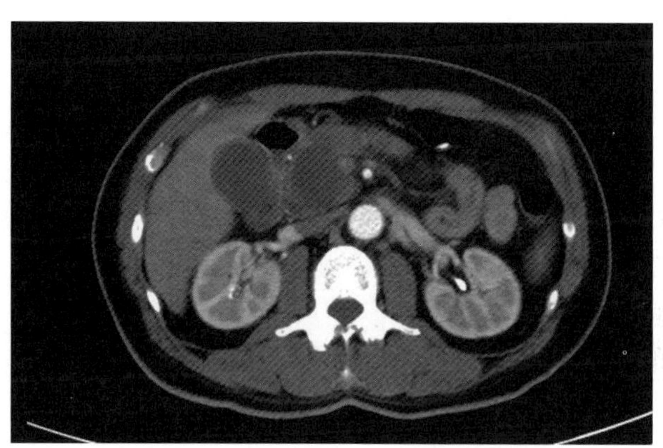

图 19－3　胰腺 CTA

（2019－12－20）超声胃镜：胰腺头部近颈部可见分叶状囊性病灶，整体病灶直径约 44 mm×23 mm，内部呈均匀无回声，无血流信号，病灶可见分隔，分隔及囊壁偏厚，其中于两个子囊内可见中等结节样回声，直径约 5 mm。胰腺头部囊性病灶（考虑混合型 IPMN）（图 19－4）。

（2019－12－20）内镜逆行胰胆管造影（endoscopic retrograde cholangiopancreatography，ERCP）：十二指肠大乳头开口扩大伴胶冻样分泌物，主胰管胰头段囊性病灶伴主胰管轻度扩张（考虑 IPMN）。完成内镜逆行胰管造影＋胰管清理（图 19－5）。

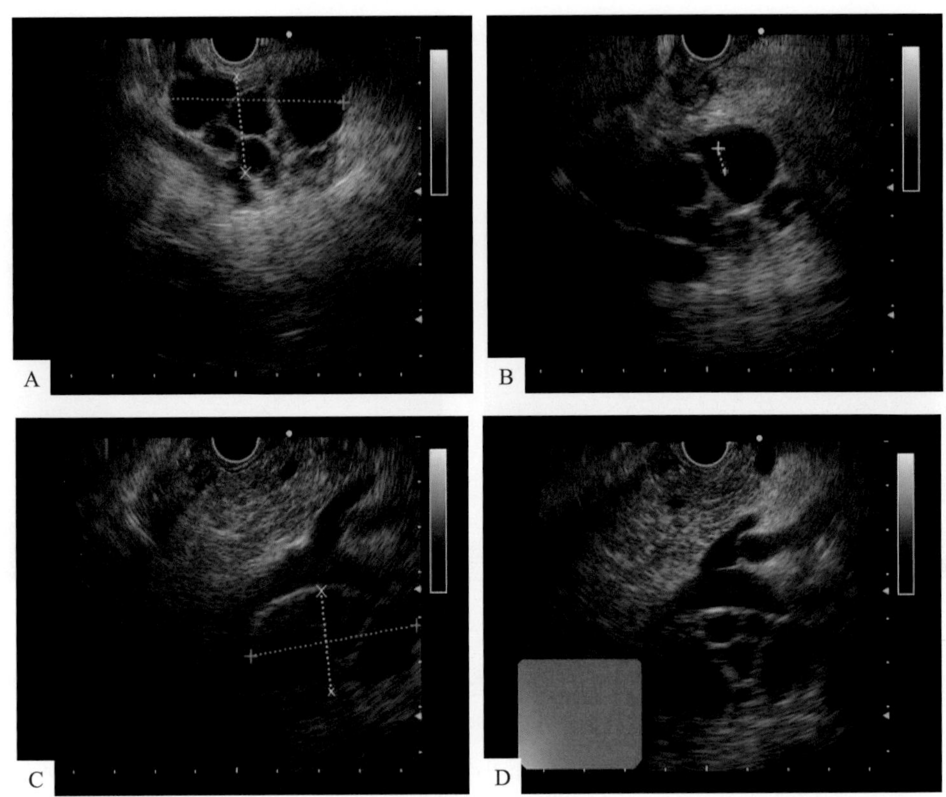

图 19-4　超声胃镜图

A. 整体病灶；B. 壁结节；C. 胰头；D. 胰头

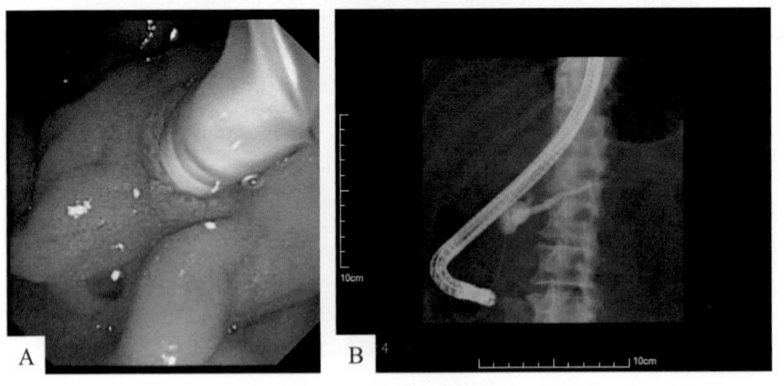

图 19-5　ERCP 图

A. 十二指肠大乳头；B. ERCP 造影

病例讨论

本例患者为 63 岁男性，反复腹痛、腹胀 3 年。此次发作时查淀粉酶 961 U/L，考虑胰腺炎可能，拟“急性胰腺炎”收住入院。整个病程中患者无恶心、呕吐、发热、咳嗽、咳痰等不适。此次住院期间，患者完善相关检验、检测，发现淀粉酶 352 U/L，完善 MRCP、胰腺 MRI、胰腺 CTA，考虑 IPMN 可能性大，并完善超声内镜和 ERCP，提示胰腺头部近颈部分叶状囊性病灶，直径约 44 mm×23 mm，两个子囊内可见壁结节，直径 5 mm；囊性灶与主胰管相通，胰头部主胰管最宽处直径 7.5 mm，考虑混合型 IPMN。结合患者胰腺炎反复发作病史，囊性病灶较大，且有 5 mm 壁结节形成等危险因素，不排除其有早期恶变可能，建议该患者下一步行手术切除治疗。

治疗及转归

1. 后续治疗经过

患者于 2020 年 4 月 15 日于外科行胰腺占位切除手术。

2. 术后病理

胰腺导管内乳头状黏液性肿瘤(肠型)伴灶性高级别上皮内瘤变。

肿瘤大小：2.5 cm×2.5 cm×1.0 cm。

肿瘤扩散：肿瘤局限于胰腺导管内。

神经侵犯：未见。

脉管内癌栓：未见。

胰腺切缘、胆总管切缘、胃切缘、十二指肠切缘未见肿瘤累及。

其他淋巴结转移情况：胃大弯侧淋巴结 3 枚，均未见肿瘤累及。

免疫组化：肿瘤细胞 CK7 (+)，CK19 (+)，CK8 (+)，CK18 (+)，CK20 (+)，CEA (+)，CDX-2 (+)，MUC-1 (小部分+)，MUC-2 (+)，MUC5ac (+)，SMAD-4 (+)，PR (-)，Ki-67 (约 20%+)。

胆囊：未见肿瘤。

最后诊断

胰腺导管内乳头状黏液性肿瘤。

诊疗启迪

患者以反复腹痛为首发症状，既往发作时症状易与慢行胃炎、胃溃疡相互混淆，导致患者未及时就医。此次发病查淀粉酶明显升高，以胰腺炎为首发临床症状。为进一步探究发病原因，我们入院后完善影像学和超声内镜检查，考虑为混合型 IPMN 导致胰腺炎反复发作。因此为了从根本上防止胰腺炎发作，患者有手术指征。同时结合超声内镜下所见患者胰腺头部近颈部分叶状囊性病灶，直径约 44 mm×23 mm，两个子囊内可见直径 5 mm 的壁结节，囊性灶与主胰管相通，主胰管最宽处直径 7.5 mm，提示其有恶变倾向。排除禁忌后患者行 IPMN 手术切除术，手术病理进一步验证其 IPMN 的诊断。

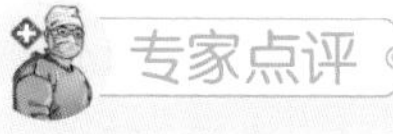

IPMN 于 1982 年由日本内镜专家 Ohashi 等首次报道，是起源于胰腺导管内、可分泌黏液的高柱状上皮细胞呈乳头状增生而形成的一类胰腺肿瘤，是一种潜在的恶性肿瘤。一般认为，男性发病多见，IPMN 早期临床无明显特征性表现，可出现反复腹痛、腰背部疼痛，可伴有黄疸、食欲缺乏、乏力等消化系统症状。例如本患者因症状不典型，被误

以为慢性胃炎，从而导致病情延误。该病的临床诊断主要依靠影像学，包括腹部 CT、MRCP、EUS、ERCP 等。IPMN 可分为 3 种类型，即主胰管型 IPMN（main duct-IPMN，MD－IPMN）、分支胰管型 IPMN（branch duct-IPMN，BD－IPMN）和混合型 IPMN（mixed type IPMN，MT－IPMN）。MD－IPMN 的特征是主胰管节段性或弥漫性扩张＞5 mm，而无其他原因梗阻。直径＞5 mm 且与主胰管相通的胰腺囊肿应考虑为 BD－IPMN，有胰腺炎病史的患者应注意与假性囊肿相鉴别。混合型同时符合 MD－IPMN 和 BD－IPMN 标准。

目前影像学检查使得胰腺囊性病变的检出率越来越高，MRI 的检出率(19.9%)高于 CT（1.2%～2.6%）。对于长径＞5 mm 的囊肿，推荐完善胰腺 CT 或 MRCP 以更好地定性诊断。影像学上的“可疑特征”，特指长径≥3 cm 的囊肿，长径＞5 mm 的强化壁结节，囊壁增厚强化，主胰管直径扩张至 5～9 mm，主胰管口径突然改变伴胰腺远端萎缩，淋巴结病变，血清 CA199 水平升高和囊肿快速增大＞5 mm/2 年，应通过 EUS 对这些患者进行评估，以进一步对病变进行分级。多普勒超声或增强谐波超声可以显示壁结节的血供。而在 CT、MRI 或超声内镜上有明显“高危特征”的囊肿(即胰头囊性病变患者出现梗阻性黄疸，长径≥5 mm 强化的壁结节，主胰管直径≥10 mm)应直接手术切除，无需进一步检查。

在切除的 BD－IPMN 中，浸润癌和高度不典型增生(high-grade dysplasia，HGD)的平均发生率为 31.1%(14.4%～47.9%)，其中浸润癌的平均发生率为 18.5%(6.1%～37.7%)。手术切除的绝对指征是细胞学 HGD 阳性以及存在壁结节。存在附壁结节使得 HGD 或浸润癌的总体发生风险提升 4～6 倍，阳性预测值为 60%。对切除的 BD－IPMN 分析表明，EUS 检出的长径为 5 mm、7 mm 和 10 mm 大小的结节是预测浸润癌或 HGD 的良好指标(敏感性为 73%～100%，特异性为 73%～85%)。而对于 MD－IPMN，其浸润癌和 HGD 的平均发生率为 61.6%（36%～100%），浸润性 IPMN 的平均发生率为 43.1%（11%～81%）。考虑到 HGD 和侵袭性病变的高发生率，强烈建议所有主胰管直径＞10 mm、黄疸或存在壁结节的患者行手术切除。而主胰管直径扩张 5～9 mm 应该被认为是“高危特征”之一，建议评估但不立即切除。

综上所述，对于考虑 IPMN 的患者，临床上应予以高度重视，完善 CT、MRCP、EUS 及 ERCP 等检查，明确胰腺占位性病变、主胰管的扩张情况、有无壁结节。IPMN 作为一种癌前病变，进展相对缓慢，在影像学上有可追踪性，决定了 IPMN 独特的治疗窗，为临床上制定个体化方案提供依据。

病例提供单位：上海交通大学医学院附属瑞金医院消化内科

整理：何相宜，冉桃菁

述评：邹多武

参考文献

［1］TAKAORI K. “Revisions of the International Consensus Fukuoka Guidelines for the Management of

IPMN of the Pancreas": Progress for twelve years [J]. Pancreatology, 2017,17(5):645 - 646.
[2] 王伟,李兆申,高军.胰腺导管内乳头状黏液性肿瘤研究进展[J].世界华人消化杂志,2008,16(18):2025 - 2030.
[3] LEE JE, CHOI SY, MIN JH, et al. Determining malignant potential of intraductal papillary mucinous neoplasm of the pancreas: CT versus MRI by using revised 2017 international consensus guidelines [J]. Radiology, 2019,293(1):134 - 143.

病例20　胰头肿块——是胰腺癌吗?

主诉

反复上腹部疼痛 11 个月。

病史摘要

患者,男性,60 岁,11 个月前大量饮白酒后出现反复上腹部疼痛,向后背部放射,无恶心、呕吐、畏寒、发热,就诊于当地社区医院,予以补液、止痛治疗后好转。患者未予以重视,好转后仍每日饮酒。9 个月前患者感腹痛较前次明显加重,并伴有轻度恶心、呕吐,就诊于当地医院,查血淀粉酶 400 U/L,上腹部及盆腔平扫 CT 提示胰管扩张,胰管结石或胰腺钙化,予以对症治疗后好转出院。出院 2 个月后至当地另一家医院复诊,查 CA199 30.97 U/mL, ALT 145 U/L, AKP 145 U/L, γ-谷氨酰转移酶(gamma glutamyl transferase, GGT) 202 U/L。MRCP:胆总管下段中重度狭窄伴上游胆系扩张,考虑炎症狭窄可能,胆囊泥沙样结石,胰管不均匀扩张,慢性胰腺炎。先后行体外冲击波碎石术(extracorporeal shock wave lithotripsy, ESWL)及 ERCP+胰管探条扩张术+直径 5F 胰管支架置入术。术后患者仍有反复上腹部隐痛不适,出院 6 个月后再次至该医院复诊,查胰腺增强 MRI+MRCP(图 20 - 1):慢性胰腺炎,胰头钩突部增大信号异常,占位不能除外,胆总管下段结石,重度狭窄伴上游胆系扩张;胰腺增强 CT:胆总管末端壁增厚,管腔狭窄,以上水平胆管扩张,胰腺萎缩,胰管扩张。再次行 ERCP+支架取出+扩张+胰管清理术+直径 7F 胰管支架置入,术中见胰管结石、胰头部胰管狭窄扭曲,胰体尾部胰管轻度扩张。但患者术后仍有上腹部隐痛,为求进一步诊治入我科。

病程中患者神清,精神可,胃纳欠佳,夜眠一般,大便不成形,小便正常,发病来体重无明显下降。

既往体健,有高血压病史 10 余年,血压最高 170/100 mmHg,平素口服降压药治疗,血压控制可。有糖尿病病史 5 年,平素口服降糖药治疗,血糖控制可。否认"冠心病"史,否认结核、肝炎等传染病史,40 年前行阑尾切除术。吸烟史数十年,每日约 20 支,饮酒数十年,每日饮白酒约 250 g。家族中无传染病及遗传病病史。子女体健。

入院查体

T 36.5℃, P 85 次/分, R 21 次/分, BP 120/80 mmHg,生命体征平稳。神志清,精神

软,皮肤、巩膜黄染,全身浅表淋巴结未触及肿大,心肺查体未及阳性体征,腹软,上腹部压痛,Murphy 征阴性。

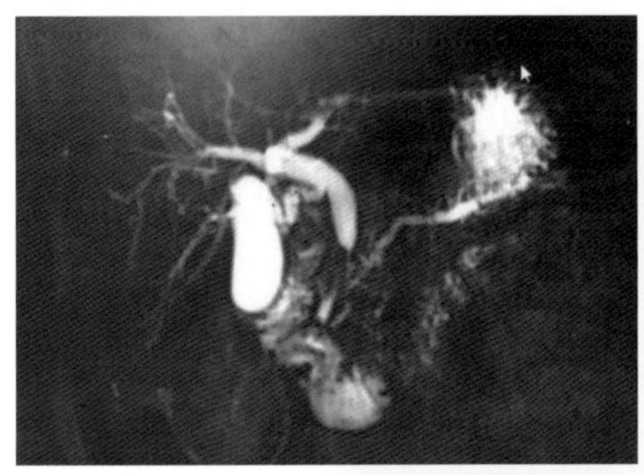
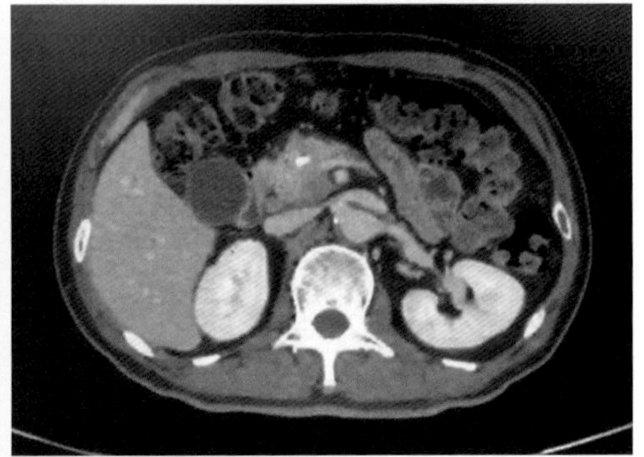
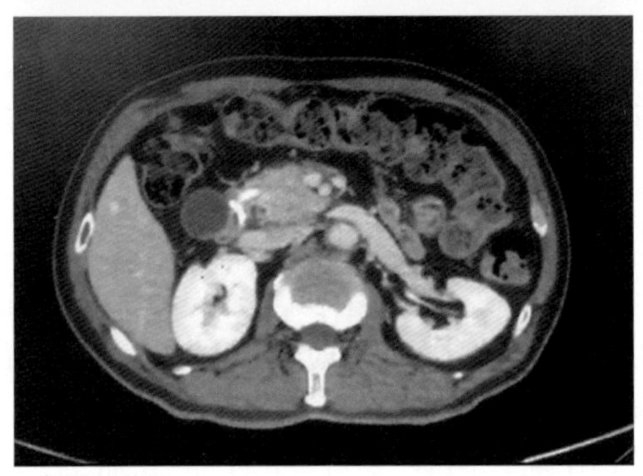

图 20-1 胰腺增强 MRI+MRCP

初步诊断

慢性胰腺炎伴胰头钩突部肿块形成,胰管结石,胰管支架置入术后;胆总管下段狭窄;高血压病 2 级(极高危组);2 型糖尿病。

辅助检查

入院时:CA199 425.10 U/mL。

肝功能:ALT 124 IU/L, AST 65 IU/L, AKP 975 IU/L, GGT 667 IU/L, TBil 16.1 μmol/L。

胰腺增强 MRI:慢性胰腺炎、胰管置管中,胰头部肿大伴团块样改变,首先考虑肿块型胰腺炎可能,较前片略有进展,不完全排除合并恶变,胆总管下段受累伴低位胆道梗阻、胆道炎,门静脉-肠系膜上静脉移行处狭窄,十二指肠框部肠壁肿胀、粘连。

胰腺 CTA:胰腺炎改变,胰管置管中;胰头部肿大伴团块样改变,首先考虑肿块型胰腺炎可能,不完全排除合并恶变,病灶累及胆总管下段、门静脉-肠系膜上静脉移行处;低位胆道梗阻,胰源性门脉高压(图 20-2、图 20-3)。

PET-CT:胰头肿胀,代谢增高,不排除恶性病变,请结合组织病理学检查,肝内、外胆管及胰管扩张;胰腺多发致密影;胰管支架置入所见。

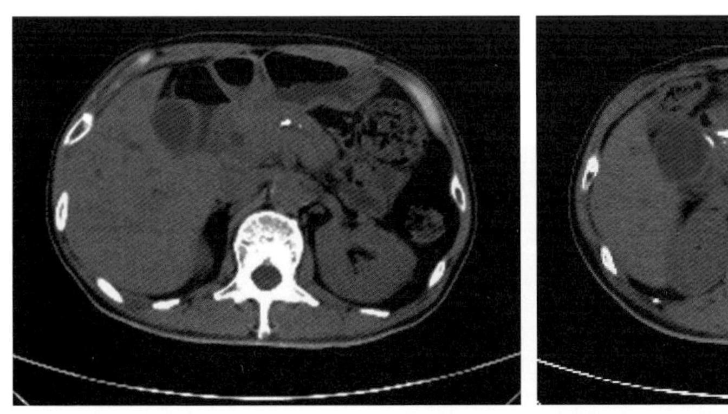

图 20－2　胰腺 CTA 平扫提示胰头明显肿大，最大径约 6 cm，胰腺实质散在钙化，胰管结石、扩张，十二指肠受累、增宽

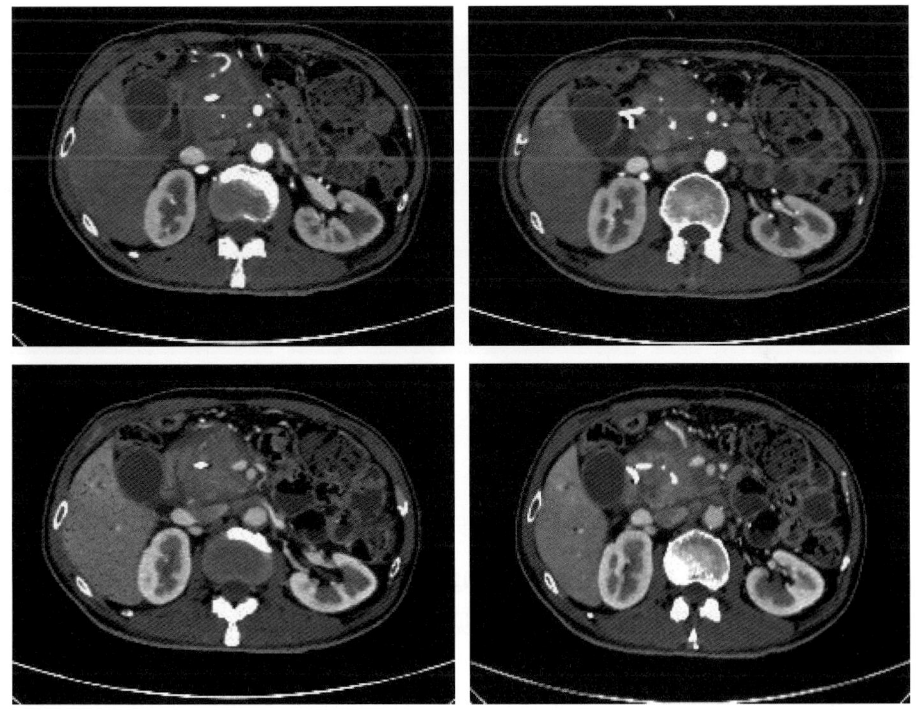

图 20－3　胰腺 CTA 动脉期和门脉期增强可见胰头明显增大，呈延迟强化，明显乏血供区不明显

MRCP：胆总管胰腺段明显狭窄，无截断，胰管节段性狭窄伴扩张，胆总管、胰管穿行改变（图 20－4）。

病例讨论

本例为 60 岁男性，因反复上腹部疼痛 11 个月入院。外院考虑慢性胰腺炎、胰管节段性狭窄伴扩张、胰管结石，经反复 ERCP 行 ESWL、胰管扩张、取石及多次胰管支架置入术后患者腹痛症状仍无法缓解，同时合并胆总管下段狭窄，出现肝功能异常。我院查胰腺 MRI 增强及胰腺 CTA 提示胰头肿块影较前迅速增大并伴 CA199 升高。经分析病史、查看辅助检查及影像学检查后，考虑肿块型慢性胰腺炎，合并胆总管下段狭窄，胰头肿块恶变不能除外，需行超声内镜检查及 FNA 进一步明确诊断。

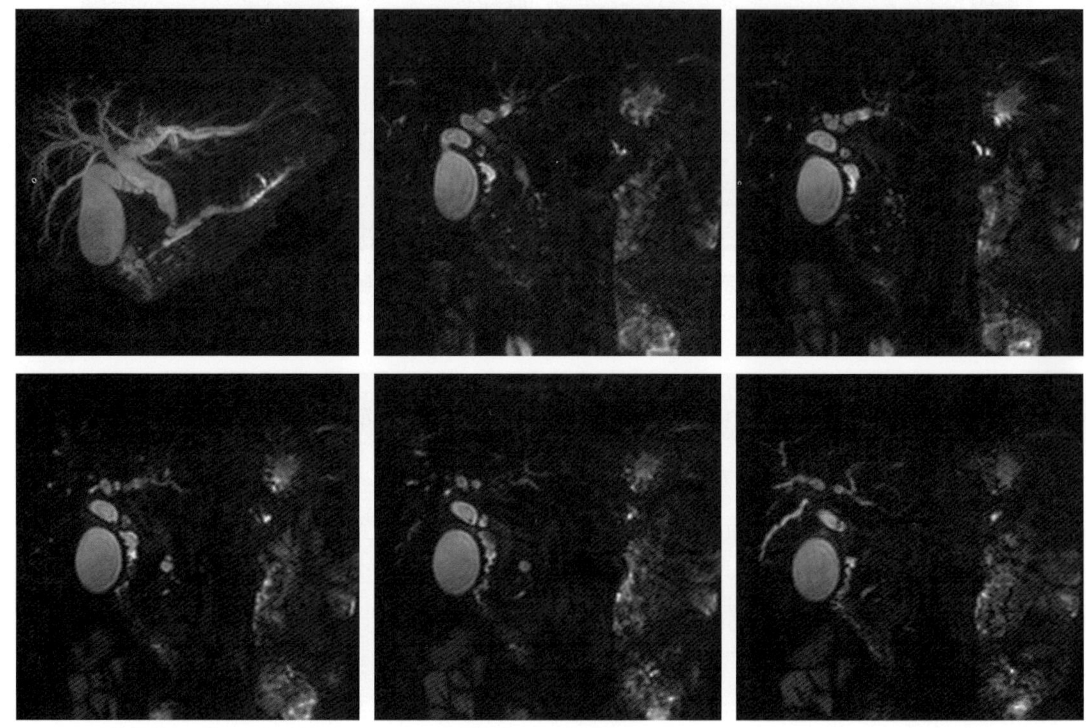

图 20-4 MRCP 图

治疗及转归

患者行 EUS-FNA 检查。

线阵型超声胃镜进镜至胃体，胰腺尾部实质萎缩，头颈体部胰腺实质多发强回声片状影，后方可见声影，胰管扩张扭曲，胰管内可见强回声影，后方伴声影，最宽处胰管直径约 6.1 mm。于胰头处行 EUS-FNA，质硬，穿刺困难，获得少量标本送细胞学检查。进镜至十二指肠，超声探查胆总管壁内段未见明显异常，胆总管胰腺段被推移狭窄，胆总管中上段扩张，管壁轻度增厚，回声均匀。附见胆囊肿大，左肝内胆管扩张，直径约 4.9 mm。结论为：慢性胰腺炎，胰管支架置入术后，胆总管下段狭窄（考虑胰头炎性肿块压迫所致），慢性胆管炎，肝内外胆管扩张（图 12-5）。

胰头部位 FNA 细胞学提示见到少量胃黏膜上皮细胞，少量胰腺细胞及淋巴细胞，未见恶性依据。

虽然 EUS 考虑胰头肿块良性可能性大，细胞学也未找到恶变依据，但其临床症状、影像学检查、肿瘤指标仍无法排除胰头肿块局部癌变可能。参考《慢性胰腺炎诊治指南(2018，广州)》中慢性胰腺炎的手术指征：结合保守治疗或内镜治疗不能缓解的顽固性疼痛，并发胆道梗阻、十二指肠梗阻、胰腺假性囊肿、胰源性门脉高压伴出血、胰瘘、胰源性腹水等，不适于内科及内镜介入治疗或治疗无效者，怀疑恶变，多次内镜微创治疗失败者。故认为患者有手术指征。与患者及家属沟通后，患者要求手术，遂行胰十二指肠切除术。

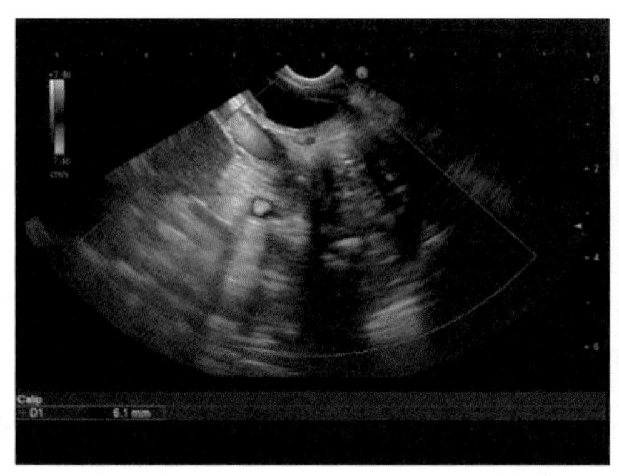

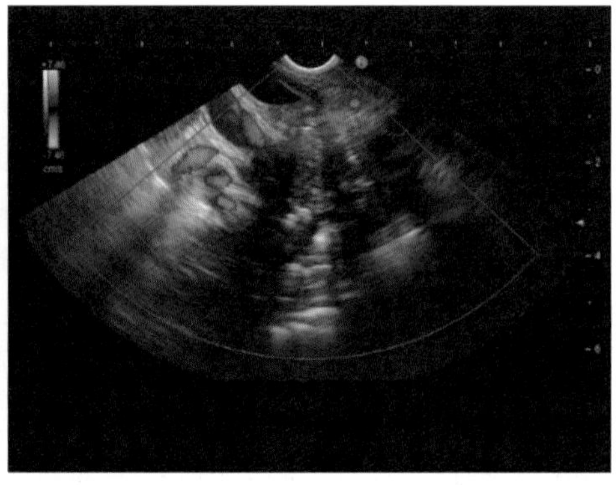

图 20－5 EUS－FNA

外科手术病理符合胰腺结石并胰腺炎改变，胆囊及胆总管慢性炎，1 枚胰周淋巴结反应性增生。

最后诊断

肿块型慢性胰腺炎，胰管结石，胰管节段性狭窄伴扩张，胆总管下段狭窄伴慢性胆管炎（胰头肿块压迫所致）。

病例总结

本例为 60 岁男性，因反复上腹部疼痛 11 个月入院。外院考虑慢性胰腺炎、胰管节段性狭窄伴扩张、胰管结石，经反复 ERCP 行 ESWL、胰管扩张、取石及多次胰管支架置入术后患者腹痛症状仍无法缓解，同时合并胆总管下段狭窄，肝功能异常。我院查胰腺 MRI 增强及胰腺 CTA 提示胰头肿块影较前迅速增大并伴 CA199 升高。经分析病史、查看辅助检查及影像学检查后，考虑肿块型慢性胰腺炎，合并胆总管下段狭窄，胰头肿块恶变不能除外。进一步行超声内镜检查及 FNA，考虑胰头肿块为良性炎性肿块可能大。但因其临床、影像、实验室检查均无法排除合并局灶癌变可能，参考《慢性胰腺炎诊治指南(2018，广州)》中的慢性胰腺炎手术指征，该患者有胰十二指肠切除术的指征，故完成了手术。最终病理证实仍为良性，即肿块型慢性胰腺炎合并胆管炎。

诊疗启迪

慢性胰腺炎随着病程的进展有较高的癌变风险，但因其早期症状隐匿不典型，各种检查手段敏感性均欠佳，发现时多已为晚期。在其量变（炎性肿块）未达到质变（恶变）之前，两者的临床表现、影像学特点、实验室检查有明显重叠，临床上没有有效的手段进行区分、鉴别。但慢性胰腺炎的手术指征中除了癌变以外，还包括腹痛、黄疸等症状通过药物、介入等手段仍无法缓解。该患者的临床症状无法通过药物、内镜介入治疗缓解，且肿块增大迅速，肿瘤指标及肝功能升高，无法排除恶变可能，即使现在为良性肿块，该慢性胰腺炎病例的恶变风险仍居高不下，故手术是缓解症状、解除胆管受压狭窄、预防该高风险肿块恶变的最根本的治疗方法。

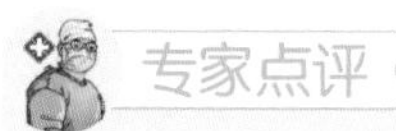

目前对于慢性胰腺炎(chronic pancreatitis, CP)的癌变缺乏大规模临床研究，其癌变率为2.3%～18.5%。慢性胰腺炎癌变高危因素包括：年龄增长、CP严重程度(重度CP癌变率为34%，轻度CP为4%)。慢性胰腺炎癌变诊断后一年生存率约为11%，因早期症状隐匿不典型，各种检查手段敏感性均欠佳，发现时多已晚期。使用所有检查手段对CP癌变的诊断敏感性为67%，特异性为45%，EUS-FNA对CP者癌变的诊断敏感性和准确性分别为50%和73.7%。

EUS对CP癌变诊断的敏感性远低于非CP者，长径>1 cm的病灶敏感性亦低，如病灶长径≤1 cm，更是困难。这是因为CP的背景干扰了病灶的发现(结石声影干扰)，即便做了FNA，评价也很困难，因为炎症干扰了细胞学判断。因此，临床上需要多种检查手段综合评估随访。

CP炎性肿块与CP癌变之间的密切联系使得处于一定病程阶段的CP从临床角度较难与胰腺癌鉴别。肿块型CP的胆总管呈渐进性狭窄(胆管穿行征)，而胰头癌的胆总管呈截断性狭窄；肿块型CP主胰管不中断(胰管穿行征)，而胰头癌多中断；肿块型CP肿物一般为纤维组织(穿刺坚硬，穿刺量少)，而胰头癌的肿物为肿瘤细胞(穿刺较柔软，穿刺量可)。

肿块型CP增强扫描延迟、渐进性、不均匀强化，胰头癌乏血供强化不明显。对于胰头低回声团块，可先行造影增强超声内镜检查。胰腺癌乏血供，炎性肿块是等强化或者富血供表现，然后行EUS-FNA明确。

CP确诊后须警惕胰腺癌的发生，建议进行定期复查。对年龄较大者、CP程度较重者、肿块型CP患者、出院后腹痛程度无缓解或腹痛频率增加者，应高度警惕。

病例提供单位：上海交通大学医学院附属瑞金医院消化内科
整理：何相宜
述评：袁耀宗

参考文献

[1] 中国医师协会胰腺病专业委员会慢性胰腺炎专委会. 慢性胰腺炎诊治指南(2018，广州)[J]. 中华胰腺病杂志，2018，18(5)：289-296.

[2] SHIMOSEGAWA T. A new insight into chronic pancreatitis [J]. Tohoku J Exp Med, 2019，248(4)：225-238.

[3] IORDACHE S, SĂFTOIU A, CAZACU S, et al. Endoscopic ultrasound approach of pancreatic cancer in chronic pancreatitis patients in a tertiary referral centre [J]. J Gastrointestin Liver Dis, 2008，17(3)：279-284.

[4] VARADARAJULU S, TAMHANE A, ELOUBEIDI MA. Yield of EUS-guided FNA of pancreatic masses in the presence or the absence of chronic pancreatitis [J]. Gastrointest Endosc, 2005，62(5)：728-36; quiz 751，753.

[5] FRITSCHER-RAVENS A, BRAND L, KNÖFEL WT, et al. Comparison of endoscopic

ultrasound-guided fine needle aspiration for focal pancreatic lesions in patients with normal parenchyma and chronic pancreatitis [J]. Am J Gastroenterol, 2002,97(11):2768 - 2775.

病例21　腹痛合并胰腺内占位：是吉是凶?

主诉

反复中上腹胀痛1个月余。

病史摘要

患者，男性，41岁，1个月余前于饮酒及油腻饮食后出现中上腹胀痛，程度中等(数字评分法评分5分)，每周发作1～2次，每次持续4～5小时后可自行缓解，无肩背部放射痛，疼痛与体位无关，伴餐后饱胀及早饱，腹部胀气及腹部膨隆症状明显。否认恶心、呕吐、皮肤黄染、腹泻、便血、发热、寒战、胸闷、心悸、口干、眼干、烦渴多尿等不适。胸部平片未见明显异常。腹部平片示肠道胀气，未见明显气液平。胰腺MRI示胰腺尾部饱满，见一结节影，大小约2.8 cm×1.7 cm，T1WI低，T2WI中高信号，DWI信号增高，增强后强化不均；胰管未见明显扩张；肝脏脾脏未见明显异常(图21-1)。病程期间，患者神清，精神可，食欲佳，小便无殊，大便次数及排便量较前下降，体重、体力无明显变化。

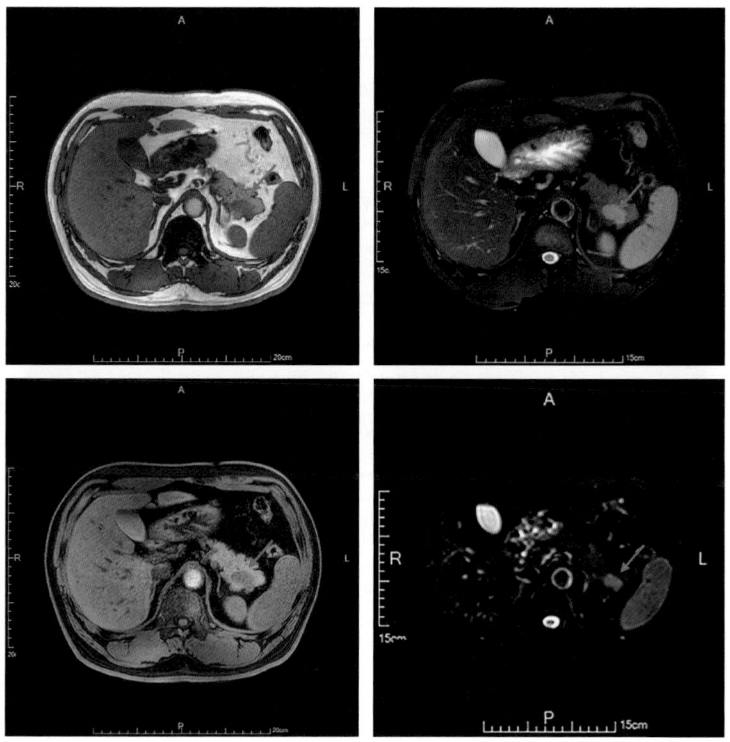

图21-1　2020年5月15日胰腺MRI

既往高血压病史 6～7 年，最高血压 180/120 mmHg，未规律服药，自诉平素血压控制在 140/90 mmHg 左右。2019 年 12 月腔隙性脑梗死病史，在当地医生指导下服用阿司匹林 100 mg qd，瑞舒伐他汀 10 mg qd 治疗，服药 2 月后自行停药。否认糖尿病、冠心病等病史。否认手术外伤史。母亲急性胰腺炎病史（具体诊断不详）。既往饮酒史 25 年，每周 3～4 次，每次约 250 g 白酒、2 L 啤酒。无规律吸烟史。已婚已育，子女体健。

初步诊断

腹痛待查（胰腺内副脾？胰腺神经内分泌肿瘤？淋巴增生性疾病？淋巴上皮性囊肿？实性假乳头状瘤？腺泡细胞癌？）；高血压病 3 级，很高危；腔隙性脑梗死。

入院查体

T 36.5℃，P 90 次/分，R 22 次/分，BP 174/104 mmHg。神清，颈部未触及肿大淋巴结，口唇无发绀，双肺呼吸音清，未及干、湿啰音。心律齐，各瓣膜听诊区无明显病理性杂音。腹平软，全腹无压痛及反跳痛。肝脾未及肿大，无肾区叩击痛，移动性浊音阴性，双下肢无水肿。

辅助检查

入院时检验结果：血、尿、粪常规、凝血功能、肝肾功能、电解质均正常。淀粉酶 38 U/L，IgG4 0.45 g/L。肿瘤指标（包括 CA724、CA199、CA242、CEA、AFP）均正常。空腹血糖 5.93 mmol/L，糖化血红蛋白 5.4%。免疫指标包括 IgM、类风湿因子、抗核抗体、抗 SSA 抗体、p－ANCA 等均为阴性。

心电图示正常范围心电图。心脏超声示左室肥厚，射血分数 74%，静息状态下左室壁各阶段收缩活动未见明显异常。

病例讨论

本例为 41 岁男性，因反复中上腹胀痛 1 个月余就诊，伴消化不良症状。病程中患者无恶心、呕吐，无发热、寒战，无反酸、嗳气，无黄疸、腹泻，无心悸、胸闷等不适。近期体重未见明显下降。腹部查体无殊。既往饮酒病史，母亲急性胰腺炎病史，无手术外伤史。胰腺 MRI 提示胰腺尾部大小约 2.8 cm×1.7 cm 结节影，其余检查及检验结果均正常。结合病史、体格检查及辅助检查资料，中上腹痛疑胰腺占位引起脏器包膜牵张所致，其他消化系统器质性病变如消化性溃疡不排除。拟完善 EUS－FNA 检查明确腹痛病因及胰腺占位性质。

治疗及转归

患者于 2020 年 5 月 19 日行 EUS－FNA 检查。

EUS 提示：胰腺尾部可见一椭圆形低回声病灶，边界尚清晰，边缘尚光滑，内部回声均匀，一截面大小为 21.7 mm×14.6 mm，余胰腺实质回声呈“盐和胡椒”样改变。

谐波造影增强超声内镜（contrast-enhanced harmonic endoscopic ultrasonography，CEH－EUS）提示：胰腺尾部病灶低增强改变。

超声内镜弹性成像（EUS-elastography）提示：病灶蓝、绿色混合，以绿色为主，与脾脏相似(图 21-2)。

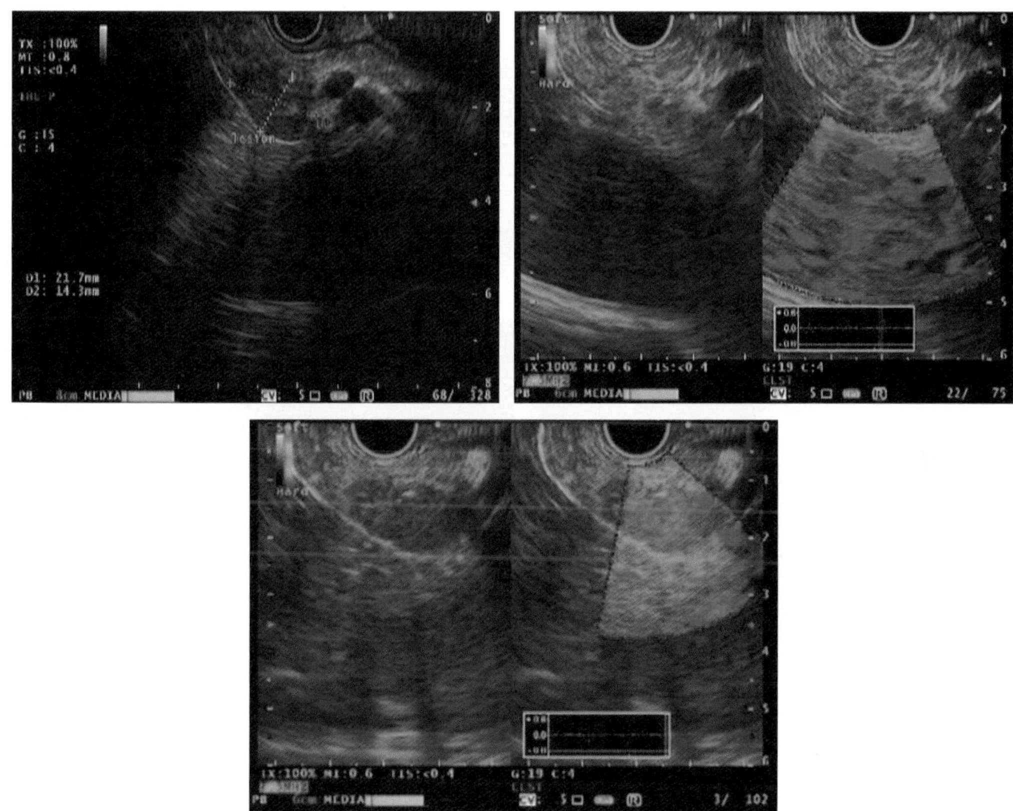

图 21-2　超声内镜提示胰腺内占位

COOK ECHO-3-22G 针穿刺，第 1 针、第 2 针、第 3 针以微负压反复穿刺病灶 20 次，每针均获取组织条及细胞(图 21-3)。

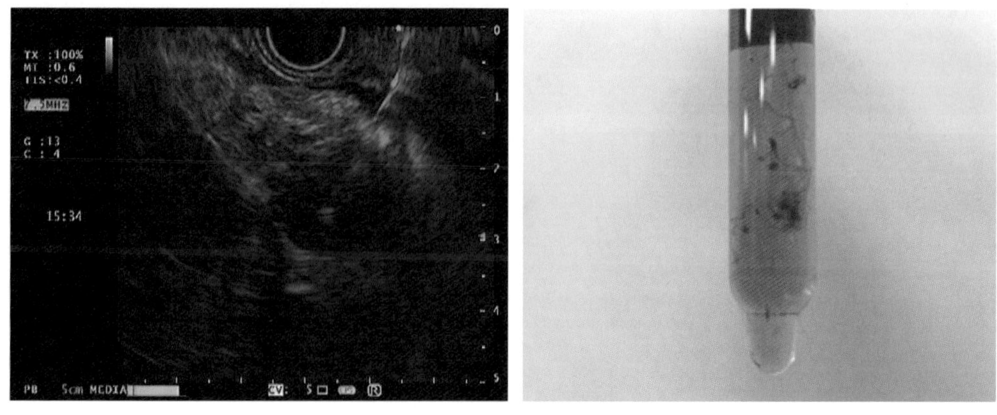

图 21-3　穿刺病灶获取组织条及细胞

细胞学评估提示：见小淋巴细胞、中性粒细胞、组织细胞、少量腺泡细胞，未找到癌细胞(图 21-4～图 21-6)。

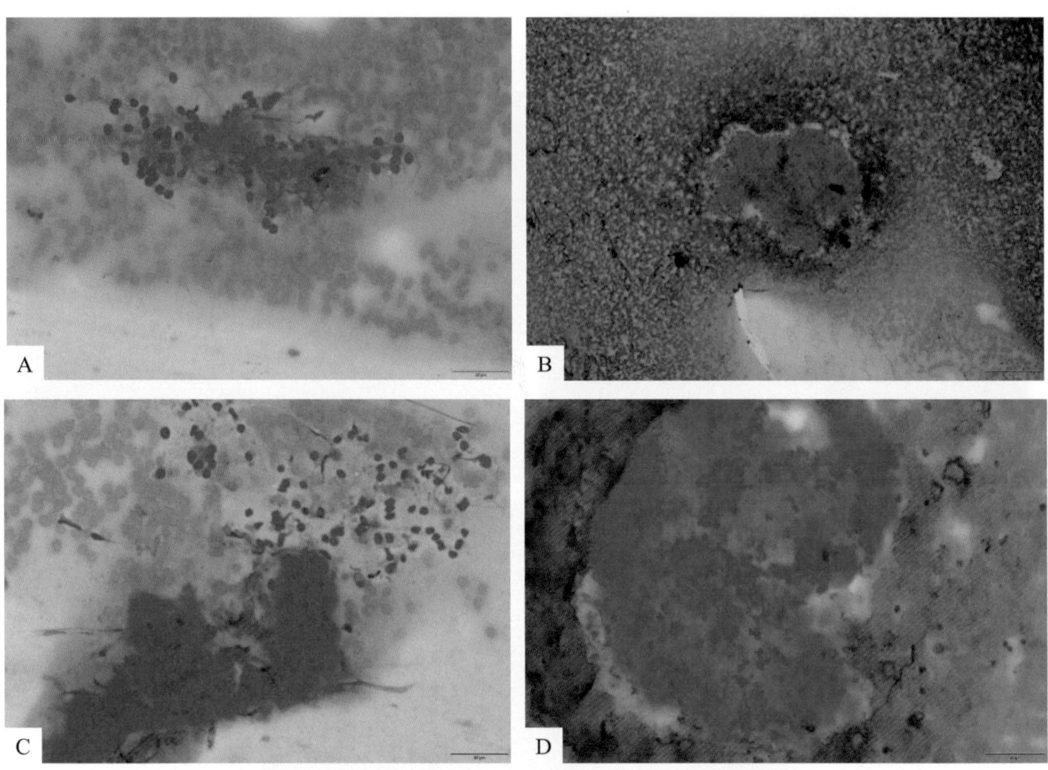

图 21－4　细胞学涂片 Diff-quick 染色（图 A、B ×100 倍，图 C、D ×400 倍）

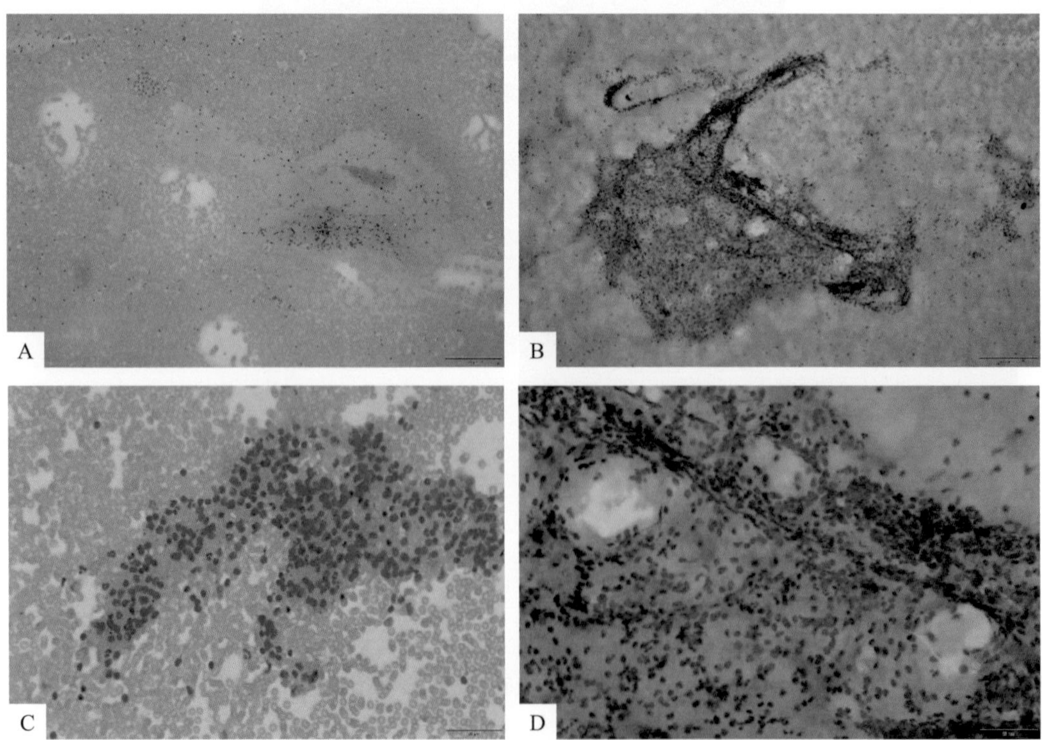

图 21－5　细胞学涂片 HE 染色（图 A、B ×100 倍，图 C、D ×400 倍）

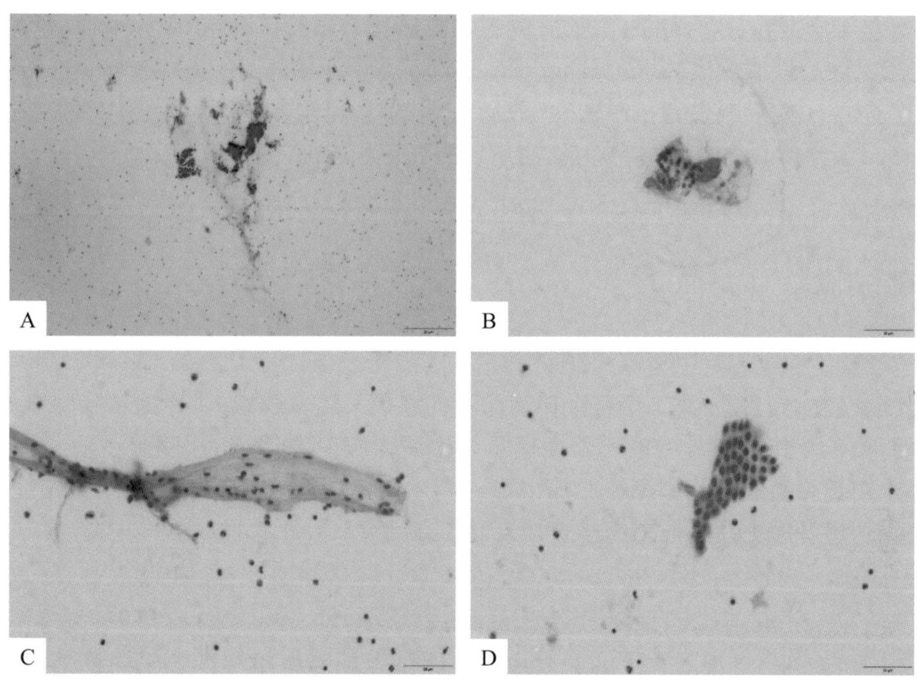

图 21－6　液基细胞学巴氏染色(图 A、B ×100 倍，图 C、D ×400 倍)

组织学评估提示(图 21－7)：送检纤维素样物，其中见散在或巢状分布的淋巴细胞，免疫组化标记结果显示 CD20 阳性的 B 淋巴细胞呈巢状分布，伴树突网结构(CD23＋)，CD3 阳

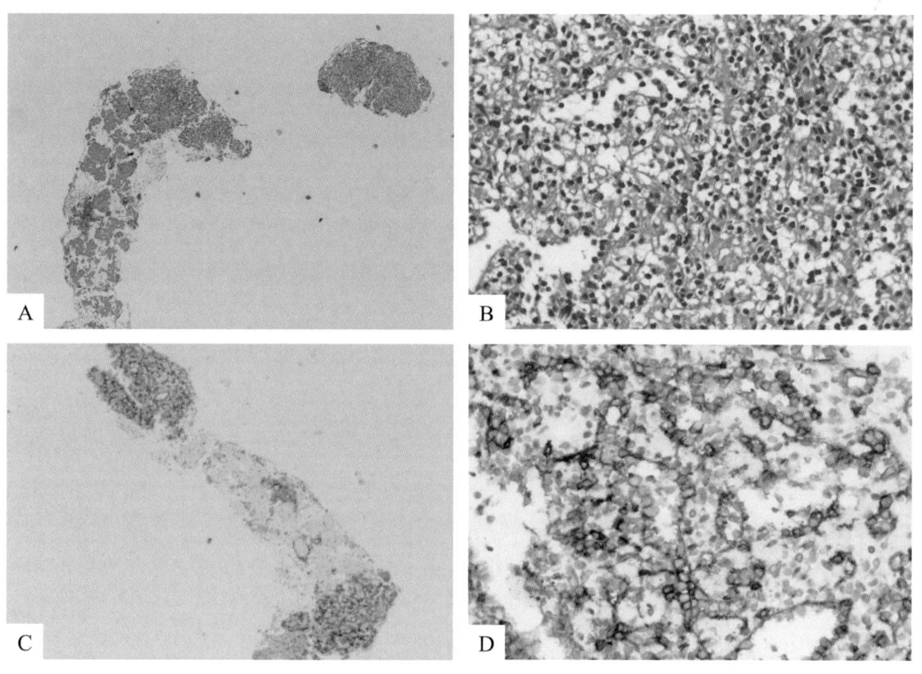

图 21－7　组织学评估

A. HE×50；B. HE×400：可见窦隙样结构及成熟小淋巴细胞；C. 免疫组化×50：CD8 标记；D. 免疫组化×400：窦隙结构上皮 CD8 阳性

性的T淋巴细胞散在分布，CD8显示清楚的窦隙结构。结合临床表现、取材部位及免疫组化标记结果，符合胰腺内副脾(intrapancreatic accessory spleen，IPAS)。

后续随访：出院后嘱患者控制饮食，戒酒戒烟，辅以雷贝拉唑10 mg qd口服，替普瑞酮50 mg tid口服治疗。出院后两周随访，患者诉腹痛症状较前明显好转。

最后诊断

胰腺内副脾。

病例总结

患者因反复中上腹胀痛1个月余伴消化不良症状入院。胰腺MRI提示胰腺占位，占位性质不明，检验及其他检查结果无阳性提示。诊断为腹痛原因待查，胰腺占位。予CEH-EUS、超声内镜弹性成像及EUS-FNA检查，超声内镜图像及组织学免疫组化均提示胰腺内副脾，结合患者病史及其他辅助检查结果，最终确诊。

诊疗启迪

该病例是一例以腹痛为主诉的胰腺占位。随着越来越多高分辨率成像技术的应用，胰腺病灶的检测能力不断提高。准确区分良性和恶性病灶可避免不必要的手术干预，对于后续治疗策略的制定至关重要。胰腺内副脾虽为罕见的胰腺内占位性病变，但在诊疗过程中仍应作为鉴别诊断加以考虑。在影像学无法明确胰腺占位性质的情况下，CEH-EUS、超声内镜弹性成像及EUS-FNA可为临床医生的诊断提供帮助。

专家点评

副脾是指在正常脾脏结构外存在的脾组织，其结构一般与主脾相似，可有一定的脾脏功能。副脾在人群的发生率约为14.5%。副脾的位置以脾门最为常见，约占41%，其次为胰腺，约为11%。胰腺内副脾(IPAS)通常为一个或多个边缘光滑的圆形或椭圆形实质性病灶，长径为0.2～3.5 cm不等。患者通常没有临床表现，多在影像学检查时无意中被发现。部分患者可出现包括腹痛、腹部不适、下腹坠胀等非特异性表现。作为胰腺的良性病灶，IPAS不需要药物治疗、手术干预或随访。

在CT及MRI上，胰腺内副脾通常表现为圆形或卵圆形软组织肿块影，影像学表现与脾脏相似。由于胰腺内副脾在影像学上呈现富血供表现，因此IPAS与胰腺神经内分泌肿瘤、腺泡细胞癌、实性假乳头状瘤等胰腺肿瘤并不易于区分。准确诊断IPAS可避免不必要的手术干预，对于后续治疗策略的制定至关重要。

EUS在胰腺疾病诊断中的作用已得到公认。EUS下，副脾可表现为高回声或低回声，边界清晰，形状规则，质地通常较为均一，其图像表现与临近的主脾多类似，剩余胰腺实质及胰管多表现正常。然而，一些研究显示EUS诊断IPAS的准确率较低，约45.5%的IPAS在EUS检查中被误诊为胰腺神经内分泌肿瘤。而对于平均已独立完成107次EUS的内镜医生而言，单纯依靠EUS诊断IPAS的误诊率仍高达50%。与此同时，Grace E. Kim等人的研究显示，超声内镜医师诊断胰腺内副脾的阳性预测值仅为

50%，且考虑到IPAS在人群中的低发生率，实际诊疗中的阳性预测值可能更低。因此单纯通过EUS对IPAS的诊断是不可靠的。临床上，EUS-FNA可为IPAS的诊断提供帮助。一项纳入25名已完成EUS-FNA并确诊为副脾患者的回顾性队列研究明确了副脾细胞学诊断的关键表现，包括混杂的中、小淋巴细胞（23/23，100%），聚集的淋巴样细胞（19/23，83%），显著的血管密集（15/23，65%），散在的混合炎症细胞如嗜酸性粒细胞（16/23，69%），以及大的血小板聚集（8/23，35%），而其中淋巴样细胞（$P=0.0079$）、血管密集（$P=0.0027$）和大的血小板聚集（$P=0.0393$）对细胞学诊断最有帮助。对于部分缺乏典型镜下细胞学表现的病例，可通过特异性CD8等免疫组化染色或流式细胞学检查排除淋巴细胞增生性疾病来进行确诊。EUS-FNA可被安全有效地用于IPAS的诊断。

其他EUS相关技术也能为IPAS的诊断提供依据。超声内镜造影增强技术是超声内镜重要的发展之一，主要利用血管结构及血流差别对病灶进行良恶性鉴别。与周围胰腺实质相比，IPAS病灶可在造影增强超声内镜下表现为动脉期的均匀增强。本例患者在CEH-EUS下呈现低增强改变，因此IPAS在谐波增强造影下的表现需要更多的病例研究。

超声内镜弹性成像技术利用组织的弹性和硬度与病灶的生物学特性密切相关进行成像。胰腺组织的炎症或恶性肿瘤病灶可因纤维化或不均匀生长导致组织硬度增加，成像不均，从而对良性及非炎症性病灶加以区分。胰腺内副脾病灶以绿色为主，分布不均匀，中间可见散在的黄色及蓝色条状分布区域。该表现可排除包括恶性神经内分泌肿瘤在内的胰腺恶性肿瘤，从而对IPAS的诊断提供间接依据，但往往需要定量测定"strain ratio"，以定性评估。

病例提供单位：上海交通大学医学院附属瑞金医院消化内科
整理：李赛尔，周春华
述评：邹多武

参考文献

[1] VIKSE J, SANNA B, HENRY BM, et al. The prevalence and morphometry of an accessory spleen: A meta-analysis and systematic review of 22,487 patients [J]. Int J Surg, 2017,45:18-28.

[2] WADHAM BM, ADAMS PB, JOHNSON MA. Incidence and location of accessory spleens [J]. N Engl J Med, 1981,304(18):1111.

[3] DODDS WJ, TAYLOR AJ, ERICKSON SJ, et al. Radiologic imaging of splenic anomalies [J]. AJR Am J Roentgenol, 1990,155(4):805-810.

[4] AZAR GB, AWWAD JT, MUFARRIJ IK. Accessory spleen presenting as adnexal mass [J]. Acta Obstet Gynecol Scand, 1993,72(7):587-588.

[5] BARAWI M, BEKAL P, GRESS F. Accessory spleen: a potential cause of misdiagnosis at EUS [J]. Gastrointest Endosc, 2000,52(6):769-772.

[6] ARDENGH JC, LOPES CV, KEMP R, et al. Pancreatic splenosis mimicking neuroendocrine tumors: microhistological diagnosis by endoscopic ultrasound guided fine needle aspiration

[J]. Arq Gastroenterol, 2013,50(1):10-14.

[7] KIM GE, MORRIS JD, ANAND N, et al. Recognizing intrapancreatic accessory spleen via EUS: Interobserver variability [J]. Endosc Ultrasound, 2019,8(6):392-397.

[8] GILANI SM, MUNIRAJ T, FARRELL JJ, et al. Endoscopic ultrasound-guided fine needle aspiration of accessory spleen: Cytomorphologic features and diagnostic considerations [J]. Diagn Cytopathol, 2020,48(7):623-628.

[9] SCHREINER AM, MANSOOR A, FAIGEL DO, et al. Intrapancreatic accessory spleen: mimic of pancreatic endocrine tumor diagnosed by endoscopic ultrasound-guided fine-needle aspiration biopsy [J]. Diagn Cytopathol, 2008,36(4):262-265.

[10] PUGH JL, JHALA NC, ELOUBEIDI MA, et al. Diagnosis of deep-seated lymphoma and leukemia by endoscopic ultrasound-guided fine-needle aspiration biopsy [J]. Am J Clin Pathol, 2006,125(5):703-709.

[11] KRISHNA SG, HEIF MM, SHARMA SG, et al. Intrapancreatic accessory spleen: investigative dilemmas and role of EUS-guided FNA for diagnostic confirmation [J]. JOP, 2011,12(6):603-606.

[12] DIETRICH CF, SAHAI AV, D'ONOFRIO M, et al. Differential diagnosis of small solid pancreatic lesions [J]. Gastrointest Endosc, 2016,84(6):933-940.

[13] MARQUES S, BISPO M, NOIA L. Intrapancreatic accessory spleen: a diagnosis not to forget [J]. Case Rep Gastroenterol, 2016,10(3):749-754.

[14] DIETRICH CF, BIBBY E, JENSSEN C, et al. EUS elastography: How to do it [J]. Endosc Ultrasound, 2018,7(1):20-28.

[15] GE N, SUN SY. Endoscopic ultrasonography elastography in the diagnosis of intrapancreatic ectopic spleen: A case report [J]. World J Clin Cases, 2020,8(9):1729-1734.

病例22 导致反复胸腔积液的真凶是谁?

主诉

胸闷4个月余。

病史摘要

患者,男性,64岁,4个月余前无明显诱因下出现胸闷,活动后气急,伴左侧胸前区及左侧腰部刺痛,左肩部活动时疼痛,偶有左上腹隐痛不适,无发热,无咳嗽、咳痰,无头晕、心慌,无咯血,无呼吸困难,无腹泻,无恶心、呕吐等。患者于2019年12月30日至当地医院就诊,查WBC 7.89×10^9/L, Hb 139 g/L,血脂肪酶1 008.4 U/L, TB 25.5 μmol/L,痰结核菌涂片阴性,肺炎支原体抗体阴性,CA724、CEA、CA199、AFP、NSE、CK19、SCC-Ag均在正常范围;胸部CT平扫提示右肺下叶条索影,上肺胸膜下小结节,下肺膨胀不全,左侧胸腔大量积液;肺功能提示肺通气功能重度下降,限制性通气功能障碍,小气道功能中度下降,最大通气量45%,舒张试验阴性;心超提示主动脉瓣轻度反流,左室舒张功能轻度减低;腹部CT提示肝囊肿,胰腺体尾部胰管扩张，右肾结石，左侧胸腔积液。排除禁忌后于 2019 年 12 月 30 日行胸腔穿刺术，胸腔积液外观呈红色，胸腔积液检查提示：WBC 947×10^{6}/L，N% 19%，L% 81%，腺苷脱氨酶(adenosine deaminase，ADA) 22 U/L，淀粉酶 16 790 U/L，葡萄糖 6.8 mmol/L，LDH 220 U/L，总蛋白 48.8 g/L，Cl^{-} 97.2 mmol/L，CEA 0.6 ng/mL；查到少量中-重度核异质细胞。当地予以抗感染等治疗后患者胸闷症状无明显好转。2020 年 1 月 9 日患者就诊哈尔滨某医院，行左侧胸腔穿刺引流术，胸腔积液沉渣包埋切片见核异型细胞，建议免疫组化；胸腹部 CT 提示左侧胸腔引流术后，右肺结节，直径 2～3 mm，左肺斑索，纵隔淋巴结钙化，脊柱侧弯，胰腺体尾部胰管轻度扩张，左侧腹水，右肾结石；腹部 MRI 提示胰腺体尾部胰管扩张，不排除慢性炎症所致。予以继续胸腔引流后患者出院。2020 年 2 月，患者仍有胸闷气促，于当地医院再次行胸腔穿刺引流术，自述胸腔积液呈黄色。后患者定期抽取胸腔积液以缓解胸闷症状。患者为求进一步诊治来我院呼吸内科就诊，并收治入院。病程中患者始终无发热，无咳嗽咳痰，无口腔溃疡，无关节疼痛，无腹泻，神清，精神可，胃纳、夜眠可，二便正常，体重近 1 个月下降 4 kg。

既往体健，否认高血压、糖尿病、肝炎病史。否认肺结核病史，否认手术外伤史。吸烟 30 余年，每天平均半包，戒烟 10 余年。无饮酒史。无疫水、疫区及家禽密切接触史。家族中无传染病及遗传病病史。育有 2 儿 1 女，子女体健。

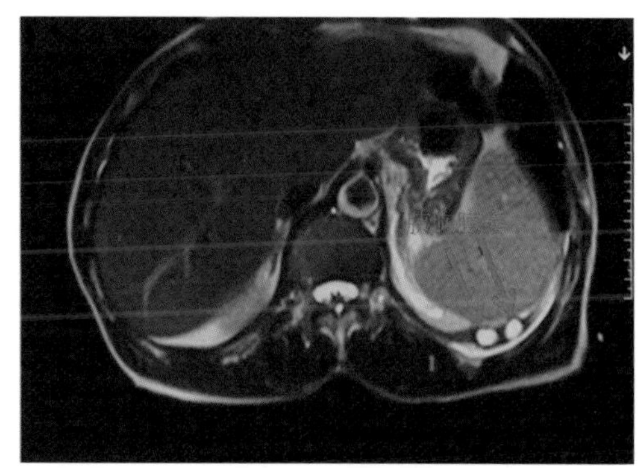
图 22－1　2020 年 1 月腹部 MRI 及 MRCP

2020 年 1 月当地医院 MRI 及 MRCP 结果见图 22－1。

2020 年 4 月当地医院胸部 CT 结果见图 22－2。

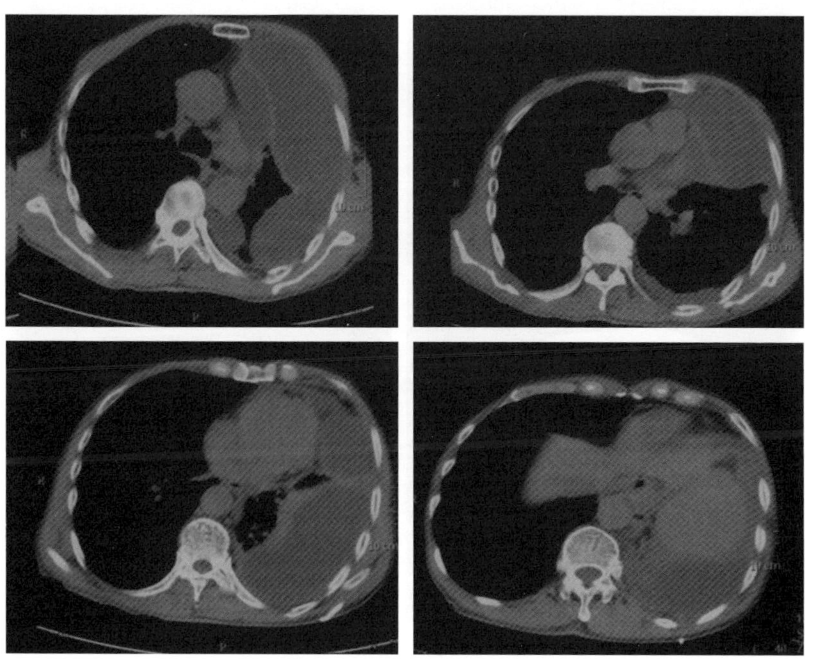
图 22－2　2020 年 4 月胸部 CT

初步诊断

胸腔积液待查(感染？肿瘤?)；胰管扩张。

入院查体

T 36.5℃，P 86 次/分，R 22 次/分，BP 110/70 mmHg。神清，颈部未触及肿大淋巴结，口唇无发绀，左胸见一胸腔引流管，夹闭中，外露 15 cm，穿刺点无红肿、无渗出。右肺呼吸音清，左肺呼吸音粗，左下肺呼吸音低，可闻及散在湿啰音。心脏及腹部查体未及异常。脊柱侧弯，四肢无畸形，关节无红肿，双下肢无水肿。

辅助检查

入院时查血常规：WBC 7.65×10^9/L，N% 61.8%，Hb 112 g/L，PLT 296×10^9/L。尿、粪常规正常。肝肾功能正常。血 K^+ 3.39 mmol/L。血淀粉酶 1 456 U/L，脂肪酶 1 575.1 IU/L。凝血功能正常。BNP 正常。心电图正常。IgG4 1.29 g/L。血降钙素原正常。肝炎全套阴性。CEA、CA724、CA199、AFP、NSE、CK19 均在正常范围，CA125 76.5 U/mL。T-SPOT 阴性。

浅表淋巴结超声：左锁骨上淋巴结肿大，大小约 1.3 cm×1.5 cm。于 2020 年 4 月 14 日行淋巴结穿刺活检，细胞学检查见淋巴细胞，涂片内未见恶性依据。

腹部超声：右肾结石，肝胆囊未见明显异常，胰腺显示不清(腹腔肠腔气体明显)。

心脏彩超：未见明显异常。

胸部 CT：左侧胸腔积液(图 22-3)。

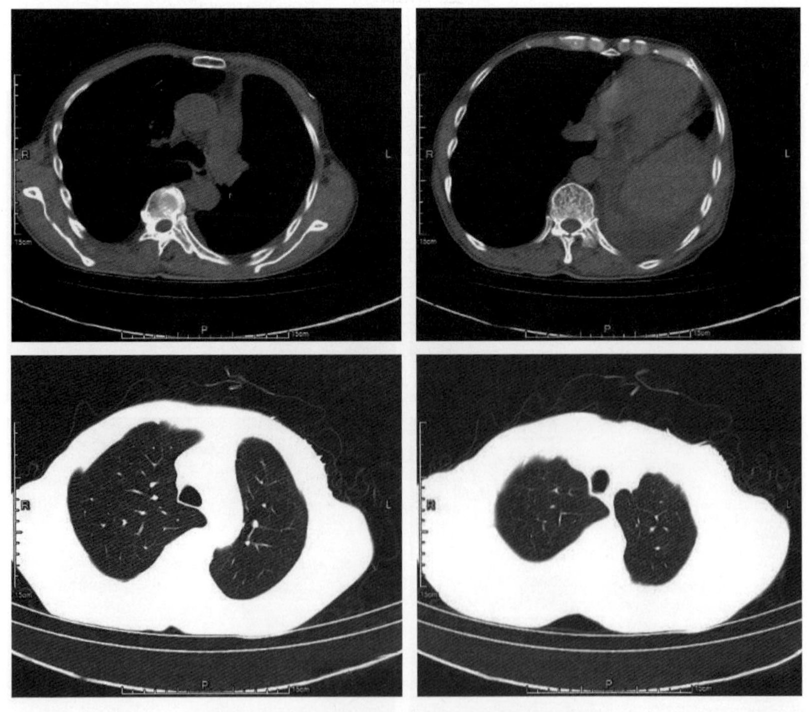

图 22-3 胸部 CT 提示左侧胸腔积液

腹部增强 CT：肝脏未见明显异常，胰腺颈部可见一乏血供病灶(图 22－4)。

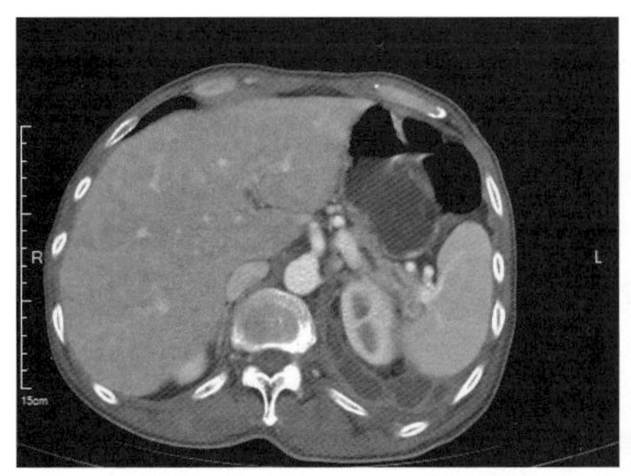

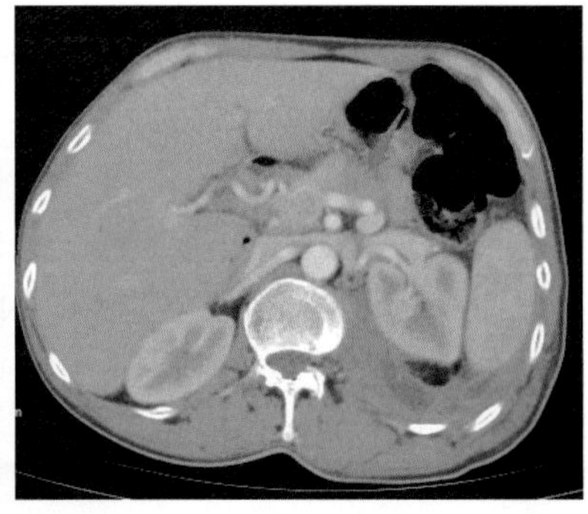

图 22－4　腹部增强 CT

上腹部 MRI 增强：胰腺颈部可见一病灶，胰腺体尾部可见胰管扩张，胰腺萎缩(图 22－5)。

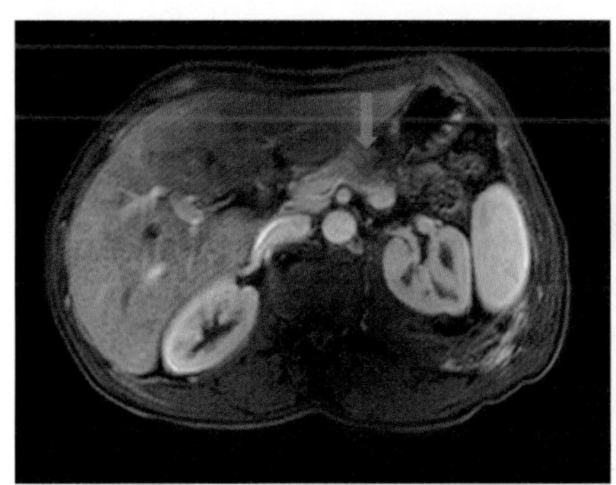

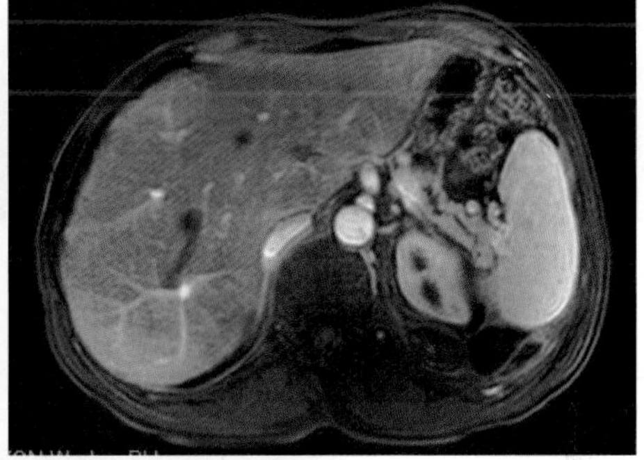

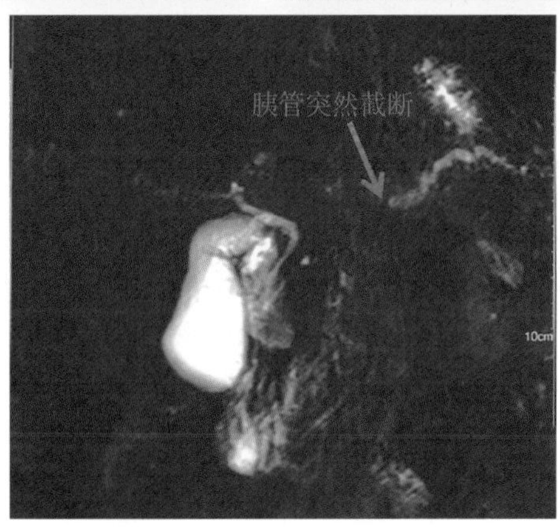

图 22－5　上腹部 MRI 增强

病例讨论

本例为 64 岁男性，因反复胸闷发现左侧大量胸腔积液，经反复胸腔穿刺未查及明确病因。整个病程中患者无明显腹痛，无恶心、呕吐、发热、咳嗽、咳痰等不适，但近期体重明显下降。在外院检查过程中发现血脂肪酶升高，血淀粉酶不详，另胸水中淀粉酶显著升高。2020

年1月曾行腹部CT检查，未见胰腺炎征象，未被诊断过急性胰腺炎，否认既往有胰腺炎病史。此次我院呼吸内科住院诊治过程中发现血淀粉酶明显升高，虽患者无明显腹痛，仍予以腹部CT及MRI进一步检查，并请我科会诊。经分析病史、查看辅助检查及影像学检查后，疑胰管扩张为胰腺占位所致，建议行EUS-FNA检查。

治疗及转归

患者于2020年4月17日行EUS-FNA检查（图22-6），细胞学提示：查见腺癌细胞。外科手术证实为胰腺癌。

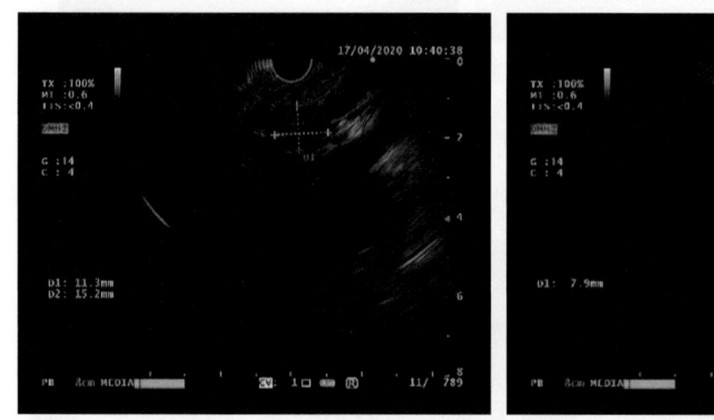

图22-6　超声内镜下胰腺颈部可见一1.1 cm×1.5 cm肿块，下游胰管扩张，直径约0.8 cm

最后诊断

胰腺癌。

病例总结

患者因胸闷发现单侧胸腔积液，反复予以胸腔引流及相关检查，胸腔积液检查发现WBC 947×10^6/L，N% 19%，L% 81%，ADA 22 U/L，淀粉酶16 790 U/L，葡萄糖6.8 mmol/L，LDH 220 U/L，总蛋白48.8 g/L，Cl^- 97.2 mmol/L，CEA 0.6 ng/mL，查到少量中-重度核异质细胞。经抗感染等治疗无明显好转，后多次通过放胸腔积液缓解胸闷症状。外院检查发现胰管扩张。外院检查及我院复查血肿瘤指标均无明显异常。我院增强MRI提示胰腺占位可能，并予以EUS-FNA检查，细胞学查见腺癌细胞。

诊疗启迪

此例患者是以胸腔积液为首发的胰腺占位。患者表现为单侧胸腔积液，临床症状为胸闷，胸腔积液中淀粉酶显著升高。该患者无明显腹痛，且CT未见胰腺炎征象，较难联系到胰腺问题所致。该患者肿瘤指标也在正常范围，影响判断因素较多。患者曾在当地行腹部MRI检查，发现胰腺体尾部胰管扩张。结合患者年龄，既往无胰腺炎病史，无腹部外伤等病史，对于这种不明原因胰管扩张应高度警惕胰腺占位所致可能。此外，该患者在当地胸腔积液脱落细胞检查中曾查见异型细胞，更应注意排除肿瘤性胸腔积液的可能。

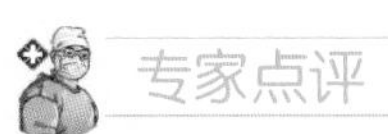

胸腔积液可分为漏出液和渗出液。常见的引起漏出液的原因包括充血性心力衰竭、肾病综合征、低蛋白血症、肝硬化、上腔静脉阻塞等。常见的引起渗出液的原因包括恶性肿瘤、肺炎、肺脓肿、结核性胸膜炎、肺栓塞、急性胰腺炎、病毒、支原体感染等。根据该患者在当地的胸腔积液化验结果不难看出，其胸腔积液性质为渗出液。患者的胸部CT可基本排除肺炎、肺脓肿、肺癌、肺结核所致胸腔积液，血T-SPOT及胸腔积液检查未查及结核证据。其胸腔积液淀粉酶显著升高，腹部MRI提示胰腺体尾部胰管扩张，应注意排除胰腺疾病，特别是胰腺占位，可予以胰腺增强CT、胰腺MRI增强、MRCP检查以及超声内镜，必要时进行FNA活检。

胰性胸腔积液是指慢性胰腺炎、胰腺假性囊肿、胰胸瘘等胰腺良性疾病所引起的大量、复发性、持续性的富含淀粉酶的胸腔积液。它不包括急性胰腺炎引起的一过性胸腔炎性渗出的液体积聚和胰腺癌胸腔转移所致的癌性胸腔积液。胰性胸腔积液在临床上比较少见，多发生于一侧或双侧胸腔，以左侧多见。胸腔积液中淀粉酶和蛋白质的测定是确诊胰性胸腔积液的主要依据。胸腔积液中蛋白质含量多数>30 g/L。外院脱落细胞学检查见异型细胞，胸腔积液中CEA无明显异常，不能完全排除肿瘤性胸腔积液的可能。胰体尾部癌更容易转移，如果此患者的胸腔积液为胰腺癌转移导致的癌性胸腔积液，多伴有肝脏转移及多发腹腔淋巴结转移，但此患者无肝脏转移及多发肿大的腹腔淋巴结，胸腔积液中肿瘤指标不高，血肿瘤指标也基本正常。本例患者的血淀粉酶显著升高，胸腔积液淀粉酶16 790 U/L，总蛋白48.8 g/L，其胸腔积液特点为大量、反复发作、富含淀粉酶；影像学提示胰腺萎缩；超声内镜发现扩张胰管前方确实存在可疑病灶。推测患者因胰管阻塞，反复发作胰腺炎，但腹痛症状不明显，未引起重视，故考虑胸腔积液为胰性胸腔积液可能大。

MRCP是一种无创检查方法，可清晰地显示胰胆管解剖，已成为观察胰胆管形态及诊断胰胆管异常的重要方法。MRCP利用水在重T2WI中呈高信号，而实质器官组织呈低信号的特性，设计相应脉冲序列，将体内静止或缓慢流动的液体显示为高信号，背景组织显示为低信号，形成水信号影像。但MRCP发现的胰管扩张多为间接征象，是否存在肿块需要结合MRI增强和(或)CT增强。MRI对慢性胰腺炎的胰腺钙化、胰管结石不敏感。超声内镜在胆胰疾病诊断中亦具有重要作用。超声内镜可紧贴胃壁或十二指肠壁进行扫描，具有分辨率高、受气体干扰少的优点。超声内镜还可实时动态观察，并追溯扩张胰管，检查上游是否存在病灶，并可对可疑病灶进行穿刺活检。此外，必要时还可进行造影增强，有助于判断病灶特性。

综上所述，对于不明原因的胰管扩张，临床上应予以高度重视，可能存在某种隐匿疾病未被发现。对于通过实验室化验及全面细致的影像学评估仍不能明确诊断的患者，要根据临床症状制定个体化方案，并注意密切随访。

病例来源单位：上海交通大学医学院附属瑞金医院消化内科

整理：张尧，张玲

述评：邹多武

参考文献

[1] 丁晓凌，周国雄. 胰性胸水[J]. 胰腺病学，2006，6(1)：55－57.
[2] 李新彤，靳二虎. MRCP 评价胰管扩张的研究进展[J]. 国际医学放射学杂志，2013，36(4)：349－352.
[3] ALI T，SRINIVASAN N，LE V，et al. Pancreaticopleural fistula [J]. Pancreas，2009，38(1)：e26－31.

病例23 穿着"胰头肿块"外衣的自身免疫性胰腺炎1例

主诉

间断性上腹痛2个月余。

病史摘要

患者，男性，59岁。2011年2月中旬，患者因跌伤服用中草药半个月后开始出现反复短暂性上腹部疼痛，以晚餐后夜间为甚，否认明显泛酸、恶心、呕吐，否认呕血及便血、黑便，否认便秘及腹泻。1个月后症状加重并向腰背部放射，往往持续数小时，曾多次至急诊注射哌替啶才缓解。患者于2011年4月至外院就诊，查生化及免疫指标示：AST 314 U/L，ALT 130 U/L，胆红素26.6 μmol/L，CA199 16.63 U/L。腹部B超示：胰头部肿块(3 cm×3.5 cm)。胃镜示：慢性胃炎。予以患者对症治疗，未见明显改善。患者为求进一步诊治来我院消化内科就诊，并收治入院。病程中患者间断性腹痛，神清，精神可，食欲差，夜眠欠佳，二便正常，近2个月体重下降5 kg。

既往体健，否认高血压、糖尿病、肝炎病史。否认肺结核病史，否认手术外伤史。平日少量饮酒。无疫水疫区及家禽密切接触史。家族中无传染病及遗传病病史。

初步诊断

胰头占位可能。

入院查体

T 36.8℃，P 82次/分，R 20次/分，BP 128/72 mmHg。神清，精神可，巩膜轻度黄染，全身皮肤黏膜未及明显黄染，未见瘀点瘀斑，未见蜘蛛痣，颈部未触及肿大淋巴结，口唇无发绀。双肺呼吸音清，未闻及干、湿啰音。心律齐，未及明显病理性杂音。腹平软，未见静脉曲张，中上腹压痛，无反跳痛，肝脾肋下未及，Murphy征阴性，移动性浊音阴性。双下肢未及明显水肿。

辅助检查

入院时查血糖6.10 mmol/L；肝功能：前白蛋白171 mg/L，ALT 478 IU/L，

AST 318 IU/L，碱性磷酸酶(alkaline phosphatuse，AKP) 602 IU/L，GGT 720 IU/L，TB 55.3 μmol/L，直接胆红素(direct bilirubin，DB) 30.7 μmol/L，总蛋白 66 g/L，ALB 38 g/L，白球比例 1.36，胆汁酸 225.0 μmol/L；CA199、AFP、CEA 和 CA125 均无异常；血常规、血尿淀粉酶和凝血功能均正常；HAV、HBV、HCV、HEV 及 EBV 病毒标记物无异常。自身免疫性指标均未见明显异常。

腹部 B 超：胰头部肿块(3 cm×3.5 cm)。

X 线胸片：主动脉迂曲，右侧第三肋间隙小结节影。

腹部增强 CT：胰头部肿胀、强化明显，胆管系统扩张，胰管部分轻度扩张；右侧肾上腺可疑结节；肝脏多发囊性灶，脾门区结节影；腹膜后淋巴结显示(图 23-1)。

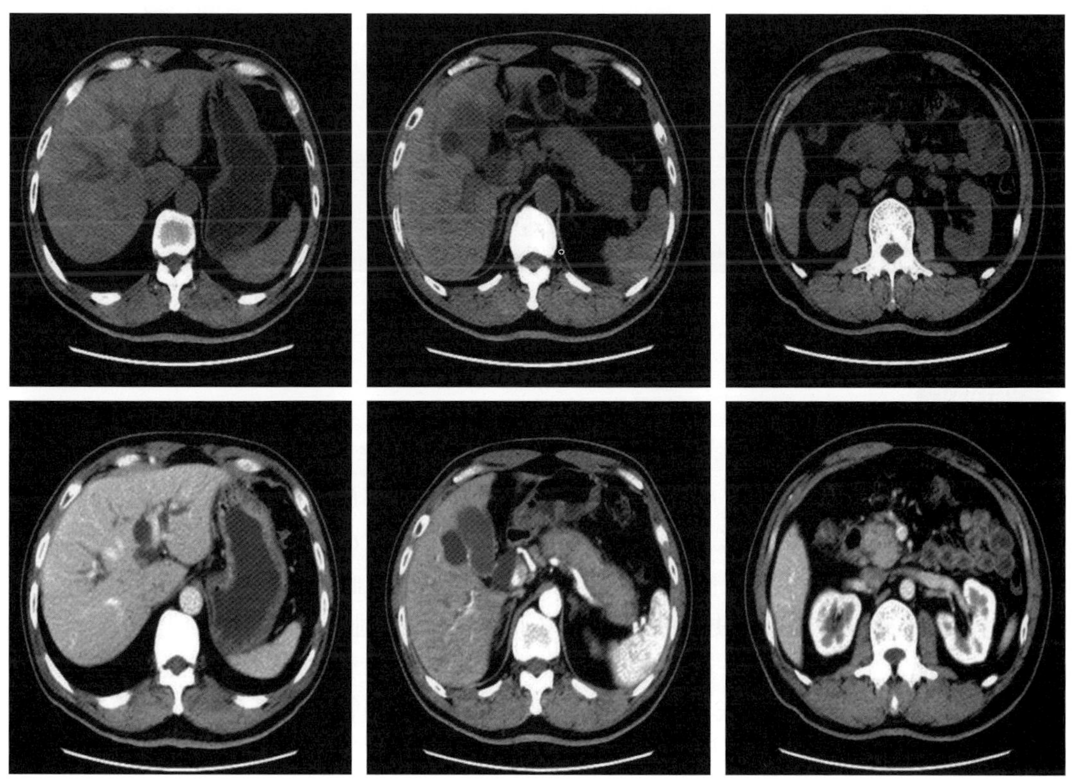

图 23-1 腹部增强 CT 图

腹部 CTA：胰头部肿大，强化明显，与肠系膜上静脉关系紧密；胆管系统扩张，胰管部分轻度扩张；右侧肾上腺可疑结节；肝脏多发囊性灶，脾门区结节影(图 23-2)。

手术治疗

患者于 2011 年 5 月 17 日行 Child 术，术中清扫周边淋巴结。术中见胰腺钩突部肿块(3 cm×3 cm)，质地硬，边界不清，与肠系膜血管关系密切，肠系膜根部、腹膜、网膜、盆腔淋巴结无肿大。术中冰冻病理示：胰头纤维组织增生，胰腺切缘及胆总管切缘未见肿瘤细胞。病理诊断为胰腺 IgG4 阳性相关纤维硬化性疾病，胰腺切缘未见病变。

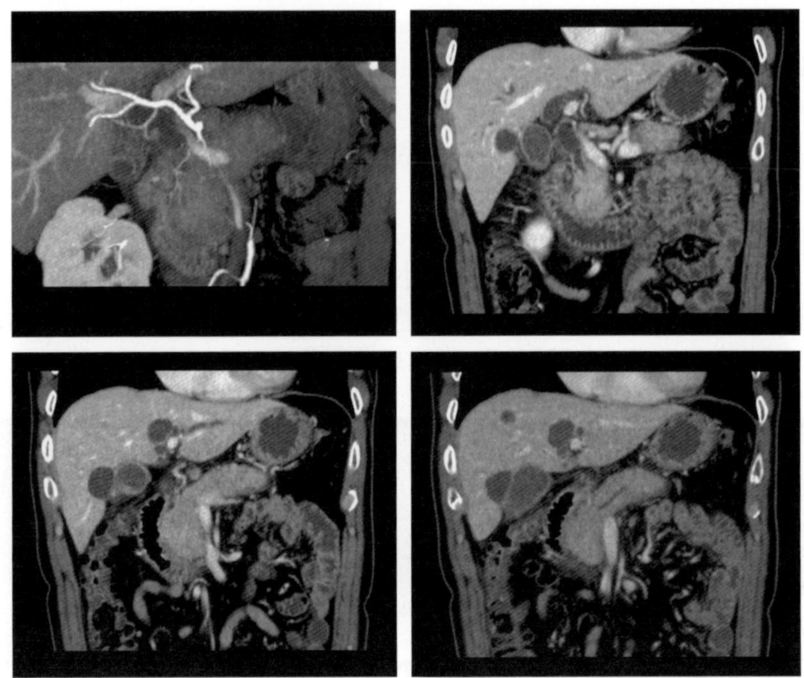

图 23-2 腹部 CTA

病例讨论

患者为 59 岁男性，2011 年 2 月中旬因跌伤服用中草药半月后开始出现反复短暂性上腹部疼痛，以晚餐后夜间为甚，后患者腹痛症状加重并向腰背部放射，持续数小时，曾多次急诊注射哌替啶才缓解。外院腹部 B 超示：胰头部肿块，大小约 3 cm×3.5 cm。病程中患者食欲差，体重减轻 5 kg，否认明显泛酸、恶心、呕吐，否认呕血及便血、黑便，否认便秘及腹泻。患者既往体健，无胰腺相关疾病史。入我院查体示患者出现巩膜轻度黄染，中上腹压痛，未及其余阳性体征。生化检查示患者肝酶、总胆红素及直接胆红素进行性升高，血、尿淀粉酶正常。腹部增强 CT：胰头部肿胀、强化明显，胆管系统扩张，胰管部分轻度扩张。腹部 CTA：胰头部肿大，强化明显，与肠系膜上静脉关系紧密，胆管系统扩张，胰管部分轻度扩张。从患者症状、体征、实验室检查及影像学检查综合判断，考虑胰头占位，为进一步诊疗，行胰十二指肠切除术。术后病理诊断示：胰头胆总管纤维组织增生，胰腺及胆总管未见肿瘤细胞，胰腺 IgG4 阳性相关纤维硬化性疾病。

术后可考虑复查肝功能及自身免疫性指标等，必要时完善肝穿刺，明确是否存在肝脏自身免疫性疾病。

治疗及转归

患者术后予以抗感染支持治疗。2011 年 8 月 5 日患者因“皮肤、巩膜黄染 4 天”入院，诉近日皮肤、黏膜黄染，粪便发白，否认发热、腹痛等不适。查体示：巩膜、皮肤黏膜黄染，余未见明显阳性体征。实验室检查示：血糖 6.2 mmol/L，前白蛋白 147 mg/L，ALT 305 IU/L，AST 130 IU/L，AKP 338 IU/L，GGT 335 IU/L，TB 112 μmol/L，DB 69 μmol/L，总蛋白

64 g/L，ALB 35 g/L，白球比例 1.2，胆汁酸 208 μmol/L，CA199、AFP、CEA 和 CA125 均无异常，血常规、ESR、血尿淀粉酶及凝血功能均正常，类风湿因子 33 IU/L，抗链球菌溶血素 O 43 IU/L，IgG4 4.75 g/L，ENA、ANA、抗 ds－DNA、ANCA、SMA、LKM 和 SLA 均阴性。行腹部 CT 示：Child 术后，术区少量渗出，腔静脉周围少量积液，肝内胆管明显扩张，后腹膜多发小淋巴结（图 23－3）。行经皮肝穿刺胆道引流术（percutaneous transhepatic cholangiodrainage，PTCD）减黄，术中可见肝内胆管明显扩张（图 23－4）。行肝脏穿刺，病理诊断为胆汁淤积伴汇管区急慢性炎症。

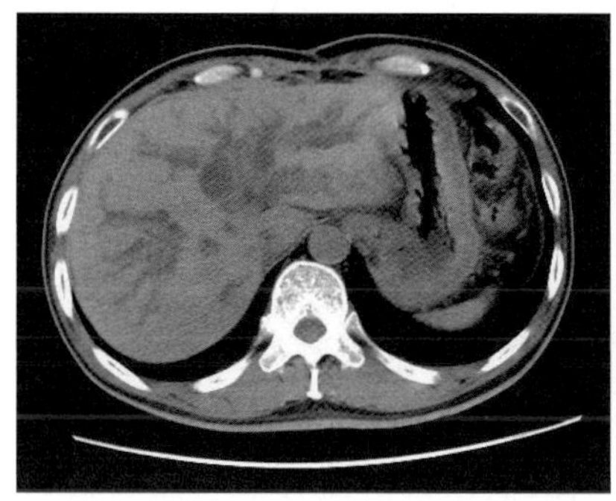
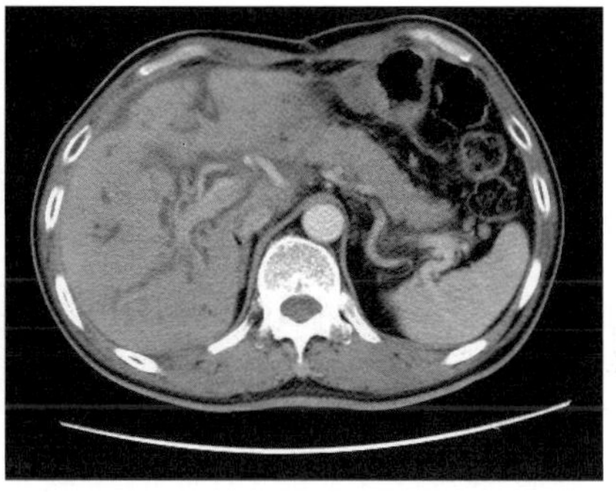

图 23－3 腹部 CT

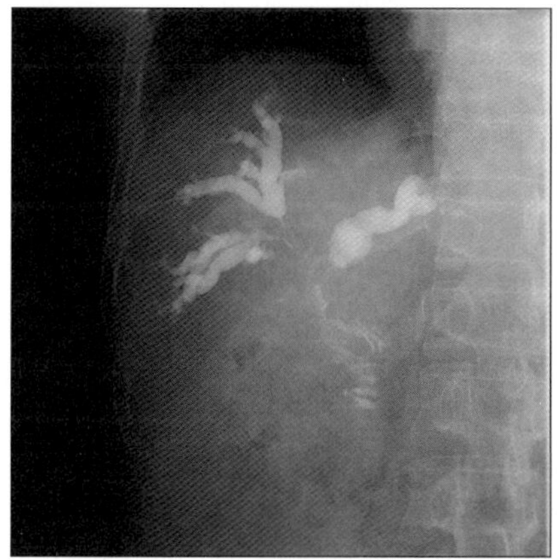
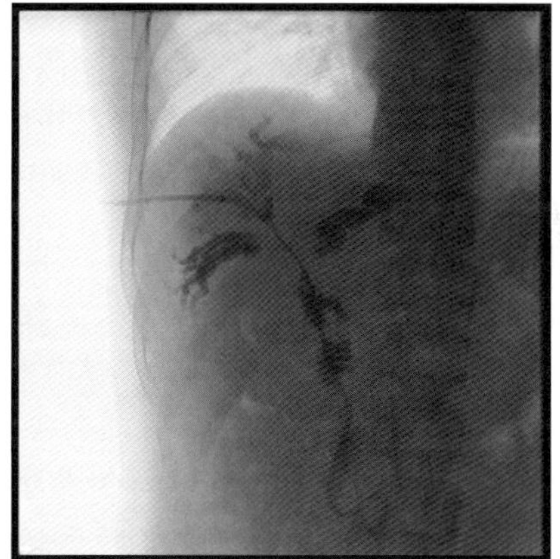

图 23－4 PTCD 图

予以患者激素治疗后复查实验室指标：AST 57 U/L，ALT 27 U/L，AKP 70 IU/L，GGT 55 IU/L，TB 38 μmol/L，DB 27 μmol/L，胆汁酸 2.7 μmol/L，血清 IgG4 1.4 g/L，较前显著好转。复查 CT 示肝内外胆管扩张显著好转（图 23－5）。

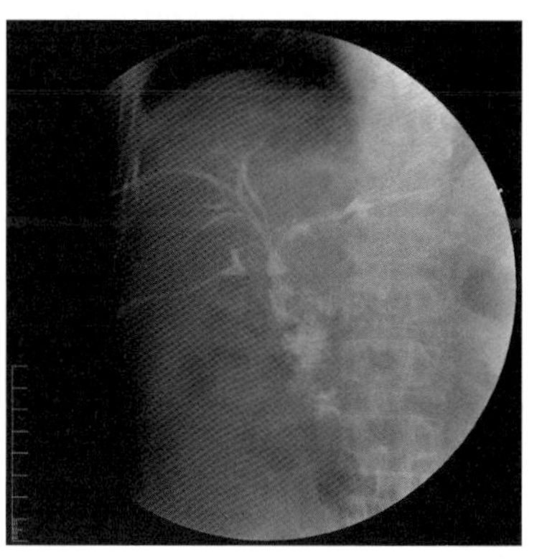

图 23－5 肝内外胆管扩张显著好转

最后诊断

IgG4 相关自身免疫性胰腺炎伴硬化性胆管炎。

病例总结

患者为 59 岁男性，以出现反复短暂性上腹部疼痛，晚餐后及夜间为甚为主要症状，后来患者腹痛症状加重并向腰背部放射，持续时间延长，需阿片类药物治疗才能缓解。病程中患者食欲差，体重减轻 5 kg。患者既往体健，无胰腺相关疾病史。查体示患者出现巩膜轻度黄染，中上腹压痛，未及其余阳性体征。实验室检查：肝酶、总胆红素及直接胆红素进行性升高，血、尿淀粉酶正常；腹部 B 超：胰头部肿块，大小约 3 cm×3.5 cm；腹部增强 CT：胰头部肿胀、强化明显，胆管系统扩张，胰管部分轻度扩张；腹部 CTA：胰头部肿大，强化明显，与肠系膜上静脉关系紧密，胆管系统扩张，胰管部分轻度扩张。考虑胰头占位，行胰十二指肠切除术。术后病理诊断：胰头胆总管纤维组织增生，胰腺及胆总管未见肿瘤细胞，胰腺 IgG4 阳性相关纤维硬化性疾病。术后予以抗感染支持治疗。约 11 周后患者因“皮肤黄染就诊”，否认其余不适。实验室检查：肝酶、总胆红素、直接胆红素升高，IgG4 升高；腹部 CT：Child 术后，术区少量渗出，腔静脉周围少量积液，肝内胆管明显扩张，后腹膜多发小淋巴结。行 PTCD 减黄，术中可见肝内胆管明显扩张。行肝脏穿刺，病理诊断为胆汁淤积伴汇管区急慢性炎症。予以患者激素治疗，治疗后复查肝功能及 IgG4，恢复正常。

诊疗启迪

该患者以腹痛为首发症状，对症治疗效果不佳，后出现肝酶及胆红素升高，以直接胆红素为主，且呈进行性升高。腹部 B 超：胰头部肿块，大小约 3 cm×3.5 cm。腹部 CTA：胰头部肿大，强化明显，与肠系膜上静脉关系紧密；胆管系统扩张，胰管部分轻度扩张。首先考虑胰腺占位，但同时也需排除自身免疫性胰腺炎导致的胰腺局灶性肿大，两者较难鉴别，如无法鉴别，可以考虑试验性的激素疗法或者外科手术。

专家点评

根据该患者入院时的症状、体征、实验室检查以及影像学检查，首先考虑胰头恶性肿瘤。值得注意的是，患者出现梗阻性黄疸及胰腺肿块时，需要对胰腺恶性肿瘤和自身免疫性胰腺炎导致的胰腺局部肿大进行鉴别。如从症状、体征、实验室检查及影像学检查无法予以鉴别，可考虑 EUS-FNA 或外科手术获得组织标本，行病理诊断，或予以激素诊断性诊疗。该患者术后病理诊断示：胰头胆总管纤维组织增生，胰腺及胆总管未见肿瘤细胞，胰腺 IgG4 阳性相关纤维硬化性疾病。术后复查 IgG4 升高。行肝脏穿刺，病理诊断为胆汁淤积伴汇管区急慢性炎症。最终诊断考虑为：IgG4 相关自身免疫性胰腺炎伴硬化性胆管炎。予以激素治疗后，患者的症状、体征、实验室检验及影像学检查结果均恢复正常。

自身免疫性胰腺炎(autoimmune pancreatitis, AIP)主要在老年男性中发病，平均年龄是 43～63 岁，男女发病比例是 1∶0.27，85%是男性。初始症状为无痛性梗阻性黄疸，与硬化性梗阻性胰腺炎相关。急性胰腺炎少见，主要以慢性胰腺炎为主。目前 AIP 尚无特异性的血清标记物，组织学标准诊断困难，因此需要综合性的判断。2008 年 AIP 亚洲诊断标准包括影像学指标、血清学指标、组织学指标和个体选择性指标，其中影像学诊断是基础。具体为：①影像学指标(其中包括两点，第一，胰腺弥漫性或者局部性的肿大，偶有占位，胰腺边缘缺血；第二，胰管狭窄)；②血清学指标，血清 IgG 或 IgG4 浓度升高，可检测到自身抗体；③组织学指标，胰腺活检标本的组织病理学可见淋巴母细胞浸润或者大量的 IgG4 阳性细胞；④对激素疗法的反应。对激素疗法反应的诊断性试验必须慎重，需在全面评定胰腺功能后进行。第①项加上第②、③项其中的一项即可诊断，或者组织学显示淋巴母细胞浸润和胰腺硬化即可诊断。必要时可考虑外科手术。

2009 年妙佑医疗国际也提出了一个诊断标准：①来自术后或穿刺后标本的组织学诊断；②特定的影像学检查如 CT 诊断，IgG4 升高或有其他器官累及；③对激素疗法的反应。AIP 可分为 2 型：1 型为淋巴母细胞浸润的硬化性胰腺炎；2 型为特发性胰腺炎，粒细胞浸润的胰腺炎。其中，IgG4 升高与 1 型有关。与 IgG4 相关的胰腺外硬化性疾病包括硬化性胆管炎、硬化性腮腺炎和后腹膜纤维化疾病，主要的组织学表现为 IgG4 阳性的浆细胞和 T 淋巴细胞浸润，可单发，也可同时累及多个器官，血清中的 IgG4 浓度有助于诊断。IgG4 相关的硬化性胆管炎是 AIP 最常见的胰腺外病变，这一病变与原发性硬化性胆管炎相似。IgG4 相关的硬化性胆管炎对激素敏感性好，但是原发性硬化性胆管炎对激素治疗敏感性差。目前 AIP 的标准疗法为初始的激素疗法，推荐剂量为泼尼松或者泼尼松龙 0.6 mg/(kg・d)，2～4 周。对疗效的评价包括 IgG4 水平、肝功能，以及影像学指标如 CT 和 MRCP，经过数周治疗后应该恢复正常。对激素有效的反应可证实该诊断。激素应逐渐减量，减至 2.5～5 mg/d，维持治疗半年到两年。外科手术对于部分难治性 AIP 有价值，外科胰腺组织切除术或旁路手术（如胆肠吻合）可有效解除压迫，实现临床缓解并可有效防止复发。

病例提供单位：上海交通大学医学院附属瑞金医院消化内科

整理：王琪

述评：王立夫

参考文献

[1] HART PA, KAMISAWA T, BRUGGE WR, et al. Long-term outcomes of autoimmune pancreatitis: a multicenter, international analysis [J]. Gut, 2013,62(12):1771 - 1776.

[2] 楼文晖. 自身免疫性胰腺炎：外科医生的挑战与困惑[J]. 中国实用外科杂志，2011，31(9)：791 - 794.

[3] HART PA, ZEN Y, CHARI ST. Recent advances in autoimmune pancreatitis [J]. Gastroenterology, 2015,149(1):39 - 51.

病例24 自身免疫性胰腺炎 1 例

主诉

皮肤、巩膜黄染 20 天，伴上腹疼痛、皮肤瘙痒。

病史摘要

患者，男性，57 岁。2019 年 7 月初患者无明显诱因下出现皮肤、巩膜黄染，伴上腹部束带样疼痛不适及全身皮肤瘙痒，小便颜色加深，大便未及明显陶土色，否认明显泛酸、恶心、呕吐，否认呕血、便血、黑便，否认便秘及腹泻。患者于外院就诊，查血常规正常；肝功能异常：ALT 530 U/L、AST 260 U/L，AKP 563 U/L，GGP 808 U/L，TB 77.8 μmol/L，DB 53 μmol/L，淀粉酶 135 U/L。肿瘤指标：CA199 43.72 U/mL；IgG4 34.7 g/L，余自身免疫性指标均正常。上腹部 CT 平扫：胆总管上段管壁增厚，肝内胆管轻度扩张，胆囊增大，胃小弯侧多发淋巴结增大。予保肝、降酶等治疗后患者黄疸较前稍好转。现患者为求明确诊断及进一步治疗至我院就诊。患者患病以来，神清，精神欠佳，胃纳一般，夜寐欠佳，小便颜色加深，大便未见明显异常，近 1 年来体重下降 3 kg。

追问病史，患者 2017 年食用油腻食物后出现上腹部疼痛，伴皮肤、巩膜、小便黄染，大便呈陶土色，至外院就诊，诊断为黄疸、胰腺炎，予抗感染、保肝、退黄治疗后患者症状缓解。出院后长期服用地塞米松（每日 750 μg），现已停药 1 年。

患者有高血压病病史 3 年余，血压最高为 150/90 mmHg，平素服用苯磺酸氨氯地平（每日 5 mg）控制血压，血压控制可。否认糖尿病、脑梗死、肝炎、肺结核等内科疾病。否认手术外伤史。平日有吸烟及饮酒史。无疫水、疫区及家禽密切接触史。家族中无传染病及遗传病病史。

初步诊断

黄疸待查（感染？肿瘤？）；胆总管上段管壁增厚，肝内胆管轻度扩张。

入院查体

T 36.9℃，P 78 次/分，R 19 次/分，BP 134/81 mmHg。神清，精神可，巩膜黄染，全身皮肤黄染，未见瘀点、瘀斑，未见蜘蛛痣，颈部未触及肿大淋巴结，口唇无发绀。双肺呼吸音清，未闻及干、湿啰音。心律齐，未及明显病理性杂音。腹平软，未见静脉曲张，中上腹轻度压痛，无反跳痛，肝脾肋下未及，Murphy 征阴性，移动性浊音阴性，双下肢未及明显水肿。

辅助检查

入院时实验室检查指标：空腹血糖 7.42 mmol/L；EB 病毒 1.2×10^3 copies/mL；IgG 2 500 mg/dL，IgA 75 mg/dL，IgM 30 mg/dL，IgE 205 IU/mL，C3 38 mg/dL，C4 5 mg/dL，白介素-2 受体 1 677 U/mL，白介素-6 10.5 pg/mL，TNF 10.9 pg/mL；前白蛋白 210 mg/L，ALT 156 IU/L，AST 146 IU/L，AKP 408 IU/L，GGT 560 IU/L，TB 128.1 μmol/L，DB 81.8 μmol/L，总蛋白 79 g/L，ALB 35 g/L，白球比例 0.8，胆汁酸 128.6 μmol/L；CA199 70.5 U/mL，其余肿瘤指标均无异常；血常规、血尿淀粉酶和凝血功能均在正常范围；HAV、HBV、HCV、HEV 及 EBV 病毒标记物无异常；IgG4 23.1 g/L，其余自身免疫性指标均未见明显异常。

上腹部增强 CT：胆管下段可疑占位致胆道梗阻，拟恶性肿瘤，建议 MRCP 检查；腹膜后、肠系膜间隙、肝门见小网膜囊多发增大淋巴结；胆囊炎；胰管稍扩张（图 24-1）。

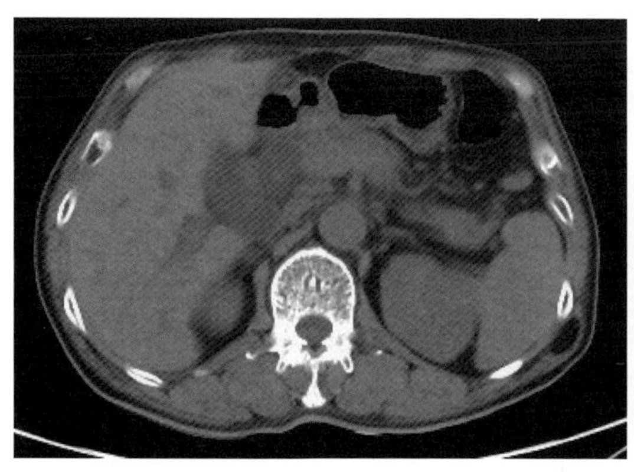
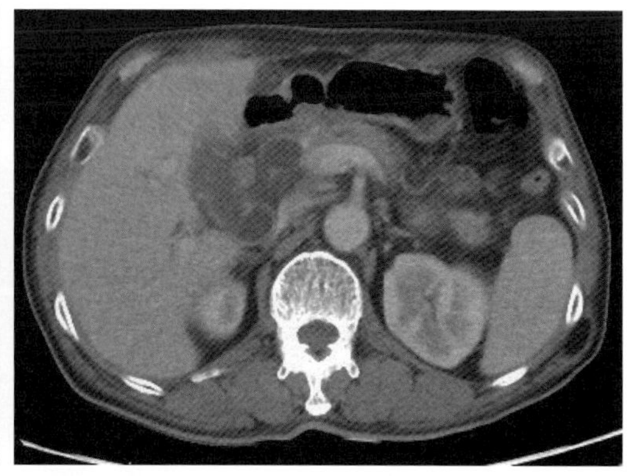

图 24-1 上腹部增强 CT

盆腔增强 CT：前列腺钙化灶，后腹膜及双侧髂血管旁小淋巴结。

胸部增强 CT：小结节；左肺斜裂处小斑结影；纵隔、两肺门、双侧腋下淋巴结，部分肿大。

MRCP：胆总管下段管壁增厚、管腔狭窄，低位胆道梗阻改变；胰管节段性狭窄伴扩张（图 24-2）。

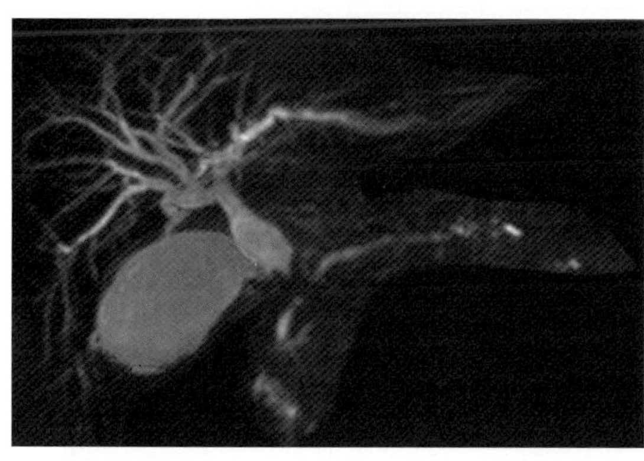
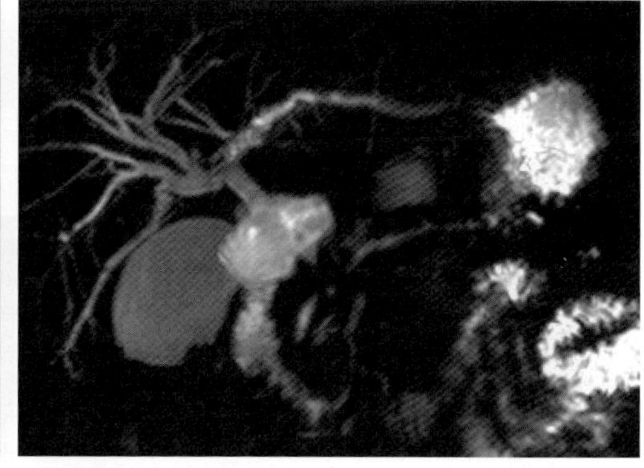

图 24-2 MRCP 图

胰腺增强 MRI：胆总管下段管壁增厚、管腔狭窄，低位胆道梗阻；胰腺局部信号增高，胰管节段性狭窄伴扩张，考虑 IgG4 相关性疾病可能大；肝门部、腹膜后多发增大淋巴结影；双肾小囊肿（图 24-3）。

超声内镜：胰腺回声减低及胆总管扩张增厚，考虑自身免疫性胰腺炎可能，慢性胆囊炎。超声内镜引导下肿块穿刺送检涂片：见到少量胃黏膜上皮细胞，胰腺细胞及少量淋巴细胞，未见明显异性成分，提示倾向胰腺自身免疫性胰腺炎可能。

头颅 MRI：右侧额叶白质异常信号；副鼻窦炎。

胃镜：慢性浅表-萎缩性胃炎伴胃体、胃底糜烂（重度活动性），十二指肠球部多发溃疡（图 24-4）。

肠镜：结肠多发息肉，内痔。

PET/CT：胰腺弥漫性代谢增高，肝内胆管及胆囊显著扩张，腹腔内胃小弯及肝门、左锁骨上、纵隔、双肺门、腹膜后、盆腔内多发淋巴结，部分肿大，代谢增高，首先考虑自身免疫性疾病所致可能；胰腺恶性病变伴多发淋巴结转移待排。

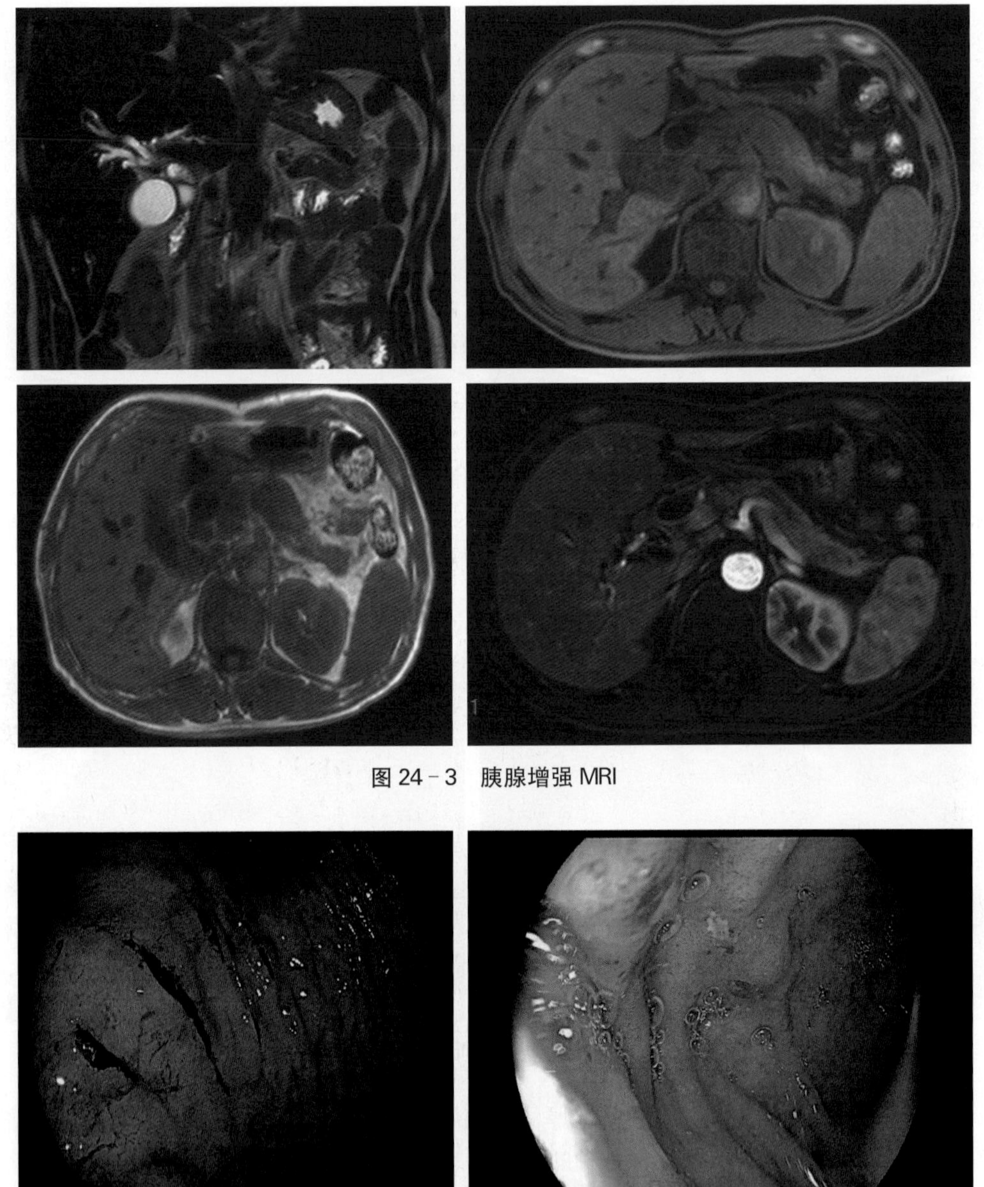

图 24-3　胰腺增强 MRI

图 24-4　胃镜检查结果

诊疗经过

结合患者症状、体征、实验室检查、影像学检查以及 EUS-FNA 病理学，考虑患者为 IgG4 相关自身免疫性胰腺炎可能大，拟给予激素治疗。然患者存在 EB 病毒感染，考虑先予以更昔洛韦抗病毒治疗，同时予以保肝、退黄、护胃等支持治疗，待感染控制后予以激素治疗。

病例讨论

患者男性，57 岁，无明显诱因下出现皮肤、巩膜黄染，伴上腹部束带样疼痛不适及全身皮肤瘙痒，小便颜色加深，大便未及明显陶土色，否认其余不适症状。患者至外院就诊，查肝酶异常，胆红素升高，以直接胆红素升高为主；肿瘤指标示：CA199 43.72 U/mL；IgG4 34.7 g/L。查上腹部 CT 平扫：胆总管上段管壁增厚，肝内胆管轻度扩张；胆囊增大；胃小弯侧多发淋巴结增大。予以患者保肝、降酶等治疗后黄疸较前稍好转。患者患病以来，神清，精神欠佳，胃纳一般，夜寐欠佳，小便颜色加深，大便未见明显异常，近 1 年来体重下降 3 kg。追问病史，患者 2017 年因食用油腻食物后出现上腹部疼痛，伴皮肤、巩膜、小便黄染，大便呈陶土色，至外院就诊，诊断为黄疸、胰腺炎，予以抗感染、保肝、退黄治疗后患者症情缓解。出院后长期服用地塞米松（每日 750 μg），现已停药 1 年。患者有高血压病病史 3 年余，平素服用苯磺酸氨氯地平（每日 5 mg）控制血压，血压控制可。否认糖尿病、脑梗死、肝炎、肺结核等内科疾病。否认手术外伤史。平日有吸烟及饮酒史。无疫水、疫区及家禽密切接触史。家族中无传染病及遗传病病史。我院入院查体示：巩膜及全身皮肤黄染，中上腹轻度压痛，无其余阳性体征。实验室检查：EB 病毒 1.2×10^{3} copies/mL，IgG 2 500 mg/dL，IgA 75 mg/dL，IgM 30 mg/dL，IgE 205 IU/mL，C3 38 mg/dL，C4 5 mg/dL，CA199 70.5 U/mL，白介素-2 受体 1 677 U/mL，白介素-6 10.5 pg/mL，TNF 10.9 pg/mL，IgG4 23.1 g/L，ALT 156 IU/L，AST 146 IU/L，AKP 408 IU/L，GGT 560 IU/L，TB 128.1 μmol/L，DB 81.8 μmol/L，总蛋白 79 g/L，ALB 35 g/L，白球比例 0.8，胆汁酸 128.6 μmol/L。影像学检查包括：①上腹部增强 CT 示胆管下段可疑占位致胆道梗阻，拟恶性肿瘤，建议 MRCP 检查，腹膜后、肠系膜间隙、肝门见小网膜囊多发增大淋巴结，胆囊炎；胰管稍扩张。②MRCP 平扫示胆总管下段管壁增厚、管腔狭窄，低位胆道梗阻改变，胰管节段性狭窄伴扩张。③胰腺增强 MRI 示胆总管下段管壁增厚、管腔狭窄，低位胆道梗阻；胰腺局部信号增高，胰管节段性狭窄伴扩张，考虑 IgG4 相关性疾病可能大；肝门部、腹膜后多发增大淋巴结影。④超声内镜示胰腺回声减低及胆总管扩张增厚，考虑自身免疫性胰腺炎可能，慢性胆囊炎；超声内镜引导下肿块穿刺送检涂片，见到少量胃黏膜上皮细胞，胰腺细胞及少量淋巴细胞，未见明显异性成分；提示倾向胰腺自身免疫性胰腺炎可能。⑤胃镜示慢性浅表-萎缩性胃炎伴胃体、胃底糜烂（重度活动性），十二指肠球部多发溃疡。⑥PET/CT 示胰腺弥漫性代谢增高，肝内胆管及胆囊显著扩张，腹腔内胃小弯及肝门、左锁骨上、纵隔、双肺门、腹膜后、盆腔内多发淋巴结，部分肿大，代谢增高，首先考虑自身免疫性疾病所致可能；胰腺恶性病变伴多发淋巴结转移待排。结合患者症状、体征、实验室检查、影像学检查以及 EUS-FNA 病理学，考虑患者为 IgG4 相关自身免疫性胰腺炎可能大，拟给予激素治疗。然患者存在 EB 病毒感染，考虑先予以更昔洛韦抗病毒治疗，同时予以保肝、退黄、护胃等支持治疗，待感染控制后予以激素治疗。

后续诊疗经过

经过 3 周抗病毒、护胃等对症治疗后，复查 EB 病毒 DNA 阴性，考虑病毒控制，复查胃镜见患者胃及十二指肠黏膜修复良好。开始予以激素诱导缓解[0.6 mg/(kg · d)]，每周减量 5 mg/d，直至 20 mg/d，激素诱导缓解的疗程维持 12 周。12 周后入院复查，患者已无皮肤、巩膜黄染，无皮肤瘙痒及腹部不适，无阳性体征。实验室指标示：AST 20 U/L，ALT 14 U/L，AKP 50 IU/L，GGT 22 IU/L，TB 10 μmol/L，DB 2.3 μmol/L，胆汁酸 9.7 μmol/L，CA199 29.6 U/mL，血清 IgG4 4.99 g/L。血清 IgG4 虽仍高于正常值（2 g/L），然较前显著好转。复查胰腺增强 MRI 示：胰腺萎缩，胰腺体尾部局灶性信号异常，局部胰管轻度扩张，考虑 IgG4 相关性胰腺炎改变可能，肝门部、腹膜后多发增大淋巴结；胆囊形态饱满，肝内胆管轻度扩张，对比前片肝内外胆管扩张明显好转（图 24－5）。复查 MRCP 示：胆道系统符合继发性硬化性胆管炎改变，主胰管节段性狭窄及略扩张（图 24－6）。

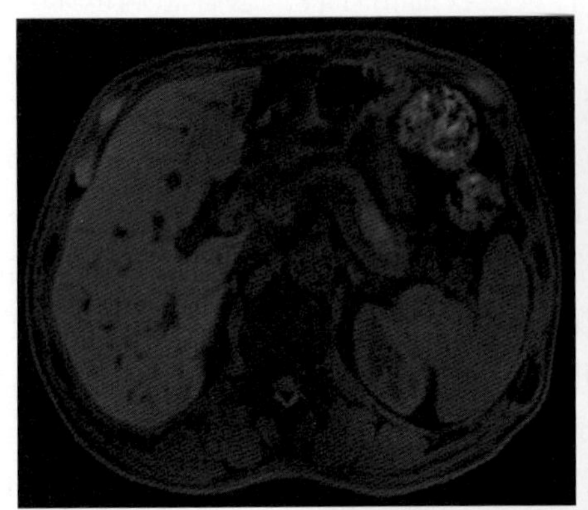

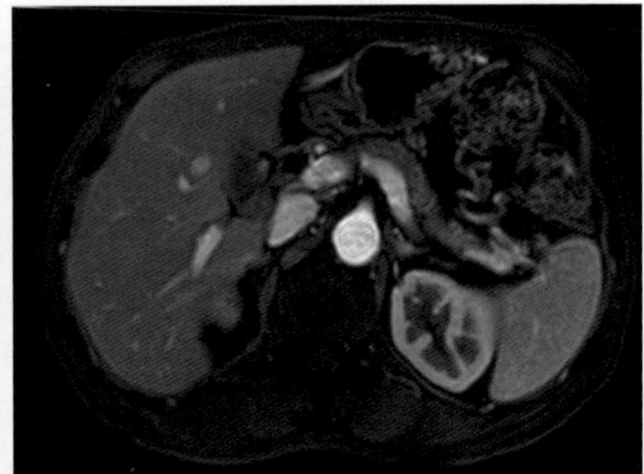

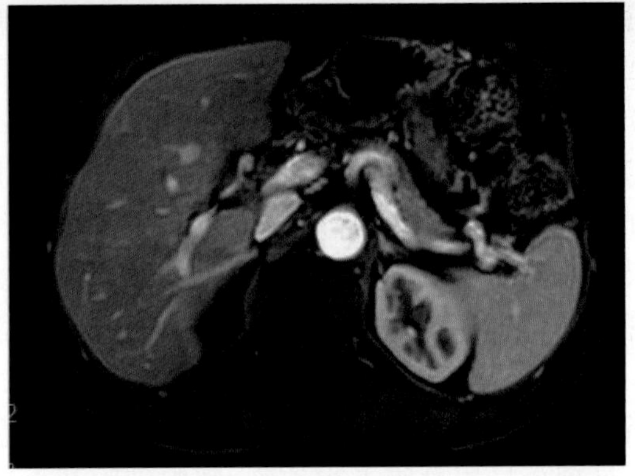

图 24－5　复查胰腺增强 MRI

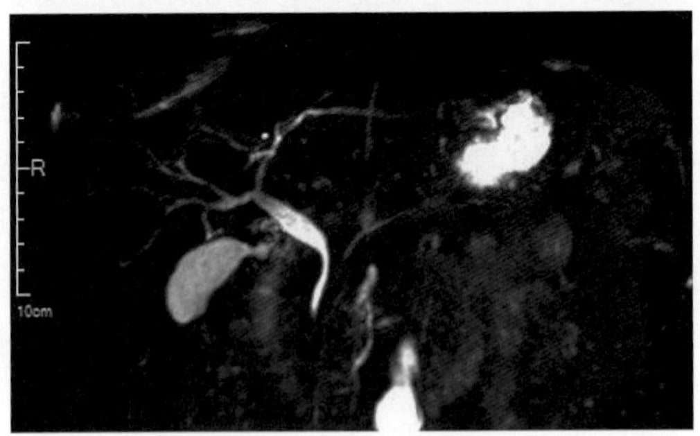

图 24－6　复查 MRCP

最后诊断

IgG4 相关自身免疫性胰腺炎伴硬化性胆管炎。

病例总结

患者为男性，57 岁，以皮肤、巩膜黄染，伴上腹部束带样疼痛不适及全身皮肤瘙痒、小便颜色加深起病，近1年来体重下降3 kg。曾有相同病史，长期服用地塞米松（每日750 μg），现已停药1年。入院查体示巩膜及全身皮肤黄染，中上腹轻度压痛，无其余阳性体征。实验室检查：EB病毒感染，免疫球蛋白IgG升高，余降低，补体C3及C4降低，CA199 70.5 U/mL，IgG4 23.1 g/L，肝酶及胆红素升高，以直接胆红素升高为主。影像学检查包括：①MRCP示胆总管下段管壁增厚、管腔狭窄，低位胆道梗阻改变，胰管节段性狭窄伴扩张。②胰腺增强MR示胆总管下段管壁增厚、管腔狭窄，低位胆道梗阻；胰腺局部信号增高，胰管节段性狭窄伴扩张，考虑IgG4相关性疾病可能大；肝门部、腹膜后多发增大淋巴结影。③PET/CT示胰腺弥漫性代谢增高，肝内胆管及胆囊显著扩张，腹腔内胃小弯及肝门、左锁骨上、纵隔、双肺门、腹膜后、盆腔内多发淋巴结，部分肿大，代谢增高，首先考虑自身免疫性疾病所致可能，胰腺恶性病变伴多发淋巴结转移待排。④超声内镜示胰腺回声减低及胆总管扩张增厚，考虑自身免疫性胰腺炎可能，慢性胆囊炎；超声内镜引导下肿块穿刺送检涂片，见到少量胃黏膜上皮细胞，胰腺细胞及少量淋巴细胞，未见明显异性成分；提示倾向胰腺自身免疫性胰腺炎可能。结合患者症状、体征、实验室检查、影像学检查以及EUS－FNA病理学，考虑患者为IgG4相关自身免疫性胰腺炎可能大，然患者存在EB病毒感染，考虑先予以更昔洛韦抗病毒治疗，同时予以保肝、退黄、护胃等支持治疗。经过3周抗病毒、护胃等对症治疗后，复查EB病毒DNA阴性，考虑病毒控制，复查胃镜见患者胃及十二指肠黏膜修复良好，开始予以激素诱导缓解12周。12周后复查，患者不适症状消失，无阳性体征，实验室指标示：肝酶及胆红素降至正常水平，血清IgG4 4.99 g/L虽仍高于正常值（2 g/L），然较前显著好转。复查胰腺增强MRI示：胰腺萎缩，胰腺体尾部局灶性信号异常，局部胰管轻度扩张，考虑IgG4相关性胰腺炎改变可能，肝门部、腹膜后多发增大淋巴结；胆囊形态饱满，肝内胆管轻度扩张，对比前片肝内外胆管扩张明显好转。复查MRCP示：胆道系统符合继发性硬化性胆管炎改变，主胰管节段性狭窄及略扩张。继续予以患者激素维持治疗，注意护胃、补钙等支持治疗，定期复查肝功能及IgG4。

诊疗启迪

该患者以皮肤、巩膜黄染伴上腹部束带样疼痛不适及全身皮肤瘙痒、小便颜色加深起病。实验室检查发现肝酶及胆红素升高，以直接胆红素为主。免疫球蛋白IgG升高，IgG4显著升高。虽然CA199轻度升高，且腹部增强CT考虑恶性肿瘤可能，但MRCP、腹部增强MRI、PET/CT均提示自身免疫性胰腺炎。予以EUS－FNA，病理依然提示自身免疫性胰腺炎。予以患者激素诱导治疗，12周后患者的临床症状、体征、实验室检查、影像学检查均较前显著好转，进一步明确患者为IgG4相关自身免疫性胰腺炎。值得一提的是，如患者出现梗阻性黄疸、胰腺弥漫/节段性肿大或代谢增高，依旧要警惕胰腺恶性肿瘤，可考虑EUS－FNA获得病理，排除胰腺恶性肿瘤。

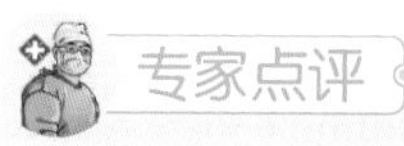

自身免疫性胰腺炎主要在老年男性中发病，平均年龄是43～63岁，男女发病比例是1∶0.27。初始症状为无痛性梗阻性黄疸，与硬化性梗阻性胰腺炎相关。急性胰腺炎少见，主要以慢性胰腺炎为主。目前AIP尚无特异性的血清标记物，组织学标准诊断困

难，因此是综合性的判断。AIP 患者在临床症状中合并梗阻性黄疸占 33%～59%，合并腹痛约为 32%，后背痛约 15%，体重减轻约 15%，食欲减退约 9%，全身乏力约 9%，大便习惯改变约 7%，发热约 6%。

典型的 AIP 影像学表现为弥漫性的胰腺肿大，呈腊肠样改变；局部的胰腺肿大应与胰腺癌相区别。ERCP 显示不规则的主胰管改变，主要特点为无梗阻，病变呈跳跃性，狭窄长度超过 3 cm，上游直径小于 5 cm，狭窄较平滑。行 ERCP 检查有利于诊断，但是部分学者认为行 ERCP 检查时应避免使用造影剂，以防引发胰腺炎。他们主要认为还是应使用组织学标准诊断，而不是依靠 ERCP 诊断。MRCP 主要用于 AIP 随访。AIP 常伴有胰腺外表现，如硬化性胆管炎、腮腺肿大和后腹膜纤维化。PET/CT 检查中，FDG 摄入在 AIP 和胰腺癌都是高的，但是在胰腺外摄入中，如果存在广泛范围的淋巴结或者腮腺 FDG 升高，应该考虑 AIP 可能，而不是胰腺癌。

目前 AIP 的标准疗法为初始激素诱导疗法，推荐剂量为泼尼松或者泼尼松龙 0.6 mg/(kg · d)，每周减量 5 mg/d，直至 20 mg/d，激素诱导缓解的疗程应维持 12 周。对疗效的评价包括 IgG4 水平、肝功能和影像学指标如 CT 和 MRCP，经过数周治疗后应该恢复正常。对激素有效的反应可证实该诊断。激素应逐渐减量，减至 2.5～5 mg/d，维持治疗半年到两年，以预防复发。经过治疗后大部分患者胰腺的功能得到恢复；17%～42%患者经过激素治疗后出现胰腺萎缩，也有报道称 12%的患者发展为胰腺癌。

病例提供单位：上海交通大学医学院附属瑞金医院消化内科

整理：王琪

述评：王立夫

参考文献

[1] KAMISAWA T, OKAMOTO A, FUNATA N. Clinicopathological features of autoimmune pancreatitis in relation to elevation of serum IgG4[J]. Pancreas, 2005,31(1):28 - 31.

[2] KAMISAWA T, WAKABAYASHI T, SAWABU N. Autoimmune pancreatitis in young patients [J]. J Clin Gastroenterol, 2006,40(9):847 - 850.

[3] KAWA S, HAMANO H. Clinical features of autoimmune pancreatitis [J]. J Gastroenterol, 2007,42(Suppl 18):9 - 14.

[4] UCHIDA K, OKAZAKI K, KONISHI Y, et al. Clinical analysis of autoimmune-related pancreatitis [J]. Am J Gastroenterol, 2000,95(10):2788 - 2794.

[5] NAGATA M, YOSHINO J, INUI K, et al. A case of autoimmune pancreatitis following acute pancreatitis associated with septicemia [J]. Suizo, 2003,18:215 - 220.

[6] SUMIDA A, KANEMASA K, TACHIBANA S, et al. A case of autoimmune pancreatitis occurring during intravesical Bacillus Calmette Guerin immunotherapy for ureteral cancer [J]. Nihon Shokakibyo Gakkai Zasshi, 2003,100(11):1328 - 1332.

[7] KANNO A, NISHIMORI I, MASAMUNE A, et al. Nationwide epidemiological survey of autoimmune pancreatitis in Japan [J]. Pancreas, 2012,41(6):835 - 839.

[8] OKAZAKI K, UCHIDA K, OHANA M, et al. Autoimmune-related pancreatitis is associated with autoantibodies and a Th1/Th2-type cellular immune response [J]. Gastroenterology, 2000, 118(3):573 - 581.

[9] HIGEYUKI K, HIDEAKI H. Serological markers for the diagnosis of autoimmune pancreatitis [J]. Suizo, 2007,22:641 - 645.

[10] IRIE H, HONDA H, BABA S, et al. Autoimmune pancreatitis: CT and MR characteristics [J]. A JR Am J Roentgenol, 1998,170(5):1323 - 1327.

[11] SHIGEKAWA M, YAMAO K, SAWAKI A, et al. Is (18) F-fluorodeoxyglucose positron emission tomography meaningful for estimating the efficacy of corticosteroid therapy in patients with autoimmune pancreatitis [J]. J Hepatobiliary Pancreat Surg, 2009,17(3):269 - 274.

[12] TOKI F, KOZU T, OI I. An usual type of chronic pancreatitis showing diffuse narrowing of the entire main pancreatic duct on ERCP. A report of four cases [J]. Endoscopy, 1992,24:640.

[13] HART PA, KAMISAWA T, BRUGGE WR, et al. Long-term outcomes of autoimmune pancreatitis: a multicenter, international analysis [J]. Gut, 2013,62(12):1771 - 1776.

[14] 楼文晖. 自身免疫性胰腺炎:外科医生的挑战与困惑[J]. 中国实用外科杂志,2011,31(9):791 - 794.

[15] HART PA, ZEN Y, CHARI ST. Recent advances in autoimmune pancreatitis [J]. Gastroenterology, 2015,149(1):39 - 51.

病例25 以右上腹疼痛为主要症状的胆管 Oddi 括约肌功能障碍 1 例

主诉

反复发作右上腹疼痛 6 年,再发 1 日。

病史摘要

患者,女,64 岁,于 2013 年 12 月 15 日入我院。患者于 10 年前因“胆囊结石”在当地医院行腹腔镜胆囊切除术,手术 4 年后间断出现右上腹疼痛不适,向肩部放射,排便及改变体位无缓解,疼痛影响日常生活,伴有腹胀感,严重时伴有恶心、呕吐,无发热、腹泻、便血,症状持续 3～4 天后自行好转。每个月发作 1～2 次,无症状加剧表现。2013 年 10 月在外院行上腹部增强 CT 及腹部 B 超,未见明显异常,胃镜示慢性浅表性胃炎。外院门诊给予艾司奥美拉唑等治疗,未见明显改善。1 日前再次发作,至我院就诊。

患者否认高血压、糖尿病、冠心病等重大器官疾病史,否认家族肿瘤等病史。2003 年行胆囊切除术。月经史:53 岁绝经。

入院查体

T 36.8℃, P 60 次/分,R 18 次/分,BP 115/80 mmHg。步入病房,精神欠佳。自动体位,全身皮肤、巩膜无黄染,浅表淋巴结未及肿大,心肺查体无异常。腹软,右上腹轻压痛,无反跳痛，肝脾肋下未及。Murphy 征阴性，无肝区叩击痛，移动性浊音阴性。双下肢无水肿。

辅助检查

血常规正常；尿常规、粪常规正常，粪 OB 试验（—）。肾功能、电解质正常，血淀粉酶正常。肝功能：ALT 135 IU/L，AST 60 IU/L，AKP 263 IU/L，GGT 135 IU/L，余正常。CA199、CEA、CA125 均正常。

上腹部 CT 增强：胆囊切除术后。壶腹部及胰腺未见明显占位病灶。

MRCP：胆总管轻度增宽，胆总管末端未见明显占位性改变。

胰腺 MRI 增强：胆囊切除术后，壶腹部及胰腺未见明显占位病灶。

病史特点

（1）一般情况：中老年女性，慢性病程，反复发作。

（2）临床表现：胆囊切除术 4 年后间断出现右上腹疼痛不适，向肩部放射，排便及改变体位无缓解，疼痛影响日常生活，伴有腹胀感，严重时伴有恶心、呕吐，无发热，无腹泻，无便血，症状持续 3～4 天后自行好转。每个月发作 1～2 次，无症状加剧表现。腹部 CT、腹部 B 超及胃镜未见明显相关器质性疾病，质子泵抑制剂治疗无效。

（3）体格检查：右上腹压痛，Murphy 征阴性。

（4）辅助检查排除相关器质性疾病，并且肝功能 ALT、AST、AKP、GGT 均有升高，淀粉酶正常，MRCP 示胆总管轻度增宽。

诊断思路及鉴别诊断

综合患者临床表现和辅助检查分析，患者反复存在胆源性腹痛，腹痛发作与排便及体位无关，质子泵抑制剂应用无效，疼痛为可逆性，呈中等程度，已影响患者日常生活，且伴肝酶升高，影像学提示胆管轻度扩张，同时又排除了胆管结石（包括泥沙样微结石）、狭窄及占位病变，这时首先考虑胆管 Oddi 括约肌功能障碍，Ⅱ型可能大。

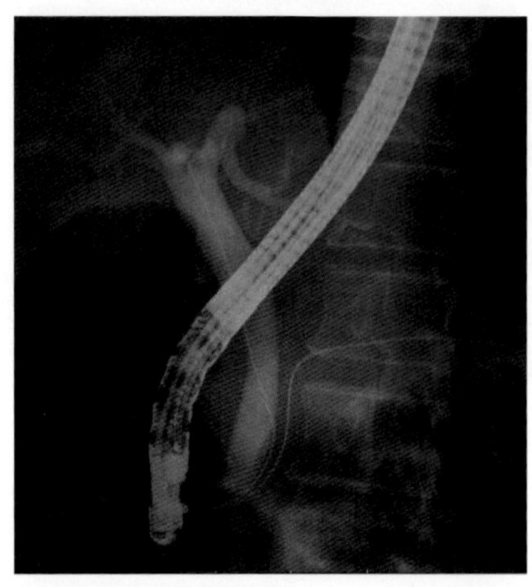

图 25－1 ERCP 透视下见肝外胆管扩张，未见明显充盈缺损影，肝内胆管扩张，呈枯树枝样改变

治疗及转归

入院完善各项常规检查后，立即给予匹维溴铵 50 mg 口服治疗，30 min 后患者腹痛症状明显缓解，后予以 50 mg tid 维持治疗，患者腹痛无再发作后出院。出院后患者右上腹疼痛明显好转，发作次数明显减少。于 2014 年 5 月停药后腹痛症状较前明显，发作次数再次增加，于次月入我院行内镜逆行胆管造影＋十二指肠镜下胆管腔内超声＋内镜下十二指肠乳头括约肌切开术＋内镜下鼻胆管引流术，术后恢复可，予以出院（图 25－1）。

病例讨论

临床上诊断胆管 Oddi 括约肌功能障碍既困难又

要慎重，因为该病是一种排除性诊断，也就是要排除胆管结石（包括泥沙样微结石）、胆管肿瘤、硬化性胆管炎及先天性胆管扩张等疾病。本病多见于女性，临床分三型。Ⅰ型：胆源性腹痛，1 次以上的 ALT 或 AKP 升高 2 倍以上，ERCP 示胆总管扩张（支架直径≥12 mm），排空时间超过 45 分钟；Ⅱ型：胆源性腹痛，具备上述 1～2 项；Ⅲ型：仅表现为胆源性腹痛。

核对分型标准，该患者考虑Ⅱ型胆管 Oddi 括约肌功能障碍可能大，因除表现有胆源性或胰源性腹痛外，还有实验室或影像学检查的异常，同时胆囊切除术后患者的 Oddi 括约肌功能障碍发生率增高。行内镜下括约肌测压等有创检查需慎重，内镜下括约肌切开有效率偏低，因此，药物成为此类患者的治疗首选。传统的抗胆碱能药物和硝酸酯类药物最早用于松弛 Oddi 括约肌，解除疼痛，有一定疗效，但因作用时间短、长时间大剂量应用时不良反应大，其临床使用受到限制。钙离子拮抗剂同样能降低 Oddi 括约肌的基础压和收缩幅度，尤其是匹维溴铵可选择性作用于胃肠道平滑肌，松弛 Oddi 括约肌，已应用于胆道功能紊乱患者的治疗。14 肽生长抑素衍生物减少胰液分泌，抑制 Oddi 括约肌运动的作用较为肯定，但价格昂贵，限制了其在 Oddi 括约肌功能紊乱治疗领域的推广。近来研究证实加贝酯 20 mg/min 静滴能明显抑制 Oddi 括约肌的运动，且加贝酯还能抑制胰酶活性，减少对括约肌的刺激；长时间大剂量使用不良反应小等优点，在临床上具有较好的应用前景。此外尚有用西沙比利、维生素 K_3、黄体酮、前列腺素抑制剂等治疗 Oddi 括约肌功能障碍，但疗效不确切。

病例提供单位：上海交通大学医学院附属瑞金医院消化内科
整理：何相宜
述评：袁耀宗

病例26　1 例胆管狭窄伴胰头饱满的诊疗回顾

主诉

经内镜胆道内支架放置术＋胰管支架放置术后 2 个月。

病史摘要

患者，男性，59 岁。患者 2015 年 1 月因皮肤、巩膜黄染就诊于外院，入院检查提示胆道狭窄伴胰头饱满。PET/CT 示胰头饱满，胰腺组织葡萄糖代谢不均匀增高，考虑炎症可能；肝左叶多发囊肿，贲门部葡萄糖代谢轻度增高，考虑炎症可能，右肺及纵隔淋巴结葡萄糖代谢增高，考虑炎症可能，右肺多发结节，右反射区腔梗；双颈部多发淋巴结；左肩周炎等。行 ERCP 并置入胆道支架（具体报告未见），后皮肤黄染消退，予以出院。2015 年 7 月患者再次入院复查，7 月 9 日 ERCP 示胆总管全段狭窄，管壁不规则增厚，恶性肿瘤可能，IgG4 相关性胆管炎不能除外，因 ERCP 术中患者躁动未能行支架置入及胆管活检。7 月 15 日再次行 ERCP 术，见胆总管全段狭窄，并放入支架，取活检，病理提示胆总管上段黏膜慢性炎，局部腺体上皮不典型增生，胆总管中段极少量黏膜组织，上皮脱落，胆总管下段黏膜慢性炎，局部上皮脱落伴轻度不典型增生，IgG4 8.3 g/L，给予抑酸、止血、抗感染等治疗。今患者因反复胆总管狭窄伴胰头饱满，IgG4 异常升高，入院行 EUS 检查，门诊拟“胆总管狭窄、胰头饱满(自身免疫性)”收入院。自发病以来，神志清，精神可，大便色白，性状无异常，小便无殊，体重无明显变化。

有高血压病史 10 余年，脑梗死 4 年余。否认糖尿病、心脏病史。患血吸虫肝病 20 余年。否认肝炎、结核等传染病史。2014 年左侧肋骨骨折。否认家族性遗传病病史。已婚已育，子女体健。

初步诊断

胆总管狭窄，高血压，脑梗死个人史，陈旧性肋骨骨折。

入院查体

T 36.8℃，P 74 次/分，R 18 次/分，BP 128/78 mmHg。神清，颌下腺淋巴结肿大，约 3 cm×4 cm，质硬，活动度可，皮肤、巩膜未见黄染及瘀斑。双肺呼吸音清，未闻及干、湿啰音。心律齐，未及心脏杂音。腹软，无压痛及反跳痛，未扪及包块，肝脾肋下未及，移动性浊音阴性。双下肢无水肿，神经系统体检无异常。

辅助检查

入院时查血常规：WBC 5.67×10^9/L，N% 68.7%，Hb 136 g/L，PLT 198×10^9/L。CRP、ESR 正常。尿、粪常规正常。肝肾功能、电解质正常。凝血功能正常。肝炎病毒全套阴性。肿瘤指标：CEA、CA724、CA199、CA125、AFP、SCC、CA242 均在正常范围。自身免疫性肝炎相关抗体：M2 抗体、肝肾微粒体抗体、肝胞质溶胶抗体、抗 GP210 抗体、抗 SP100 抗体、可溶性肝抗原抗体阴性。免疫球蛋白 IgG 1760 ng/L(升高)，IgA、IgM、IgE 正常。IgG4 12.9 g/L(0.03～2.00 g/L)。补体 C3、C4 正常。免疫抗体：p-ANCA、c-ANCA、抗 RNP/Sa 抗体、抗 Sm 抗体、抗 SSA 抗体、抗 SSB 抗体、抗增殖细胞胞核抗原抗体、ds-DNA 抗体、ANA、抗组蛋白抗体阴性。

浅表淋巴结超声：双侧颈部、双侧锁骨上、双侧腋窝、双侧腹股沟未见明显肿大淋巴结。

甲状腺、颈部淋巴结：双侧甲状腺结节样病灶，拟 TI-RADS 3 类。附见：双侧颌下腺弥漫性病变。

MRCP 和胰腺 MRI 见图 26-1 和图 26-2。

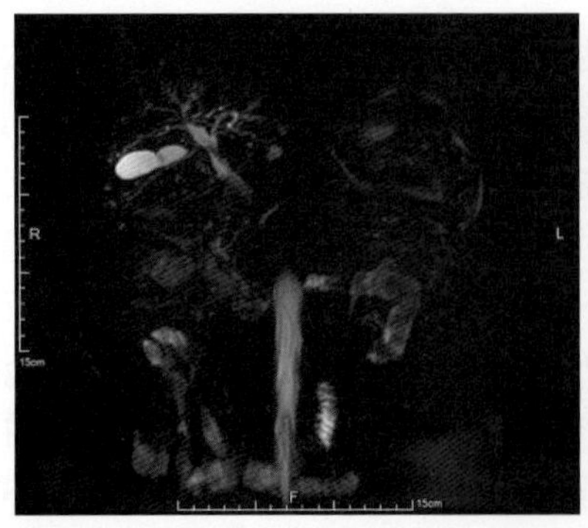

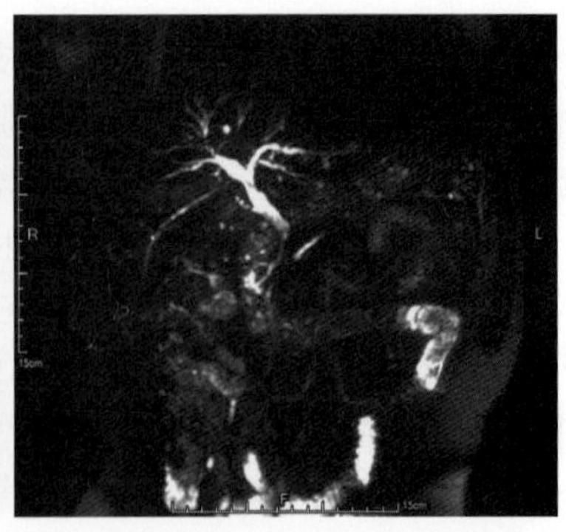

图 26-1 MRCP 示胆总管置管后，胰头部胰管显示不清，胆总管下段狭窄、部分肝内外胆管粗细不均

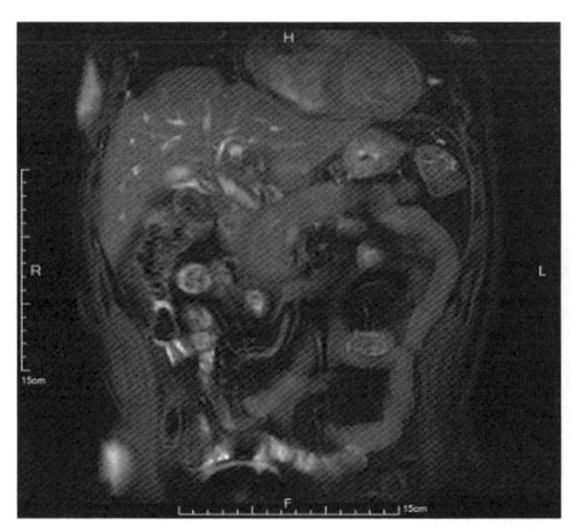

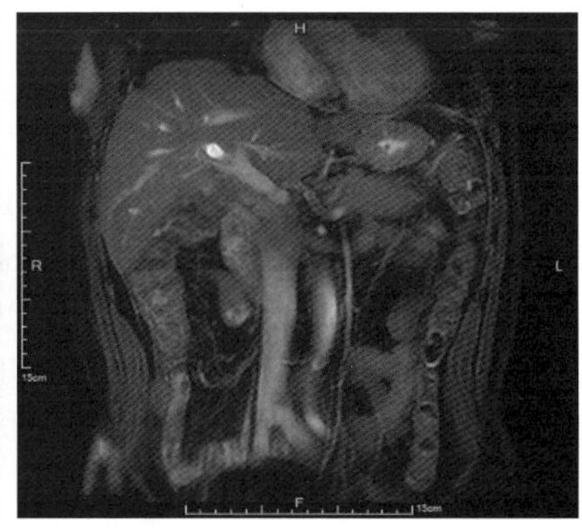

图 26－2　胰腺 MRI 示胰头部肿胀，局部胰管变细显示不清

2015 年 9 月 16 日 EUS：胰腺呈弥漫低回声改变，内伴散在点状-斑点状高回声（图 26－3）。结合病史考虑自身免疫性胰腺炎（AIP）。

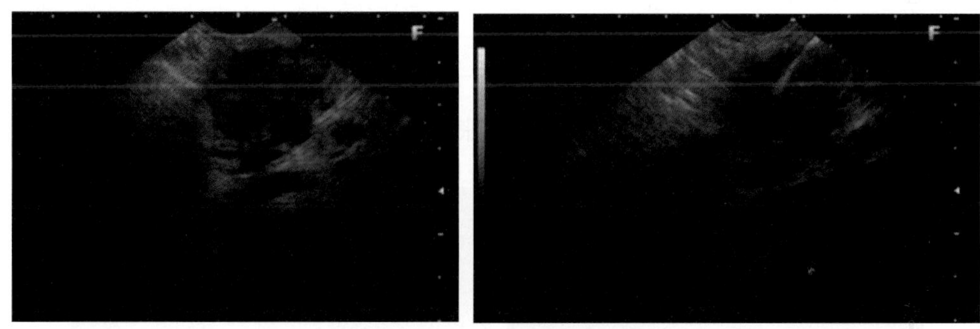

图 26－3　EUS 示胰腺低回声改变

病理诊断："胰颈部穿刺活检组织"少量胰腺组织，腺泡无明显异型，间质纤维组织增生，另见少量消化道上皮及纤维素样渗出物，未见明显肿瘤成分。

病例讨论

本例为中老年男性，患者以梗阻性黄疸为首发表现，外院发现胆道狭窄伴胰头饱满，PET/CT 示胰头饱满，胰腺组织葡萄糖代谢不均匀增高，考虑炎症可能，行 ERCP 并置入胆道支架后皮肤黄染消退，但胆管狭窄和胰头饱满的病因不明。患者血 IgG4 水平升高，高度怀疑自身免疫相关疾病，入我院后复查 IgG4 12.9 g/L（0.03～2.00 g/L），拟行胰腺 EUS－FNA。EUS－FNA 可以近距离地观察胰腺病灶并可获取细胞和组织。通常 AIP 的超声表现无特异性，但在合并 IgG4 相关性硬化性胆管炎的情况下可发现受累的胆管呈高-低-高的"三明治"样回声模式。胰管的不规则狭窄和管壁增粗也是 AIP 的特征。该患者 EUS 示胰腺呈弥漫低回声改变，结合病史考虑 AIP。初步的病理诊断为间质纤维组织增生，另见少量消化道上皮及纤维素样渗出物，未见明显肿瘤成分，待后续免疫组化结果。1 型 AIP 的病理特点为存在大量 IgG4 阳性浆细胞浸润和纤维化，胰腺组织见大量淋巴细胞、浆细胞浸润，同时可伴有嗜酸性粒细胞浸润，也可伴有闭塞性小静脉炎及组织纤维化。该患者的病理诊断初步符合 1 型 AIP。

治疗及转归

患者于2015年9月17日深夜出现上腹部剧烈疼痛伴发热。急查血常规提示WBC 12.59×10^9/L，N% 88.3%；肝功能：ALT 162 IU/L，AST 145 IU/L，AKP 149 IU/L，GGT 299 IU/L，TB 42.4 μmol/L，DB 20.3 μmol/L，血淀粉酶167 U/L。上腹部CT提示ERCP术后改变，胰腺肿胀，胰头增大，密度减低。予以抑酶、保肝、抗感染等治疗。患者腹痛、发热逐渐好转、白细胞水平下降，但肝功能指标中胆酶和胆红素水平进行性升高（表26-1），考虑穿刺引起胰头水肿，患者存在胆管狭窄，进一步压迫胆总管引起肝功能损伤及黄疸。

表26-1 肝功能变化

日期	ALT(IU/L)	AST(IU/L)	AKP(IU/L)	GGT(IU/L)	TB(μmol/L)	DB(μmol/L)
2015-09-18	162	145	149	299	42.4	20.3
2015-09-19	207	102	132	344	81.7	51.0
2015-09-21	84	22	158	279	91.8	52.2
2015-09-23	62	50	185	269	78.9	44.8

2015年9月17日上腹部CT提示：胰腺肿胀，胰头增大，密度减低（图26-4）。

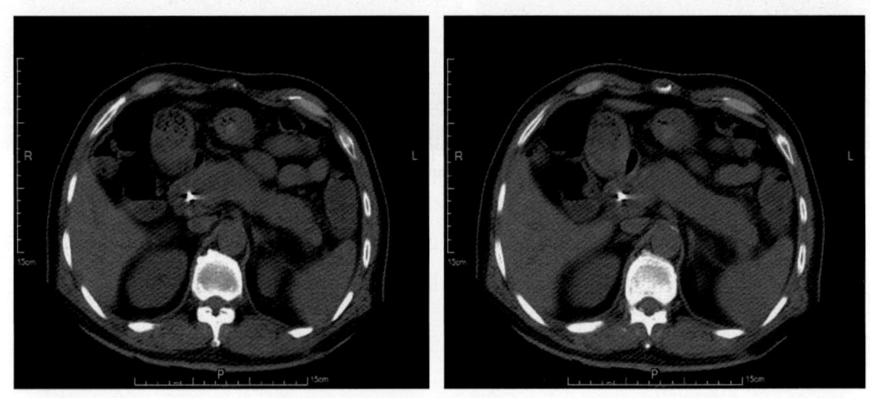

图26-4 上腹部CT提示胰腺肿胀，胰头增大，密度减低

2015年9月21日上腹部增强CT提示：ERCP术后改变，胰腺形态肿胀，胰头增大，胰腺钩突、体尾交界部局部密度减低（图26-5）。

2015年9月24日行ERCP：透视下原胆管及胰管内置管在位，进境至乳头可见双内置管，拔除胆管内置管，注入造影剂，透视下胆总管下段狭窄，范围约1.5 cm，以上段肝外胆管轻度扩张，肝内胆管轻度扩张，胰管未显影，细胞刷刷检胆总管狭窄段，十二指肠镜下胆管腔内超声提示胆总管下段狭窄，胆管壁增厚，呈均匀较低密度（图26-6），留置内置管于肝总管，末端位于乳头外。内镜诊断为胆总管狭窄。经内镜胆道内支架放置术＋胰管支架放置术后。细胞刷检涂片见胆管上皮细胞轻度增生。经内镜胆道内支架放置术后肝功能水平明显下降（表26-2）。

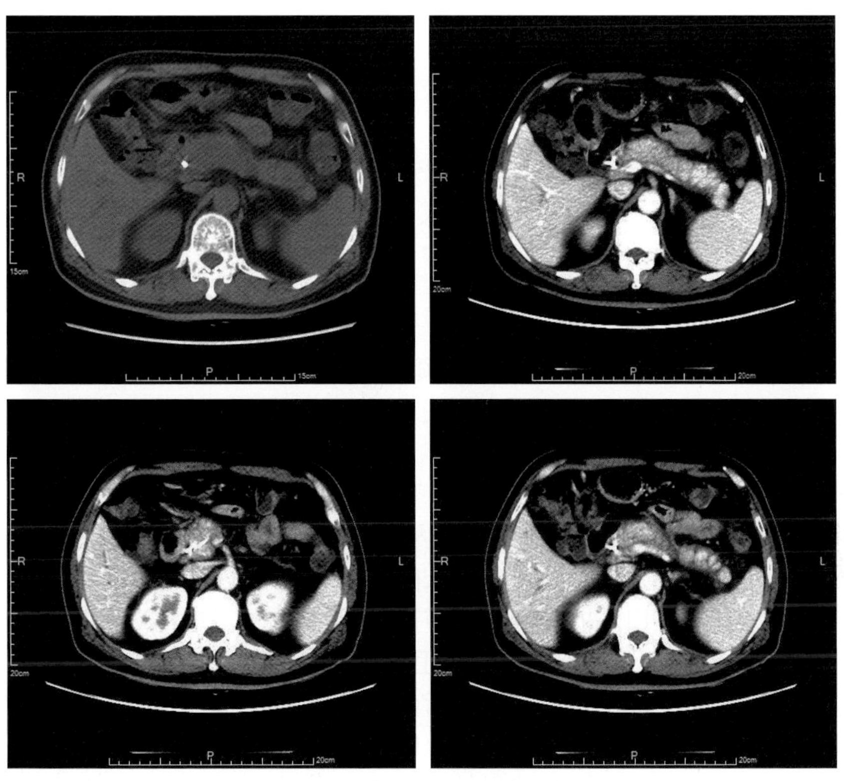

图 26－5　上腹部增强 CT

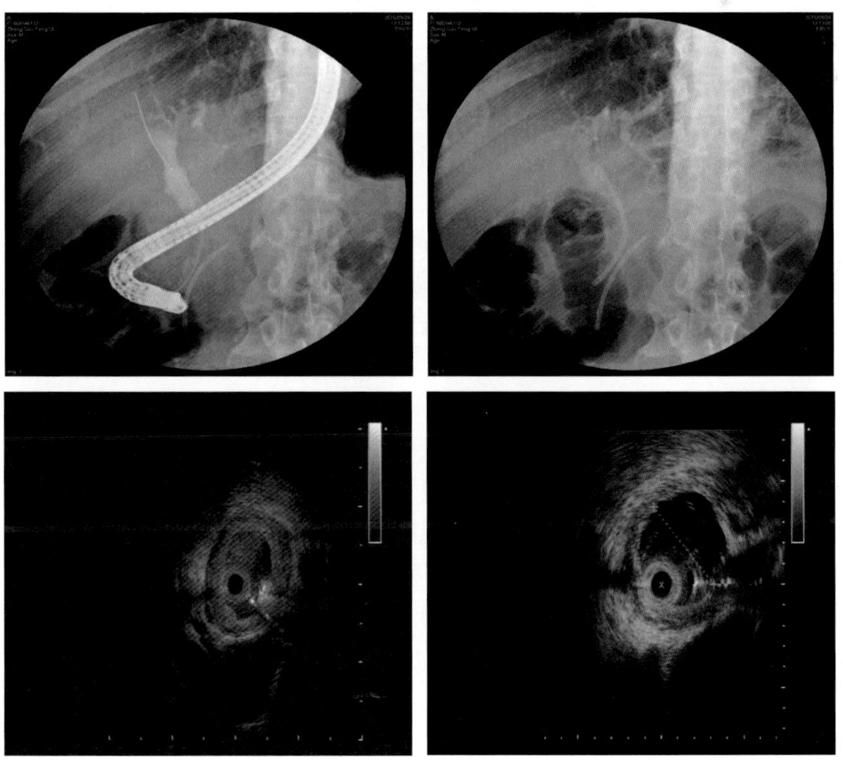

图 26－6　十二指肠镜下胆管腔内超声下胆管增厚，呈高-低-高的“三明治”样回声模式

表 26-2　ERCP 术后肝功能水平

日期	ALT(IU/L)	AST(IU/L)	AKP(IU/L)	GGT(IU/L)	TB(μmol/L)	DB(μmol/L)
2015-09-25	68	58	264	363	46.7	21.9
2015-09-26	45	32	202	265	24.4	8.9

EUS 补充病理诊断为间质小淋巴样细胞，IgG4(+)。

最后诊断

IgG4 相关性疾病(累及胰腺、胆管、双侧颌下腺)；硬化性胆管炎(IgG4 相关性)；慢性自身免疫性胰腺炎(1 型)；高血压；脑梗死个人史；陈旧性肋骨骨折。

病例总结

患者因梗阻性黄疸于外院行经内镜胆道内支架放置术+胰管支架放置术，术后 2 个月因胰头部饱满入我院行 EUS-FNA 检查。入院后完善相关检查，免疫球蛋白 IgG 1 760 ng/L(升高)，IgG4 12.9 g/L，EUS 见胰腺低回声改变，结合病史考虑 AIP，穿刺细胞学见少量胰腺组织，腺泡无明显异型，间质纤维组织增生，另见少量消化道上皮及纤维素样渗出物，未见明显肿瘤成分。患者在 EUS-FNA 检查后出现腹痛、恶心、黄疸及发热，查血常规：WBC 12.59×10^9/L，N% 88.3%。肝功能：ALT 162 IU/L，AST 145 IU/L，AKP 149 IU/L，GGT 299 IU/L，TB 42.4 μmol/L，DB 20.3 μmol/L，胆汁酸 103.8 μmol/L，血淀粉酶 167 U/L。给予美罗培南、甲硝唑联合头孢哌酮舒巴坦抗感染，症状有所缓解，实验室检查好转。肝功能：ALT 84 IU/L，AST 22 IU/L，TB 91.8 μmol/L，DB 52.2 μmol/L，但黄疸仍存在。行 MRCP：胆总管置管后，胆总管下段狭窄、部分肝内外胆管粗细不均。腹部增强 CT 提示 ERCP 术后改变，胰腺形态肿胀，胰头增大，胰腺钩突、体尾交界部局部密度减低。为缓解胆总管狭窄、黄疸，行 ERCP 术，术后患者黄疸减退，症状明显改善。EUS-FNA 补充免疫组化病理诊断为间质小淋巴样细胞，IgG4(+)。结合患者为中老年男性，以梗阻性黄疸发病，胰头饱满，胰腺组织葡萄糖代谢不均匀增高，EUS-FNA 提示间质纤维组织增生，间质小淋巴样细胞，IgG4(+)，血清 IgG4 水平升高，双侧颌下腺弥漫性病变，诊断考虑 IgG4 相关性疾病(病变累及胰腺、胆道、双侧颌下腺)，硬化性胆管炎(IgG4 相关性)，慢性自身免疫性胰腺炎(1 型)。

诊疗启迪

1 型 AIP 由于常合并 IgG4 相关硬化性胆管炎，因黄疸而就诊的患者较为常见。该患者首次就诊以梗阻性黄疸为首发表现，外院发现胆道狭窄伴胰头饱满，PET/CT 示胰头饱满，胰腺组织葡萄糖代谢不均匀增高，胆管狭窄和胰头饱满的病因不明。患者血 IgG4 水平升高，肿瘤指标基本正常，应高度怀疑自身免疫相关疾病。入我院后行胰腺 EUS-FNA，见胰腺低回声改变，结合病史考虑 AIP。病理提示穿刺细胞学见少量胰腺组织，腺泡无明显异型，间质纤维组织增生，免疫组化呈间质小淋巴样细胞，IgG4(+)，基本符合 1 型 AIP 的诊断。MRCP 和 ERCP 显示胆总管下段狭窄，部分肝内外胆管粗细不均；十二指肠镜下胆管腔内超声提示胆管壁增厚，呈高-低-高回声，符合硬化性胆管炎表现。颈部 B 超提示双侧颌下腺弥漫性病变。该患者为中老年男性，胰头饱满，病理符合1型AIP的诊断，免疫球蛋白IgG4 12.9 g/L（升高），病变累及胰腺、胆道、双侧颌下腺多个器官，基本符合IgG4相关性疾病的诊断标准。重新回顾这个病例，遗憾的是未对双侧颌下腺弥漫性病变进行穿刺并获取病理。

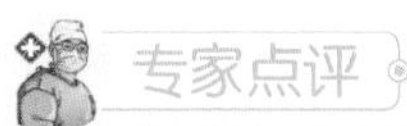

IgG4相关性疾病（IgG4-related disease，IgG4-RD）是一种慢性、进行性炎症伴纤维化的疾病，可累及多个脏器，最常见的部位包括涎腺、胰腺、胆道及甲状腺，在我国以胰腺、涎腺及胆道病变为主。IgG4-RD在胆胰系统的常见表现为IgG4相关硬化性胆管炎、IgG4相关自身免疫性胰腺炎。硬化性胆管炎的典型表现为肝外胆道管壁增厚，管腔不规则狭窄，呈串珠样改变；自身免疫性胰腺炎的典型表现为胰腺弥漫肿大，呈腊肠样改变。这些疾病具有相似的免疫病理改变，病变部位有大量淋巴细胞和浆细胞浸润，炎症反应局部有分泌IgG4的浆细胞生成，因此这类疾病被统称为IgG4相关性疾病。IgG4相关性疾病的诊断标准为：①一个或多个器官出现弥漫性或局限性肿胀或肿块；②血清IgG4＞135 mg/dL；③受累组织中浸润的IgG4阳性/IgG阳性浆细胞比例＞40%，且每高倍镜视野下IgG4阳性浆细胞高于10个。满足①、②、③三条者可以确诊；满足①和③两条者为拟诊；满足①和②两条者为可疑。激素是治疗IgG4相关性疾病的首选药物。

AIP是一类以梗阻性黄疸、腹痛等为主要症状的特殊类型胰腺炎，组织学上常表现为淋巴浆细胞浸润和纤维化，对激素治疗敏感。AIP分为1型和2型两种亚型。1型AIP常伴有特征性IgG4水平升高，是血清IgG4相关疾病的胰腺表现，组织学上表现为淋巴浆细胞硬化性胰腺炎；IgG4是IgG的一个亚类，IgG4阳性浆细胞大量浸润是1型AIP的病理特征。临床上可合并有IgG4相关硬化性胆管炎、自身免疫性涎腺炎、自身免疫性肾炎、后腹膜纤维化等，以合并胆管炎致梗阻性黄疸多见。1型AIP与遗传易感性、环境因素、幽门螺杆菌感染、免疫相关因素有关。2型AIP是一类与IgG4无关的胰腺特异性疾病，常在青中年人中发现，组织学表现为特发性导管中心性胰腺炎，常并发炎症性肠病等疾病。

激素是治疗AIP的首选药物。大多数指南推荐泼尼松从40 mg或0.6 mg/kg开始诱导缓解，症状较轻或合并糖尿病可酌情减为30 mg或0.5 mg/kg。2周后复查血清标志物及影像学检查，如无疗效应考虑是否需修改诊断。维持1个月后按每周5 mg逐渐减量，减至20 mg以下或症状缓解缓慢者可每2周减5 mg。AIP多以梗阻性黄疸发病，因此是否需胆道减压、引流胆汁也是治疗中的重要问题。日本指南建议存在黄疸的患者开始激素治疗前先行胆道引流，黄疸较轻者也可不用引流。妙佑医疗国际的经验则认为，由于AIP大多数对激素治疗反应敏感，大部分患者在激素治疗后黄疸会逐渐下降，因此对于无胆道感染或轻中度黄疸的患者不需额外进行胆道引流。2015年时我们的临床经验有限，对IgG4相关性疾病的诊疗经验不足，该患者未予以积极的激素治疗，对于梗阻性黄疸、胆管狭窄采用了置入内置管减黄。随着近年来对IgG4相关性疾病、AIP的认识提高，临床诊疗经验的积累，在明确诊断的基础上应给予激素治疗，大部分AIP的黄疸在应用激素后均能缓解，没必要常规进行减黄。

综上所述，对于不明原因的梗阻性黄疸，临床上应重视病因诊断，结合全面的实验室、影像学、病理学检查抽丝剥茧寻找真相。大部分 AIP 合并 IgG4 相关硬化性胆管炎的黄疸在应用激素后均能缓解，没必要常规进行减黄。激素是治疗 AIP 的首选药物。约一半的 1 型 AIP 初治缓解后会复发，对于复发患者，首选再次给予激素治疗或加量至 60 mg，诱导缓解后需要更长时间的减药过程与维持治疗。要根据患者的治疗反应制定个体化方案，并注意密切随访。随着对 IgG4 相关性疾病认识的加强和不断积累诊疗经验，通过回顾既往病例，我们对将来遇到的 IgG4 相关性疾病的诊断和治疗将更加精准和自信。

病例提供单位：上海交通大学医学院附属瑞金医院消化内科

整理：刘磊

述评：王立夫

参考文献

［1］徐佳佳，周春华，孟雨亭，等. 1 型自身免疫性胰腺炎发病机制研究进展[J]. 中华胰腺病杂志，2020，20(2)：157－161.

［2］KAMISAWA T, ZEN Y, PILLAI S, et al. IgG4-related disease [J]. Lancet, 2015，385(9976)：1460－1471.

［3］赵过超，吴文川. 自身免疫性胰腺炎的诊断与治疗[J]. 中华肝脏外科手术学电子杂志，2019，8(3)：196－201.

病例 27 反复高热 15 年的真凶是谁？

主诉

反复高热 15 年，发作次数增加 2 年。

病史摘要

患者，女性，66 岁。患者 1994 年因上腹痛、发热在当地医院行胆囊切除术，术后于 1997 年开始反复发作高热(1997 年、2002 年、2005 年)，每次热峰高达 39～40℃，伴恶心，无呕吐，无畏寒、寒战，无皮肤、巩膜黄染，无小便颜色加深，无腹泻，无大便颜色改变。每次均在当地医院以胆道感染抗感染处理，予以头孢菌素＋甲硝唑＋左氧氟沙星抗感染治疗后热退缓解。最近一次发作在 2010 年 10 月底，当时查 WBC 14.3×10^9/L，N% 83.5%，TB 213.2 μmol/L，DB 120.8 μmol/L。腹部 B 超提示胆总管及右肝管扩张(考虑先天性囊样扩张可能)，胆总管及右肝管扩张内异常回声(结石伴炎性改变可能)。进一步行上腹部 CT 检查考虑胆总管炎症及代偿性扩张，予抗感染治疗后症状缓解。之后于外院查腹部 MRCP 考虑胆囊癌肝内转移，上腹部 CTA 考虑胆道系统来源恶性肿瘤。现为进一步明确诊断收入我科。患者目前无发热、恶心、腹痛等不适。病程中食欲一般，精神可，二便无殊，体重无明显减轻。

既往体健，否认高血压、糖尿病、肝炎等慢性病史。否认肺结核病史。1994 年行胆囊切除术。否认吸烟、饮酒史。无疫水、疫区及家禽密切接触史。家族中无传染病及遗传病病史。已婚已育，子女体健。已绝经。

初步诊断

胆总管扩张原因待查：炎症？肿瘤？胆囊切除术后。

入院查体

T 37.0℃，P 75 次/分，R 20 次/分，BP 115/70 mmHg。神清，皮肤、巩膜无黄染，无贫血貌，颈部未触及肿大淋巴结，颈软，双肺呼吸音清，未闻及干、湿啰音。心律齐，未及心脏杂音。全腹平，无压痛及反跳痛，未扪及包块，肝肋下未及肿大，移动性浊音阴性，双下肢无水肿。

辅助检查

入院时查血常规：WBC 4.79×10^9/L，N% 55.9%，Hb 120 g/L，PLT 157×10^9/L。尿、粪常规正常。肝功能：AKP 243 IU/L，GGT 267 IU/L，ALB 32 g/L(35～55 g/L)。肾功能正常。血电解质正常。血淀粉酶正常。凝血功能正常。肝炎全套阴性。CEA、CA199、CA125、AFP 均在正常范围。CA242 23.4 U/mL(≤20.2 U/mL)。

浅表淋巴结超声未见明显异常。

心电图正常。

上腹部 MRI 见图 27－1。

MRCP 见图 27－2。

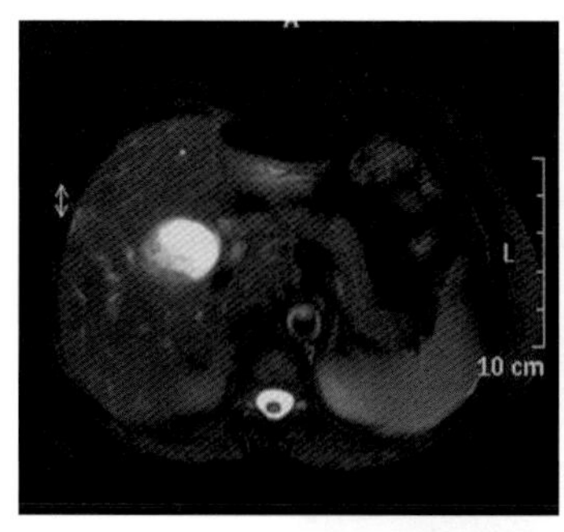

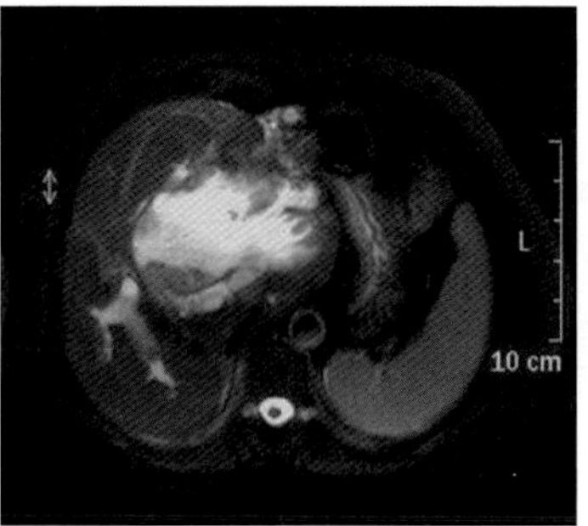

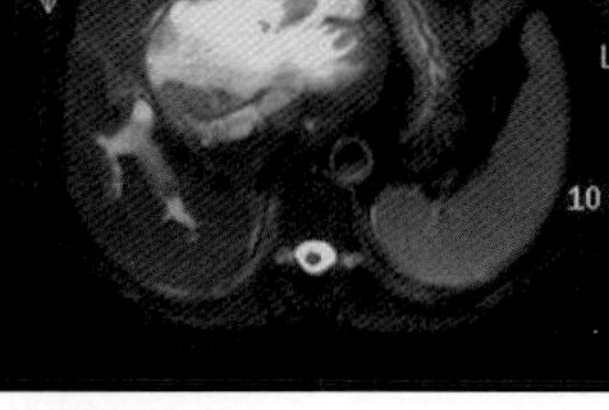

图 27－1　上腹部 MRI

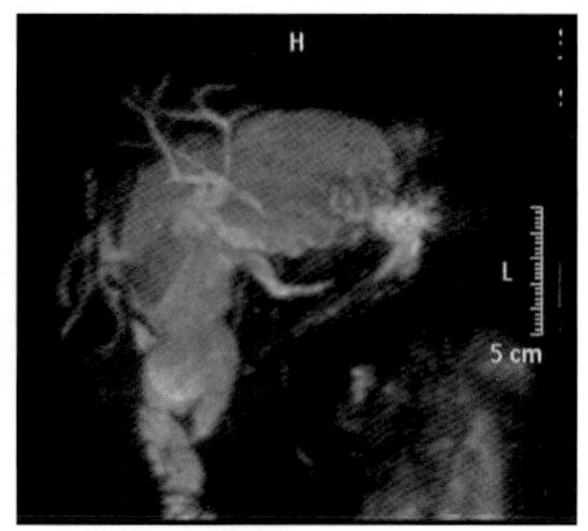

图 27－2　MRCP

病例讨论

本例为 66 岁女性，因反复高热 15 年、发作次数增加 2 年入院，外院经过多项检查未明确病因。既往胆囊切除术史。整个病程中患者反复高热，抗感染治疗后好转，近期发作曾有肝功能异常，以直接胆红素升高为主，TB 213.2 μmol/L，DB 120.8 μmol/L。此次入院时无发热，无腹痛、恶心、呕吐等不适。入院检查仍有肝功能异常，AKP 243 IU/L，GGT 267 IU/L，ALB 32 g/L(35～55 g/L)。曾行腹部 B 超提示胆总管及右肝管扩张(考虑先天性囊样扩张可能)，胆总管及右肝管扩张内异常回声(结石伴炎性改变可能)。进一步行上腹部CT检查考虑胆总管炎症及代偿性扩张。MRCP考虑胆囊癌肝内转移，上腹部CTA考虑胆道系统来源恶性肿瘤。结合患者病史、实验室检查及影像学检查，拟诊胆管扩张原因待查。需要考虑的鉴别诊断有：①胆管先天性囊性扩张，患者反复胆道感染，影像学检查提示胆管扩张，该诊断不能排除；②胆管癌，外院MRCP、上腹部CTA检查提示胆道恶性肿瘤不能除外，建议行ERCP进行进一步诊治。

治疗及转归

患者完善相关检查后行ERCP术。十二指肠镜下可见十二指肠球后可见一瘘口，开口可见黄绿色黏液(图27-3)。胃镜检查示胃内未见瘘口形成。ERCP透视下胆总管下段显影，以后段胆管明显扩张，内可见可变形性充盈缺损影，部分肝内胆管显影，呈轻度扩张。造影剂流入肠腔。留置内置管于肝内胆管，末端位于乳头外(图27-4)。

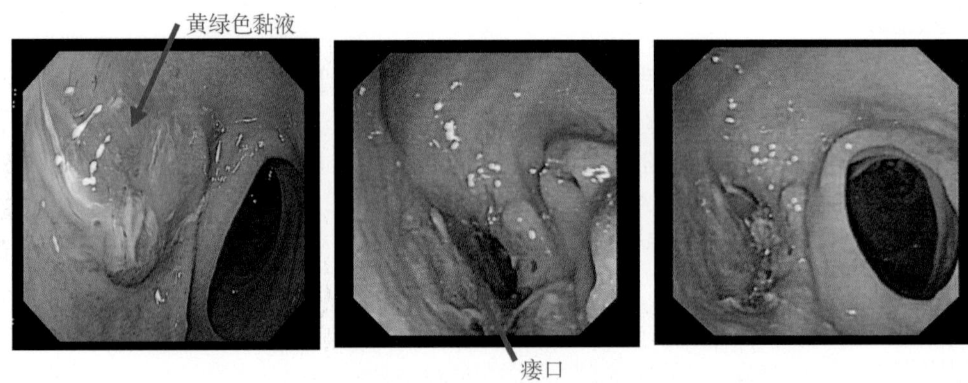

图27-3 十二指肠镜下表现

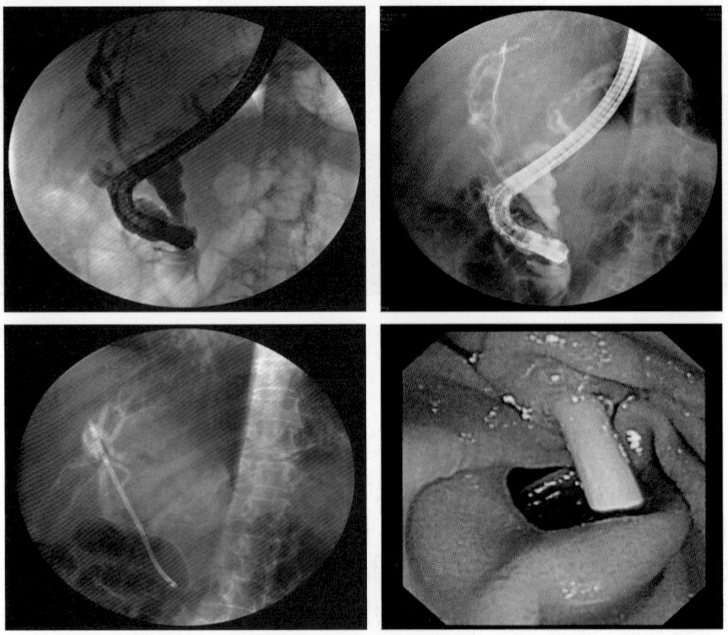

图27-4 ERCP表现

内镜考虑：肝外胆管可变形性充盈缺损及十二指肠球后瘘口伴开口黄绿色黏液（结合临床，考虑胆管内产黏液肿瘤可能大），胆管-十二指肠瘘口形成。患者病情较为复杂，请外科会诊，外科认为有手术指征，需进行全面的病情评估，建议患者外科门诊随访，择期手术。

病例总结

患者反复高热 15 年伴肝功能异常，以胆红素升高或胆酶升高为主，抗感染治疗后可好转。外院影像学检查发现胆总管及部分肝内胆管扩张，考虑胆囊癌肝内转移或胆道系统来源恶性肿瘤。我院 ERCP 检查发现十二指肠球后可见一瘘口，开口可见黄绿色黏液；胆总管下段显影，以后段胆管明显扩张，内可见可变形性充盈缺损影，部分肝内胆管显影，呈轻度扩张；造影剂流入肠腔。内镜诊断：肝外胆管可变形性充盈缺损及十二指肠球后瘘口伴开口黄绿色黏液（结合临床，考虑胆管内产黏液肿瘤可能大），胆管-十二指肠瘘口形成。术后患者无发热，无腹痛。我院外科会诊，建议择期手术。

诊疗启迪

此例患者反复高热 15 年伴肝功能异常，于当地医院行多次抗感染治疗后缓解，未明确反复高热和肝功能异常的病因。外院的多种影像学检查提示多种疾病可能，腹部 B 超提示胆总管及右肝管扩张（考虑先天性囊样扩张可能），胆总管及右肝管扩张内异常回声（结石伴炎性改变可能）；上腹部 CT 检查考虑胆总管炎症及代偿性扩张；MRCP 考虑胆囊癌肝内转移；上腹部 CTA 考虑胆道系统来源恶性肿瘤。患者病程较长，其肿瘤指标也在正常范围，根据迷惑的影像学检查结果很难进行正确的诊断。结合我院 ERCP 检查所见肝外胆管可变形性充盈缺损及十二指肠球后瘘口，伴开口黄绿色黏液，提示我们胆管导管上皮来源的黏液性肿瘤可能性大，可以解释明显囊状扩张的胆管、胆总管及右肝管扩张内异常回声（黏液），反复的高热伴肝功能异常（黏液堵塞胆管、胆道感染）。这种交界性肿瘤存在恶性潜能，建议手术切除，预后较好。

专家点评

胆总管扩张可由多种疾病导致。①胆囊术后代偿性扩张，但扩张程度为轻度，偶有腹痛，无反复发热。②先天性胆管扩张症及先天性肝内胆管囊状扩张症是以胆管扩张为特征的先天性异常，目前多认为先天性胆管扩张症与胰胆管合流异常有关，过长的共同通道或主胰管与胆总管汇流的角度异常常导致胰液向胆道内反流，导致胆管壁的化学和炎性改变，而最终导致胆管壁薄弱扩张。先天性肝内胆管囊状扩张症是指肝内末梢胆管的葡萄串样囊状扩张。③胆管良性扩张，包括 Oddi 括约肌功能障碍，由既往胆道炎症、胆道手术损伤、胆管结石导致胆道炎性狭窄导致的扩张等。④胆道、胰腺恶性肿瘤导致的恶性扩张，短期内胆管急剧扩张，呈软藤征、双管征样或胆总管下端截断性狭窄，患者生存期较短，预后差。⑤壶腹部肿瘤也会导致胆道感染和波动性黄疸，胆管扩张呈软藤征样或胆总管下端截断性狭窄，乳头表面有时可看到肿瘤样病变。此患者胆总管和部分累及肝内胆管明显扩张，扩张的胆管内造影显示可变形性充盈缺损影，结合胆管十二指肠瘘口的黄绿色黏液，综合考虑为胆管导管内乳头状黏液性肿瘤。

胆管导管内乳头状黏液性肿瘤(intraductal papillary mucinous neoplasm of the bile duct, IPMN－B)是一种少见的胆道系统疾病。IPMN－B主要表现为向胆管腔内外生性生长的乳头状肿瘤，可以分泌大量黏液而堵塞胆管，造成胆管囊状扩张或肝内囊性肿块、梗阻性黄疸和胆管炎等，严重者可导致胆汁性肝硬化。其病理特征与胰腺导管内乳头状黏液性肿瘤(intraductal papillary mucinous neoplasm of the pancreas, IPMN－P)相似，根据组织学形态可分为胰胆型、胃型、肠型和嗜酸细胞型4个亚型。IPMN－B常伴有肝内胆管结石，可表现为发热、腹痛和黄疸三联征。IPMN－B病理分为胆管上皮的低、中级别上皮内瘤变和高级别上皮内瘤变，属癌前病变，部分肿瘤可以发生浸润性生长，完整切除后多不影响患者生存，应当积极手术治疗或内镜治疗，通常预后较好。

ERCP不但可以用于IPMN－B的术前诊断，还可以进行胆管内结石和黏液的清除，以通畅胆道，暂时缓解症状。胆道内支架置入由于胆管内大量黏液的存在，无法达到通畅引流。目前应用日趋成熟的Spyglass技术可直接进入肝内外胆管，直视下观察胆管上皮、胆管腔内病变，通过直视下组织活检明确诊断。遗憾的是该患者出院后未在我院外科进行手术治疗，未能获得最终病理诊断。

综上所述，对于不明原因发热伴肝功能异常，临床上应予以高度重视，通过实验室化验及全面细致的影像学、内镜介入方法，抽丝剥茧，逐步明确诊断。由于IPMN－B临床较少见，临床医生、影像科医生和病理科医生均对IPMN－B认识不足，且其缺乏特异的临床症状和影像诊断标准，术前诊断率较低。因此对于无法确定梗阻原因同时伴肝内外胆管囊状扩张或肝内囊性占位的梗阻性黄疸患者，应当考虑本病的可能。需要进行全面的影像学和(或)内镜检查，以期术前明确诊断，为患者制定准确、适合的个体化方案，并注意术后密切随访。

病例提供单位：上海交通大学医学院附属瑞金医院消化内科
整理：刘磊
述评：邹多武

参考文献

[1] 楼健颖.胆管导管内乳头状黏液性肿瘤的诊断与治疗[J].腹部外科，2016,29(5):324－326.
[2] NAKANUMA Y, KAKUDA Y, UESAKA K. Characterization of intraductal papillary neoplasm of the bile duct with respect to the histopathologic similarities to pancreatic intraductal papillary mucinous neoplasm [J]. Gut Liver, 2019,13(6):617－627.

病例28 探究腹痛的罪魁祸首

主诉

反复腹痛4个月余。

病史摘要

患者 2019 年 12 月 14 日因反复腹痛 1 周，加重 2 天入院。中上腹持续性隐痛，疼痛可忍，无其他不适，未予重视，后中上腹疼痛加剧，伴出汗，至当地医院急诊就诊，查血淀粉酶 144 IU/L，脂肪酶 554.69 U/L，上腹部 CT 提示胰头钩突稍饱满，周围少量渗出，考虑急性胰腺炎，治疗后好转。患者 2 个月前无明显诱因下出现皮肤、巩膜黄染，伴尿色加深，大便颜色变浅，无其他不适。腹部超声见肝内外胆管、主胰管扩张，提示胆总管下段梗阻；胰腺饱满伴回声偏低。1 个月前因腹痛第三次住院(2010 年 3 月 26 日)，血常规、肝肾功能、淀粉酶、血脂、肿瘤指标均正常；复查 CT 平扫提示胰周渗出略明显；胰腺增强 MRI 示胰腺钩突部低强化灶，首先考虑胰腺炎所致。予以抗感染、抑酸、熊去氧胆酸利胆、补充胰酶后腹痛缓解。发病过程中无发热、恶心、呕吐、腹泻，无腰背放射痛。患者起病来神清，精神可，饮食睡眠较好，大便正常，体重无明显下降。

外院辅助检查结果如下。

外院腹部增强 CT(2019－12－16)：胰头钩突肿胀(图 28－1)。

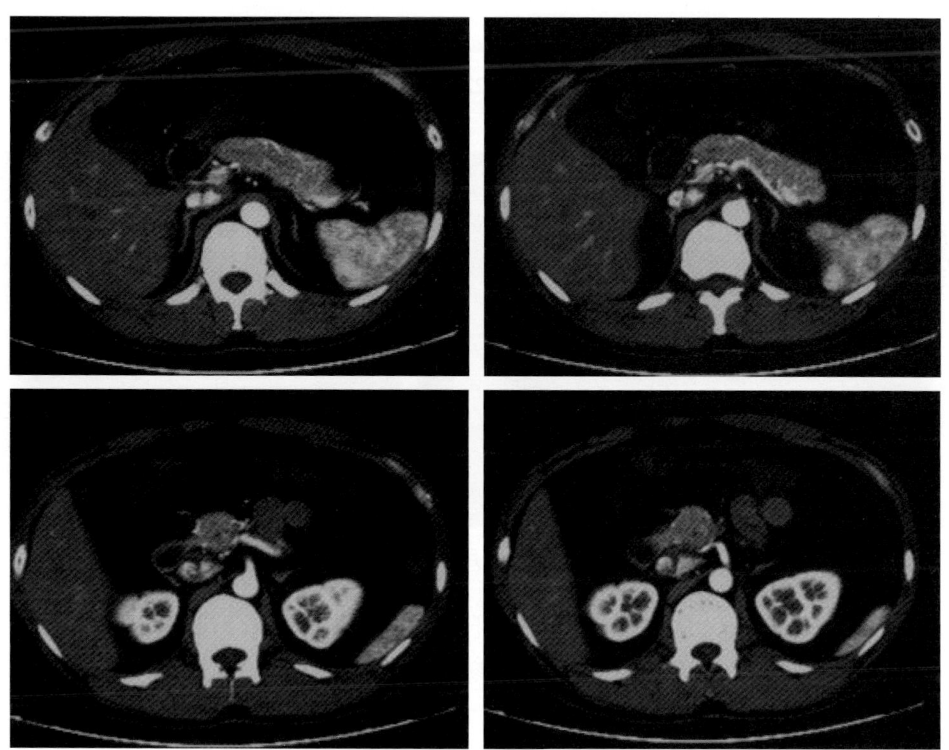

图 28－1　2019 年 12 月 16 日外院腹部增强 CT 图

外院腹部增强 CT(2020－01－22)：急性水肿型胰腺炎复查，较 2019－12－16 胰头钩突肿胀略好转，胰体尾肿胀及胰周渗出略明显(图 28－2)。

外院 MRCP(2020－02－21)：肝内外胆管扩张。胆总管扩张。胰体尾部稍肿胀并胰管线状增粗，至胰头胰管中断，胰头钩突团片等长 T1 等长 T2 信号影。考虑 IgG4 相关自身免疫性胰腺炎可能或胰头癌可能(图 28－3)。

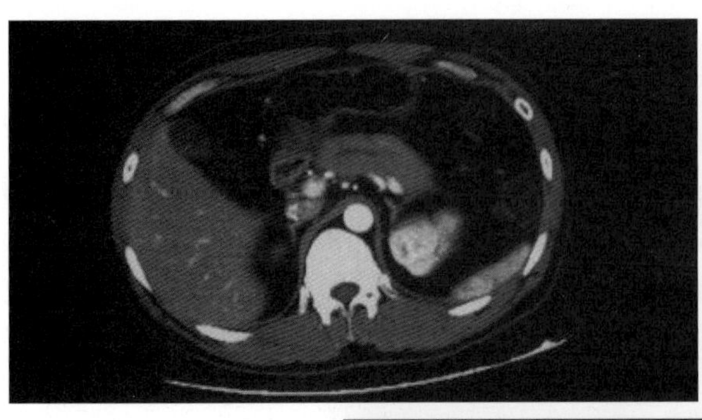
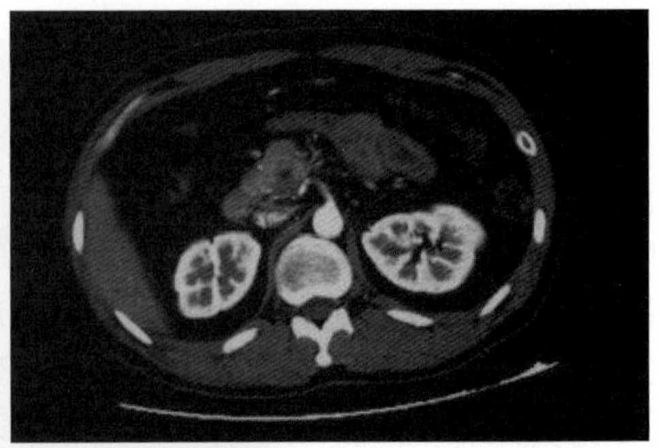
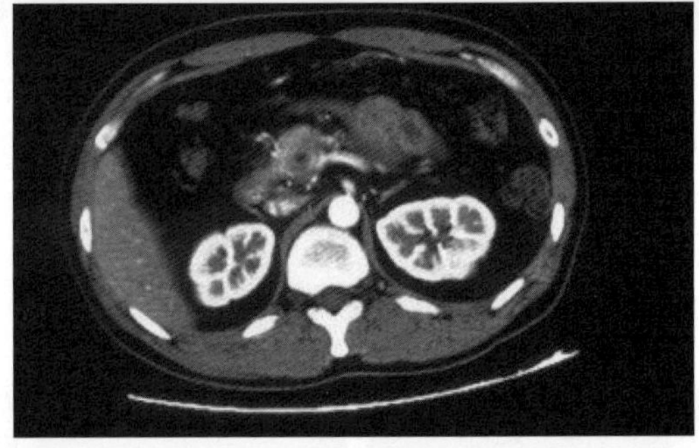

图 28－2　2020 年 1 月 22 日外院腹部增强 CT 图

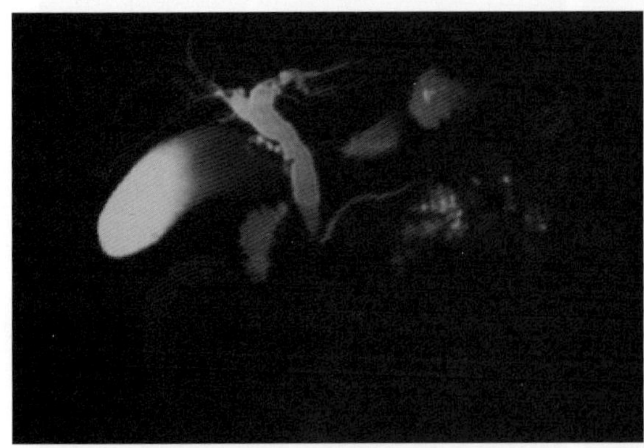
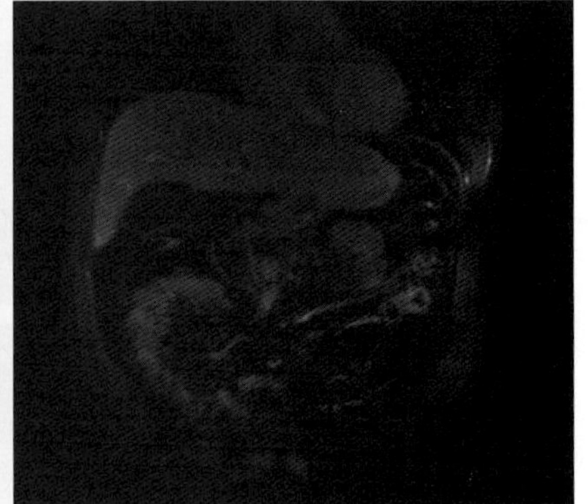

图 28－3　2020 年 2 月 21 日外院 MRCP 图

外院上腹部增强 MRI(2020－02－24)：肝内外胆管及胰管未见明显扩张，胰腺肿胀饱满，胰腺实质强化尚均匀，胰尾为主周围少许渗出。胆囊炎如图 28－4 所示。

初步诊断

急性胰腺炎。

入院查体

T 36.5℃，P 80 次/分，R 20 次/分，BP 120/70 mmHg。神志清，全身皮肤未见皮疹及出现点，皮肤、巩膜无黄染。心率 80 次/分，律齐，未闻及杂音，肺部查体未见明显异常，腹平软，无压痛，反跳痛，肠鸣音 4 次/分，移动性浊音阴性。

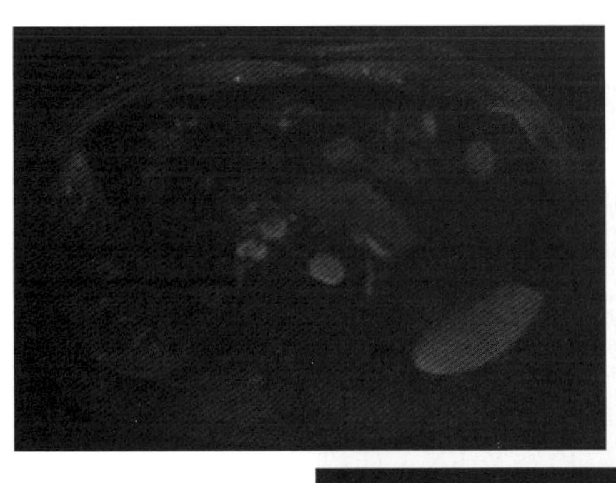
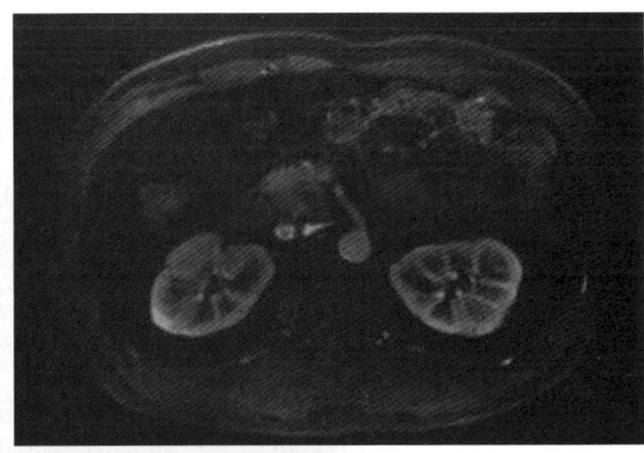
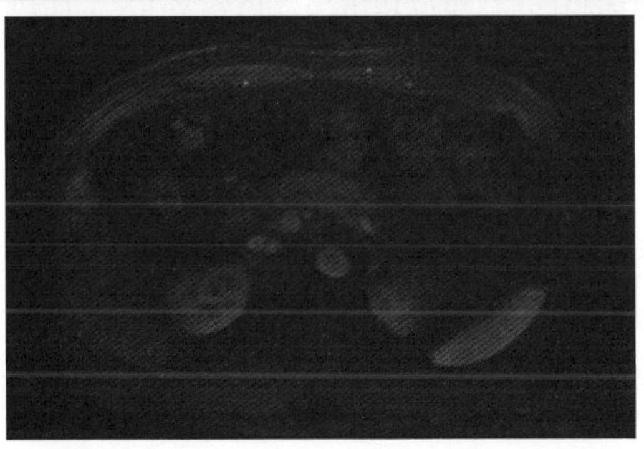

图 28－4 2020 年 2 月 24 日外院上腹部增强 MRI

辅助检查

入院时查血尿粪常规：正常；肝肾功能、自身免疫指标、IgG4 均无明显异常。肿瘤标志物：CA199 54.4 U/mL（≤25 U/mL），CA50 37 U/mL（≤25 U/mL），其余肿瘤指标均正常。T－SPOT 阴性。心电图：正常。

PET/MRI：胰腺形态饱满、肿胀，胰头部局部代谢增高，SUV_{max} 为 18.7，信号不均匀，T1WI 稍低信号，T2WI 呈高信号，DWI 呈高信号，ADC 呈低信号，周围脂肪间隙欠清晰，增强后胰腺钩突部可见异常低信号灶，直径约 1.6 cm，延迟扫描可见边缘轻度强化。胰腺体尾部代谢轻度增高，SUV_{max} 为 3.5～3.8，信号异常，T1WI＋fs 信号减低，胰管未见扩张。考虑胰腺弥漫性肿胀，胰头部局部代谢增高伴胰腺钩突部异常信号灶，首先考虑炎性病变可能，建议结合临床病史及实验室检查排除其他性质病变（图 28－5）。其他无明显异常。

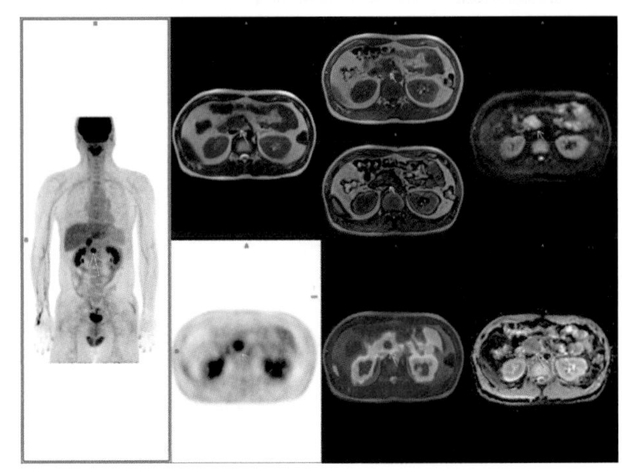

图 28－5 患者 PET/MRI

病例讨论

患者为 32 岁男性，因反复腹痛 4 个月余入我院。2019 年 12 月 14 日起病，为中上腹持续性隐痛，疼痛可忍，后腹疼痛加剧，伴出汗，当地医院急诊查血淀粉酶 144 IU/L，脂肪酶 554.69 U/L，上腹部 CT 提示胰头钩突稍饱满，周围少量渗出，考虑急性胰腺炎，治疗后好转。2 个月前无明显诱因出现皮肤、巩膜黄染，伴尿色加深，大便颜色变浅。腹部超声提示胆总管下段梗阻。行 ERCP 切开引流，引流液 CA199>100 000 U/mL，CA242>200 U/mL；CA153、CA125、CA211 正常。1 个月前因腹痛第三次住院（2020 年 3 月 26 日），血常规、肝肾功、淀粉酶、血脂、肿瘤指标均正常。复查 CT 平扫提示胰周渗出略明显；胰腺增强 MRI 提示胰腺钩突部低强化灶，首先考虑胰腺炎所致。予以抗感染、抑酸、利胆、补充胰酶后腹痛缓解。患者存在反复发作的胰腺炎，病因不明。经分析病史、查看辅助检查及影像学检查后，需警惕胰腺肿瘤，建议超声内镜检查及 FNA 活检。

治疗及转归

行 EUS - FNA 检查，可见腺癌细胞（图 28 - 6）。

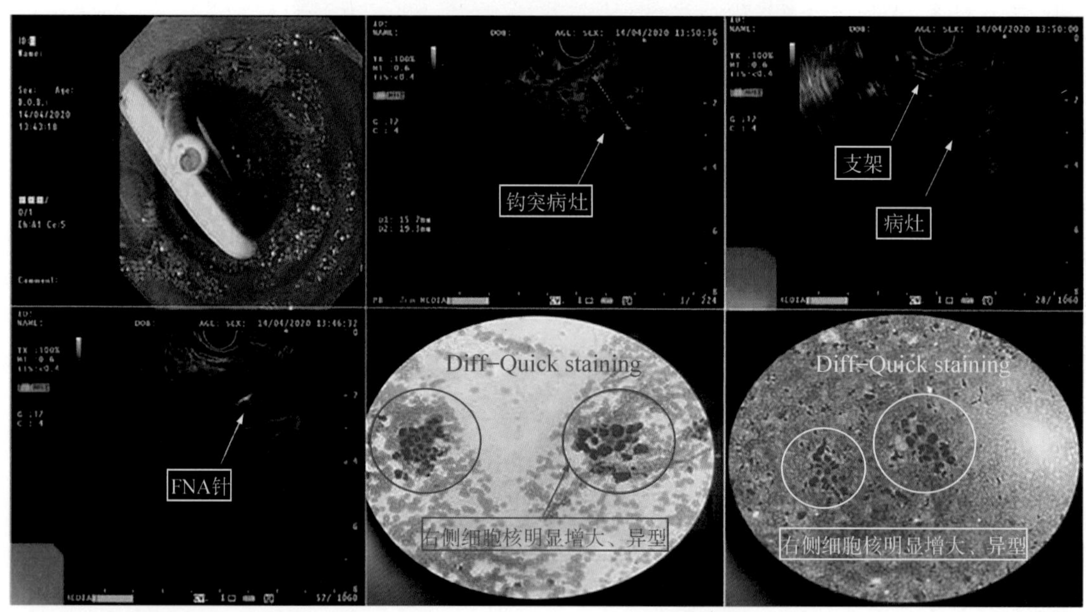

图 28 - 6　EUS - FNA 检查及病理

外科行根治性胰十二指肠切除术。病理组织类型：导管腺癌（普通型）。分级：低分化。肿瘤侵犯胰周脂肪组织。胰周淋巴结转移情况：1/10 枚见癌转移。其他淋巴结转移情况：胃周 8 枚阴性。

最后诊断

胰腺导管腺癌。

病例总结

患者因反复腹痛 4 个月余入院，此前三次住院。第一次诊断为急性胰腺炎，治疗后好转，第二次因黄疸行 ERCP 术，第三次仍然诊断为急性胰腺炎。外院诊疗期间 CA199 轻度升高，IgG4 正常，影像学考虑炎症可能性大。我院检查肝肾功能、自身免疫指标、IgG4 均无明显异常。肿瘤标志物：CA199 54.4(≤25 U/mL)，CA50 37(≤25 U/mL)，其余肿瘤指标均正常。PET/MRI 提示胰腺占位，予以超声内镜及 FNA 活检，提示胰腺钩突占位，细胞学查见腺癌细胞。行手术切除，病理证实为导管腺癌。

诊疗启迪

此例患者是以反复腹痛为首发的胰腺占位。患者表现为中上腹持续性隐痛，其间伴发梗阻性黄疸。外院和我院影像学均考虑炎性可能性大，但肿瘤指标 CA199 有所升高。患者病情短期内反复，病因需要慎重考虑，且伴发梗阻性黄疸，需要高度警惕肿瘤性疾病。

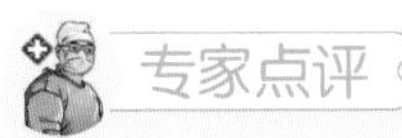

专家点评

此例患者反复急性胰腺炎发作，每次发作经短暂禁食、对症处理后好转。急性胰腺炎病因众多，如胆石症、胆管狭窄、胆道感染、肿块压迫、Oddi 括约肌功能障碍、胰腺分裂、环形胰腺、十二指肠重复畸形等先天发育异常、高脂血症、高钙血症、药物、ERCP、饮酒、遗传因素及基因突变、自身免疫性、血管因素、腹部外伤与手术、特发性等。

肿块型慢性胰腺炎又称炎性肿块、假肿瘤性胰腺炎，是一种特殊类型的慢性胰腺炎，由于胰腺炎症反复发作，致使胰腺实质破坏，周围纤维组织增生及慢性炎症细胞浸润而形成假瘤样改变，以胰头部多发，胰腺体尾部少见。因其影像表现与胰腺癌有诸多相似，易导致误诊及漏诊。病理特点为局限于胰头和钩突部为主的节段性慢性炎性介质反应，因炎性介质反应迁延不愈，持续不断地发展，可导致胰腺组织坏死、纤维化和萎缩及炎性细胞浸润，从而衍生局限性的胰头部肿块。影像学上多表现为胰头部局限性增大，轮廓光整，平扫肿块密度略高于胰腺实质，呈等密度或等高混杂密度；病变内常合并有钙化，多为沙粒样及斑点状钙化。

自身免疫性胰腺炎(AIP)是 IgG4 相关性疾病，是一种以梗阻性黄疸、腹部不适等为主要临床表现的特殊类型的胰腺炎。AIP 由自身免疫介导，以胰腺淋巴细胞及浆细胞浸润并发生纤维化、影像学表现胰腺肿大和胰管不规则狭窄、血清 IgG4 水平升高、糖皮质激素疗效显著为特征。AIP 最常见的临床症状为梗阻性黄疸，局灶性腺体增大，腹痛或腹部不适，也可无症状。急性胰腺炎少见。其他器官受累支持诊断。

随着影像技术的发展，胰腺占位的检出率在不断提高。胰腺实性占位，尤其是较小病灶的性质鉴别(胰腺癌、神经内分泌肿瘤、肿块型慢性胰腺炎、局灶型自身免疫性胰腺炎等)仍然存在挑战，应在发现病灶后行 EUS－FNA，获得细胞病理的诊断，及时制定治疗方案，改善预后。对于发病原因不明确的特发性急性胰腺炎，如果常规影像检查未发现可以明确解释病因的问题，需及早进行 EUS。在炎症(急性、慢性)背景基础上，EUS 对于病灶的发现及诊断能力优于 CT、MRI。

病例提供单位：上海交通大学医学院附属瑞金医院消化内科

整理：张玲

述评：邹多武

参考文献

[1] SMITH I, RAMESH J, KYANAM KABIR BAIG KR, et al. Emerging role of endoscopic ultrasound in the diagnostic evaluation of idiopathic pancreatitis [J]. Am J Med Sci, 2015,350 (3):229-234.

[2] 邓雯雯,赵大力.胰头部慢性肿块型胰腺炎1例及文献回顾[J].影像研究与医学应用,2020,4(8):123-125.

[3]《中华胰腺病杂志》编委会.我国自身免疫性胰腺炎共识意见(草案2012,上海)[J].中华胰腺病杂志,2012;12(6):410-418.

病例29 呕吐原因待查

A医院诊治经过

入院时间:2016年10月26日。

主诉

间断性呕吐1个月余。

病史摘要

患者,男性,72岁。2016年9月中上旬患者因腰椎间盘突出在A医院骨科就诊,给予洛索洛芬以及甲钴胺治疗。服药10天左右患者自觉中上腹明显不适,起初伴有些许恶心以及少量反酸,后逐渐出现呕吐,大多在早晨进食后夜间呕吐,夜间进食后次日呕吐,呕吐量较大,带有酸臭味,反酸明显,无发热、畏寒,无腹痛、腹泻,无呕血、黑便等。2016年10月初患者至A院门诊就诊。生化检查报告遗失。2016年10月4日腹部超声示:肝实质轻度增粗;胆囊壁毛糙,胆囊炎,胆囊息肉;前列腺增生伴钙化。2016年10月8日胃镜检查示:反流性食管炎(LA-A级);食物残渣潴留;慢性浅表性胃炎。病理示:(胃窦)慢性萎缩性胃炎伴肠化。2016年10月17日肠镜检查示:结肠多发息肉(活检已摘除)。病理示:(乙状结肠)管状腺瘤伴低级别上皮内瘤变。门诊对症治疗后症状可缓解,但易反复,以"呕吐原因待查"收治入院。病程中患者神清,精神可,胃纳欠佳,两便无殊,体重未见明显减轻。

既往有高血压病史7年,收缩压最高为180 mmHg,长期口服氨氯地平,2016年9月起多次测血压均在正常范围,已自行停用高血压药物。否认糖尿病病史。否认慢性支气管炎病史。手术外伤史:2013年行心脏起搏器置入术。有房颤史7年,长期口服华法林和琥珀酸美托洛尔缓释片,监测INR基本在2~3。否认外伤史。否认肝炎、结核等传染病史。青霉素过敏,否认食物过敏史。吸烟史30年,平均20支/日,已戒烟2个月余;饮酒史30年,既往每餐饮黄酒250 g或者白酒250 g,近4~5年每日饮白兰地150 g。否认药物嗜好。否认疫水疫区接触史。已婚,育有二儿一女,配偶及子女体健。家族中无传染病及遗传病病史。

入院查体

T 36.5℃，P 82 次/分，R 18 次/分，BP 112/72 mmHg。神志清晰，发育正常，营养中等，正常面容，步入病区，查体合作，对答切题，自主体位。全身皮肤黏膜正常，无皮疹，无皮下出血，无水肿，无肝掌，无蜘蛛痣。全身浅表淋巴结无肿大。腹部外形无异常，无胃肠型，无蠕动波，无腹壁静脉曲张。全腹平软，全腹无压痛，无反跳痛及肌紧张。肝脏肋下未及。未及肿块。无肝区叩击痛，无肾区叩击痛，移动性浊音阴性。肠鸣音正常，无血管杂音。

住院期间检查结果

实验室检查：WBC 12.30×10^9/L，RBC 3.98×10^{12}/L，Hb 133.90 g/L，N% 80.50%，PLT 178×10^9/L。ALB 36.5 g/L，TB 29.7 μmol/L，DB 14.8 μmol/L，总胆汁酸 21.3 μmol/L，肝酶指标均正常。K^+ 4.0 mmol/L，Na^+ 135.0 mmol/L。血淀粉酶 26 U/L。CA199 45.13 U/mL。心肌酶谱正常。梅毒抗体、肝炎病毒指标、甲状腺功能、T 淋巴细胞免疫、尿/粪常规均在正常范围。

心电图(2016－10－27)：心房颤动，起搏心率，起搏器功能良好。

胸部 CT(2016－10－27)：慢性支气管炎，肺气肿，继发右肺多发炎症，心影增大，主动脉及冠状动脉硬化，心脏起搏器安装。

上腹部 CTA(2016－10－31)：肠系膜上静脉主干闭塞，肠系膜上动脉近段周围片絮状影，肠系膜上动脉起始段斑块，管腔重度狭窄，腹主动脉硬化，部分斑块内溃疡形成，脾动脉硬化，右肾两支肾静脉。

颅脑 CT 增强(2016－11－01)：双侧脑室旁、基底节区腔隙灶。脑萎缩，脑白质病变。

上消化道钡餐造影(2016－11－02)：胃底、体部胃炎。

上腹部增强 CT(2016－10－31)：肝囊肿，胆囊腺肌症可能，左侧肾上腺内侧支增粗，肠系膜上动脉近段周围片絮状影，腹主动脉壁钙化见附壁血栓形成(图 29－1)。

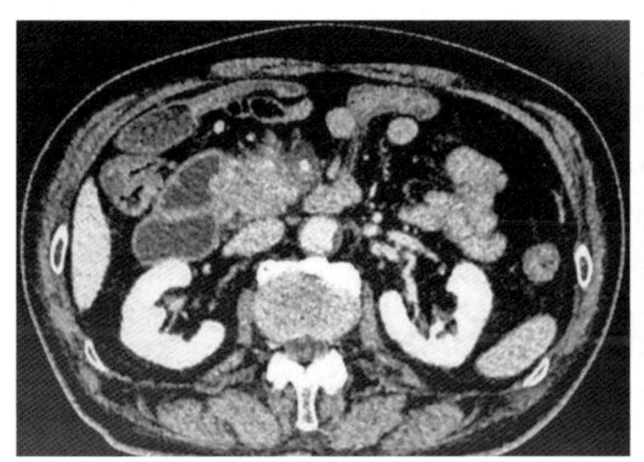
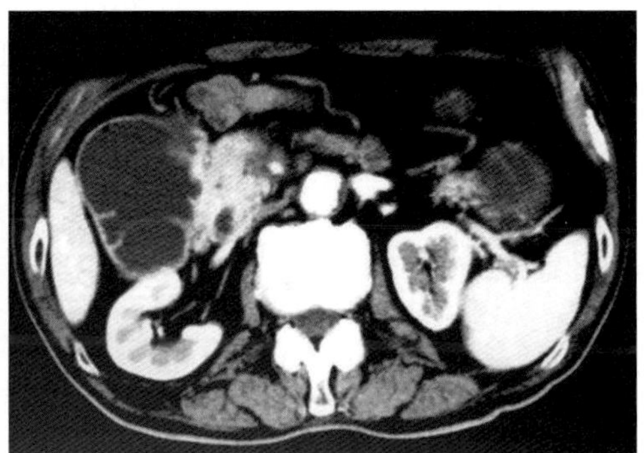

图 29－1　2016 年 10 月 31 日上腹部增强 CT 图

住院期间主要治疗方案

抑酸、促进胃肠动力、止吐以及营养支持治疗。

出院诊断

出院日期:2016 年 11 月 10 日。

初步诊断:恶心和呕吐;反流性食管炎;慢性胃炎;肠息肉摘除术后;高血压病;心律失常(心房颤动);具有心脏起搏器。

B 医院诊治经过

患者恶心、呕吐原因不明,建议出院后到 B 医院继续检查明确。B 院专家根据当时的检查报告,考虑功能性病变,未进行特殊处理。

C 医院诊治经过

入院日期:2016 年 12 月 6 日。

主诉

反复恶心、呕吐 2 个月。

病史摘要

患者自诉出院后不久再次出现恶心、呕吐症状。精神欠佳,睡眠欠佳,食欲下降,因进食少出现大便减少,小便尚正常,体重减少(2 个月内体重下降 10 kg)。

体格检查

全腹柔软,紧张度适中,脐右侧有深压痛,无反跳痛,余部位未及明显压痛。

住院期间检查结果

血常规正常。血生化:GGT 7.00 IU/L, AST 8.60 IU/L, ALT 4.40 IU/L, A/G 1.60,球蛋白 20.40 g/L, ALB 32.60 g/L,总蛋白 53.00 g/L, DB 5.20 μmol/L, TB 11.30 μmol/L。BUN 14.01 mmol/L, UA 509.30 μmol/L,脂蛋白 a 0.568 g/L, K^+ 3.15 mmol/L, Na^+ 124.70 mmol/L, Cl^- 83.8 mmol/L。凝血功能:PT 25.90 s, D-二聚体 0.30 mg/L。肿瘤标志物:铁蛋白 785.16 ng/mL, CA50 75.87 IU/mL, CA199 229.96 U/mL,细胞角蛋白 19 片段 5.95 ng/mL,总前列腺特异性抗原(total prostate specific antigen, tPSA) 6.875 ng/mL。

腹部超声(2016-12-07):肝内回声点状增粗,胆囊胆固醇结晶,胰腺、脾脏未见明显异常,肾脏未见明显异常。

胸片(2016-12-07):双下肺纹理增多,右上肺钙化灶,主动脉硬化,心脏起搏器安装术后。

腹部立卧位平片(2016-12-07):腹部平片未见明显异常。

腹部血管超声(2016-12-13):肠系膜上动脉综合征;左肾静脉压迫综合征;腹主动脉硬化伴斑块形成,中上段略宽;十二指肠扩张;胃潴留。

住院期间诊疗经过

予以禁食、抑酸(泮托拉唑)、抑酶(奥曲肽)、促胃动力(莫沙必利)、抗心律失常(美托洛尔）及抗凝（华法林）治疗。

2016 年 12 月 19 日患者腹部平软，振水音阳性，腹部无明显压痛及反跳痛，肝脾肋下未及，下肢不肿。每日消化液分泌量较大，故予以胃肠减压。

2016 年 12 月 21 日患者目前无恶心、呕吐，胃肠减压每日引流量约 1 500 mL，进一步完善上消化道碘水造影检查。

2016 年 12 月 29 日查肿瘤标志物：CA199 168.49 U/mL，CA50 64.04 IU/mL，铁蛋白 1 029.06 ng/mL。

上消化道碘水造影（2016－12－21）：碘水到达空肠上段。吞入碘水后，胃显影，未见明显狭窄及扩张，碘水逐步到达十二指肠，空肠上段，其余小肠未见显影，空肠部分充气，未见明显扩张。

上腹部 CT 平扫（2016－12－21）：胰头钩突饱满，建议必要时完善增强扫描；肝内低密度囊性病灶；所示胃腔及部分小肠（空肠）部分碘油显示。

下腹部 CT 平扫（2016－12－23）：所示小肠未见明显扩张或积液征象。前列腺增大伴钙化。盆腔少量积液。造影剂到达肛门，部分小肠扩张，宽约 2.3 cm，部分造影剂在回盲部浓集（图 29－2）。

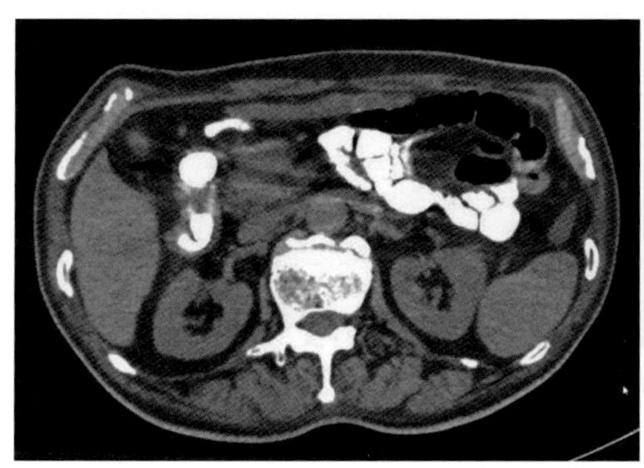
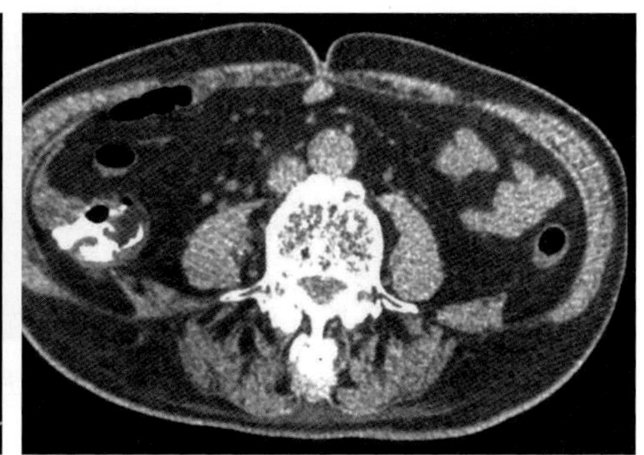

图 29－2　2016 年 12 月 23 日下腹部 CT 平扫

住院期间请 D 医院会诊

患者为老年男性，病程 3～4 个月。主要症状为恶心、呕吐，有时排便减少，为不全性肠梗阻表现。胃肠镜检查已基本排除胃和结直肠的病变，目前重点考虑小肠病变及小肠不全梗阻，但 CT 以及碘水造影结果未提示明显占位性病变所致梗阻。腹部血管超声提示肠系膜上动脉综合征，但患者病程中始终无明显腹痛，且造影剂通过十二指肠时较为通畅，依据也不十分充分。呕吐与 CTA 提示的血管病变关系不能明确，必要时可行小肠镜检查排除小肠器质性病变，也可在治疗肠系膜上动脉以及静脉血管病变后观察疗效。

D 医院会诊建议完善小肠 CT 增强检查，心内科和血管外科联合治疗。

E 医院诊治经过

患者自行联系 E 医院血管外科，C 院出院后至 E 医院就诊。正值 2017 年春节前，血管外科医生建议延期，遂于 E 医院消化内科住院。

小肠CT增强(2017－01－25)：十二指肠水平段狭窄伴近段扩张，肠壁略厚，肠系膜上动脉壁增厚伴周围渗出，肠系膜上静脉未见显示伴侧枝形成，胰腺外生性肿瘤待排。

E医院要求患者行PET/CT检查，家属拒绝，遂出院。家属联系C医院，继续肠外营养，进一步联系F医院住院。

F医院诊治经过

入院日期：2017年2月3日。

2017年2月16日查肿瘤标志物：CA199 121.70 U/mL，铁蛋白1 169.80 ng/mL。上腹部增强CT：胰头钩突增大，其后方十二指肠水平段局部关闭增厚伴管腔变窄，肠系膜上动脉变细、局部狭窄伴周围多发渗出，建议进一步结合内镜等检查，肝右叶囊肿，双肾小囊性灶，腹主动脉及双侧髂动脉壁粥样硬化伴附壁血栓形成，胃管留置中，扫及两肺多发渗出考虑，请结合胸部检查。

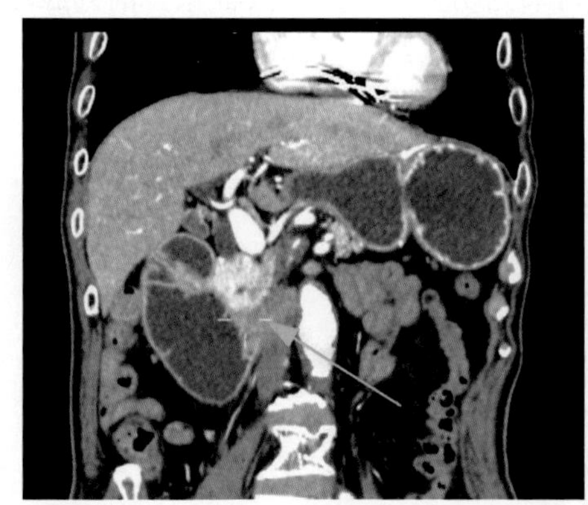
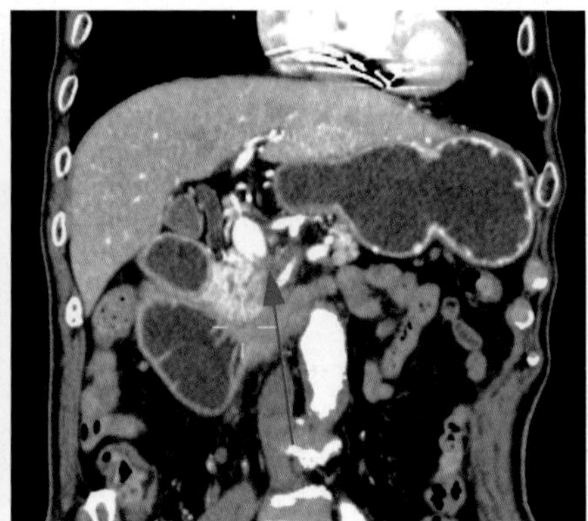

图29－3　2017年2月16日上腹部增强CT

患者于2017年2月22日全麻下行胃后壁空肠端侧吻合术。术中探查：胰头部巨大肿瘤约6 cm×4 cm×3 cm，质地硬，浸润性生长，肿瘤完全侵犯横结肠系膜，肠系膜上静脉及肠系膜上动脉均受肿瘤组织侵犯，胰腺上缘门静脉受肿瘤侵犯，肿瘤巨大且浸润固定，十二指肠第三段及十二指肠悬韧带受肿瘤侵犯，十二指肠球部及第二段均有扩张，探查其余未见明显转移结节，腹腔组织及肠管壁均有水肿表现，腹水(－)，探查肝脏未及明显转移结节。考虑肿瘤病变范围广，侵犯血管，为避免出血、术后胰瘘，未取病理。

C医院再次住院

入院日期：2017年9月1日。

死亡日期：2017年9月13日。

死亡诊断：胰头恶性肿瘤晚期；胃空肠吻合术后；腹水；重度营养不良；高血压病(服药后)；心律失常(心房颤动)；具有心脏起搏器。

诊疗启迪

患者为老年男性，主要临床表现为反复恶心、呕吐，持续性加重，体重2个月内下降

10 kg，除了原心血管等基础疾病以外，需要排除肿瘤性病变的可能。

心血管疾病史对影像学读片的准确性有一定影响，首次上腹部增强 CT 即发现肠系膜上动脉近段周围片絮状影，实际就是胰腺肿瘤浸润的表现。

CA199 指标异常，动态复查有波动，需结合临床、影像学表现进行综合分析，可予胰腺 CT/MRI 增强明确。

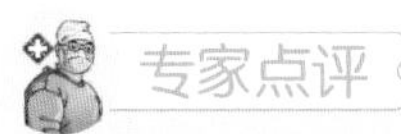

胰腺肿瘤早期诊断困难，转移早、发现晚，手术切除率低，根治切除率更低；一旦确诊，生存期为 3～6 个月。肿瘤多发生于胰头部，约占 2/3，其次是体尾部约占 1/4。常见症状为疼痛、黄疸、消化道症状、消瘦、乏力等。

该患者以恶心、呕吐为主要症状，辗转 6 家医院就诊，病程持续约 1 年。先后在多家医院做影像学检查，无法获得全程清晰图片，难以进行全面复核和综合分析。该患者的胰腺肿瘤为外生性浸润血管生长，以小肠不全梗阻为主要临床表现。对于老年患者 CA199 指标有异常增高的，结合后续有体重明显下降的变化，首先应该考虑与胰腺肿瘤的鉴别诊断。

病例提供单位：上海交通大学医学院附属瑞金医院消化内科

整理：俞丽芬

述评：王立夫

病例30 黄疸待查

主诉

尿黄、乏力、下肢水肿 2 周。

病史摘要

患者，男性，50 岁。患者于 2 周余前无明显诱因下出现尿色发黄，呈浓茶色，伴皮肤瘙痒，无尿痛、尿频、尿急，伴乏力，下肢水肿，皮肤、巩膜黄染，无发热、腹痛、腹泻、恶心、呕吐、咳嗽、咳痰、头晕、心慌、咯血、呼吸困难等不适。1 周前在外院以“黄疸待查”住院检查，入院后查血常规提示轻度贫血(Hb 108 g/L)，余无明显异常。肝功能：TB 228 μmol/L，ALT 495 U/L；凝血功能正常。肿瘤指标：CA199 108.28 U/mL，余正常。尿常规：尿蛋白(++)，尿胆红素(++++)，尿胆原(++)；MRCP 未见肝外阻塞征象。上腹部增强 CT：肝小囊肿，肝周、胆囊窝少量积液。经保肝、退黄等治疗后黄疸进行性升高，为进一步诊治来我院就诊，并收治入院。患者神清，精神可，胃纳可，因皮肤瘙痒睡眠差，大便颜色略浅，体重近期无明显下降。

既往体健，否认高血压、糖尿病、肝炎病史，否认肺结核病史，否认手术外伤史。吸烟 30

余年，平均每天1包；饮酒30余年，每次饮白酒150 g。无疫水、疫区及家禽密切接触史。家族中无传染病及遗传病病史。育有一儿一女，子女体健。

初步诊断

黄疸待查(药物性？自身免疫？)；轻度贫血(缺铁性？)。

入院查体

T 36.3℃，P 78次/分，R 18次/分，BP 120/70 mmHg。神志清，全身皮肤黄染，可见抓痕，巩膜黄染。颈部未触及肿大淋巴结，口唇无发绀。心率78次/分，律齐，未闻及杂音，肺部查体未见明显异常，腹平软，无压痛，反跳痛，肠鸣音4次/分，移动性浊音阴性，双下肢水肿。四肢无畸形，关节无红肿。

辅助检查

入院时查血常规：Hb 71 g/L(体积及含量均升高)。粪常规：正常。肝肾功能：TB 359.5 μmol/L，DB 199.0 μmol/L，总蛋白44 g/L，ALb 19 g/L，前白蛋白59 mg/L，ALT 191 IU/L，AST 201 IU/L，AKP 1710 IU/L，胆汁酸235.1 μmol/L。肾功能：正常。血脂：总胆固醇、低密度升高。肿瘤标志物：SCC略高，CA199 1616.9 U/mL。凝血功能：正常。自身免疫指标、IgG4均无明显异常。ESR 86 mm/h；BNP 693 pg/mL。肝炎全套阴性、抗肾小球基底膜抗体阴性。尿常规见图30－1。甲状腺功能见图30－2。

项目	结果	参考范围	项目	结果	参考范围
尿干化学检测			红细胞(镜检)	4-5	0--3/HP
白细胞	阴性(-)	/	白细胞(镜检)	0	0--5/HP
比重	1.013	1.005--1.030	上皮细胞(镜检)	0	0--5/HP
酸碱度	5.0	5.0--9.0	管型(镜检)	0	0--1/LP(透明管型)
亚硝酸盐	阴性(-)	阴性(-)	结晶(镜检)	阴性(-)	阴性(-)
蛋白质	阳性(++)	阴性(-)	颜色	黄色	
酮体	阴性(-)	阴性(-)	清晰度	清晰	
尿胆元	阳性(++)	阴性(-)~弱阳性(±)			
胆红素	阳性(+++)	阴性(-)			
葡萄糖	阴性(-)	阴性(-)			
潜血	弱阳性	/			
显微镜检测					

采样时间：20-02-19 09:42　收到时间：20-02-19 10:25　报告时间：20-02-19 15:05　打印时间：20-03-05 12:21

图30－1　尿常规

项目	结果		单位	参考范围
三碘甲腺原氨酸(T3)	0.66	↓	nmol/L	0.89--2.44nmol/L
甲状腺素(T4)	76.64		nmol/L	62.67--150.84nmol/L
游离三碘甲腺原氨酸(FT3)	2.40	↓	pmol/L	2.63--5.70pmol/L
游离甲状腺素(FT4)	9.85		pmol/L	9.01--19.04pmol/L
促甲状腺素(TSH)	3.8150		μIU/mL	0.3500--4.9400μIU/mL
甲状腺球蛋白抗体(TGAb)	0.79		IU/mL	<4.11IU/ml
反三碘甲腺原氨酸(rT3)	153.01	↑	ng/dl	20--95ng/dl
甲状腺球蛋白	25.380		ng/mL	3.5--77ng/mL
甲状腺过氧化物酶抗体(TPOAb)	0.19		IU/mL	<5.61IU/ml
降钙素(CT)	8.31		pg/ml	<10 pg/ml

图30－2　甲状腺功能

24 小时尿生化:基本正常。24 小时尿蛋白:5 452 mg/24 h(24～150 mg/24 h),具体见图 30－3。

项目	结果		参考范围
尿微量白蛋白	171.00	↑	<3.00mg/dl
尿转铁蛋白	9.43	↑	<0.23mg/dl
尿免疫球蛋白G	4.02	↑	<0.96mg/dl
尿α1微球蛋白	23.00	↑	<1.20mg/dl
NAG活性	84.30	↑	0.7--11.2U/L
尿视黄醇结合蛋白	10.76	↑	<0.70mg/L
尿液肌酐	6.42		(单位):mmol/L
尿白蛋白比肌酐	266.36	↑	0--2.50mg/mmol

图 30－3 尿蛋白检查结果

其他血液检查见图 30－4。

项目	结果		参考范围
血清指数(黄疸)	+++,标本黄疸建议复查		
免疫球蛋白IgG	3.62	↓	8.6--17.4g/L
免疫球蛋白IgA	3.92		1--4.2g/L
免疫球蛋白IgM	0.58		0.3--2.2g/L
免疫球蛋白IgE	17.8		5.0--165.3IU/mL
补体C3	1.58	↑	0.74--1.4g/L
补体C4	0.48	↑	0.1--0.4g/L
C-反应蛋白	24.70	↑	<5mg/L

项目	结果	参考范围 (%)
CD3⁺	74.9	47.98--82.6%
CD3⁺CD4⁺	48.8	24.15--51.66%
CD3⁺CD8⁺	26.2	14.24--41.48%
CD4⁺/CD8⁺	1.86	1.00--2.50

项目	结果	参考范围
外周血异常细胞	白细胞形态未见明显异常	/
外周血异常血小板	血小板散在分布,可见大血小板	

项目	结果
JAK2基因突变检测	
V617F	未发现突变
外显子12	未检测到突变
检验备注	检测采用Sanger测序法

图 30－4 其他血液检查结果

血液免疫固定电泳结果见图 30－5。

项目	结果		参考范围
轻链κ	5.560	↓	6.290--13.500g/L
轻链λ	1.52	↓	3.13--7.23g/L
KAP/LAM	3.658	↑	1.53--3.29

项目	结果		参考范围
游离κ轻链	481.00	↑	3.3--19.4mg/L
游离λ轻链	14.20		5.71--26.3mg/L
游离κ/λ轻链	33.87		

项目	结果		参考范围
蛋白电泳	.		
Albumin	42.9	↓	48.1--59.5%
Alpha1	8.4	↑	2.3--4.9%
Alpha2	15.4	↑	6.9--13.0%
β	26.2	↑	13.8--19.7%
γ	6.9	↓	10.1--21.9%
M蛋白	7.88		

采样时间:20-02-19 05:50 收到时间:20-02-19 07:15 报告时间:20-02-24 09:59 打印时间:20-03-05 12:26

项目	描述结果
血清蛋白电泳	见附图,在β区可见-M峰,量为7.88%。
血免疫固定电泳	IgA、κ见异常浓集狭窄的沉淀带。
尿免疫固定电泳	κ见异常浓集狭窄的沉淀带。
结论	血清中检出M蛋白,为IgA、κ型。尿液中检出本周氏蛋白,为κ型。

图 30－5 血液免疫固定电泳

尿免疫固定电泳见图 30－6。

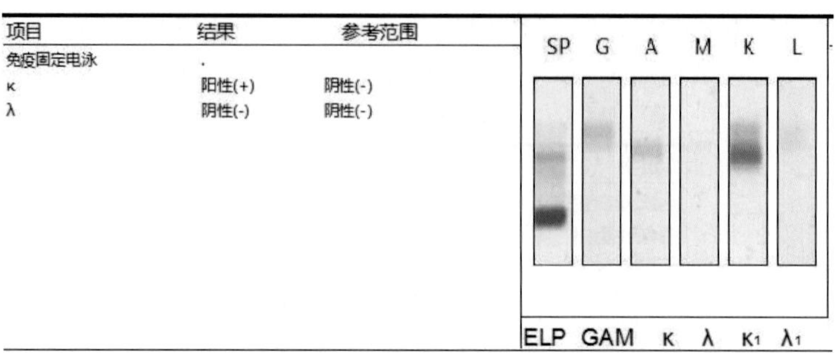

项目	结果	参考范围
免疫固定电泳	.	
κ	阳性(+)	阴性(-)
λ	阴性(-)	阴性(-)

图 30－6　尿免疫固定电泳

骨髓穿刺:红系增生活跃,以中晚幼红为主,成熟红细胞可见轻度缗钱状排列。巨系增生活跃,血小板散在或成簇可见。考虑多发性骨髓瘤可能。骨髓流式细胞学检查如图30－7所示。

骨髓活检:造血与脂肪组织之比为1∶4,粒红比为2.5∶1,粒系下降(－),Alip(－),核左移(－);红系下降(－),核左移(－),巨幼变(－);巨核下降(－),小圆巨核(－),核异型(－),网织红细胞(－),Masson(－),刚果红染色(－),淋巴细胞/浆细胞个别。

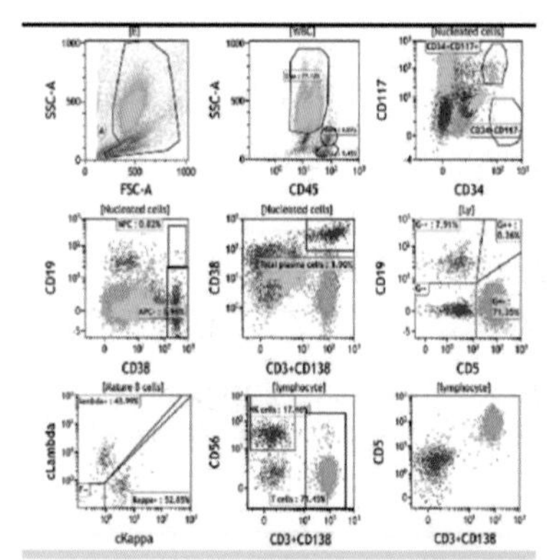

初步筛查结果描述:

1、淋巴细胞约占9.5%,其中CD3+:71.4%,CD3-(CD56+CD16)+:17.5%,CD19+:8.2%。成熟T细胞CD3、CD5、CD7、CD56抗原表达未见异常,NK细胞CD56、CD7、CD5、CD8抗原表达未见异常,成熟B淋巴细胞未见免疫球蛋白轻链限制性表达。

2、粒细胞群体约占77.1%,单核细胞约占4.1%。

3、CD34+:0.4%,表达CD117,不表达CD19,未见明显异常髓系,T和B系原始细胞群体。

异常提示:骨髓中约可见异常浆细胞2.0%,正常浆细胞0.1%。异常浆细胞免疫表型见下页

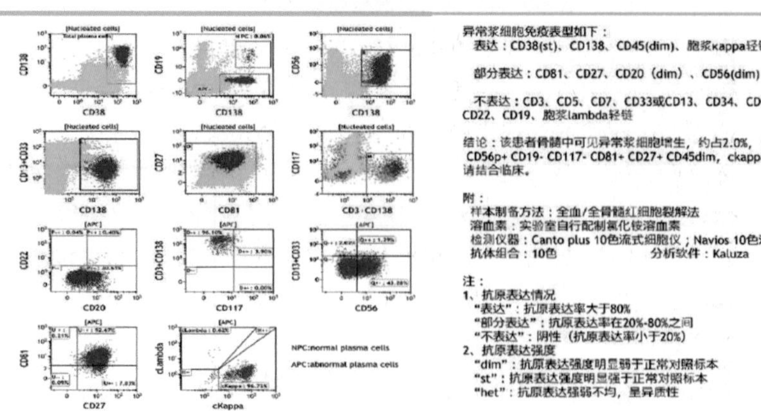

异常浆细胞免疫表型如下:
表达:CD38(st)、CD138、CD45(dim)、胞浆κappa轻链

部分表达:CD81、CD27、CD20(dim)、CD56(dim)

不表达:CD3、CD5、CD7、CD33或CD13、CD34、CD117、CD123、CD22、CD19、胞浆lambda轻链

结论:该患者骨髓中可见异常浆细胞增生,约占2.0%, CD38st CD138+ CD56p+ CD19- CD117- CD81+ CD27+ CD45dim,ckappa轻链限制性表达,请结合临床。

附:
样本制备方法:全血/全骨髓红细胞裂解法
溶血素:实验室自行配制氯化铵溶血素
检测仪器:Canto plus 10色流式细胞仪;Navios 10色流式细胞仪
抗体组合:10色　　分析软件:Kaluza

注:
1、抗原表达情况
"表达":抗原表达率大于80%
"部分表达":抗原表达率在20%-80%之间
"不表达":阴性(抗原表达率小于20%)
2、抗原表达强度
"dim":抗原表达强度明显弱于正常对照标本
"st":抗原表达强度明显强于正常对照标本
"het":抗原表达强弱不均,呈异质性

图 30－7　骨髓流式细胞学检查

肝脏增强MRI:肝脏炎性改变,慢性胆囊炎,胆囊周、肝周少量积液,肝脏小囊肿(图30－8)。

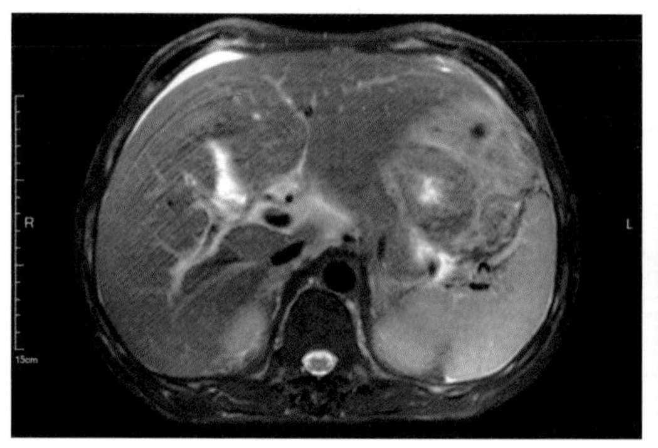

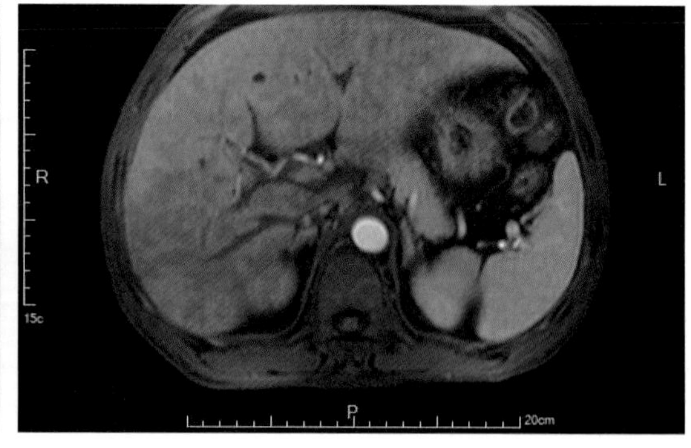

图 30－8　肝脏增强 MRI

病例讨论

本例为 50 岁男性患者，急性起病，因尿黄、乏力、下肢水肿就诊，伴皮肤瘙痒。在外院检查过程中发现胆红素升高（TB 228 μmol/L）。转氨酶异常，肿瘤指标 CA199 108.28 U/mL，尿常规：尿蛋白（＋＋），尿胆红素（＋＋＋＋），尿胆原（＋＋）。1 周后于我院就诊，复查肝功能提示胆红素进行性增高，尿蛋白（＋＋），肾功能正常。外院 MRCP 未见肝外阻塞征象，上腹部增强 CT 未见占位性病变。考虑患者肾功能正常，尿蛋白（＋＋），且黄疸进行性升高，一方面完善检查，另一方面对尿蛋白情况及原因进行探究，并先后请我院肾内科和血液科会诊。经分析病史、查看辅助检查及影像学检查后，考虑为淀粉样变性，疑多发性骨髓瘤所致，后至外院血液科继续诊治。

后续诊疗经过

在外院予以激素及化疗，肝功能恢复正常。

最后诊断

系统性轻链型淀粉样变性：多发性骨髓瘤可能。

病例总结

患者因尿黄、乏力和下肢水肿入院，检查发现胆红素升高，转氨酶升高，肾功能正常但尿蛋白（＋＋）。鉴于患者肾功能正常但多次尿蛋白（＋＋），外加肝功能出现异常，无肝炎、药物等病史，需考虑系统性、代谢性及免疫性疾病所致的多器官损害可能。遂针对尿蛋白、肝功能损害等原因进行进一步检查，结果尿蛋白电泳和血清蛋白电泳发现异常，最终诊断为淀粉样变性，骨髓穿刺考虑多发性骨髓瘤可能。

诊疗启迪

此例患者检查发现肝功能损害，进行性黄疸，直接胆红素与间接胆红素各占一半左右，考虑肝细胞性黄疸可能。患者否认药物使用史，肝炎全套及自身免疫指标均阴性。该患者肾功能正常，尿蛋白反复呈现阳性，但无法解释单纯由尿液丢失蛋白引起这么低的血白蛋白（19 g/L），需考虑是否存在系统性疾病或代谢性疾病同时引起肝肾受损。为此，针对尿蛋白病因及组成等进行检查分析。

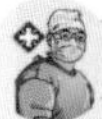

专家点评

淀粉样变性是由多种原因造成的淀粉样物在体内各脏器细胞间沉积，致使受累脏器功能逐渐衰竭的一种临床综合征，其中系统性轻链型淀粉样变性最常见。系统性轻链型淀粉样变性是由于异常增殖的单克隆浆细胞产生的免疫球蛋白轻链或轻链片段聚合形成具有β片层状结构的不可溶性纤维丝，沉积于细胞外，导致组织结构破坏和器官功能障碍，其常见的受累器官包括肾脏、心脏、肝脏和外周神经等，常多器官受累，病情重，进展快，治疗困难，病死率高。肝淀粉样变性的临床表现多种多样，缺乏特异性，如乏力、体重下降、腹痛、水肿等，但黄疸罕见。国内系统性轻链型淀粉样变性诊治指南指出，如有下述情况应注意系统性轻链型淀粉样变性的可能：①中老年患者；②出现大量蛋白尿或表现为肾病综合征，蛋白尿以白蛋白尿为其特点；③多不伴血尿；④易出现低血压尤其是体位性低血压，或既往高血压而近期血压正常或偏低；⑤严重肾功能衰竭时仍存在肾病综合征；⑥肾体积增大，即使在慢性肾功能衰竭终末期，肾体积也无明显缩小；⑦左心室肥厚，不伴高血压或左心室高电压；⑧不明原因N端脑钠肽前体升高。此外，非缺血性心肌病变伴或不伴充血性心力衰竭、肝增大伴碱性磷酸酶显著升高、膀胱或肠道功能不全的自主神经病变、假性肠梗阻和腹泻与便秘交替、眶周紫癜、舌体和腺体增大等表现也应高度怀疑淀粉样变性。系统性轻链型淀粉样变性组织学诊断标准如下：①刚果红染色阳性，高锰酸钾预处理后仍为阳性，在偏振光下呈苹果绿色双折光；②免疫球蛋白游离轻链(κ、λ)抗体免疫组化或免疫荧光检查结果为单一轻链阳性；③电镜下可见细纤维状结构，无分支，僵硬，排列紊乱。系统性轻链型淀粉样变性一方面需与其他类型的淀粉样变性鉴别，另一方面需与其他可出现M蛋白的疾病(如多发性骨髓瘤、孤立性浆细胞瘤等)鉴别。据报道，10%～20%的多发性骨髓瘤患者可合并系统性轻链型淀粉样变性。

综上所述，一方面肝脏系统性轻链型淀粉样变性的临床表现多样且不典型，另一方面，黄疸罕见。而此例患者表现为进行性黄疸，蛋白尿容易被忽视。该例因黄疸较高，与患者家属交代病情及反复沟通后，表示暂不考虑肝穿活检，故通过血液检查、尿液检查、骨髓检查、影像学检查、心脏彩超等进一步诊断。

病例提供单位：上海交通大学医学院附属瑞金医院消化内科

整理：张玲

述评：袁耀宗

参考文献

[1] 赵亮，任贵生，郭锦洲，等. 系统性轻链型淀粉样变性累及肝脏的临床表现及预后[J]. 肾脏病与透析肾移植杂志，2019，28(4)：318－323.

[2] 中国系统性淀粉样变性协作组，国家肾脏疾病临床医学研究中心. 系统性轻链型淀粉样变性诊断和治疗指南[J]. 中华医学杂志，2016，96(44)：3540－3548.

第四章

其他疾病

病例31 嗜酸性粒细胞性胃肠炎合并类风湿关节炎引发的反复水肿

主诉

反复双下肢、眼睑水肿近1年,加重2个月。

病史摘要

患者,男性,48岁,1年前发现双下肢、双手及眼睑反复凹陷性水肿,同时伴全身乏力。2个月前症状加重,于上海市疾控中心检查示:血吸虫抗体(+)、嗜酸性粒细胞增高。于我院感染科就诊,B超未提示肝硬化,肝酶正常,ALB 21～25 g/L,予以喹诺酮抗血吸虫,复合辅酶、二氯醋酸二异丙胺、谷胱甘肽保肝,人血白蛋白纠正低蛋白血症。1个月前又因眼睑、手、腿部水肿加重,伴乏力,尿量少于我院感染科住院,白蛋白仍波动在21～25 g/L;嗜酸性粒细胞升高,27%～46%;血吸虫抗体(+);24小时尿蛋白定量395 mg;免疫球蛋白IgG 1 570 mg/dL;类风湿因子13 800 IU/mL; CA125曾升高至1 000 U/mL,复查下降至正常;甲状腺功能基本正常。住院期间予吡喹酮抗血吸虫、非甾体抗炎药治疗类风湿关节炎,并曾予泼尼松10 mg bid口服5天。治疗后复查嗜酸性粒细胞较前下降,CA125下降,白蛋白有所上升,但患者嗜酸性粒细胞数仍高。入院前在我院门诊行骨髓穿刺检查,报告示嗜酸性粒细胞增多症。在我院门诊行胃镜、结肠镜检查,胃镜见慢性浅表萎缩性胃炎,胃体息肉(图31-1);肠镜见结肠多发息肉,横结肠、降结肠黏膜充血隆起灶,直肠炎,内痔(图31-2);病理示横结肠隆起为黏膜慢性炎症,横结肠息肉为管状绒毛状腺瘤,降结肠为管状腺瘤。近日因双下肢、眼睑水肿及乏力加重再次入院。

患者自发病来神清,精神稍差,感乏力,稍有心慌气促,食欲可,睡眠可,二便佳。体重无明显变化。

入院前头颅MRI平扫:左侧脑室体旁及双侧额叶散在小缺血灶,双侧上颌窦炎,右侧乳突炎。

入院前腹部CT平扫:肝右叶近膈顶斑点状钙化灶,少量腹腔积液。附见:两侧少量胸腔积液。

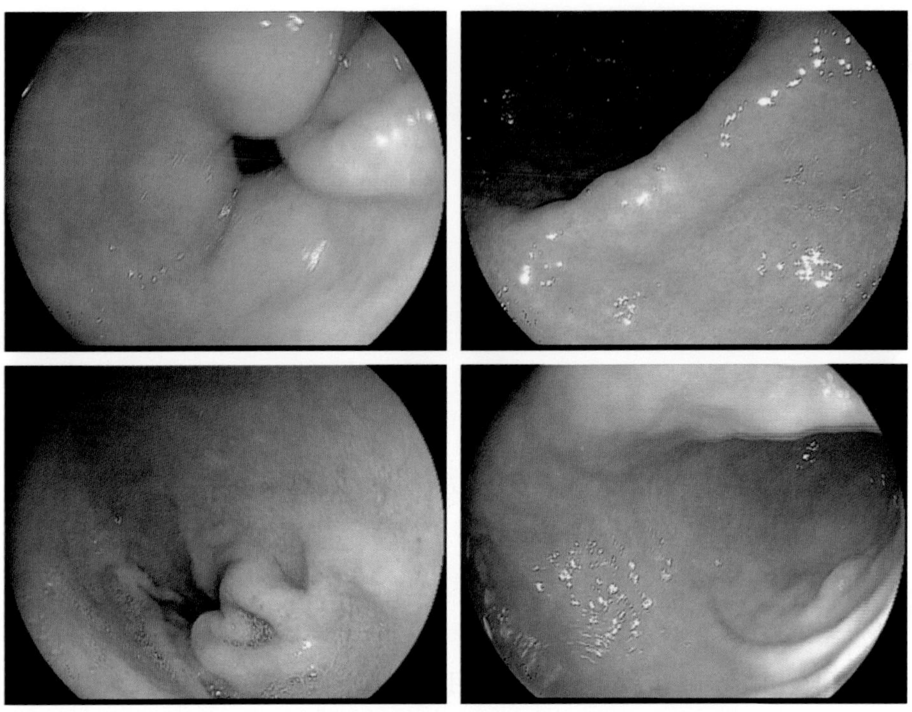

图 31－1　入院前胃镜提示慢性浅表萎缩性胃炎，胃体息肉

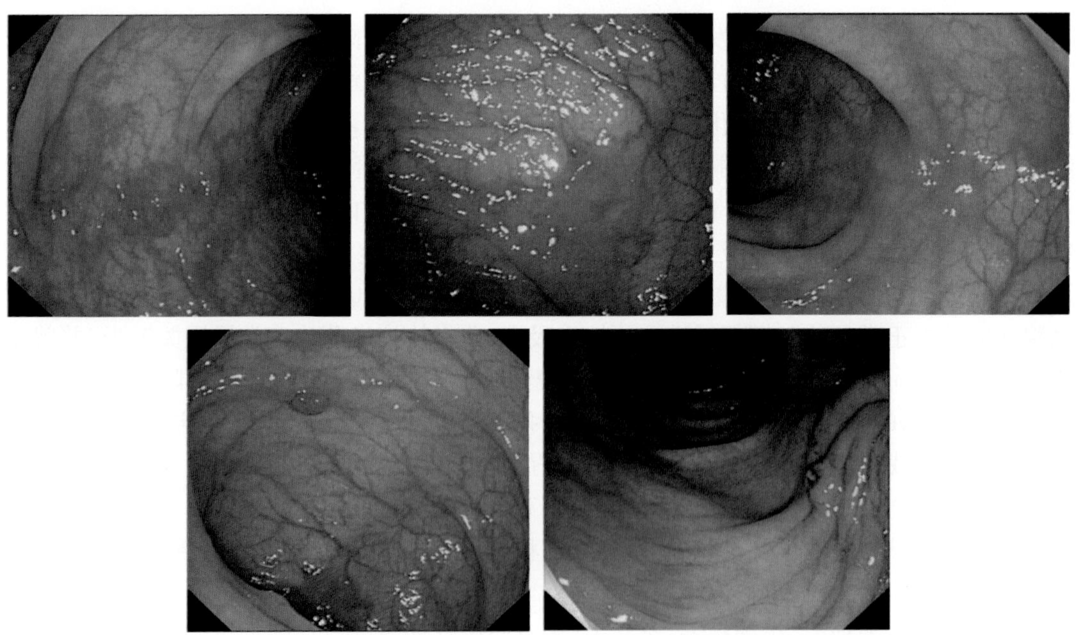

图 31－2　入院前肠镜提示结肠多发息肉，结肠黏膜多发充血隆起

初步诊断

低蛋白血症原因待查(肝硬化？肾病综合征？甲状腺功能减退?)；血吸虫性病；类风湿性关节炎；嗜酸性粒细胞增多症。

入院查体

神清,精神可。皮肤、黏膜未见黄染,未及浅表淋巴结肿大。心肺无特殊。腹平坦,未及胃肠型蠕动波,脐部正常。腹软,腹部无压痛、反跳痛,Murphy 征阴性。移动性浊音阴性。肠鸣音正常。眼睑、双下肢水肿。

辅助检查

血常规:WBC 10.51 $\times 10^9$/L, N% 28.0%, E% 47.3%, RBC 3.85 $\times 10^{12}$/L, Hb 116 g/L, PLT 112 $\times 10^9$/L。

尿常规:白细胞(+),比重 1.025,酸碱度 6.5,亚硝酸盐(-),蛋白质(+),酮体(-),尿胆原(-),胆红素(-),葡萄糖(-),潜血(-),红细胞(镜检)0/HP,白细胞(镜检)1~2/HP,上皮细胞(镜检)0/HP,管型(镜检)0/LP,结晶(镜检)(-)。

生化指标:前白蛋白 219 mg/L, ALT 16 IU/L, AST 15 IU/L, Alb 18 g/L,钠 136 mmol/L,钾 3.51 mmol/L,前白蛋白 289 mg/L。

肿瘤指标:CA125 335.00 U/mL, CA199 < 0.80 U/mL, CEA 2.24 ng/mL, AFP 1.65 ng/mL,游离前列腺特异性抗原(free prostate specific antigen, fPSA) 0.033 ng/mL

血糖:空腹血糖 3.80 ↓ mmol/L,餐后 2 小时血糖 7.10 mmol/L,糖化血红蛋白(HbA1C) 4.9%。

甲状腺功能全套:三碘甲状腺原氨酸(triiodothyronine, T_3) 0.85 nmol/L,甲状腺素(thyroxine, T_4) 85.17 nmol/L,游离三碘甲状腺原氨酸(free triiodothyronine, FT_3) 2.79 pmol/L,游离甲状腺素(free thyroxine, FT_4) 15.00 pmol/L,促甲状腺激素(thyroid stimulating hormone, TSH) 2.569 2 μIU/mL,抗甲状腺球蛋白抗体(anti-thyroglobulin antibodies, TGAb) 5.33 IU/mL,反三碘甲状腺原氨酸(reverse triiodothyronine, rT_3) 124.50 ng/dL,甲状腺球蛋白(thyroglobulin, TG) 10.59 ng/mL,促甲状腺激素受体抗体(thyroid stimulating hormone receptor antibody, TRAb) 0.59 IU/L,甲状腺过氧化物酶抗体(thyroid peroxidase antibody, TPOAb) 0.50 IU/mL,降钙素 1.31 pg/mL。

免疫指标:类风湿因子 21 300 IU/mL,抗链球菌溶血素"O"<25 IU/mL, p-ANCA 低滴度阳性或 ANA 干扰可能,请结合临床。抗中性粒细胞胞质抗体靶抗原(PR3) 0,抗中性粒细胞胞质抗体靶抗原(MPO) 0, c-ANCA(-),HIV 抗体(-),IgG 1 530 mg/dL, IgA 249 mg/dL, IgE 419.0 IU/mL ↑,免疫 IgM 1 120 mg/dL ↑,本周氏蛋白定性(-),抗 RNP/Sm 抗体(-),抗 Sm 抗体(-),抗 SSA 抗体(-),抗 SSB 抗体(-),抗 SCL-70 抗体(-),抗 Jo-1 抗体(-),ANA-周边型(-),ANA-均质型(-),ANA-颗粒型(-),ANA-核仁型(-),ANA-着丝点型(-),抗心磷脂 IgG 0.7 GPL/mL,抗心磷脂 IgM 16.0 MPL/mL ↑,抗环瓜氨酸肽抗体 777 U/mL。

血 β_2-微球蛋白 5 791 μg/L,尿 β_2-微球蛋白 41 353 μg/L。

B 超:胆囊壁胆固醇结晶;双肾囊性灶,考虑肾囊肿,随访双侧颈部淋巴结显示;双侧锁骨上、双侧腋窝、双侧腹股沟淋巴结肿大。肝、脾、肾、甲状腺未见明显异常;肛周所指疼痛处皮下软组织见混合回声区。

病例讨论

患者入院后完善相关检查，查白蛋白最低 17 g/L，其甲状腺功能正常，排除了甲减的可能，水肿主要原因为反复发作的低蛋白血症。低蛋白血症可能的原因很多，该患者需要鉴别的有以下这些疾病。

1. 血吸虫性肝硬化

患者有血吸虫病史，要考虑血吸虫性肝硬化的可能。2 个月前，患者在上海市疾控中心检测血吸虫抗体为阳性，我院感染科予以喹诺酮抗血吸虫治疗，同时保肝、补充白蛋白。1 个月前，患者水肿、乏力加重，复查血吸虫抗体仍为阳性，因此其血吸虫感染史是明确的。但患者入院前查 B 超未发现肝硬化表现，除了低蛋白血症，肝酶正常，前白蛋白也正常，而肝硬化引起低蛋白血症是由于蛋白合成功能减退，往往会伴有肝功能异常及前白蛋白下降。因此患者虽感染了血吸虫，但时间短，尚未引起肝硬化，而且此次入院复查血液中寄生虫抗体，结果回报均为阴性，不支持血吸虫性肝硬化的诊断。

2. 胃肠道肿瘤

胃肠道肿瘤常常伴有贫血、低蛋白血症这些表现，患者曾有 CA125 的反复升高，CA125 最高 5 426.60 U/mL，CEA 5.20 ng/mL，且伴有外周淋巴结的肿大，因此需要排除肿瘤的可能性。因患者入院前已行胃肠镜检查和上腹部 CT 平扫，未发现胃和结肠的肿瘤，结肠多发息肉病理回报均为良性，可以解释其 CEA 偏高的情况。但需要进一步排除小肠肿瘤和其他脏器的实体肿瘤，可考虑行小肠 CT 检查。

3. 肾病综合征

患者尿蛋白阳性，需要考虑肾病致蛋白丢失而引起的低蛋白血症，且眼睑、双下肢水肿也符合肾源性低蛋白血症的特征。入院后查 24 小时尿蛋白定量最高达 546 mg，请肾内科会诊，建议复查尿蛋白定量、尿五联蛋白、尿肌酐、尿蛋白电泳、肾脏相关各自身抗体等，监测血压，必要时行肾穿刺；予以双白片、百令胶囊加量治疗蛋白尿。

4. 嗜酸性粒细胞性胃肠炎（eosinophilic gastroenteritis, EG）

患者起病时就伴有嗜酸性粒细胞增多，嗜酸性粒细胞百分比最高达 47.3%。入院前在我院门诊行骨髓穿刺，报告示嗜酸性粒细胞增多症。由于寄生虫感染也会引起嗜酸性粒细胞增多，所以发病时考虑是血吸虫感染引起的，在治疗过程中，嗜酸性粒细胞也有一定程度的降低，但目前患者经 2 个月的抗血吸虫治疗，抗体转阴，而嗜酸性粒细胞并没有恢复正常。Ⅰ型 EG 病变广泛时可出现小肠吸收不良蛋白丢失性肠病，导致低蛋白血症。该患者需要考虑 EG 的可能，由于该疾病主要累及胃和小肠，虽然入院前已做胃镜检查，但未多点活检，可考虑复查胃镜，结合小肠 CT 等检查来明确诊断。

5. 炎症性肠病

炎症性肠病特别是克罗恩病常常累及小肠，引起吸收不良，造成低蛋白血症。患者肛周 B 超提示有肛周脓肿的表现，要考虑克罗恩病的可能。目前胃肠镜表现不支持这一诊断，可以通过小肠 CT 进一步排除。

6. 血液系统肿瘤

患者有外周多发淋巴结肿大，血、尿 β_2-微球蛋白显著升高，需要考虑多发性骨髓瘤、淋巴瘤等血液系统肿瘤。目前患者的骨髓穿刺报告以嗜酸性粒细胞增高为主，未见其他肿瘤细胞，不支持该诊断。但需要进一步观察其血、尿 β_2 -微球蛋白的变化，必要时复查骨髓穿刺。

除以上这些疾病外，患者近半年出现晨僵，持续大于 30 min，多关节肿痛，诊断为类风湿关节炎，曾予美洛昔康等治疗。入院查类风湿因子 23 100 IU/mL，查体示双手关节目前肿胀不明显，考虑目前的水肿和低蛋白血症与类风湿关节炎关系不大，但其免疫指标的异常可能与此有关，建议行双手关节摄片，结合胃肠的情况调整药物。

治疗及转归

复查胃镜见胃窦黏膜红白相间，水肿明显，局部呈细颗粒状，分点活检 4 块，质地较脆，易出血，活检后以肾上腺素生理盐水冲洗。十二指肠球部黏膜较水肿，活检 3 块（图 31－3）。诊断意见为嗜酸性粒细胞性胃炎待排。病理提示：十二指肠球部黏膜慢性炎，局部糜烂，伴嗜酸性粒细胞浸润；胃窦慢性浅表性胃炎，中度，活动期，HP(－)。

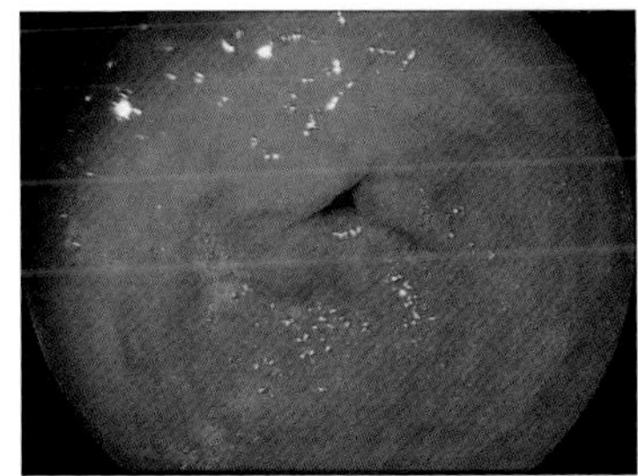
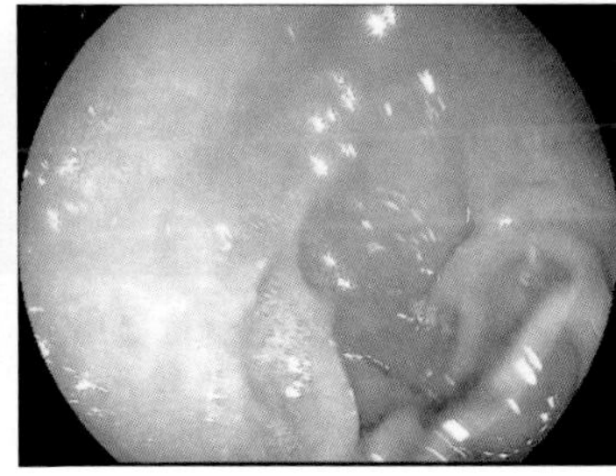
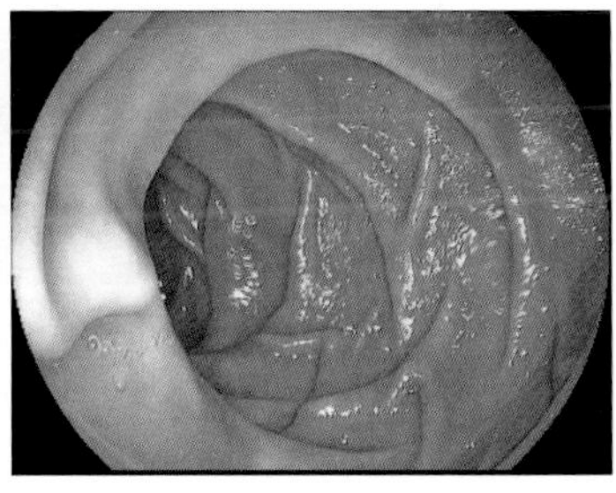

图 31－3 复查胃镜图

小肠 CT 增强扫描及重建：小肠弥漫性强化减弱，拟肠营养不良；右肾囊肿；腹主动脉及两侧髂动脉壁钙化。附见两侧胸腔积液，左侧为著（图 31－4）。

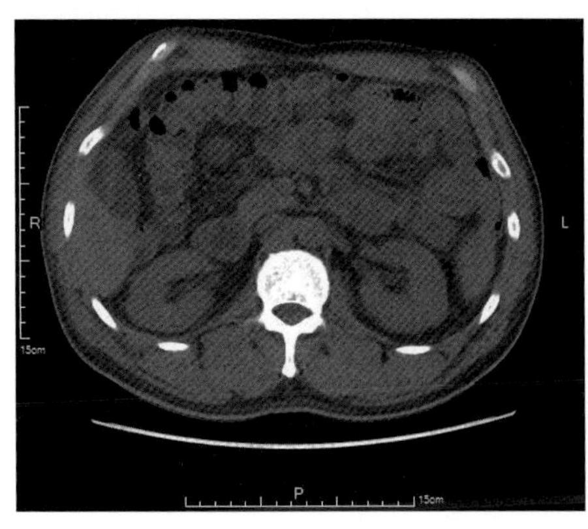

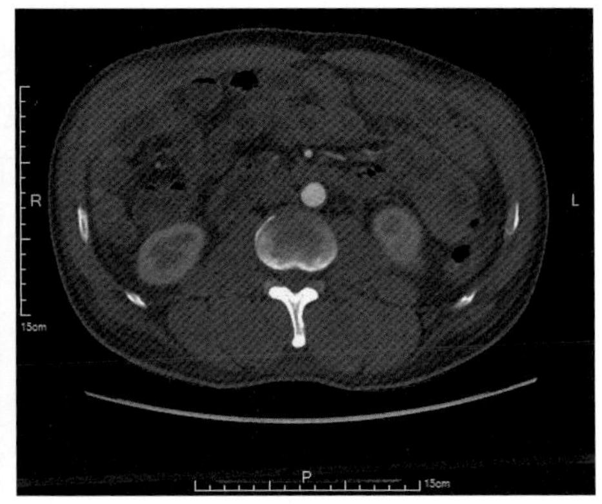

图 31－4 小肠增强 CT

肾内科各项检查：尿视黄醇结合蛋白＜0.07 mg/L，尿液肌酐 5.90 mmol/L，尿免疫球蛋白 G 0.32 mg/dL，尿转铁蛋白 0.21 mg/dL，尿微量白蛋白＜1.02 mg/dL，尿 α_1 微球蛋白 4.17 mg/dL，NAG 活性 18.60 U/L。24 小时尿蛋白 546 mg，24 小时尿量 1.20 L。24 小时尿肌酐 17.0 mmol，24 小时尿素 368.3 mmol，24 小时尿尿酸 4.05 mmol，24 小时尿量 1.45 L。

24 小时尿 α_1 微球蛋白 104.25 mg，24 小时尿微量白蛋白<25.25 mg，24 小时尿转铁蛋白 5.25 mg，24 小时尿 IgG 8.00 mg，24 小时尿量 2.50 L。尿白蛋白比肌酐<1.71。

血液科相关检查：本周蛋白定性(－)。血蛋白电泳 ALB 43.9%，α_1 4.3%，α_2 9.4%，β 7.1%，γ 35.3%。血免疫固定电泳示 IgG(－)，IgA(－)，IgM(－)，κ(－)，λ(－)。尿免疫固定电泳示 κ(－)，λ(－)，游离 κ(－)，游离 λ(－)。

双手正侧位摄片：双手正侧位未见明显异常(图 31－5)。

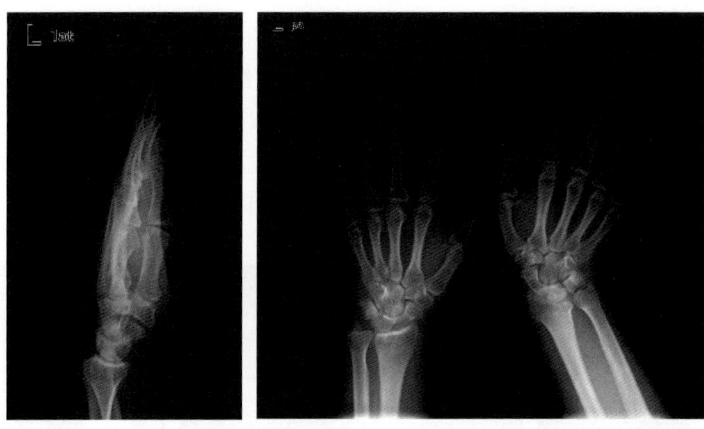

图 31－5　双手正侧位摄片

经肾内科、风湿科、血液科、感染科等多学科会诊后，认为患者目前血吸虫已愈，未发现肝硬化迹象，不能用肝源性来解释其低蛋白血症。复查 24 小时尿蛋白及微量蛋白，肾内科认为属于微量蛋白尿，目前无肾穿刺指征，也不能用肾源性来解释低蛋白血症。本周蛋白阴性也不支持多发性骨髓瘤。小肠 CT 检查进一步排除了胃肠道肿瘤以及炎症性肠病的可能，但是支持小肠营养不良表现。入院后再次行胃镜检查，发现胃窦及十二指肠球部水肿较明显，活检后发现球部黏膜有嗜酸性粒细胞浸润，结合其血象和骨髓穿刺嗜酸性粒细胞增多，最终诊断为：嗜酸性粒细胞性胃肠炎合并类风湿关节炎。予以泼尼松 20 mg 口服治疗，并予以护胃、预防性应用抗生素，防止发生不良反应。同时予以积极输注白蛋白及补液支持治疗，监测蛋白水平及嗜酸性粒细胞水平。目前患者白蛋白水平有所上升，嗜酸性粒细胞数量较前下降，予出院。

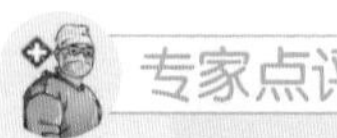

专家点评

患者主诉为反复双下肢、眼睑水肿 1 年，加重 2 个月，水肿为其主要的临床表现。水肿的原因通常有：①全身性水肿，包括心源性水肿、肾源性水肿、肝源性水肿、营养不良性水肿和其他原因；②局部性水肿，如血栓性静脉炎、丝虫病致象皮肿、局部炎症、创伤或过敏等。

结合患者临床表现和检查结果，患者水肿为全身性。因其无右心衰竭的临床表现及体征(如颈静脉搏动增强、充盈、怒张)，且心源性水肿时颜面部一般不肿，所以可先排除心源性水肿。患者有肾囊肿，尿蛋白增多，尿量减少，且有晨起眼睑与颜面水肿，符合肾源性水肿特点，故肾源性水肿不能排除，但考虑到其24小时尿蛋白量并不高，属于微量蛋白尿，尚达不到肾病综合征的诊断标准，且无肾功能损害、血尿、高血压等表现，虽然水肿可能与其少尿、蛋白尿有一定关系，但不能解释其低蛋白血症和水肿的严重程度。患者曾感染血吸虫，如果出现血吸虫性肝硬化，也会出现低蛋白血症，但影像学资料尚未提示有肝硬化依据，虽然白蛋白低，但前白蛋白并未相应下降，且生化并未提示有肝损伤，故肝源性水肿并无依据。患者小肠CT提示有肠营养不良的表现，所以要考虑营养不良性水肿的可能。患者起病后胃纳可，进食虽因胃肠道症状有所减少，但无消化道梗阻症状，基本保证正常进食，也无明显的腹泻，故要考虑其他原因引起的营养不良。

不管怎样，患者存在严重的低蛋白血症，和其水肿有密切的相关性。低蛋白血症的常见原因如下。

(1) 蛋白摄入不足：各种原因引起的食欲不振及厌食，如严重的心、肺、肝、肾脏疾患，胃肠道淤血，脑部病变，消化道梗阻，摄食困难如食管癌、胃癌。

(2) 吸收不良：慢性胰腺炎、胆道疾患、胃肠吻合术所致的吸收不良综合征、炎症性肠病、肿瘤、小肠疾病等。

(3) 蛋白合成障碍：肝源性如肝硬化、肝癌等。

(4) 蛋白丢失过多：消化道溃疡、痔疮、钩虫病、月经过多、大面积创伤渗液、长期腹泻、肾源性如肾病综合征等。

该患者的复杂性在于同时罹患多种疾病，血吸虫感染、类风湿关节炎、嗜酸性粒细胞增多，同时还伴有蛋白尿，而在诊治的过程中还出现过肿瘤指标升高、外周淋巴结肿大、肛周脓肿等情况，故需与血吸虫性肝硬化、肾病综合征、胃肠道肿瘤、炎症性肠病等作鉴别。

根据前面的分析，患者虽然有明确的血吸虫感染史，但并无肝硬化依据，且前白蛋白正常，故肝源性造成蛋白合成障碍引起低蛋白血症的依据不足。而肾源性蛋白丢失可能是其低蛋白血症加重的因素而非根本原因。患者食欲可，无厌食，胃肠镜及CT检查也排除消化道梗阻和肿瘤的情况，无手术史，无明显腹泻。小肠CT提示肠营养不良，并无其他小肠疾病方面的依据，而其血常规及骨髓穿刺始终提示有嗜酸性粒细胞增多，结合其病史，我们考虑是否是EG导致小肠吸收不良及蛋白丢失，造成低蛋白血症。

EG在任何年龄均可发病，多发生于20～50岁。本病可发生在消化的任何部位，但以胃、小肠最为常见。EG是一种以外周血嗜酸性粒细胞增多为特征的胃肠道疾病，胃和小肠有不同程度的嗜酸性粒细胞浸润，病因不明，与过敏反应、免疫功能异常有关。早在20世纪70年代，Klein等根据嗜酸性粒细胞在消化道壁内浸润的部位，将EG分为3种类型。①黏膜病变型：黏膜内大量嗜酸性粒细胞浸润，伴明显的上皮细胞异常，肠绒毛可完全消失，导致消化吸收不良。②肌层病变型：浸润以肌层为主，胃肠壁增厚，呈结节状，导致狭窄与梗阻。③浆膜病变型：浸润以浆膜为主，浆膜增厚，并可累及肠系膜淋巴结，有腹水形成。文献中也提到EG的分型和消化道累及的部位和范围决定了其不同的临床表现，如腹痛、体重减轻、呕吐、腹泻和吸收不良所造成的低蛋白血症。按自然进程分包括3种类型：急性发作、复发及慢性进程。

国际上EG的诊断标准如下:①进食特殊食物后出现胃肠道症状及体征;②组织学证实胃肠道有嗜酸性粒细胞浸润;③无胃肠道以外器官嗜酸性粒细胞浸润;④无寄生虫感染。需与下列疾病鉴别:①高嗜酸性粒细胞综合征(hypereosinophilic syndrome,HES),除周围血嗜酸性粒细胞增高外,病变不仅累及胃肠道,还广泛累及其他实质器官,如脑、心、肺、肾等,其病程短,预后差,常在短期内死亡,诊断EG首先要排除此病。②寄生虫感染,蛔虫、钩虫、肠绦虫、华支睾吸虫、包虫等均可致周围血嗜酸性粒细胞增多,绝对值明显升高,通过反复检查粪便虫卵可鉴别。③胃肠道肿瘤与恶性淋巴瘤,可引起继发性的周围血嗜酸性粒细胞增高,常有肿瘤的其他表现,可通过CT、内镜检查或手术确诊。④过敏性紫癜(腹型、Henoch型),除消化道症状及体征外,多伴有皮肤紫癜,实验室检查可有半数以上的毛细血管脆性试验阳性,出血时间可延长,毛细血管镜检查有助于诊断。此外国内一项研究统计了17例EG,其中有2例骨髓内嗜酸性粒细胞增高,与本病例相同,故需与嗜酸性粒细胞性白血病鉴别,通过骨髓穿刺及外周血有无找到幼稚细胞可以明确。患者查出来血吸虫抗体(+),而血吸虫感染可以造成嗜酸性粒细胞增多,故是嗜酸性胃肠炎的排除标准,所以初期并未作为嗜酸粒细胞性胃肠炎治疗,而是给予抗血吸虫治疗。通常血吸虫感染时嗜酸性粒细胞增高不会超过10%,且主要累及肝脏和结肠,尽管也有累及胃和小肠的异位寄生,但通常发生在大量尾蚴感染的急性期,慢性期及晚期患者也可出现。发热为急性血吸虫病的主要表现,可有食欲缺乏、腹痛腹泻,黏液血便或果酱样便,肝、脾肿大,肾脏损害以蛋白尿多见,内镜下可见直乙结肠黏膜充血水肿,可检出虫卵。慢性血吸虫病可无症状或表现为腹泻、腹痛、肝脾肿大。血吸虫病肾炎主要与循环免疫复合物有关。该患者无发热,有腹痛,无腹泻及血便,无肝脾肿大,胃肠镜可见炎症,但未见虫卵,无法用血吸虫感染来解释其胃肠道损害,两次疗程结束复查提示血吸虫已愈,但嗜酸性粒细胞增多仍未改善,也无法解释其低蛋白血症,因为血吸虫感染主要累及结肠,而低蛋白血症更倾向于小肠的吸收不良,因此其血吸虫感染无法解释其低蛋白血症引起的水肿。由于其外周血嗜酸性粒细胞异常增高,需与HES作鉴别。HES和EG的区别主要在于有无其他脏器受累,而心脏和神经系统的损害是HES的重要特征。HES最常见受累的脏器是心脏,发生率约为58%;其次是皮肤,约56%;神经系统受累也很常见,约54%;其他受累的脏器则有肺、脾、肝、眼和胃肠道;心脏受累是HES死亡的主要原因。HES累及胃肠道时与EG的机制基本相同,激素治疗有效。有消化道受累的HES大肠活检阳性率明显高于EG组,说明虽然EG可累及消化道各段,但以小肠和胃受累最为常见,而大肠的嗜酸性粒细胞浸润常提示HES的诊断。国内学者认为诊断EG前要先排除HES,对于无明显食物诱因的EG诊断更应慎重,且应全面检查和定期随访以排除其他器官的损害,以免把HES误诊为EG。患者并无心、肺、神经系统方面的异常,除白蛋白低外,肝酶正常,也无肝损伤依据,肾功能正常,但有蛋白尿,因为未做肾穿刺,也无嗜酸性粒细胞浸润的依据,考虑到患者并无HES主要累及脏器的相应症状,目前HES的依据不足,但要随访观察。此外,患者还有较为明确的类风湿关节炎病史。免疫性疾病也是造成外周血内嗜酸性粒细胞增多的一个原因,诊断HES需要排除自身免疫性疾病。但类风湿关节炎少有外周血中嗜酸性粒细胞高于10%以上,也少有胃肠道的累及和低蛋白血症,国内外也曾报道过 EG 合并类风湿关节炎的病例。此外，EG 主要以腹痛、腹泻为表现，但也有低蛋白血症的病例报道。

患者后经胃镜病理证实小肠内有嗜酸性粒细胞浸润，诊断为 EG，从分型上看属于黏膜型。但其诊断中仍有许多问题值得探讨，比如是 EG 还是 HES 累及消化道？是 EG 合并自身免疫性疾病还是自身免疫性疾病的多脏器损害？血吸虫感染与其发病有无关系？其起病的诱因是对食物如海鲜过敏还是血吸虫感染引起的变态反应？患者有全身浅表淋巴结肿大，是反应性增生还是有淋巴瘤或其他肿瘤的潜在风险？

该患者曾做过两次胃镜，第一次胃镜检查并未诊断为 EG，在考虑到 EG 的可能后复查胃镜，并多点活检，最后才在球部的黏膜发现了嗜酸性粒细胞的浸润。可见单凭胃镜检查，EG 的检出率并不高，可疑病例一定要多点活检以提高检出率。

EG 的治疗主要是糖皮质激素的使用，也有报道用色甘酸钠、酮替芬等治疗。该患者给予 20 mg 泼尼松口服 14 天后逐渐减量，同时给予营养支持，患者低蛋白血症有所改善后予出院并随访。激素逐步减量后，患者在当地医院复查白蛋白 32 g/dL，全身水肿消退。从治疗结果上看，血吸虫感染可排除，一是使用激素前已复查了血和粪的寄生虫检查，二是激素有效，也不支持寄生虫感染的诊断；全身情况改善如此之快，罹患肿瘤的可能性也相应降低；对于 EG、HES、自身免疫性疾病，激素治疗均有效，故难以鉴别，但相比之下 EG 单用激素的疗效好过 HES，预后也较好，而类风湿关节炎的诊断本来就明确，但无法解释其胃肠道表现，故还是倾向 EG 合并类风湿关节炎的诊断。

病例提供单位：上海交通大学医学院附属瑞金医院消化内科

整理：朱颖

述评：王立夫

参考文献

[1] 蔡少薇，郭婉薇，许鸣. 嗜酸性粒细胞性胃肠炎一例报道[J]. 新医学，2011，42(8)：559－560.

[2] KLEIN NC, HARGROVE RL, SLEISENGER MH, et al. Eosinophilic gastroenteritis [J]. Medicine (Baltimore), 1970，49(4)：299－319.

[3] LUCENDO AJ, ARIAS A. Eosinophilic gastroenteritis: an update [J]. Expert Rev Gastroenterol Hepatol, 2012，6(5)：591－601.

[4] 金世柱，韩明子，赵晶. 嗜酸细胞性胃肠炎的临床特点[J]. 胃肠病学和肝病学杂志，2007，16(2)：201－203.

[5] 朱艳丽，郭晓鹤，张利利，等. 嗜酸粒细胞性胃肠炎[J]. 疑难病杂志，2011，10(7)：553－554.

[6] OMMEN SR, SEWARD JB, TAJIK AJ. Clinical and echocardiographic features of hypereosinophilic syndromes [J]. Am J Cardiol, 2000，86(1)：110－113.

[7] 王礼建，朱峰，钱家鸣. 嗜酸细胞性胃肠炎与高嗜酸性粒细胞综合征[J]. 中华消化杂志，2003，23(8)：455－457.

[8] 刘隽华，韩建德. 嗜酸性粒细胞增多综合征[J]. 岭南皮肤性病科杂志，2007，14(4)：270－273.

[9] 钱先. 类风湿关节炎合并嗜酸粒细胞增多症一例[J]. 江苏医药杂志，2004，30(6)：471.

[10] SUZUKI J, KAWASAKI Y, NOZAWA R, et al. Oral disodium cromoglycate and ketotifen for a patient with eosinophilic gastroenteritis, food allergy and protein-losing enteropathy [J]. Asian Pac J Allergy Immunol, 2003,21(3):193-197.

病例32 以胸腹水为首发临床表现的嗜酸性粒细胞性胃肠炎

主诉

发热伴咳嗽、腹部胀痛半个月。

病史摘要

患者,女性,41岁。患者半月前无明显诱因下出现发热,为低热,体温最高37.8℃,伴有咳嗽、少痰、腹部胀痛,无盗汗,无咯血及痰中带血,无呕吐腹泻,无胸闷胸痛,无皮疹,无明显关节肿痛,至外院就诊查血常规:WBC 7.6×10^9/L, N% 58.3%, E% 21.2%;ALB 33.6 g/L;血清寄生虫抗体:阴性;胸部CT:两侧胸腔积液、腹水;胃镜:平坦糜烂性胃窦炎,未活检;肠镜:未见明显异常。予以奥美拉唑抑酸护胃、呋塞米利尿等对症治疗后患者上诉症状无明显改善,仍有低热、干咳、腹部胀痛,且出现活动后胸闷、气短。为进一步明确发热、胸腹水原因收入我院呼吸科病房。病程中患者精神尚可,食欲欠佳,夜眠一般,二便如常,体重无明显变化。

既往史:既往有荨麻疹、过敏性鼻炎病史;否认高血压、糖尿病病史;否认肝炎、结核病史;否认疫水疫区接触史;发病前1个月曾生食"三文鱼",3周前曾食用"小龙虾";否认药物、食物过敏史。

入院查体

神志清楚,呼吸平稳,精神一般,对答切题。全身皮肤、巩膜无黄染,无皮疹,未及皮下结节,浅表淋巴结未触及。颈软,气管居中,甲状腺未及肿大;胸廓对称,两下肺呼吸音明显偏低,未及干、湿啰音,心律齐,未及杂音;腹平软,无压痛及反跳痛,移动性浊音(-/+)。双下肢无水肿,四肢肌力、肌张力正常,病理征未引出。

初步诊断

多浆膜腔积液,嗜酸性粒细胞增多症。

诊疗经过

患者入院后完善实验室检查。CRP 24 mg/L, ESR 12 mm/h。血常规:WBC 20.33×10^9/L, N% 17.33%, E% 71.6%, E 14.56×10^9/L。肝功能:前白蛋白140 g/L, ALB 35 g/L,肝酶正常。肿瘤指标:CA125 987.80 U/mL, AFP、CEA、CA199正常。痰涂片+培养(-),T-Spot(-)。右侧胸腔穿刺引流:胸腔积液为渗出液,嗜酸多核75%,涂片见多量嗜酸性粒细胞,胸腔积液未找到肿瘤细胞。胸部增强CT:右侧胸腔引流中,右侧微量胸腔积液，左侧中等量胸腔积液，伴左肺下叶部分膨胀不全。腹部 B 超：腹水。患者入院前有持续低热，入院后完善相关实验室检查及影像检查，感染性依据不足，且在住院期间患者体温逐渐趋向平稳。目前存在的主要问题为嗜酸性粒细胞明显增多以及多浆膜腔积液（胸腹水），进一步完善自身免疫指标检查：ANCA 各亚型均为阴性，血 IgE 102.0 IU/mL。复查血寄生虫抗体：阴性。粪找寄生虫卵：阴性。行骨髓穿刺，骨髓涂片见骨髓增生明显活跃，粒红比升高；粒系增生明显活跃，嗜酸性粒细胞比例明显升高，占 47.5%。AKP 积分：86 分/100. N. C；红系增生尚活跃，以中晚幼红为主，成熟红细胞大小及形态未见明显异常；巨系增生明显活跃，血小板散在或成簇可见。外周血涂片示白细胞形态未见明显异常，血小板散在分布，可见大血小板；红细胞大小不一，部分细胞中央淡染区扩大，偶见破碎红细胞；外周血嗜酸粒细胞比例升高，占 59%，绝对值为 12×10^9/L。诊断意见：符合嗜酸性粒细胞增多症。流式检测：CD45/SS 散点图中，R1 区域中的细胞 CD45 强表达、SS 低（疑为淋巴细胞），约占 12.0%；以所有有核细胞设门，未见异常浆细胞群体。染色体检测：46，XX。基因检测：FIP1L1 - PDGFRA 融合基因转录本（—）；ETV6 - PDGFRB 融合基因定性检测（—）；BCR - ABL（p210）融合基因转录本（—）。

PET/CT：右侧附件区囊实性结节灶伴代谢异常增高，首先考虑恶性病变可能性大；胸腔积液；盆腔积液（图 32 - 1）。

妇科 B 超：右卵巢：29 mm×18 mm×22 mm，内见混合回声区直径 14 mm，周边见环状血流信号。

上腹部增强 CT：左肝内胆管轻度扩张，脾脏轻度增大，胃壁轻度增厚。

盆腔增强 CT：右侧附件区环形强化灶，考虑为黄体；子宫体下段前壁小圆形低强化灶，子宫肌瘤可能；盆腔积液（图 32 - 2）。

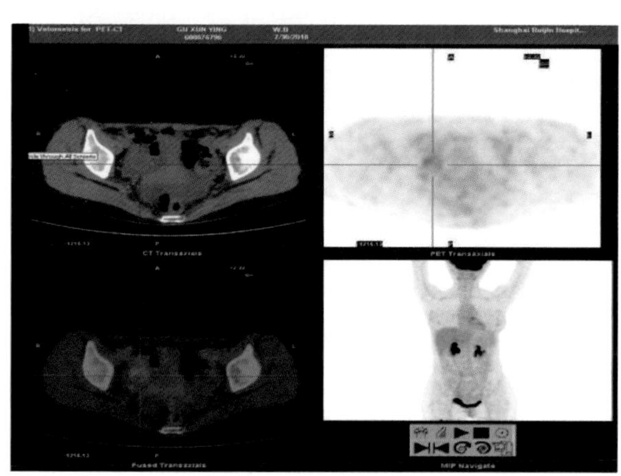

图 32 - 1 PET/CT

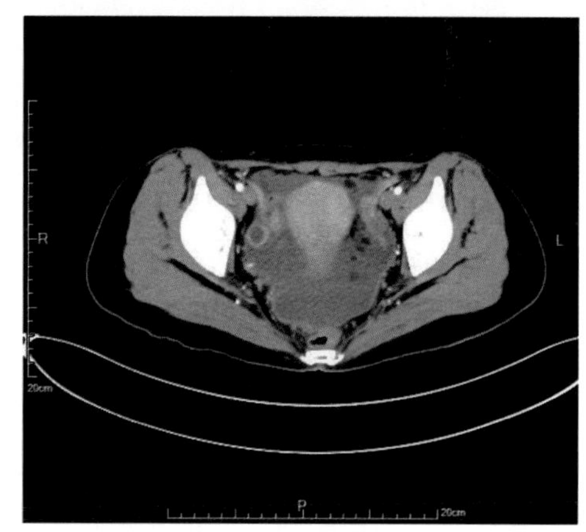

图 32 - 2 盆腔增强 CT

患者入院后体温逐渐正常，咳嗽有所好转，但消化道症状加重，夜间为主，出现阵发性中上腹部剧烈绞痛，偶向双侧腰背部放射，无腹泻、呕吐，予以加强抑酸、护胃、解痉等治疗后症状仍无明显好转。

患者存在多浆膜腔积液及嗜酸性粒细胞增多症，通过实验室及影像学检查，目前排除了寄生虫感染、血液系统疾病、恶性肿瘤及风湿病，结合其逐渐加重的消化系统症状，考虑存在嗜酸性粒细胞性胃肠炎（EG）的可能，故再次复查胃镜，提示慢性浅表-萎缩性胃炎。于胃体中段、胃窦小弯、胃窦大弯活检病理：轻度慢性浅表性胃炎，Hp(－)。肠镜示：所见结直肠黏膜未见明显异常，于回盲部、升结肠、横结肠、降结肠、乙结肠、直肠各取活检一块(图 32－3)。肠镜下多点活检病理：回盲部黏膜慢性炎，见淋巴细胞、浆细胞及嗜酸性粒细胞(密集处＞50 个/高倍镜视野)浸润；降结肠、横结肠、升结肠黏膜慢性炎，见淋巴细胞、浆细胞及嗜酸性粒细胞(密集处约 40 个/高倍镜视野)浸润；乙状结肠黏膜慢性炎，见散在淋巴细胞、浆细胞及个别嗜酸性粒细胞浸润；直肠黏膜慢性炎，见淋巴细胞、浆细胞及散在嗜酸性粒细胞(最高处约 10 个/高倍镜视野)浸润。

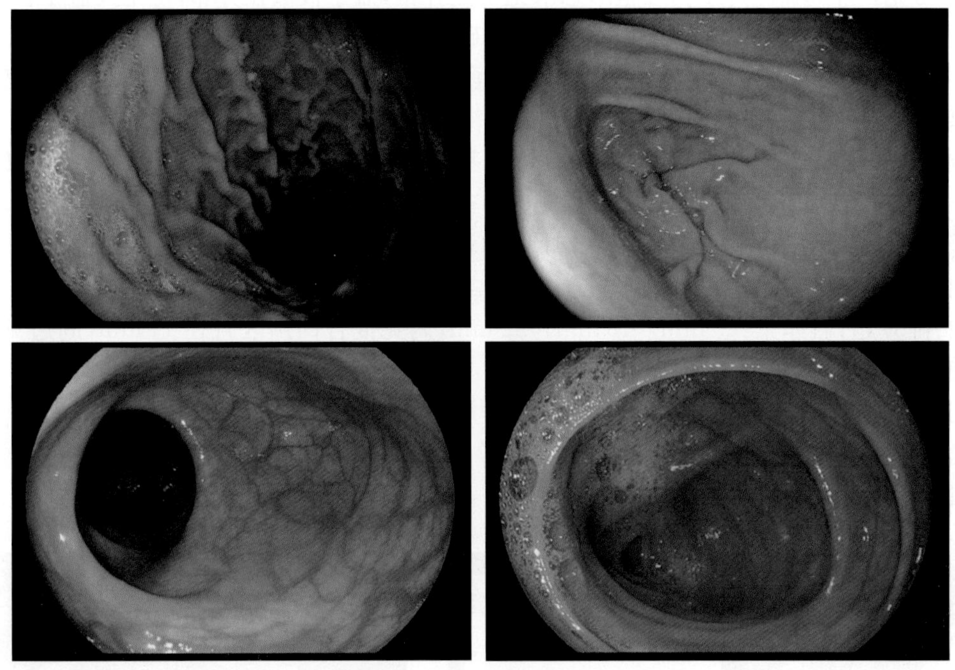

图 32－3　胃肠镜检查

根据肠镜病理的结果，最终此患者的诊断为 EG(浆膜型)。

病例讨论

EG 的临床表现取决于受累部位、范围和严重程度，累及黏膜层时，最常见的表现为恶心、呕吐、早饱、腹痛腹胀、腹泻、吸收不良和蛋白丢失性肠病；累及肌层时可导致胃肠道壁增厚，表现为胃肠运动障碍和消化道梗阻症状；累及浆膜下层时表现为腹水、腹水伴胸腔积液，腹水伴黏膜/肌层病症状。其临床表现为消化系统的一系列症状，无特异性，诊断多困难。需结合血常规中嗜酸性粒细胞比值及计数、血清 IgE，以及内镜下的表现及活检病理综合诊断。目前 EG 的诊断标准为：①有胃肠道症状；②胃肠道有嗜酸性粒细胞浸润和(或)腹水白细胞以嗜酸性粒细胞为主；③排除组织嗜酸性粒细胞增多的其他原因。本病例中的患者有腹痛腹胀、腹水的胃肠道症状，肠镜病理明确有多灶的嗜酸性粒细胞浸润，满足诊断标准中的前 2 条。需要进一步排除嗜酸粒细胞增多的其他相关疾病。

(1) 肠道寄生虫感染：钩虫、蛔虫、包虫、华支睾吸虫等寄生虫感染可引起各种非特异性消化道症状，同时出现外周血嗜酸性粒细胞增多。可以通过从粪便中找到虫体、虫卵等寄生虫证据予以鉴别。本例患者在入院前及入院后2次寄生虫检查均为阴性，暂时不考虑。

(2) 消化道或其他系统的实体肿瘤：部分实体瘤也可引起外周血嗜酸性粒细胞增多，但根据CT等影像学检查及肿瘤相关的临床表现可鉴别。本例患者进行了全身的PET/CT检查，怀疑存在妇科肿瘤的可能，但进一步的增强CT及妇科B超考虑为功能性的黄体改变，排除肿瘤。

(3) 血液系统肿瘤：对于无明确继发原因且嗜酸性粒细胞增多(嗜酸性粒细胞绝对计数 $\geqslant 1.5\times 10^9/L$)的患者，应考虑血液系统恶性肿瘤伴克隆性嗜酸性粒细胞增多，包括：①高嗜酸性粒细胞综合征——存在 *PDGFRA*、*PDGFRB*、*FGFR1* 基因重排；②急性嗜酸性粒细胞白血病——16号染色体异常，全血细胞减少，外周血见不成熟嗜酸性粒细胞；③慢性髓系白血病——与 *BCR*-*ABL* 融合基因相关，少数可表现为嗜酸性粒细胞明显升高。本例患者入院后完善骨髓穿刺相关检查，形态学、遗传学及免疫学均无异常，排除血液系统疾病。

(4) 嗜酸性肉芽肿性血管炎(eosinophilic granulomatosis with polyangiitis, EGPA)：又称Churg-Strauss综合征，是一种富含嗜酸性粒细胞的坏死性血管炎，主要累及小型至中型血管。有显著的外周血嗜酸性粒细胞增多，最常累及呼吸道，90%的患者在发病前8~10年有哮喘病史且难以控制，60%的患者上肢伸侧可及皮下柔软结节，40%左右的EGPA患者存在ANCA，通常是抗MPO的ANCA阳性。本例患者否认哮喘病史，无皮下结节，ANCA阴性，暂不考虑。

因此本例患者符合EG的诊断标准，最终在经历了呼吸科、妇科的一系列检查后明确为消化系统疾病，转入消化内科进一步治疗。

转归

患者明确诊断后开始甲泼尼龙8 mg bid口服，并辅以氯雷他定抗过敏，腹痛、腹胀缓解，胸腹水量逐渐减少，复查血嗜酸性粒细胞及CA125进行性下降，甲泼尼龙8 mg bid服用1周后，减量为8 mg qd，服用1周后减量为4 mg qd，服用2周后再减量为2 mg qd，服用2周后停药，激素使用疗程为6周。停药后复查血嗜酸性粒细胞及CA125已恢复正常，患者无腹痛、腹胀、发热、咳嗽等不适症状。

专家点评

EG是一种以胃肠道组织中嗜酸性粒细胞异常浸润为特征的罕见胃肠道疾病。因临床表现缺乏特异性，故该病误诊率较高。EG的发病机制尚未明确，目前认为可能的机制与IgE介导的I型变态反应和Th2介导的迟发型变态反应有关。多数文献认为，该病可能与食物过敏有关，既往有过敏史的患者约占50%，最常见的过敏物质为牛奶、大豆、鸡蛋、海鲜等，停止食用该食物对该病治疗有效。

虽然患者常常以嗜酸性粒细胞明显升高为突出临床表现，但嗜酸性粒细胞升高不是诊断的必要标准，有20%左右的患者可以表现为嗜酸性粒细胞正常。内镜下的活检病理检查为诊断EG的重要手段，但是EG可累及全消化道黏膜，以胃窦、小肠为主，内镜表现缺乏特异性，主要表现为黏膜充血、红斑、糜烂、溃疡等，嗜酸性粒细胞浸润呈局灶性分布，也可累及相对正常的黏膜，因此应在异常黏膜以及相对正常黏膜处进行多点活检。故当怀疑EG时，应同时完善胃镜和结肠镜检查，推荐对胃体、胃窦、十二指肠、回肠末端、各段结肠多部位、多点取活检，尤其是结直肠、回肠末端、十二指肠球部和降部，以提高诊断率。

EG很少会自然缓解，若不及时治疗可发展为严重的吸收不良，甚至可出现肠梗阻、深溃疡及穿孔等并发症。一般治疗包括饮食控制，常用于有过敏史，特别是过敏原检测阳性者。糖皮质激素通过诱导嗜酸性粒细胞凋亡和抑制趋化发挥作用，因此糖皮质激素治疗最为有效，泼尼松龙20 mg/d症状好转后逐渐减量，使用6～8周，治疗效果好且并发症少。布地奈德可发挥高效局部抗炎作用，不良反应更少。少数患者可完全缓解，多数患者会周期性复发，部分需要长期维持治疗。还有一些辅助药物如酮替芬、色甘酸二钠等。对于激素治疗效果不佳者，目前也有关于使用硫唑嘌呤、肿瘤坏死因子拮抗剂、肥大细胞膜稳定剂、白三烯受体拮抗剂、白细胞介素-5拮抗剂、IgE拮抗剂等应用研究的报道。目前临床推荐早期规范给予激素治疗，且激素治疗足量足疗程，治疗过程中注意监测患者外周血嗜酸性粒细胞比例，根据症状缓解及复查结果个体化调整激素剂量，从而改善预后、减少复发。

病例提供单位：上海交通大学医学院附属瑞金医院消化内科
整理：龚婷婷
述评：王立夫

参考文献

[1] PINETON DE CHAMBRUN G, DUFOUR G, TASSY B, et al. Diagnosis, natural history and treatment of eosinophilic enteritis: a review [J]. Curr Gastroenterol Rep, 2018,20(8):37.

[2] 卢莎莎，魏云，史晓东，等. 以腹水为突出表现的嗜酸性粒细胞性胃肠炎2例报道[J]. 胃肠病学和肝病学杂志，2019，28(12)：1438－1440.

[3] 惠煜晴，程鹏. 嗜酸性粒细胞性胃肠炎151例临床分析[J]. 中国实用医刊，2020，47(6)：28－31.

[4] WALKER MM, POTTER M, TALLEY NJ. Eosinophilic gastroenteritis and other eosinophilic gut diseases distal to the oesophagus [J]. Lancet Gastroenterol Hepatol, 2018,3(4):271－280.

病例33 反复腹泻的原因?

主诉

反复腹泻20余年，加重2年。

病史摘要

患者20余年前无明显诱因下出现腹泻，每日2～3次，量正常，大便呈稀水样，无腹痛、里急后重，无黏液脓血便，无发热、恶心、呕吐，未引起重视。2年前患者出现腹泻加重，日解

10余次，每天最多达20次，无畏寒、发热，无黏液脓血便，无呕血，无恶心、呕吐，无食欲缺乏。曾去外院查胃镜提示慢性浅表性萎缩性胃炎，肠镜未见异常，查胶囊内镜提示小肠多发溃疡(克罗恩病可能)。2015年11月30日于我院门诊查小肠MRI提示回肠病变，肠系膜淋巴结肿大。2016年2月到我科住院治疗，行小肠镜检查提示克罗恩病可能，予泼尼松30 mg口服治疗后症状好转。其后激素每3周减半粒，激素减量至15 mg时症状反复。再次行小肠CT检查，提示盆腔内回肠病变，肠系膜淋巴结增生肿大，空回肠交界部肠壁增厚伴异常强化，直肠壁增厚，较2015年MRI所见好转，诊断克罗恩病的证据不足。结合小肠镜检查，考虑非特异性小肠炎可能，继续予泼尼松30 mg口服治疗。半年前泼尼松减为15 mg时再次出现腹泻，症状如前，门诊予加强对症支持治疗。现患者已停用激素，仍有腹泻，来我院进一步治疗。病程中患者一般状态可，饮食可，睡眠欠佳，大便如上述，小便如常，1年来体重下降约5 kg。

既往有青霉素过敏史。1年前曾因发热查胸部CT提示胸腔积液，予抗感染治疗后好转。

小肠CT(2016-2-23)：盆腔内回肠病变，肠系膜淋巴结增生肿大，可见空回交界部肠壁增厚伴异常强化，直肠壁增厚。

小肠镜(2016-02-03)：经口进镜至空肠中段距屈氏韧带约120 cm处，见空肠黏膜轻度水肿，绒毛及上皮未见明显异常，活检×3，未见溃疡出血及增殖性病灶。诊断意见：非特异性小肠炎(结合临床考虑淋巴细胞性肠炎可能)。经肛所见结肠未见明显异常。内镜进镜至距回盲瓣120～140 cm处停止进镜，见回肠下段部分皱襞纠集，浅溃疡及糜烂形成，部分呈疑似纵形，活检2块，未见其他明显病变。诊断意见：回肠下段浅溃疡及糜烂病变(不排除克罗恩病)。活检病理提示慢性炎症(图33-1)。

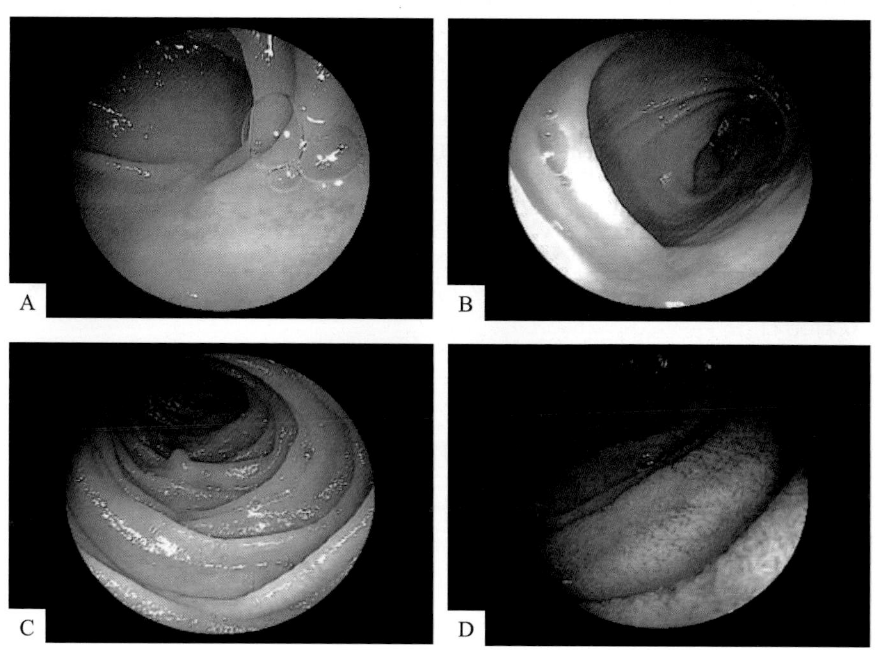

图33-1 小肠镜检查

A、B. 经肛小肠镜见回肠下段部分皱襞纠集，浅溃疡及糜烂形成，部分呈疑似纵形；C、D. 经口小肠镜发现空肠黏膜轻度水肿，绒毛及上皮未见明显异常

初步诊断

腹泻待查(克罗恩病? 非特异性小肠炎?)。

入院查体

T 36.4℃, P 82 次/分,R 18 次/分,BP 110/68 mmHg。神清,精神可,消瘦,全身皮肤黏膜无黄染,浅表淋巴结未及肿大。两肺呼吸音清,未及干、湿啰音。心律齐,未及病理性杂音。腹平坦,全腹部无压痛、反跳痛、肌紧张,未触及包块,肝脾肋下未及,移动性浊音阴性,Murphy 征阴性,肠鸣音正常。双下肢无水肿。

辅助检查

血常规:CRP 3 mg/L, WBC 15.10×10^9/L, N% 53.9%, L% 33.0%, M% 12.3%, N 8.10×10^9/L, L 5.00×10^9/L, M 1.90×10^9/L, Hb 159 g/L, PLT 176×10^9/L。

尿、粪常规未见异常,粪便 OB 试验(−)。

生化:葡萄糖 4.33 mmol/L, ALT 68 IU/L, AST 28 IU/L, AKP 137 IU/L,总蛋白 54 g/L, ALB 37 g/L, Cr 117 μmol/L, Na^+ 140 mmol/L, K^+ 2.29 mmol/L, Cl^- 110 mmol/L,淀粉酶 105 U/L,估算肾小球滤过率 63.0 mL/(min·1.73 m^2)。

凝血功能、肿瘤指标均正常。

肝炎全套、CMV、EBV、HIV、RPR 阴性。T-SPOT 阴性。

细胞因子:白介素-1β<5.00 pg/mL,白介素-2 受体 3 007.00 U/mL,白介素-6 2.49 pg/mL,白介素-8 37.80 pg/mL,白介素-10<5.00 pg/mL,肿瘤坏死因子 30.40 pg/mL。

自身抗体:ENA、ANA、抗 ds-DNA、ANCA 阴性。

IgG4 0.03 g/L。

胸部 CT 平扫+增强:右肺下叶钙化灶,两肺索条影,两肺支气管壁局部稍增厚,两侧胸膜增厚,右侧深静脉置管中。

小肠 CT 增强:回肠病变,较前 2016-02-23 小肠 CT 片进展;空肠壁增厚伴异常强化,较前片进展;直肠壁增厚,较前大致相仿;肠系膜淋巴结增生肿大。脾脏小片状低密度影,大致同前。双肾结石(图 33-2)。

治疗经过

患者入院后予兰索拉唑抑酸,奥曲肽抑制肠道分泌,复方氨基酸、丙氨酰谷氨酰胺、维生素 C、维生素 B 补液,益生菌调节肠道菌群,肠内营养等对症治疗并控制麦麸摄入,患者腹泻症状无明显好转。于 5 月 25 日予沙利度胺抗免疫治疗后症状略好转。患者于 6 月 8 日出现手脚麻木不适感,考虑药物不良反应,停药并给予维生素 B_{12} 营养周围神经。病程中,患者出现尿多,约 4 000 mL/d,伴多饮、口干,严重电解质紊乱(低钾、低钙、低磷、低镁)。

患者目前腹泻原因仍不明确,抗免疫治疗有部分作用,且治疗过程中出现新发多饮、多尿及严重电解质紊乱,病情加重。

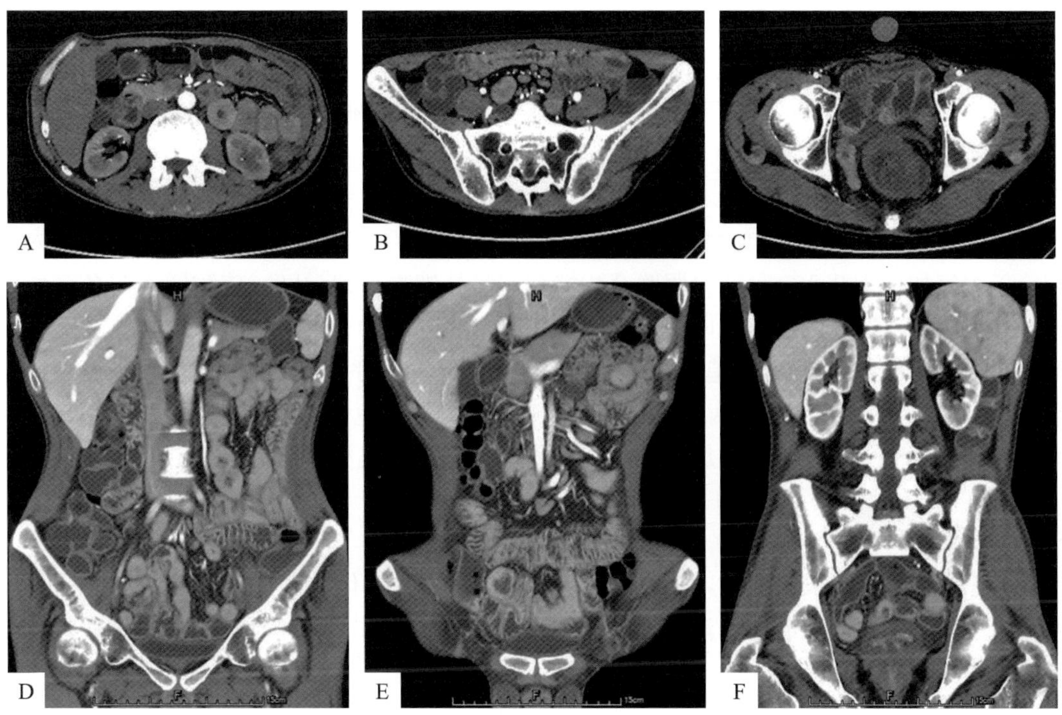

图 33-2 小肠 CT 图

补充辅助检查

内分泌激素:促肾上腺皮质激素 21.49 pg/mL。尿游离皮质醇 89.87 μg/24 小时尿,皮质醇 2.09 μg/dL,24 小时尿量 4 300 mL。T_3 1.13 nmol/L,T_4 61.70 nmol/L,FT_3 2.90 pmol/L,FT_4 8.89 pmol/L,TSH 1.974 2 μIU/mL,TGAb 0.09 IU/mL,TPOAb<0.05 IU/mL。PTH 71.1 pg/mL。

血气分析:pH 值 7.32,PaO_2 15.54 kPa,$PaCO_2$ 4.42 kPa,SaO_2 98.4%,氢离子浓度 48.1 nmol/L,SB 17.7 mmol/L,AB 16.6 mmol/L,BE -8.4 mmol/L,血浆二氧化碳总量 39.5 mmol/L。

尿六联:尿微量白蛋白<1.09 mg/dL,尿转铁蛋白 0.21 mg/dL,尿免疫球蛋白 G 0.35 mg/dL,尿 α_1 微球蛋白 1.15 mg/dL,NAG 活性 3.20 U/L,尿视黄醇结合蛋白 0.30 mg/L,24 小时尿微量白蛋白<21.15 mg/24 h,24 小时尿转铁蛋白 8.82 mg/24 h,24 小时尿免疫球蛋白 G 14.70 mg/24 h,24 小时尿 α_1 微球蛋白 48.30 mg/24 h,尿液肌酐 1.70 mmol/L,尿白蛋白比肌酐<2.50,24 小时尿量 4.2 L。

尿生化:24 小时尿钠 240.0 mmol,24 小时尿钾 81.50 mmol,24 小时尿氯 355.0 mmol,24 小时尿钙 2.00 mmol,24 小时尿磷 6.95 mmol,24 小时尿量 5.0 L。

24 小时尿蛋白 380 mg,24 小时尿量 2.5 L。

体液及细胞免疫:IgG 212 mg/dL,IgA<7 mg/dL,IgM<4 mg/dL,IgE<5.0 IU/mL,C3 84 mg/dL,C4 31 mg/dL,类风湿因子阴性,补体 5 045.0 U/mL,循环免疫复合物 0.006,CD3 绝对计数 830 个/μl,CD4 绝对计数 170 个/μl,CD8 绝对计数 623 个/μl,$CD3^+$

79.0%，$CD3^{+}CD4^{+}$16.2%，$CD3^{+}CD8^{+}$59.3%。

垂体MR平扫+增强：未见明显异常。

骨穿：骨髓增生活跃，粒红巨三系均增生活跃，AKP积分偏高，血小板散在或成簇可见。

病例讨论

内分泌、肾脏科及风湿免疫科会诊排除干燥综合征后，考虑合并肾小管酸中毒及尿崩症。予去氨加压素0.1 mg tid口服联合枸橼酸三号补钾方补钾、补磷、硫酸镁+门冬氨酸钾镁补镁后，患者尿量逐渐减少，电解质逐渐纠正，尿量为2 000 mL/d左右。结合患者免疫指标显示严重的体液免疫缺陷，追问病史，患者既往有反复上呼吸道感染病史，且一般需抗生素治疗，病程长，再次会诊病理切片考虑普通变异型免疫缺陷病（common variable immunodeficiency，CVID），并加做小肠活检病理的淋巴细胞及浆细胞检测。

后续诊疗经过

考虑本病例为免疫缺陷症，共申请免疫球蛋白47.5 g替代治疗，腹泻症状改善不明显。再次给予甲泼尼龙40 mg冲击治疗10天后，改用泼尼松20 mg bid口服，患者腹泻症状及全身情况明显好转，排便2～3次/天，黄色糊状。

最后诊断

普通变异型免疫缺陷病，肾小管酸中毒，尿崩症。

病例总结

该患者反复腹泻20余年，近两年症状明显加重。曾被误诊为克罗恩病，给予激素治疗有效，激素减量后症状反复。其间有发热，自行服用退烧药，未予重视。小肠镜及小肠CT等表现不符合典型的克罗恩病。治疗期间病情加重，出现肾小管酸中毒及尿崩症、严重电解质紊乱，去氨加压素联合枸橼酸三号补钾方补钾、补磷、硫酸镁+门冬氨酸钾镁补镁后，患者尿量逐渐减少，电解质逐渐纠正。体液免疫提示免疫缺陷，给予免疫球蛋白及激素治疗，患者腹泻症状好转。

后记

回肠及空肠的活检标本均显示明显的上皮下淋巴细胞浸润（图33-3 A～D），其中浸润的$CD4^{+}$淋巴细胞较少（E、G），而浸润的$CD8^{+}$淋巴细胞较多（F、H）。CD20染色显示回肠（I）和空肠（K）中B细胞缺失，CD138染色显示回肠（J）和空肠（L）中浆细胞缺失。符合CVID的肠道表现。

诊疗启迪

慢性腹泻的病因复杂，病因诊断困难的患者需进行全面检查，诊疗思路要广，注意免疫指标的筛查。该患者早期未进行体液免疫筛查，延误疾病的诊断。消化科医生需要提高对以慢性腹泻为首发症状的CVID的认识。

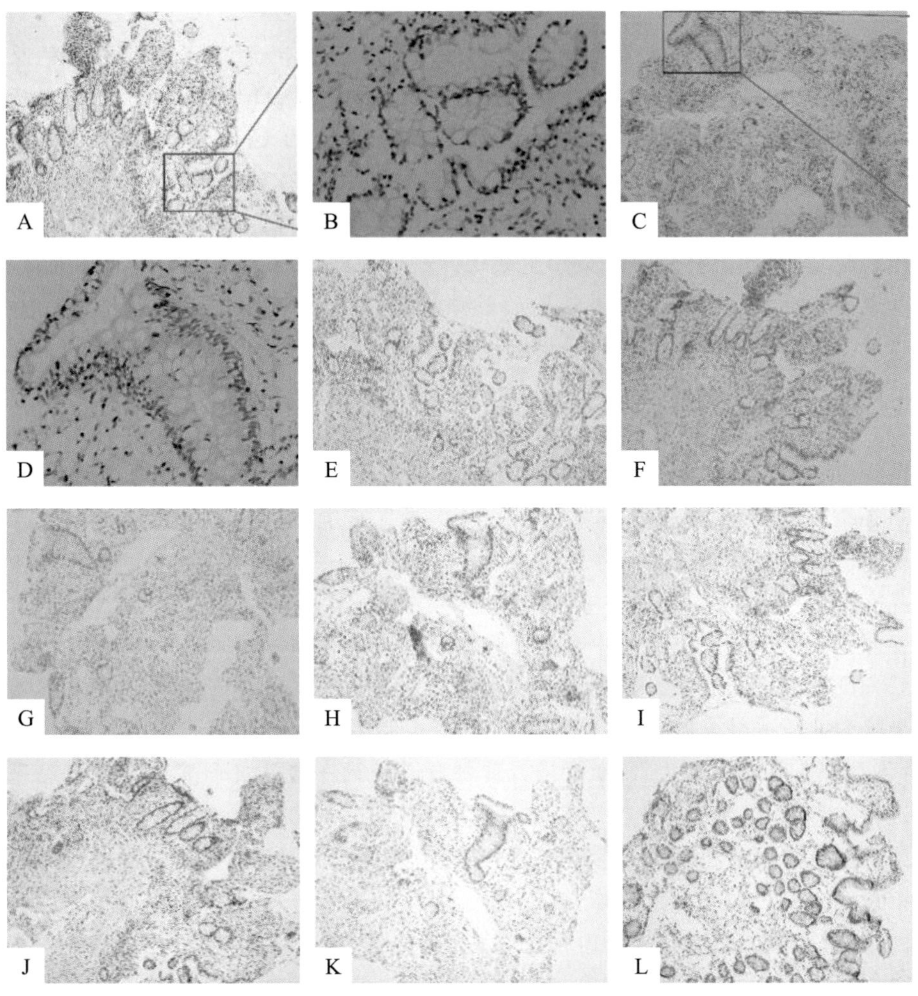

图 33-3 小肠活检病理

A、B. 回肠活检标本 CD3 染色(A，100×；B，400×)，显示上皮下淋巴细胞浸润明显；C、D. 空肠活检标本 CD3 染色(C，100×；D，400×)，显示上皮下淋巴细胞浸润明显；E、G. 回肠(E)和空肠(G)活检标本 CD4 染色(100×)，显示 $CD4^+$ 淋巴浸润较少；F、H. 回肠(F)和空肠(H)活检标本 CD8 染色(100×)，显示上皮下浸润的淋巴细胞主要为 $CD8^+$ 淋巴细胞；I、K. 回肠(I)和空肠(K)活检标本 CD20 染色(100×)，显示 $CD20^+$ 的 B 细胞缺失；J、L. 回肠(J)和空肠(L)活检标本 CD138 染色(100×)，均显示 CD138 阳性浆细胞缺失

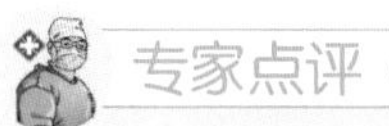

胃肠道表现发生在10%～20%的 CVID 患者中，可能是最初表现或唯一表现。患者常表现为暂时性或持续性腹泻、吸收不良和体重减轻。慢性腹泻是 CVID 患者最常见的胃肠道表现，其在 CVID 患者中的发生率在各个报道中范围很广，目前尚缺乏来自亚裔人群的数据。CVID 引起的慢性腹泻可以导致多种潜在威胁生命的状况，因此，必须重视以慢性腹泻为主要症状的 CVID 患者的识别以及积极诊治。

CVID 患者的胃肠道症状是由不同的潜在发病机制引起的，对有慢性腹泻的 CVID 患者进行完整的诊断评估非常重要。在许多 CVID 患者中，慢性腹泻是胃肠道的反复或持续细菌和(或)病毒感染引起的。研究显示约 20%的 CVID 患者出现肠道症状而没有感染原因，这类通过肠活检和粪便检查排除肠道感染的 CVID 被称为 CVID 肠病。CVID 肠病的症状轻重不一，包括轻度不适、腹胀和腹泻以及更严重的大量腹泻、吸收不良和体重减轻。CVID 肠病典型的组织学病理学表现为绒毛变钝、隐窝畸变、上皮内 T 淋巴细胞增多、淋巴样聚集和浆细胞缺乏。这些组织学特征可能有助于鉴别诊断，其中浆细胞的缺乏被认为是胃肠道活检的最佳诊断线索，但浆细胞存在和分布的异质性提示临床上必须通过多个部位的活检来进行组织诊断。该患者的空回肠活检病理提示浆细胞缺乏，上皮下淋巴细胞浸润，以 $CD8^+$ 淋巴细胞浸润为主，提示 CVID 顽固性腹泻可能与 $CD8^+$ 淋巴细胞在肠道尤其是小肠浸润有关。CVID 的主要治疗手段仍然是替代免疫球蛋白、用于感染的抗菌药物以及对非感染性并发症的适当治疗，但是这种治疗方案尚存争议，替代免疫球蛋白治疗不足以改善胃肠道症状。许多患者对布地奈德和泼尼松龙有反应。该患者单纯给予静脉补充免疫球蛋白症状改善不明显，同时给予激素治疗有反应。

目前 CVID 合并肾小管酸中毒的报道极少。日本学者在 2000 年报道了 1 例 31 岁女性 CVID 患者，并伴有顽固性腹泻和肾小管功能障碍。该患者组织活检发现间质性肾炎和肠的非特异性炎症，最有特征性的发现是肠黏膜和肾间质中存在淋巴细胞浸润(主要是 $CD8^+$ T 淋巴细胞)。激素治疗能够改善她的一般状况和实验室检查结果。该报道认为，CVID 并发顽固性腹泻和肾小管功能紊乱与 $CD8^+$ 淋巴细胞在肠和肾中的浸润有关。该患者同时出现肾小管酸中毒，尽管未进行肾活检，但小肠活检病理显示空回肠均出现明显的 $CD8^+$ 淋巴细胞浸润，且糖皮质激素治疗可以改善腹泻及肾小管酸中毒。因此，该 CVID 病例并发顽固性腹泻和肾小管酸中毒与 $CD8^+$ 淋巴细胞在肠和肾中的浸润有关。CVID 患者伴有肾小管功酸中毒值得引起重视。

总之，慢性腹泻是 CVID 患者胃肠道累及的主要表现，临床工作中对于慢性腹泻患者应该完善细胞及体液免疫指标检测，明确有无 CVID 可能。CVID 相关的胃肠道表现存在广泛的异质性，组织学浆细胞的缺失被认为是胃肠道活检的最佳诊断线索。因此，慢性腹泻的 CVID 患者应尽可能通过胃肠镜检查及多点活检进行组织诊断。

病例提供单位：上海交通大学医学院附属瑞金医院消化内科
整理：钱爱华
述评：孙蕴伟

参考文献

[1] ODETOLA O, ANANTHANARAYANAN V. Gastrointestinal presentations of common variable immunodeficiency: hiding in plain sight [J]. Arch Pathol Lab Med, 2019,143(4):525-530.

[2] SANGES M, SPADARO G, MINIERO M, et al. Efficacy of subcutaneous immunoglobulins in

primary immunodeficiency with Crohn's-like phenotype: report of a case [J]. Eur Rev Med Pharmacol Sci, 2015,19(14):2641 - 2645.
[3] QUINTI I, SORESINA A, SPADARO G, et al. Italian primary immunodeficiency network Long-term follow-up and outcome of a large cohort of patients with common variable immunodeficiency [J]. J Clin Immunol, 2007,27(3):308 - 316.
[4] ATAROD L, RAISSI A, AGHAMOHAMMADI A, et al. Review of gastrointestinal disorders in patients with primary antibody immunodeficiencies during a 10-year period (1990 - 2000), in children hospital medical center [J]. Iran J Allergy Asthma Immunol, 2003,2(2):75 - 79.
[5] DANIELS JA, LEDERMAN HM, MAITRA A, et al. Gastrointestinal tract pathology in patients with common variable immunodeficiency (CVID): a clinicopathologic study and review [J]. Am J Surg Pathol, 2007,31(12):1800 - 1812.
[6] AGARWAL S, CUNNINGHAM-RUNDLES C. Autoimmunity in common variable immunodeficiency [J]. Ann Allergy Asthma Immunol, 2019,123(5):454 - 460.
[7] KANO H, SUGAMOTO K, GOTO M, et al. A case of common variable immunodeficiency with intractable diarrhea and the functional disorder of renal tubules [J]. Nihon Rinsho Meneki Gakkai Kaishi, 2000,23(2):163 - 172.

病例34 多学科团队协作诊治的继发性免疫缺陷病1例

主诉

反复腹痛伴腹泻2个月。

病史摘要

患者,女性,51岁,务农。2014年8月,患者全家共同进食不洁食物后同时出现腹痛、腹泻症状,但患者症状较其他家庭成员更重,同时伴发热,热峰39.1℃。就诊于当地医院,诊断为"急性胃肠炎"并予以抗感染治疗,3周后症状仍未见明显改善。进一步行结肠镜检查,示横结肠中段以下黏膜充血、粗糙、糜烂,见大片地图样浅溃疡,表面大量脓苔,直肠距肛5cm以下无殊,内镜诊断为溃疡性结肠炎,同时查粪艰难梭菌(+)、白念珠菌(+),临床诊断为溃疡性结肠炎合并机会感染。遂给予甲泼尼龙、美沙拉嗪抗炎,同时予以万古霉素、氟康唑抗感染治疗,1个月后患者症状略有好转。2014年9月患者转至上海瑞金医院消化科就诊并收治入院。

入院查体

T 36.4℃, P 91次/分,R 20次/分,BP 114/78 mmHg。体形消瘦(BMI 14.06 kg/m^2),贫血貌。腹平软,左下腹轻压痛,肠鸣音10次/分,未触及肿块,Murphy征阴性,移动性浊音阴性,无肝肾区叩痛。

辅助检查

WBC 7.28×10^9/L, N% 61.7%, Hb 99 g/L, PLT 295×10^9/L,总蛋白58 g/L, ALB

31 g/L。粪便 OB 试验阳性(+++),白细胞少量。血 CMV - IgM(+),粪便白念珠菌(+),光滑念珠菌(+),艰难梭菌(-)。复查结肠镜示距结肠肛门 20～60 cm 处见黏膜连续充血糜烂,表面见地图样脓苔附着,距肛门 30 cm 起黏膜明显水肿,表面粗糙,肠腔狭窄,肛管至 20 cm 处肠黏膜完好,内镜诊断为降乙结肠溃疡(图 34 - 1)。降结肠活检病理示炎性肉芽组织及变性坏死组织(图 34 - 2)。

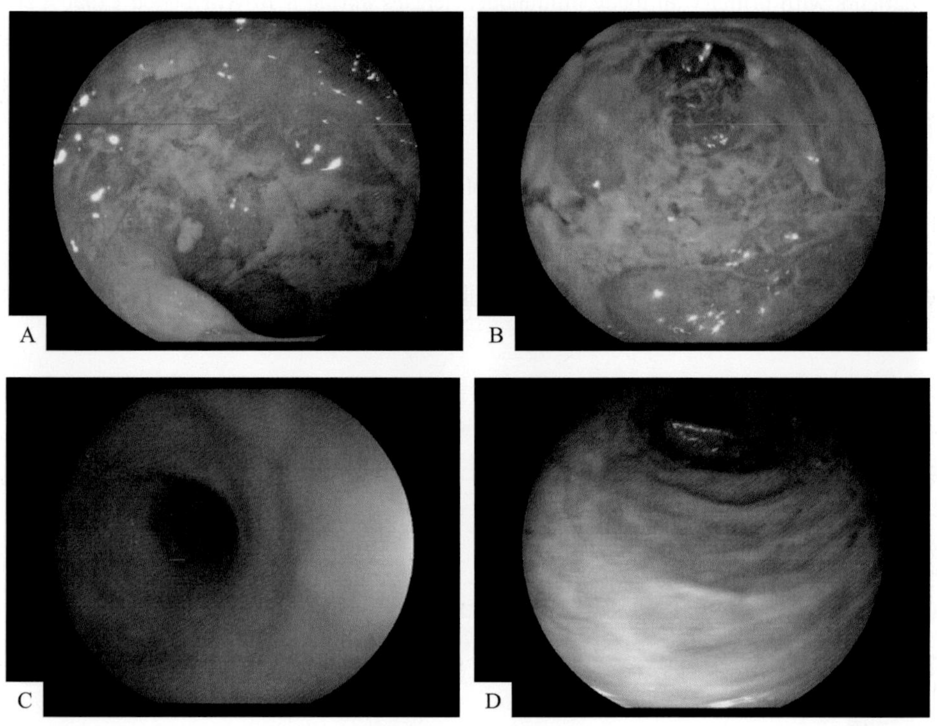

图 34 - 1　结肠镜影像

乙状结肠(A)、降结肠(B)黏膜连续充血糜烂,表面见地图样脓苔附着,于乙状结肠活检一块;直肠(C)黏膜未见异常,横结肠(D)黏膜可见溃疡瘢痕形成

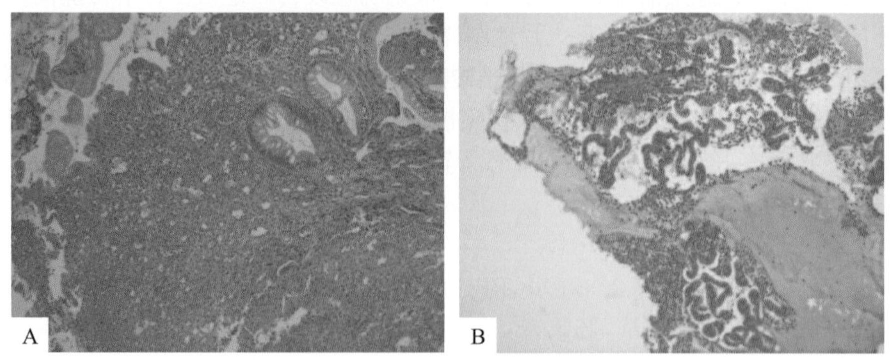

图 34 - 2　乙状结肠活检病理

A. 黏膜层大量炎性细胞浸润伴小血管增生,小灶炎性坏死,符合炎性肉芽组织表现,符合溃疡改变;B. 黏膜表面覆炎性坏死增生及炎性渗出物

初步诊断

降乙状结肠溃疡合并多重机会感染。

治疗经过及病情发展

入院后加强营养支持治疗，同时予以庆大霉素、左氧氟沙星、两性霉素抗感染治疗，膦甲酸钠抗病毒治疗，甲泼尼龙抗炎，治疗1个月后患者症状有所好转，每日解水样便4～5次，偶成形。复查相关指标示血WBC 6.53×10^9/L，N% 59.9%，Hb 96 g/L，CRP 21 mg/L；CMV-IgM(+)，血CMV-DNA(-)，粪便真菌(-)，粪便艰难梭菌(+)；血IgG 1490 mg/dL，IgA 43 mg/dL，IgE<5.0 IU/mL，IgM 37 mg/dL；多次HIV筛查(-)；PET-CT检查阴性。行骨髓穿刺提示CD19表达阳性率3.3%，$CD19^+CD5^+$表达阳性率0.7%，外周血$CD19^+$ 1.9%。

第一次多学科讨论

(1) 消化内科意见：患者感染后急性起病，虽多次行肠镜检查提示结肠多发溃疡，但直肠始终豁免，这与溃疡性结肠炎内镜下的表现特点存在不相符之处。此外，病程中予以规范地抗炎、抗感染方案治疗后疗效不理想。上述均提示需要进一步严谨地鉴别结肠溃疡性质。患者病程中存在反复多重的肠道机会感染，需进一步对患者免疫功能及状态进行评估。

(2) 病理科意见：患者肠镜活检病理示肉芽组织增生伴大量淋巴细胞、浆细胞、中性粒细胞浸润，组织细胞堆积，表面覆炎性坏死增生及炎性渗出物，未见类上皮细胞结节、多核巨细胞、真菌霉丝及孢子结构。上述病理特点符合感染性肠炎的病理表现。

(3) 风湿科意见：患者病程中存在反复多重肠道机会感染，常规抗感染治疗效果不佳，完善相关检查示分化抗原(CD3、CD4、CD8、CD19)指标不同程度的下降，IgA水平明显低于正常，进一步完善骨髓穿刺提示B系相关CD分子表达低下，提示机体免疫功能存在缺陷。为进一步探究病因，追问病史并完善相关检查，排除HIV、肿瘤、长期化疗药物暴露史等病因，考虑继发性免疫缺陷病可能。建议在原抗感染基础上，予以丙种球蛋白(5 g/d)调节免疫治疗，此后每个月行1次丙种球蛋白替代治疗(0.1～0.2 g/kg)，定期随访评估。

(4) 营养科意见：患者目前存在反复水样泻，进食少量清流质，2个月内体重下降近10 kg，NRS-2002评分4分，提示蛋白质-能量营养不良，有营养支持治疗指征。建议肠内肠外联合营养治疗，不仅可改善患者的营养状况，同时有助于降低肠道炎症反应。

治疗经过及病情发展

患者经6个月的治疗后腹痛、腹泻症状完全缓解，体重增长4 kg。再次入院复查提示粪便艰难梭菌(-)，粪便真菌(-)，CMV-IgM(-)，CMV-DNA(-)，IgG 1870 mg/dL，IgA 46 mg/dL，IgE<5.0 IU/mL，IgM 71 mg/dL，复查结肠镜，进镜至乙状结肠示肠段黏膜光整，溃疡修复(图34-3)。

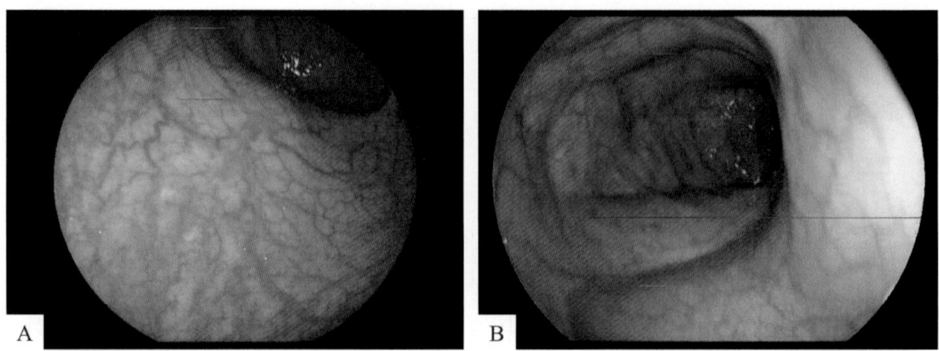

图 34-3　患者治疗 6 个月后的结肠镜影像图

A. 乙状结肠溃疡愈合，黏膜修复；B. 降结肠溃疡愈合，黏膜修复

出院后患者定期进行丙种球蛋白治疗，2015 年 12 月后自觉症状好转，自行停止替代治疗。2016 年 3 月，患者腹痛、腹泻症状再发，遂再次就诊我院，查 CRP 2 mg/L，血 WBC 3.59×10^9/L，N% 43.7%，Hb 107 g/L，PLT 173×10^9/L；IgG 1 170 mg/dL，IgA 42 mg/dL，IgE＜5.0 IU/mL，IgM 51 mg/dL；血 CMV-IgM(＋)，粪便艰难梭菌(－)，粪便真菌(－)；复查结肠镜示降结肠、乙状结肠多发不规则深凿样溃疡，直肠黏膜完好，诊断结肠溃疡(考虑巨细胞病毒肠炎)(图 34-4)，降结肠、乙状结肠活检病理示黏膜急慢性炎；小肠 CT 示降结肠、乙状结肠肠壁增厚，分层强化，局部肠腔狭窄，空肠黏膜皱襞炎性改变(图 34-5)。

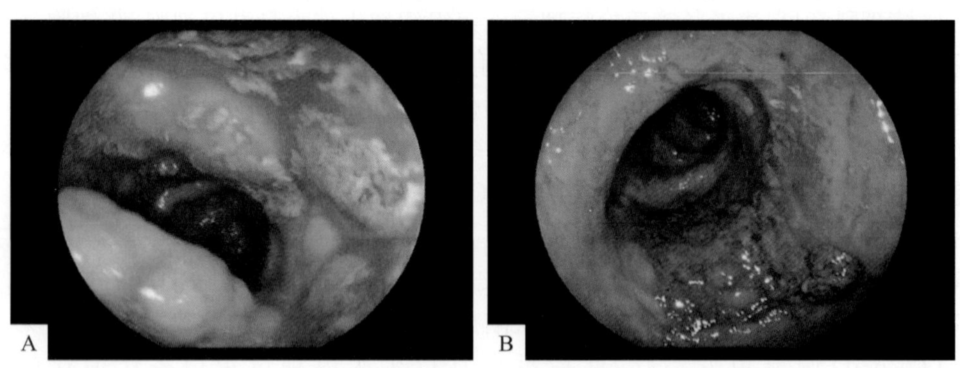

图 34-4　患者停止替代治疗后疾病复发时的结肠镜影像图

A. 乙状结肠肠腔狭窄，狭窄肛侧见深凿样溃疡，表面覆白苔；B. 降结肠肠腔环形狭窄，狭窄近侧端起见黏膜连续水肿充血糜烂，表面见地图样污秽苔附着

第二次多学科讨论

(1) 消化科意见：患者此次因停止丙种球蛋白替代治疗后腹痛、腹泻症状复发入院，完善检查提示血 CMV-IgM 再次转为阳性，IgA 水平低下，结肠镜检查提示巨细胞病毒肠炎可能大。综上考虑患者停药期间肠道巨细胞病毒感染再发，建议再次联合抗病毒治疗和丙种球蛋白替代治疗，同时加强患者的疾病教育，提高治疗依从性。

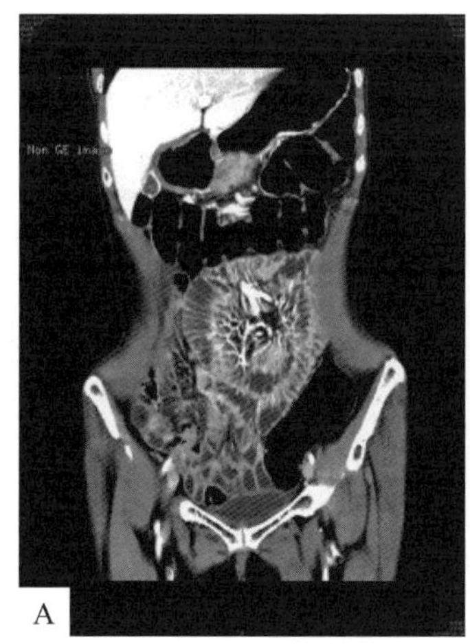
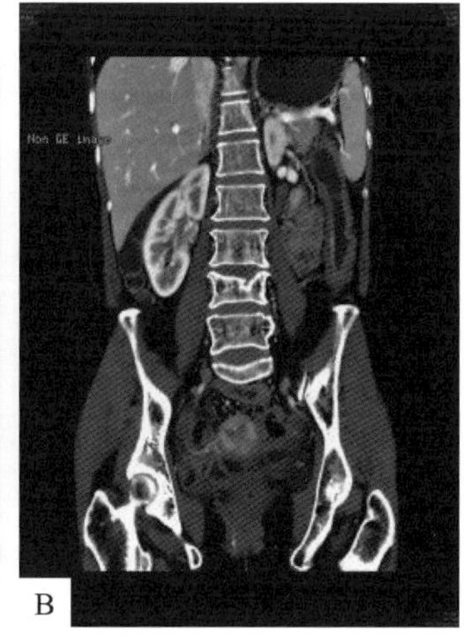

图 34-5 小肠 CT 影像图

A. 空肠黏膜皱襞增多增粗伴血管增粗；B. 降结肠、乙状结肠肠壁增厚，分层强化，局部肠腔狭窄

（2）影像科意见：患者小肠 CT 示空肠黏膜皱襞增多增粗伴血管增粗，符合 IgA 缺乏引起的空肠黏膜萎缩影像学改变。肠腔内外未见明显异常占位，小肠肠管未见明显异常狭窄或扩张征象。同时，降结肠、乙状结肠肠壁增厚，分层强化，局部肠腔狭窄。结合患者病史，考虑免疫缺陷病合并肠道感染引起的肠道改变。

（3）病理科意见：患者肠道活检病理示炎性肉芽组织增生伴微脓肿形成，表面覆炎性坏死组织，局灶可见腺体，腺上皮细胞无异型，杯状细胞减少，考虑溃疡性病变，感染可能性大。

疾病结局

经反复教育后，患者加强对疾病的重视，规律行丙种球蛋白治疗，腹痛、腹泻症状再次缓解，营养状况改善。2017 年 7 月患者再次就诊我院，查粪便艰难梭菌（—），粪便真菌（—），CMV-IgM（—），CMV-DNA（—）；IgG 1 880 mg/dL，IgA 85 mg/dL，IgE＜5.0 IU/mL，IgM 75 mg/dL；结肠镜示肠道黏膜修复，瘢痕形成（图 34-6）；降结肠活检病理示黏膜慢性炎，腺体无异型，间质少量淋巴细胞、浆细胞及嗜酸性粒细胞浸润（图 34-7）。患者症状缓解，感染控制，同时可见 IgA 水平已恢复正常，遂考虑疾病痊愈，终止丙种球蛋白替代治疗。

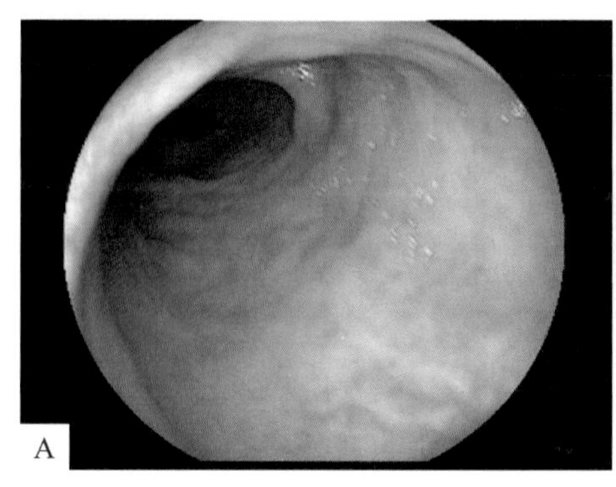
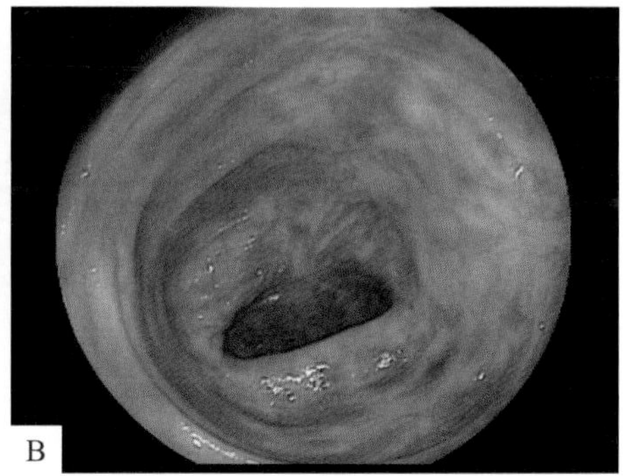

图 34-6 患者再次治疗后的结肠镜影像图

A. 乙状结肠溃疡愈合，黏膜修复；B. 降结肠黏膜修复，见瘢痕样改变，于降结肠活检 1 块

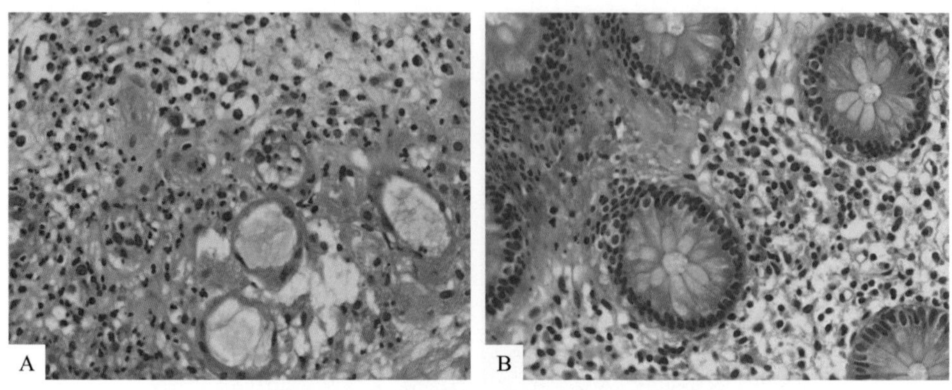

图 34-7　患者再次治疗后的降结肠活检病理

A. 黏膜慢性炎，间质炎性细胞浸润；B. 腺体规则，腺上皮无明显异型

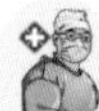

专家点评

溃疡性结肠炎的诊断缺乏金标准，往往需要依靠临床表现、实验室检查、内镜检查、影像学检查、病理组织学结果等进行综合分析，且必须排除感染因素引起的结肠改变。临床上需与感染性结肠炎鉴别，感染性肠炎多具有流行病学特点，常呈自限性，抗感染治疗有效，病原学检查可确诊。溃疡性结肠炎合并肠道感染多见于重度患者或长期暴露于糖皮质激素、免疫抑制剂的患者，症状可突发加重，实验室检查可协助诊断。分析本例患者为进食不洁食物(感染)后触发的急性发病过程，虽然结肠镜检查提示结肠多发溃疡，但仔细推敲内镜病变特征仍存在不符之处。此后在病理活检、实验室检查与影像检查方面中均提示肠道存在反复多重的机会感染及免疫缺陷状态，故经多学科讨论后考虑患者系免疫缺陷病所致的肠道机会感染。

继发性免疫缺陷病是受疾病或药物因素作用导致一种或多种免疫球蛋白数量减少或功能紊乱的疾病，常见于药物(65.4%)、自身免疫病(19.2%)、肿瘤(11.5%)及其他疾病(3.8%)，临床表现与致病微生物的种类及其感染部位有关，实验室检查主要以反复致病微生物感染、免疫学指标异常为特征，缺乏特异性，早期易被漏诊，从而可能导致严重感染发生率升高。本文患者主要为 IgA 数量下降。IgA 是黏膜免疫系统中的优势性抗体，具有抑制微生物黏附及中和毒素等作用，其缺乏多见于相关药物使用及感染，造成多种致病微生物增生、引起肠道炎性损伤及功能紊乱。临床治疗应首先去除诱发病因，部分情况下免疫功能可恢复正常。若临床上患者存在持续或反复的严重感染，应考虑尽早予以针对性的抗感染及免疫球蛋白替代治疗。本例患者发病前具有明确肠道感染诱发病史，且病程中应用替代治疗后疾病缓解，而自行停药后疾病再次复发，直至起病数年后推测诱发因素已去除，IgA 水平恢复正常，才达到疾病痊愈。本例治疗体会在于早期需严谨鉴别结肠溃疡性质，并深入探究病因，从而对原发病进行早诊断、早治疗，改善患者预后。

最后值得一提的是，炎症性肠病患者长期使用免疫抑制剂等治疗药物也可出现免疫功能的下降，其中 22.7%、7.9%、10.9%的患者分别出现 IgG、IgA、IgM 水平降低。在这种情况下合并出现肠道机会感染时需要临床医师及时评估病情，并调整相应治疗方案(降低抗炎力度,加强支持与抗感染治疗)。如何平衡原发疾病与继发性免疫缺陷状态治疗需要多学科医生共同讨论决定。

病例提供单位:上海交通大学医学院附属瑞金医院消化内科
整理:顾于蓓
述评:钟捷

参考文献

[1] MAGRO F, GIONCHETTI P, ELIAKIM R, et al. Third european evidence-based consensus on diagnosis and management of ulcerative colitis. Part 1: definitions, diagnosis, extra-intestinal manifestations, pregnancy, cancer surveillance, surgery, and ileo-anal pouch disorders [J]. J Crohns Colitis, 2017,11(6):649-670.

[2] DURAISINGHAM SS, BUCKLAND M, DEMPSTER J, et al. Primary vs. secondary antibody deficiency: clinical features and infection outcomes of immunoglobulin replacement [J]. PLoS One, 2014,9(6):e100324.

[3] SEYMOUR B, MILES J, HAENEY M. Primary antibody deficiency and diagnostic delay [J]. J Clin Pathol, 2005,58(5):546-547.

[4] LATIFF AH, KERR MA. The clinical significance of immunoglobulin A deficiency [J]. Ann Clin Biochem, 2007,44(Pt 2):131-139.

[5] PECORARO A, CRESCENZI L, GRANATA F, et al. Immunoglobulin replacement therapy in primary and secondary antibody deficiency: The correct clinical approach [J]. Int Immunopharmacol, 2017,52:136-142.

[6] RAI T, WU X, SHEN B. Frequency and risk factors of low immunoglobulin levels in patients with inflammatory bowel disease [J]. Gastroenterol Rep (Oxf), 2015,3(2):115-121.

病例35 我最近胃口不好,怎么手也变黑了?

主诉

恶心、食欲缺乏 3 个月,伴双手皮肤变黑。

病史摘要

患者,女性,60 岁,3 个月前无明显诱因下出现恶心、食欲缺乏,伴味觉减退,进食无明显减少,无呕吐,无腹痛腹胀,无腹泻,否认发热、乏力、咳嗽、咳痰、反酸、嗳气、呕血、黑便、排气/排便停止、大便带血或黏液、里急后重、口腔溃疡、关节疼痛、夜间盗汗等症状。于当地医院就诊,化验结果提示:低蛋白血症,粪便 OB 试验阳性,肝肾功能、电解质、CRP、ESR、胸片、心电图均无异常发现。胃镜检查提示:胃体、胃底、胃角、胃窦及十二指肠黏膜广泛斑片状充血,颗粒状增生，诊断为胃慢性增生性炎症表现、十二指肠球炎，胃窦病理提示慢性中度浅表性胃炎伴糜烂及轻度肠化；肠镜检查提示：全结肠黏膜水肿充血、节段性增生。患者服用泮托拉唑、吉法酯治疗，症状无明显缓解。现患者为进一步诊疗，门诊拟“嗜酸性胃肠炎”收治入院。追问病史，患者发病以来出现双手掌指皮肤颜色变深，同时口唇下方出现黑斑，无瘙痒疼痛，双手碰冷水后无发白、发紫，患者曾于当地医院皮肤科门诊就医，予尿素霜外用治疗，无明显改善。

自发病以来，患者神清，精神可，食欲差，小便正常，2 年前开始服用胆宁片后每日排便 2～3 次，较稀，色黄，1 个月前停用胆宁片，大便发干，睡眠较差，体重未见明显改变。

患者既往体健，否认高血压、心脏病、糖尿病等慢性病病史，否认肝炎、结核等传染病病史，2 年前因“胆结石伴胆囊炎”行胆囊切除术，术后长期服用胆宁片，否认过敏史，否认吸烟、饮酒史，否认有毒有害物质接触史，其母亲曾患有胃溃疡，否认家族遗传疾病史。

初步诊断

嗜酸性胃肠炎可能，黑变病可能。

入院查体

T 36.6℃，P 80 次/分，R 19 次/分，BP 120/66 mmHg。神清，精神可，步入病房，对答切题，查体合作，发育正常，营养中等，头发分布正常，毛发枯燥稀疏，无眉毛脱落，皮肤、巩膜无黄染，无瘀点、瘀斑，颜面轻度水肿，可见散在棕色斑点，口唇下方见两处黑斑，直径约 1 cm，牙龈组织轻度萎缩，舌乳头萎缩，浅表淋巴结未及肿大，皮肤干燥，双手掌指皮肤颜色加深，无瘙痒，无触痛，双手指甲粗糙灰暗（图 35-1）。双肺呼吸音清，未及明显干、湿啰音，心律齐，各瓣膜区未及明显杂音。腹平坦，未见胃肠型及蠕动波，肝肾区无叩痛，全腹无压痛、反跳痛、肌紧张，肝脾肋下未及，未及明显腹部包块，Murphy 征阴性，移动性浊音阴性，肠鸣音 3 次/分。双下肢Ⅰ度水肿，神经系统体检无异常。

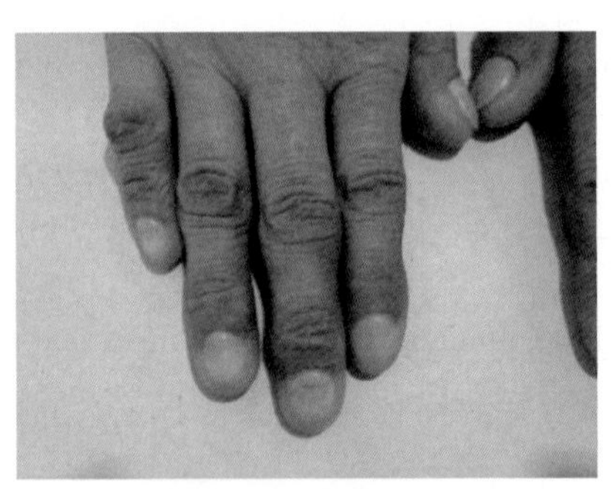

图 35-1 查体照片

辅助检查

血常规、电解质：大致正常。

肝功能：ALB 28 g/L，总蛋白 50 g/L，ALT、AST、GGT、AKP、胆红素均在正常范围。

粪常规：OB 试验（+），RGB 0，WGB 0；粪便培养（－）；艰难梭菌（－）；粪寄生虫及虫卵（－）。

尿常规、肾功能、淀粉酶、凝血功能、BNP、心肌酶正常。

CEA、CA724、CA199、AFP、NSE、CK19、CA125 均在正常范围。

肝炎全套、CMV、EBV、HSV、HIV、RPR 阴性，CRP、ESR、血降钙素原正常，T-SPOT（－）。

类风湿因子、补体、自身抗体阴性，IgG4 1.14 g/L（0.03～2.00 g/L）。

糖化血红蛋白、甲功、皮质醇节律正常。

心电图、胸片正常。

电子胃镜：胃底、胃体、胃窦、胃角可见广泛黏膜充血水肿，颗粒样增生，呈桑葚样变，质地较韧，触之不易出血。十二指肠球部、降段可见广泛黏膜充血水肿，轻微颗粒样增生（图35－2）。胃镜病理：慢性中度浅表性胃炎伴糜烂及轻度肠化。

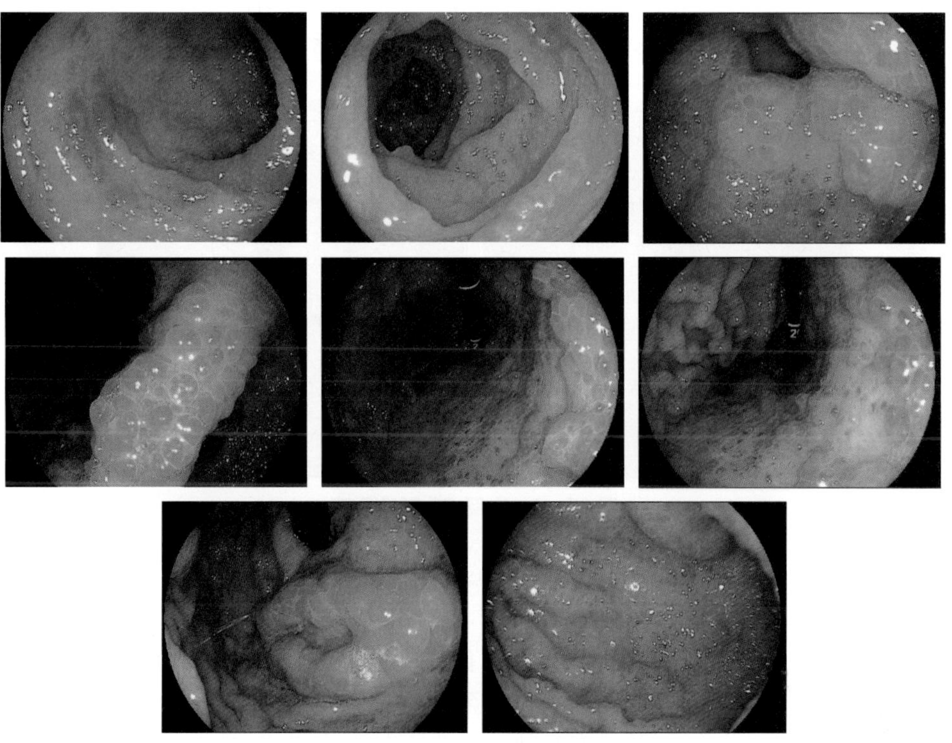

图 35－2 患者胃镜图

电子肠镜：直肠可见黏膜散在颗粒样增生及片状充血。距肛门 20 cm 以上，可见全结肠黏膜广泛颗粒样增生及斑片状充血，质地较韧，触之不易出血（图 35－3）。肠镜病理：黏膜急慢性炎伴息肉样增生及小灶糜烂。

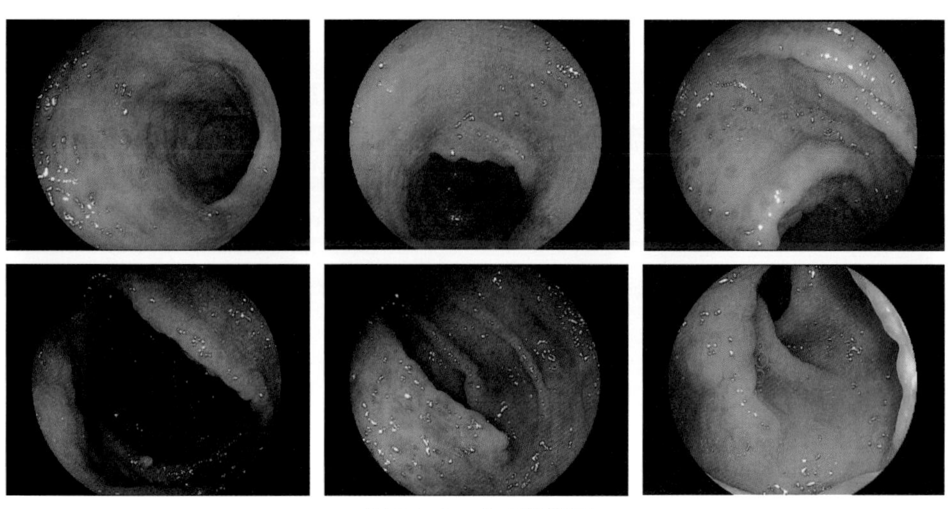

图 35－3 患者肠镜图

小肠CT影像重建：胃腔及小肠充盈良好，胃窦部、结肠壁增厚，小肠壁亦稍增厚，肠腔内外未见明显异常占位，小肠肠管未见明显异常狭窄或扩张征象。肠系膜血管走行分布正常，未见明显异常血管征象。肠系膜多发小淋巴结显示。阑尾冗长，管壁未见明显增厚，腔内少许积气，周围脂肪间隙尚清。子宫见直径约2.7 cm类圆形结节状异常强化灶。

诊断：胃及肠壁增厚，首先考虑系统性疾病：血管炎可能；子宫肌瘤（图35-4）。

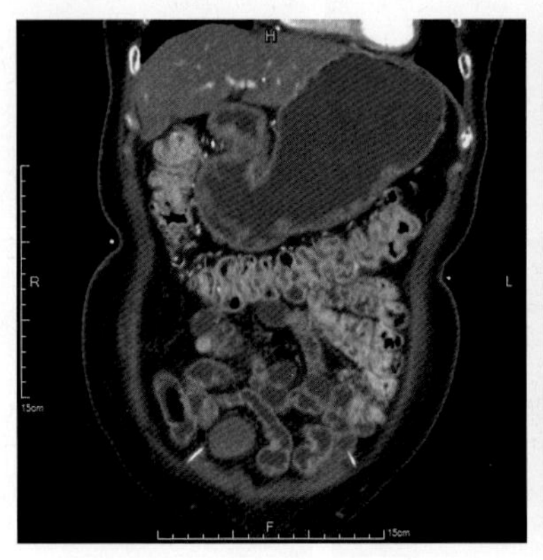

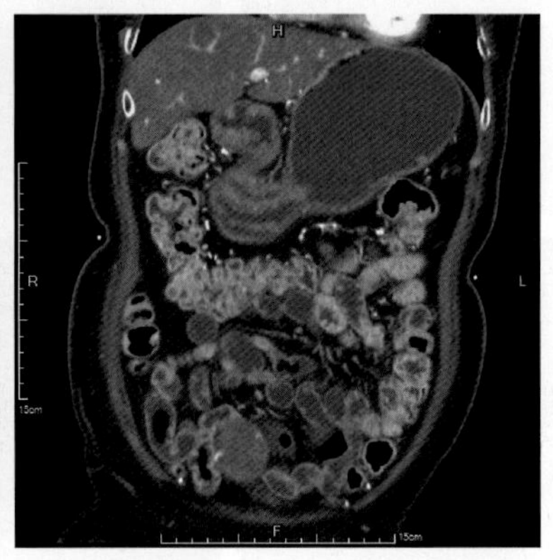

图35-4　小肠CT影像重建

病例讨论

本例患者为60岁女性，慢性起病，以恶心、食欲缺乏、皮肤颜色加深为首要表现，病程3个月，伴味觉减退。查体示毛发稀疏、枯燥，颜面轻度水肿，牙龈组织轻度萎缩，舌乳头萎缩，面部及双手掌指皮肤色素沉着，双下肢Ⅰ度水肿。辅助检查提示：生化、内分泌、免疫学、病原学检查无阳性发现；胃镜下见广泛黏膜充血水肿，颗粒样增生，呈桑葚样变，十二指肠广泛黏膜充血水肿，轻微颗粒样增生；肠镜下见全结肠黏膜广泛颗粒样增生及斑片状充血，质地较韧；小肠CT提示胃及肠壁增厚。综合上述患者症状、体格检查、实验室检查、消化内镜及病理结果，考虑患者为Cronkhite-Canada综合征，拟对症支持治疗基础上使用激素治疗，同时注意保护胃肠黏膜。

治疗及转归

入院先行对症处理，予以质子泵抑制剂抑酸护胃、谷氨酰胺保护消化道黏膜、益生菌调节肠道菌群、马来酸曲美布汀调节胃肠动力，诊断明确后予以泼尼松30 mg qd口服。患者1个月后食欲缺乏缓解，面部、双手色素沉着减退，颜面部和下肢水肿减轻，嘱其每周激素用量减少5 mg/d，3个月后再次来我院复查。

最后诊断

Cronkhite-Canada综合征。

病例总结

患者因恶心、食欲缺乏、皮肤颜色加深就医，外院行胃肠镜检查考虑“嗜酸性胃肠炎”，常规对症治疗效果不明显。病程中患者有食欲缺乏，查体示毛发枯燥，牙龈组织轻度萎缩，舌乳头萎缩，面部及双手掌指皮肤色素沉着。综合患者症状、体格检查、实验室检查、消化内镜及病例结果，考虑患者为 Cronkhite-Canada 综合征，在对症支持治疗的基础上使用泼尼松 30 mg qd 口服，患者用药后症状缓解。

诊疗启迪

患者为 60 岁女性，以恶心、食欲缺乏起病，伴有味觉减退、皮肤色素沉着。小肠 CT 提示胃肠壁增厚，胃肠镜可见特征性改变。对此类患者，在排查感染因素后需重点鉴别炎症性肠病、嗜酸性胃肠炎等疾病，此时完善的病史信息、全面系统的查体能在鉴别诊断中提供重要依据，最终支持 Cronkhite-Canada 综合征的诊断结论。

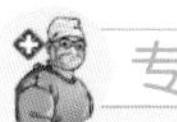

专家点评

Cronkhite-Canada 综合征(Cronkhite-Canada Syndrome，CCS)，又名息肉-色素沉着-脱发-甲营养不良综合征，病因和发病机制尚不明确。该病于 1955 年被 Cronkhite 和 Canada 首次报道，目前世界范围内确诊病例数不到千例。CCS 是一种非遗传性罕见病，其特征是胃肠道多发息肉和外胚层改变。CCS 起病多见于中老年人，男性多于女性，无明显家族聚集倾向，其发病可能与劳累、精神紧张、自身免疫和感染等因素有关。CCS 目前尚无统一诊断标准，诊断主要依靠临床症状和内镜下表现。常规止泻药难以缓解的腹泻是 CCS 突出的临床特点之一。此外还有外胚层三联征，即脱发、指(趾)甲营养不良、色素沉着。本病患者亦可出现味觉异常、腹痛、贫血、低蛋白血症、低钾血症、营养不良等。CCS 在内镜下有特征性表现：息肉可散在分布于整个消化道，有蒂或无蒂，表面充血糜烂，组织学分类属于错构瘤性息肉，兼有幼年型息肉特点，显微镜下可见腺管呈囊样扩张，有丰富的间质。CCS 目前尚无特效治疗，临床上常同时进行对症治疗、营养治疗、糖皮质激素经验性治疗，部分患者应用柳氮磺吡啶、美沙拉嗪、硫唑嘌呤、环孢素、英夫利西单抗亦可有效控制病情。CCS 预后不佳，主要并发症为消化道出血、消化道梗阻、癌变等。CCS 患者内镜下发现较大息肉时需严密监测，必要时进行内镜下电凝切除或实行外科手术切除。

对于内镜下发现的消化道多发息肉，除本病外需考虑以下疾病的鉴别，如炎症性肠病、家族性腺瘤性息肉病、Peutz-Jeghers 综合征、Turcot 综合征、Gardner 综合征、Cowden 病、Menetrier 病等。本病发病率极低，临床表现多种多样，因此对疾病特点的熟练掌握、全面系统的病史采集和查体显得尤为重要，面对起病以消化道症状为主要表现的患者，不可忽视肠外症状和体征，有利于避免漏诊、误诊。

病例提供单位：上海交通大学医学院附属瑞金医院消化内科

整理：洪理文

述评：钟捷

参考文献

[1] CRONKHITE LW, CANADA WJ. Generalized gastrointestinal polyposis: an unusual syndrome of

polyposis, pigmentation, alopecia and onychotrophia [J]. N Engl J Med, 1955,252(24):1011-1015.

[2] WATANABE C, KOMOTO S, TOMITA K, et al. Endoscopic and clinical evaluation of treatment and prognosis of Cronkhite Canada syndrome: a Japanese nation wide survey [J]. J Gastroenterol, 2016,51(4):327-336.

[3] SLAVIK T, MONTGOMERY EA. Cronkhite Canada syndrome six decades on: the many faces of an enigmatic disease [J]. J Clin Pathol, 2014,67(10):891-897.

[4] 莫剑忠,江石湖,萧树东. 江绍基胃肠病学[M]. 2版. 上海:上海科学技术出版社,2014.

[5] 刘爽,游燕,吴东,等. 24例Cronkhite-Canada综合征患者的内镜特点及临床相关性分析[J]. 中华医学杂志,2020,100(20):1562-1566.

病例36 1例峰回路转的腹泻病例的诊治

主诉

腹痛腹泻伴反复发热1个月余,便血10日。

病史摘要

患者,男性,32岁。患者1个月余前食用牛排及内脏后出现脐周绞痛,疼痛阵发性加重,与体位无关,无明显放射痛,腹痛时有腹泻,最多时1天15次,呈黄色水样便,无黑便、便血,伴里急后重,排便后腹痛可稍缓解。数日后出现发热,体温呈波动性,最高39.0℃,并有乏力、盗汗,无恶心、呕吐,无呕血,无头晕、黑矇、胸闷、心悸、咳嗽、咳痰,无皮肤、巩膜黄染,无皮肤、黏膜瘀斑、瘀点等。2019年8月7日至外院甲就诊,胃镜示:胃体大弯侧见散在多发性溃疡形成,覆白苔,大小约0.6 cm×0.6 cm,未见活动性出血,十二指肠球部黏膜充血水肿,见一处大小约0.8 cm×1.0 cm溃疡,覆白苔,诊断胃多发性溃疡、十二指肠球部溃疡。病理示:(胃体)符合溃疡病理变化。肠镜示:乙状结肠直肠炎。住院查粪便OB试验(+),血常规:WBC 12.32×10^9/L, N% 79.3%, hsCRP 136.45 mg/L。腹部B超示:脂肪肝、肝内钙化灶,胆囊壁毛糙,胆汁淤积,胰脾未见异常,双肾结晶,双侧输尿管及膀胱未见明显异常。小肠CT示:肠系膜上动脉走行区多发肿大淋巴结,性质待定。体表淋巴结彩超示:双侧腹股沟区探及淋巴结回声,右侧较大13 mm×4 mm,左侧较大12 mm×4 mm,形态狭长,边界清晰,淋巴门清晰可见;双侧颌下探及淋巴结回声,右侧较大23 mm×5 mm,左侧21 mm×6 mm,形态较狭长,淋巴门可见。诊断为:胃溃疡、十二指肠溃疡、结肠炎、胆囊结石伴胆囊炎、非特异性肠系膜淋巴结炎、脂肪肝。予抑酸护胃、抗感染、保护肠黏膜、调节肠道菌群、维持水电解质平衡等对症支持治疗。经积极治疗后患者仍有腹泻发热,建议患者至上级医院进一步诊治。2019年8月13日至外院乙就诊,PET/CT示:两侧鼻腔内软组织密度影,部分凸向右侧上颌窦,FDG代谢增高,继发副鼻窦炎,建议穿刺活检及病理检查;小肠广泛FDG代谢增高,肠系膜周围及腹膜后多发增大淋巴结,部分FDG代谢稍高;全身骨骼普遍FDG代谢增高;鼻中隔右偏,上颌骨右侧部局部根周骨质密度稍减低,FDG代谢增高,考虑炎症;脂肪肝,肝右叶钙化灶;直肠末端 FDG 代谢增高,考虑炎症。后至外院丙风湿免疫科就诊,诊断为血管炎。查肿瘤指标、免疫指标正常,ESR 47 mm/h。2019 年 8 月 14 日起口服泼尼松龙 40 mg qd。2019 年 8 月 21 日行环磷酰胺冲击(累积量 0.4 g),甲泼尼龙 80 mg 抗炎,碳酸钙 D_3 咀嚼片、阿法骨化醇预防骨质疏松及抑酸护胃等支持治疗,患者腹痛、腹泻较前好转。出院后口服泼尼松龙片早 50 mg、晚 40 mg,仍有反复腹泻及发热。2019 年 9 月 3 日再次至外院丙住院,胸部 CT 示:右肺中叶、左肺上叶舌段条索影。诊断为血管炎、急性上呼吸道感染,予甲泼尼龙 40 mg 抗炎、头孢噻肟舒巴坦钠抗感染,患者症状好转后于 2019 年 9 月 6 日出院,出院后激素逐渐减量,再次出现反复腹泻,性质同前,并有反复高热,体温最高达 39.8℃。遂至外院丁就诊,尿液免疫示:尿 κ 轻链 1 20.7 mg/L,λ 轻链 1 3.9 mg/L,α_1 微球蛋白 36.1 mg/L,血 κ 轻链 1 0.5 g/L,λ 轻链 1 0.3 g/L。后至外院戊就诊,ENA、抗心磷脂抗体、狼疮抗凝物、ANCA 均正常,IgG 明显降低 1.76 g/L,诊断为:过敏性紫癜待排,免疫缺陷病待排。2019 年 9 月 19 日患者无明显诱因下解暗红色血便 7 次,每次量约 200 mL,伴恶心、呕吐 1 次,无呕血,伴头晕,无明显腹痛。粪便 OB 试验(+),ALB 18.6 g/L, Hb 108 g/L。诊断为消化道出血。2019 年 9 月 19 日复查胃镜示:胃多发溃疡、十二指肠球部溃疡(A1 期)。予禁食、抑酸、抑酶、止血、抗感染及白蛋白补充、补液支持治疗,并停用激素,其间有便血数次,对症治疗后好转。后出现反复腹胀,无明显腹痛,仍解黄色水样便,5～6 次/天,无便血,每晚均有发热,体温升至 39.0℃左右,自行用吲哚美辛栓纳肛后可下降,近几日出现咽喉肿痛、咳嗽咳痰,无咯血。2019 年 9 月 21 日至我院急诊,查粪常规:WBC(++), RBC(+), OB(+); D-二聚体 4.4 mg/L。生化:ALB 20 g/L, Na^+、K^+ 正常;血常规:WBC 9.42×10^9/L, N% 86.1%, Hb 139 g/L, CRP 260 mg/L;上腹部 CT 示:左上腹空肠肠管节段性增厚,肠系膜区及腹膜后多发肿大淋巴结影,腹腔散在渗出灶,结肠及部分小肠管壁黏膜下轻度水肿,肝脏脂肪浸润可能,肝右叶钙化灶;下腹部 CT 示:盆腔积液。考虑腹泻,发热待查,予禁食、左氧氟沙星抗感染、泮托拉唑抑酸护胃、白蛋白补充及补液支持。2019 年 9 月 25 日至我院急诊复查粪常规:WBC(-), RBC(-), OB(+);生化:ALB 18 g/L, Na^+ 128 mol/L, K^+ 2.96 mol/L;血常规:WBC 2.94×10^9/L, N% 86.1%, Hb 99 g/L, CRP 265 mg/L;上腹部 CT 示:左上腹空肠节段性肠壁增厚,所示部分结肠、小肠及十二指肠肠壁轻度黏膜下水肿改变,肠系膜及腹膜后间隙渗出改变伴多发淋巴结显示、肿大,肝脏轻度脂肪浸润,肝右叶钙化灶或结石可能,胆囊胆泥淤积不除外,胰腺脂肪浸润,右肾结石可能,附见心包少量积液,两侧胸膜增厚、右侧少量胸腔积液可能,两下肺小斑片条索影;下腹部 CT 示:盆腔积液。数日来患者症状无改变,现为求进一步诊治,拟"腹泻,发热,消化道出血"收治入院。

患者自患病以来,神清,精神萎,目前禁食中,夜眠欠佳,近日有尿量减少、尿色加深,大便如前述,体重 2 个月内下降 15 kg。

既往史:有慢性鼻窦炎、慢性鼻炎,2019 年 4 月 10 日行全麻鼻内镜下双侧鼻窦开放+双侧下鼻甲骨折外移术,术后病理示(双侧鼻腔鼻窦)黏膜慢性炎,可见较多的炎性坏死组织,坏死组织周边部见少量异型细胞,会诊示小灶核大深染细胞;否认高血压、糖尿病、冠心病等慢性病史。否认肝炎、结核等传染病史。否认输血及血制品使用史。否认食物过敏史,泼尼松龙过敏,否认其余药物过敏史。

个人史:出生生长于原籍,否认疫水、疫区接触史。吸烟史 10 年,约 20 支/天,已戒 5 个月，否认饮酒史。

入院查体

神清，精神萎。T 36.5℃，P 129 次/分，R 18 次/分，BP 109/62 mmHg。皮肤、巩膜未见明显黄染，无瘀点、瘀斑，结膜略苍白。浅表淋巴结无肿大。双肺呼吸音低，未闻及明显干、湿啰音。心律齐，各瓣膜区未闻及明显杂音。腹平坦，无腹壁静脉曲张，无胃肠型及蠕动波，全腹软，脐周轻压痛，无反跳痛，无肌卫，无包块，肝、脾肋下未及，Murphy 征阴性，移动性浊音阴性，肠鸣音正常，4 次/分。双下肢无水肿，神经系统体检无异常。

辅助检查

血常规：WBC 2.77×10^{9}/L，N% 73.2%，L% 13.4%，M% 12.6%，RBC 4.31×10^{12}/L，Hb 122 g/L，PLT 272×10^{9}/L。

肿瘤指标：CA125 515.2 U/L，β_2-微球蛋白正常范围。

肝功能：前白蛋白 38 mg/L，总蛋白 45 g/L，ALB 17 g/L。

肾功能：未见异常。

电解质：Na^{+} 133 mmol/L，K^{+} 3.33 mmol/L，Ca^{2+} 1.82 mmol/L。

凝血功能：APTT 37.7 s，PT 14.1 s，INR 1.20，TT 17.00 s，Fg 3.4 g/L，FDP 7.4 mg/L，D-二聚体 2.82 mg/L。

粪常规：未见异常。

自身免疫性或免疫缺陷型疾病相关指标：ESR 9 mm/h；p-ANCA、c-ANCA(−)；ENA(−)；IgG 550 mg/dL，IgA 175 mg/dL，IgM 40 mg/dL，IgE 55.5 IU/mL，C3 70 mg/dL，C4 43 mg/dL；24 小时尿蛋白 254 mg/24 h，24 小时尿量 2.6 L；尿 β_2-微球蛋白 438 ng/mL；CD3 绝对计数 434 个/μl，CD4 绝对计数 238 个/μl，CD8 绝对计数 182 个/μl，$CD3^{+}$ 94.4%，$CD4^{+}$ 51.7%，$CD3^{+}CD8^{+}$ 39.6%，$CD4^{+}CD8^{+}$ 1.31%。

感染性疾病相关指标：血培养、粪便培养、粪找寄生虫无明显发现；肝炎病毒、呼吸道九联病毒、HIV 等无明显异常；PCT 0.31 ng/mL；(1，3)-β-D-葡聚糖<31.25 pg/mL；CMV-IgM(−)，EBV-IgM(−)；病原菌 DNA+RNA 测序，未见明显异常；T-SPOT(−)。

胸部 CT 平扫：两肺少许慢性炎症；贫血改变。

心超：微量心包积液。

(2019-09-25)腹部 CT 放射科会诊：胃、小肠、结肠弥漫性肠壁水肿，腹膜后、肠系膜多发淋巴结增大，肠系膜根部渗出，盆腔积液，考虑特殊类型肠道感染可能大。

(2019-09-30)喉镜检查：双侧声带、室带、会厌喉面、双侧披裂、双侧杓会厌襞，杓间区大面积溃疡改变伴白色物附着，表面欠光滑，双声带运动正常，闭合可，舌根部淋巴组织增生，喉咽、双梨状窝未见异常。

鼻咽部 CT 增强：鼻咽壁稍厚；双侧鼻腔内软组织密度影，鼻中隔向右偏移，副鼻窦炎；双侧颌下、颈间隙多发淋巴结显示。

我院病理科对外院术后病理再次读片：(双侧鼻腔鼻窦)黏膜慢性炎症伴较多坏死组织，可见少量不典型细胞，有效成分太少，难以进一步明确性质，若临床怀疑建议重取活检。

(2019-10-09)电子鼻咽喉镜+活检：喉部、鼻腔病变。双侧鼻腔见大量伪膜样新生物，结构不清，左鼻腔予以活检；双侧声带、室带、会厌喉面、双侧披裂、双侧杓会厌襞、杓间区大面积溃疡样改变，伴白色物附着，表面欠光滑，运动正常，闭合可，舌根部淋巴组织增生，喉咽、双梨状窝等未见异常，予以活检。病理："左鼻腔活检"送检组织全部为坏死组织，就坏死的类型，不能排除肿瘤的可能性；"喉部溃疡改变"黏液样组织经脱水后不可见。

外院胃镜病理再次读片并请外院会诊：胃小凹明显增生、黏膜内见炎性细胞浸润，少量嗜酸性粒细胞及中性粒细胞侵犯上皮。未见 Hp 感染。上述表现无诊断特异性，可见于药物、化学性胃损伤或自身免疫性病因，其损伤模式不符合 Hp 感染。活检组织中未见淋巴瘤、结核依据。由于患者临床症状重于该有限活检发现，且所送标本不够理想，建议重复胃镜，做食管、胃各区域、十二指肠多点活检。

(2019－10－10)胃镜＋活检：会厌部可见大片溃疡病灶累及，表面覆厚白苔；食管管腔通畅，黏膜光整，齿状线规则；贲门未见异常；窦体交界大弯侧可见一圆形溃疡病灶，直径约 0.5 cm，表面覆黄白苔，周边黏膜水肿，于溃疡面及溃疡周边活检 6 块；胃体上部及底体交界大弯侧可见 7 处溃疡性病灶，直径为 0.3～0.6 cm，表面均覆厚黄白苔，周边黏膜轻微水肿样隆起，于溃疡表面及周边活检 7 块；胃角黏膜光整；胃窦黏膜红白相间；幽门圆，畅，开闭正常；十二指肠球部前壁可见一片 0.8 cm×1.0 cm 黏膜颗粒样隆起，表面覆薄苔，局部活检 2 块；十二指肠降段所见范围未见明显异常。诊断：会厌部溃疡病灶，胃体、胃底多发溃疡病灶(待病理)，十二指肠球部颗粒样隆起病灶(待病理)，浅表性胃炎(图 36－1)。

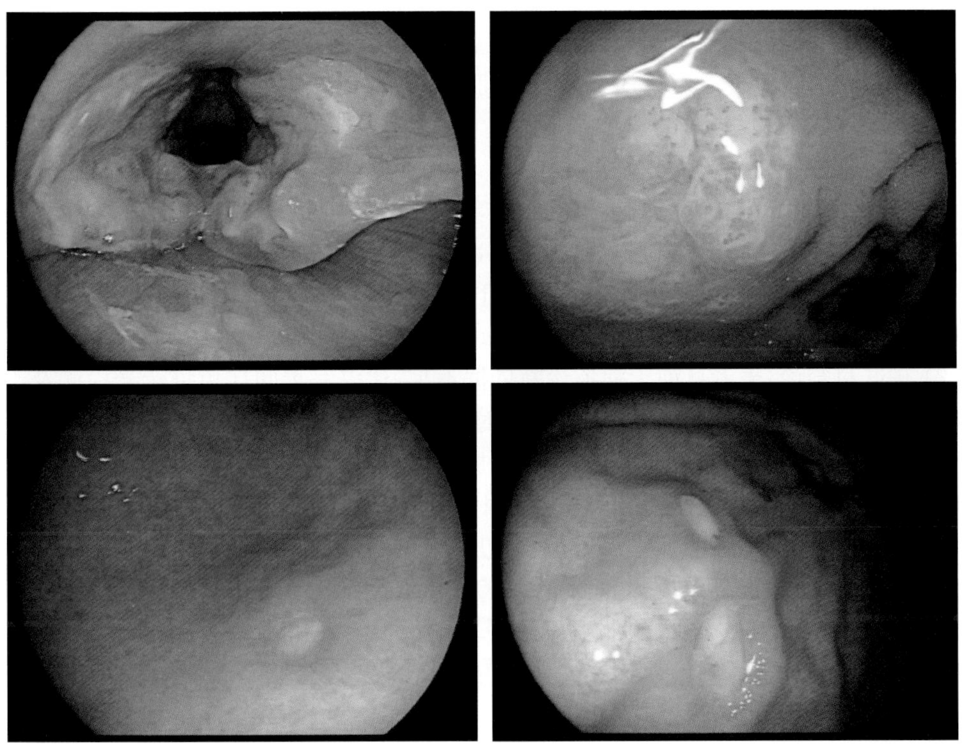

图 36－1　2019 年 10 月 10 日胃镜图

胃镜活检病理：慢性黏膜炎，活动性，另见变性坏死及炎性渗出，Hp(－)，局灶极少量形态不典型细胞，可试行免疫组化等辅助检查，免疫组化进行中。

初步诊断

腹泻待查，发热待查，消化道出血，胃溃疡(多发)，十二指肠球部溃疡。

治疗经过

(1) 抗感染治疗：2019 年 9 月 28 日至 2019 年 9 月 30 日予左氧氟沙星 500 mg qd，2019 年 10 月 1 日至 2019 年 10 月 14 日予亚胺培南西司他丁 1 g q8 h，2019 年 10 月 1 日至 2019 年 10 月 11 日予氟康唑 200 mg qd。

(2) 增强免疫力：2019 年 10 月 1 日至 2019 年 10 月 8 日予丙种球蛋白 20 g qd，胸腺肽 biw。

(3) 抑酸护胃：2019 年 9 月 28 日起予艾司奥美拉唑 40 mg bid。

(4) 化痰：2019 年 9 月 28 日起予氨溴索 30 mg qd。

(5) 保肝：2019 年 9 月 28 日至 2019 年 10 月 5 日予谷胱甘肽 1 800 mg qd 静滴，2019 年 10 月 12 日起予谷胱甘肽 0.4 g tid 口服。

(6) 补充白蛋白：2019 年 9 月 28 日起予人血白蛋白 20 g qd。

(7) 抗炎：2019 年 10 月 9 日起予美沙拉嗪 4# tid。

(8) 调节肠道功能：2019 年 10 月 6 日至 2019 年 10 月 14 日予酪酸梭菌活菌片 40 mg tid，2019 年 10 月 6 日至 2019 年 10 月 14 日予匹维溴铵 100 mg tid。

(9) 退热：新癀片、吲哚美辛栓、对乙酰氨基酚。

(10) 补液支持：复方氨基酸注射液、长链脂肪乳注射液、补液等。

病例讨论

(1) 耳鼻咽喉科会诊：患者既往行慢性鼻窦炎手术治疗，术后病理提示坏死组织周边部见少量异型细胞，不排除鼻咽部肿瘤可能。多次请耳鼻咽喉科会诊，建议患者进一步完善鼻窦增强 CT、增强 MRI，并可在电子鼻咽喉镜下行活检术。建议请皮肤科会诊，排除天疱疮等疾病。

(2) 皮肤科会诊：患者目前天疱疮诊断依据不足，建议完善间接免疫荧光检测及天疱疮抗体检查进一步明确；不能排除血管炎，必要时加用激素治疗(患者拒绝使用激素)。

(3) 血液科会诊：患者有多发溃疡，CT 示腹腔多发淋巴结显示，不排除淋巴瘤可能。血液科会诊建议，患者贫血首先考虑出血性病因，在控制出血的同时，可适当补充造血原料促进血象恢复；患者肠系膜及腹膜后多发淋巴结肿大伴腹腔内渗出，考虑淋巴结肿大为感染性因素可能大；目前无淋巴瘤证据，患者鼻腔活检见不典型细胞、CA125 显著升高、多发淋巴结肿大，可考虑完善 PET/CT，必要时选取 SUV_{max} 显著升高的淋巴结活检或再次行鼻窦病灶活检明确诊断。

(4) 风湿免疫科会诊：积极广覆盖抗感染(细菌＋真菌)，升级至亚胺培南西司他丁＋氟康唑抗感染；完善骨穿、淋巴结活检。

后续诊疗经过

10 月 14 日患者病情出现进展，晚 21:00 起持续解不成形鲜血便，失血性休克，Hb 最低至 36 g/L，积极予以输血、补液抗休克治疗，至第 2 日晚 18:00 共输注去白红细胞悬液 17 U，血浆 1 200 mL，查体示血压 88/52 mmHg，P 165 次/分，氧饱和度 100%，实验室检查示 Hb 54 g/L，APTT 57.4 s，PT 21.6 s，Fg 0.8 g/L。腹部增强 CT 示：回肠中下段腔内片状高密度影（图 36－2），考虑出血位置位于此处，血管炎、免疫缺陷相关性肠病、淋巴瘤均不能排除。胶囊内镜示：小肠多发黏膜缺损及溃疡伴活动性出血，小肠黏膜下多发小血管扩张。行数字减影血管造影（digital subtraction angiography，DSA）＋腹腔镜探查＋小肠部分切除术，术中见小肠表面可见多处曲张畸形血管，经 DSA 导管注入美兰，可见部分小肠肠段内蓝染，范围约 25 cm，切除蓝染小肠肠段。标本中见一处畸形血管，内附血凝块，黏膜面见多发溃疡（图 36－3）。

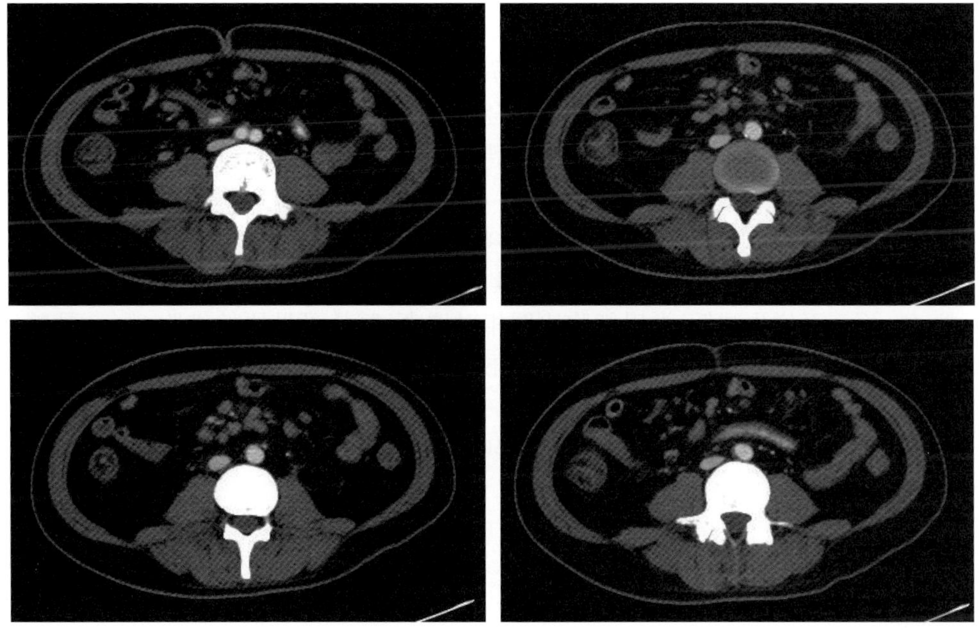

图 36－2 腹部增强 CT

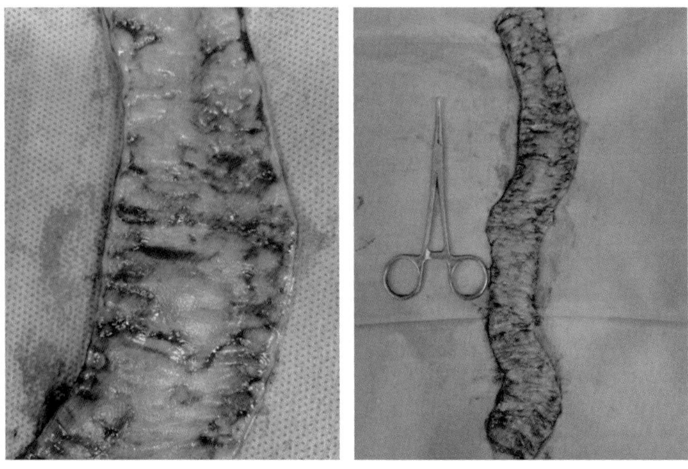

图 36－3 小肠肠段切除标本

10月10日胃镜补充病理结果回报：胃体活检标本黏膜组织中少量形态不典型细胞，坏死明显，结合免疫组化标记结果，考虑为结外 NK/T 细胞淋巴瘤，活检组织小，可供评价成分少，请结合临床。胃窦体活检标本及十二指肠球部活检标本黏膜组织中少量形态不典型细胞，不除外肿瘤性。免疫组化：不典型细胞 CD3(＋)，CD7(＋)，CD2(部分＋)，CD56(＋)，TIA－1(＋)，Granzyme B(＋)，Perforin(少量＋)，Ki－67(约 60%＋)，CD5(－)，CD4(－)，CD8(－)，CD20(－)，CD79α(－)，CD21(－)，PGM－1(－)；血管 CD34(＋)，上皮 AE1/AE3(＋)；原位杂交 EBER(部分＋)。

术后病理示：小肠肠段切除标本为肠管一段，长 23.0 cm，周径 3.5～4.0 cm，呈蓝色，距一侧切端 2.0 cm，缝线 1 旁见一凹陷，直径 0.6 cm；距一侧切端 6.0 cm，缝线 2 旁见一凹陷，直径 0.6 cm；距一侧切端 11.0 cm，缝线 3 周边未见明显凹陷；距一侧切端 14.0 cm，缝线 4 旁见一凹陷，直径 0.5 cm；距一侧切端 17.0 cm，缝线 5 旁见一凹陷，直径 0.5 cm；其余肠黏膜皱襞存在，结构层次清晰，经仔细查找，未找到肠系膜淋巴结。小肠黏膜溃疡伴全层多灶不典型淋巴细胞浸润，结合免疫组化标记结果，符合 EBV 相关性淋巴组织增殖性疾病，暂考虑为系统性慢性活动性 EBV 感染，T/NK 细胞型(chronic active EBV infection of T/NK-cell type, systemic form)。

术后查 EBV－DNA 1×10^{6} copies/mL。痰液培养：鲍曼不动杆菌(＋)，嗜麦芽窄食单孢菌(＋)。血培养：人葡萄球菌(＋)。引流液培养：屎肠球菌(＋)。骨髓细胞学：骨髓增生减低，粒、红、巨三系增生减低，淋巴细胞比例相对增高，髓片可见原始细胞 3%。骨髓活检：骨髓中见散在少量小淋巴细胞，EBV 感染(占比＜10%)，伴巨核系增生活跃(＋＋＋)，粒系增生活跃(＋)及轻度核左移。

血液科会诊考虑 NKT 淋巴瘤，Ⅳ期 B，伴嗜血综合征，转血液科继续就诊。

最终诊断

NKT 淋巴瘤，Ⅳ期 B，伴噬血细胞综合征。

病例总结

患者因“腹痛、腹泻伴反复发热 1 月余，便血 10 日”入院，入院前于多家医院就诊，外院考虑为血管炎，2019 年 8 月 21 日行环磷酰胺冲击治疗(累积量 0.4 g)，并予以甲泼尼龙琥珀酸钠 80 mg 抗炎、补钙及抑酸护胃等治疗，患者腹痛、腹泻较前好转。出院后予泼尼松龙片早 50 mg、晚 40 mg，仍有反复腹泻及发热。2019 年 9 月 21 日至我院急诊，予禁食、左氧氟沙星抗感染、泮托拉唑抑酸护胃、白蛋白补充及补液支持等对症治疗。患者症状无改变，为求进一步诊治，拟“腹泻，发热，消化道出血”收治入院。2019 年 10 月 14 日晚 21:00 起持续解不成形鲜血便，失血性休克，血红蛋白最低至 36 g/L，积极予以输血、补液抗休克治疗，至 10 月 15 日晚 18:00 共输注去白红细胞悬液 17 U，血浆 1200 mL，血压 88/52 mmHg，P 165 次/分，氧饱和度 100%，Hb 54 g/L，APTT 57.4 s，PT 21.6 s，Fg 0.8 g/L。腹部增强 CT 示：回肠中下段腔内片状高密度影，考虑出血位置位于此处，血管炎、免疫缺陷相关性肠病、淋巴瘤均不能排除。胶囊内镜示：小肠多发黏膜缺损及溃疡伴活动性出血，小肠黏膜下多发小血管扩张。行 DSA＋腹腔镜探查＋小肠部分切除术。术后病理示：小肠黏膜溃疡伴全层多灶不典型淋巴细胞浸润，结合免疫组化标记结果，符合 EBV 相关性淋巴组织增殖性疾病，暂考虑为系统性慢性活动性 EBV 感染，T/NK 细胞型。结合胃镜活检病理示：黏膜组织中少量形态不典型细胞，坏死明显，结合免疫组化标记结果，考虑为结外 NK/T 细胞淋巴瘤，活检组织小，可供评价成分少，请结合临床。请血液科会诊，考虑为 NKT 淋巴瘤，Ⅳ期 B，伴噬血细胞综合征。转血液科继续就诊。

诊疗启迪

患者出现病情进展，持续解不成形鲜血便，失血性休克，积极输血、补液抗休克治疗后行 DSA＋腹腔镜探查＋小肠部分切除术。病理示小肠黏膜溃疡伴全层多灶不典型淋巴细胞浸润，结合免疫组化标记结果，符合 EBV 相关性淋巴组织增殖性疾病，暂考虑为系统性慢性活动性 EBV 感染，T/NK 细胞型。患者以腹痛、腹泻、便血伴发热为主要临床表现，最终诊断为 NKT 淋巴瘤，Ⅳ期 B，伴嗜血综合征。胃肠道是结外非霍奇金淋巴瘤的主要累及部位，其中原发性胃肠道淋巴瘤(primary gastrointestinal lymphoma，PGIL)罕见，但通常病情凶险、预后差，且在诊断过程中易误诊为克罗恩病、肠结核、肠白塞病和肠道腺癌等疾病。内镜检查是诊断肠道疾病的重要方法，消化内镜检查及活检是确诊 PITL 的重要手段，但活检确诊率低，对临床高度怀疑 PITL 的患者应进行重复活检，多次多部位深挖活检可提供活检阳性率。

专家点评

胃肠道是结外非霍奇金淋巴瘤的主要累及部位，其中 PGIL 罕见。在 PGIL 中，绝大多数为 B 细胞来源，T 细胞淋巴瘤仅占 13.0%～14.5%。PGIL 的原发部位以胃部最常见，其次为小肠和结直肠，占 25%～40%。原发性肠道 T 细胞淋巴瘤(primary intestinal T-cell lymphoma，PITL)虽然发病率低，但通常病情凶险、预后差，且在诊断过程中易误诊为克罗恩病、肠结核、肠白塞病和肠道腺癌等疾病。

内镜检查是诊断肠道疾病的重要方法，消化内镜检查及活检是确诊 PITL 的重要手段，但活检确诊率低，对临床高度怀疑 PITL 的患者应进行重复活检，多次多部位深挖活检可提供活检阳性率。

肠穿孔及消化道大出血是 PITL 常见且高度危险的并发症，可自发出现或药物治疗后出现。因此，在确诊或高度怀疑肠道淋巴瘤的患者中，应慎用激素，谨慎调整化疗方案，警惕消化道穿孔等致命并发症。

病例提供单位：上海交通大学医学院附属瑞金医院消化内科

整理：孙菁

述评：孙蕴伟

参考文献

舒慧君，杨红，周炜洵，等. 25 例原发性肠道 T 细胞淋巴瘤的临床、病理及内镜特点分析[J]. 基础医学与临床，2019，39(6)：871－876.

病例37 反复便血究竟为何？

主诉

反复便血 6 个月余。

病史摘要

患者，女性，40 岁，6 个月余前无明显诱因下出现便血，为鲜血便，量少，大便与鲜血相混，无心悸、胸闷，无恶心、呕吐，无头晕、乏力，无腹胀、腹痛，无发热、寒战，无排便习惯改变，无呕血、黑便等不适。为查明病因来我院就诊。行肠镜提示直肠壶腹存在，距肛门 10 cm 处见一黑褐色硬物，活检钳触之不动，占肠腔 1/2，边缘黏膜充血发红，考虑直肠异物可能（图 37－1）。病程中，患者神志清，胃纳可，睡眠可，小便无殊，大便如上述，体重体力无明显变化。

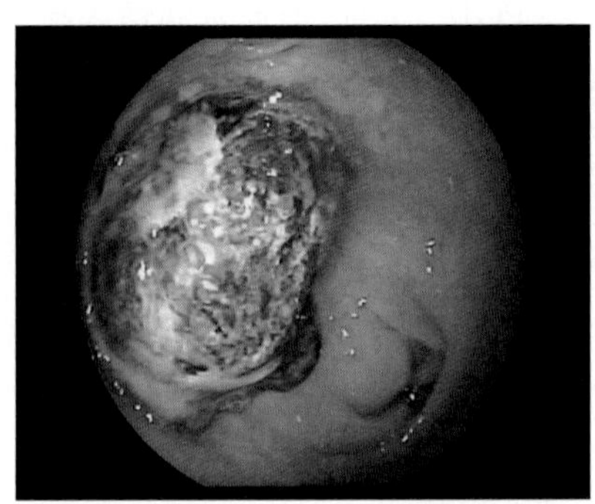

图 37－1 患者肠镜图

既往体健，否认高血压、糖尿病、肝炎病史。否认手术外伤史。否认食物药物过敏史。否认消化道肿瘤或其他遗传相关疾病家族史。否认抽烟饮酒史。无疫水、疫区接触史。已婚已育，子女体健。

初步诊断

便血待查（直肠异物可能）。

入院查体

T 37℃，P 68 次/分，R 16 次/分，BP 133/63 mmHg。神清，步入病房，无贫血貌，皮肤、黏膜无黄染，无出血点，无瘀斑、瘀点。颈部未触及肿大淋巴结，口唇无发绀，双肺呼吸音清，全肺未闻及干、湿啰音。心率齐，心脏各瓣膜区未闻及杂音。腹平软，腹部触诊无压痛及反跳痛，无肌紧张，腹部未触及包块。直肠指检示距肛缘 8 cm 前壁可扪及质硬肿块，表面高低不平，累及肠腔 1 周，尚可推动。

辅助检查

血常规：WBC 6.20×10^9/L，Hb 109 g/L，PLT 296×10^9/L。尿常规正常。肝肾功能正常。凝血功能正常。大便 OB 试验阳性。心电图正常。CEA、CA724、CA199、CA125 均在正常范围。

妇科 B 超：子宫后方占位，肠道（低回声）及左侧附件（混合性回声，畸胎瘤可能）来源可能，子宫腺肌症。

胸部 CT：未见异常。

盆腔 CT：子宫后方直肠管壁明显扩张增厚，增强明显强化，密度欠均匀，部分钙化；子宫肌瘤，右侧附件低密度区（图 37－2）。

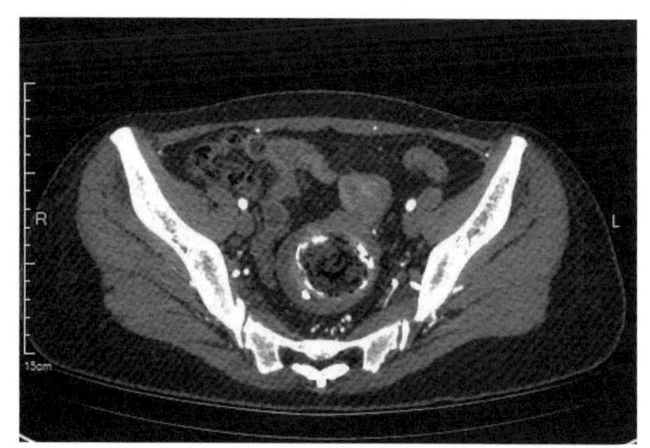

图 37－2　患者盆腔 CT

直肠 MRI：直肠上段肠腔内可见异常信号影，4.8 cm×3.5 cm，边界清晰，位于腹膜反折以上，肠黏膜未见明显破坏、中断，病灶 T1WI 呈现稍低信号，T2WI 呈现稍高信号，信号欠均，DWI 受限。右侧附件囊性灶呈 T1WI 等信号，T2WI 高信号，增强未见明显强化，考虑子宫内膜异位症，直肠上段可见局部与子宫壁相通，肠壁可见少许积气影（图 37－3）。

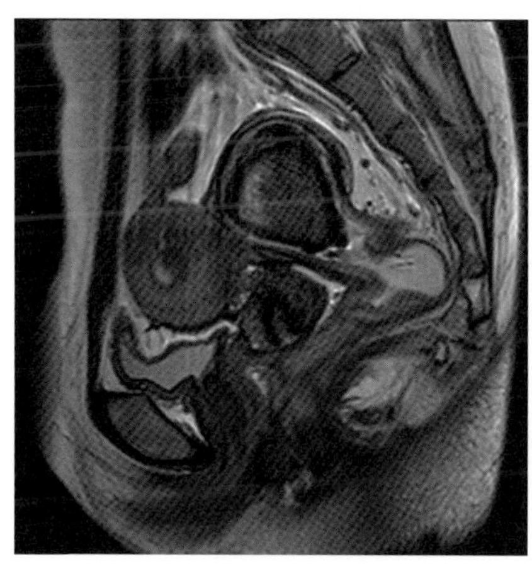
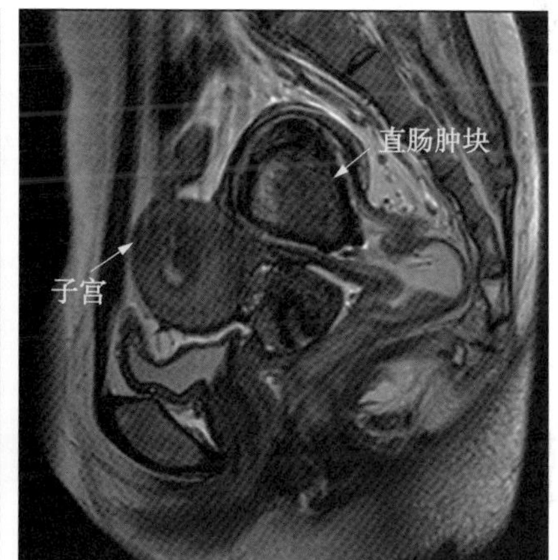

图 37－3　患者直肠 MRI

超声内镜：距肛门 10 cm 处可见一黑褐色球形硬物，表面附着污秽苔，大小约 3.5 cm×3.5 cm，7.5 MHz 于病灶处探查，可见表面强回声改变，后方伴声影，远场无法观察，与邻近子宫界限无法观察，病灶基底部黏膜呈增生性改变，触之易出血，质地脆，活检钳触之较硬（图 37－4）。

直肠活检病理：炎性肉芽组织，小钙化灶。

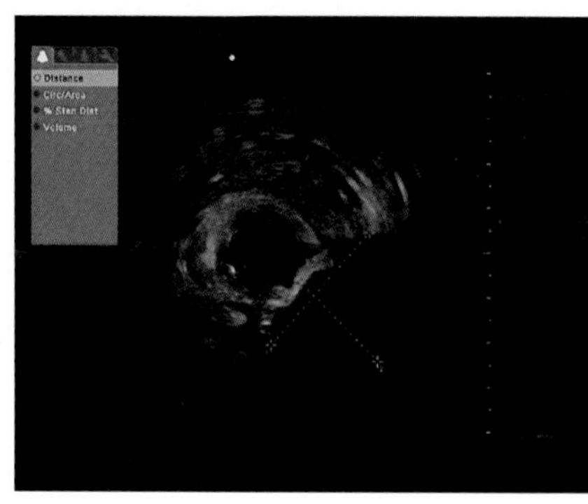
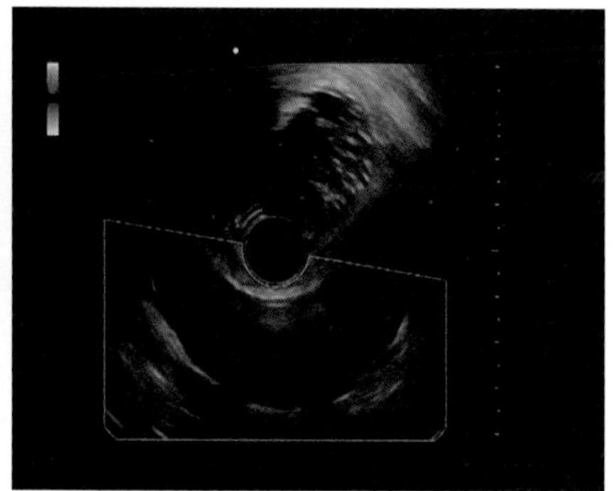

图 37－4　患者超声内镜

A. 病灶；B. 子宫

病例讨论

本例患者为40岁女性，因反复便血6个月余入院检查，病程中患者否认贫血、消瘦、晕厥、腹痛、腹胀等不适。检验指标包括肿瘤指标均正常。检查过程中，直肠MRI提示直肠肠腔内及卵巢异常信号影，妇科B超提示肠道及卵巢内低回声及混合型回声，内镜提示距肛门10 cm处可见一黑褐色球形硬物，超声可见表面强回声改变，后方伴声影，直肠肿物具体诊断并不明确。结合病史、辅助检查及影像学检查，考虑行外科手术探查明确最终诊断。

治疗及转归

2020年4月26日患者于全麻下行腹腔镜探查术，术中见盆腔腹膜反折处少量淡黄色腹水，肝脏表面未见转移性结节，胆囊、胃、小肠、脾、大网膜、腹壁、盆腔未见明显异常。肿块位于右侧卵巢，肿块大小约6.0 cm×5.0 cm，侵犯腹膜反折处直肠前壁，系膜内未见明显肿大淋巴结。左侧卵巢肿块内充满棕灰色酸臭味渣样物质，充满毛发，考虑畸胎瘤可能。完成腹腔镜下左侧附件切除＋直肠部分切除。

病理示：囊状肿物一枚，已破裂，局部钙化，内容物流失，大小为7.0 cm×6.0 cm×1.5 cm，壁厚0.1～0.5 cm，内壁可见毛发，头节大小为2.0 cm×2.0 cm×1.5 cm，表面附输卵管一条，长8.0 cm，直径0.5 cm，伞端可见。肿物一侧与肠管相连，肠管长2.0 cm，周径10.0 cm，肠旁找到淋巴结11枚，直径0.1～0.4 cm。考虑诊断卵巢成熟型囊性畸胎瘤，局部侵犯肠管。

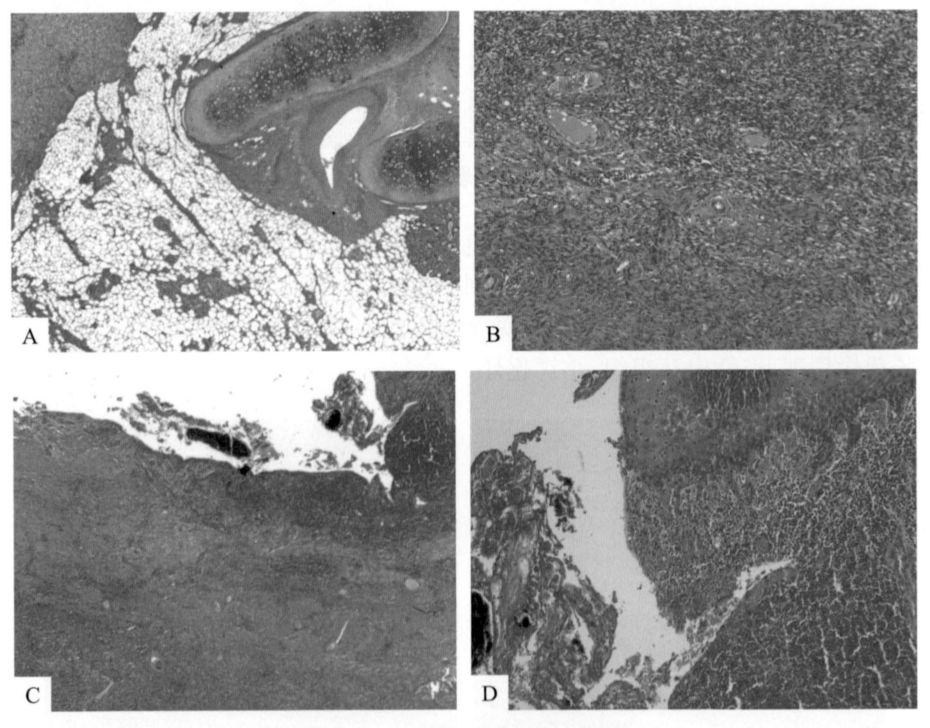

图37－5　手术切除标本病理图

A、B. 可见软骨、唾液腺、导管结构；C. 可见卵巢间质细胞、鳞状细胞；D. 可见炎症反应（淋巴细胞、浆细胞）

最后诊断

成熟型囊性畸胎瘤。

病例总结

患者因反复便血6个月余就诊，病程中无腹痛、腹泻、里急后重、恶心、呕吐等病史，无消化道肿瘤家族史，结肠镜提示距肛门10 cm处见一黑褐色硬物，占肠腔1/2，考虑结肠异物可能。入院后检验结果包括肿瘤标志物均未见异常，影像学及超声内镜检查仅提示直肠及卵巢异常信号影，直肠肿物诊断不明确。结合病史、检查及检验结果，考虑行腹腔镜下探查术，最终通过术后病理确诊为卵巢成熟型囊性畸胎瘤侵犯直肠。

诊疗启迪

此例患者为罕见的卵巢畸胎瘤侵犯直肠的病例，以便血为主要症状，无腹痛、贫血、消瘦、腹部肿块、直肠刺激症状等典型结直肠癌相关表现。对于临床上碰到的直肠病灶，诊断时需要考虑到腔内来源(上皮来源、黏膜下来源)及腔外病变可能。此时，EUS对于直肠病灶的诊断有一定的帮助。

虽然卵巢畸胎瘤侵犯直肠是一个较为罕见的疾病，若直肠内病灶含有不同成分(尤其是毛发)时，仍需要考虑到该诊断的可能。通过多学科协作可对一些少见病例进行明确诊断，并提供优化的治疗方案，对于罕见病的诊治至关重要。

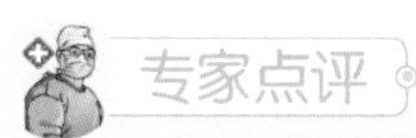

成熟畸胎瘤(mature teratoma)，又称皮样囊肿(dermoid cyst)，为卵巢生殖细胞肿瘤中的一种，占卵巢肿瘤的10%～20%。畸胎瘤可发生于任何年龄，但以20～40岁为多，形状多呈圆形或卵圆形，壁光滑，腔内充满油脂和毛发，有时可见牙齿或骨质。畸胎瘤的范围从良性、分化良好的囊性成熟病变到不成熟的恶性实体瘤，但以良性居多。一些成熟畸胎瘤含有某些成分，最常见的是鳞状上皮细胞，可发生恶变。卵巢畸胎瘤的常见并发症包括扭转(16%)，破裂(0.5%)和恶变(2%～6%)。

生殖系统外的畸胎瘤多可发现于后腹膜、骶尾骨区域及纵隔，出现于直肠内的畸胎瘤非常罕见。根据文献检索结果，自1865年至今仅发现51例，而其中多出现于女性患者中，仅有1例患者为男性。原发性直肠内畸胎瘤为常见的病因，其发病机制仍有不同的学说，最为接受是与胚胎发育时期原始生殖细胞在消化道形成过程中的异常转移及残留相关。另一部分患者可由卵巢畸胎瘤形成窦道从而侵犯直肠所致，但这种情况的发生率小于1%。卵巢畸胎瘤合并窦道形成的原因主要为炎症，其次为肿瘤恶变。当卵巢畸胎瘤破裂或穿孔后，可有部分内容物进入直肠子宫陷凹，导致组织粘连及强烈的炎症反应，从而导致瘘口形成。直肠内畸胎瘤最常见的位置为直肠的前壁，少数病例位于直肠的侧壁及后壁。多为单发，长径为1.2～6 cm不等，最大可占据整个肠腔。大部分肿瘤为实性病变，仅有1例呈囊性。肿瘤距离肛门距离平均为15 cm，但仍有部分病例可累及肛管。直肠内畸胎瘤患者一般没有临床症状，仅在影像学检查时意外发现。也有部分患者会出现包括便秘、便血等临床表现，同时粪便中可包含头发、牙齿等内容物。直肠内畸胎瘤的诊断主要依靠病理，仅有1例文献报道了EUS下直肠内畸胎瘤的表现。病灶整体呈现为异质性团块灶，其内可见等回声及少许高回声，但最终通过EUS进行诊断仍存在困难。由于直肠内畸胎瘤多为良性病灶，多可通过外科手术或内镜下切除治愈。但通过术后病理排除恶变可能仍存在必要性。与此同时，在临床诊疗过程中，对于不明原因的直肠内占位，尤其当伴有卵巢占位时，应注意鉴别畸胎瘤可能。

病例提供单位：上海交通大学医学院附属瑞金医院消化内科
整理：李赛尔，周春华
述评：邹多武

参考文献

[1] PARK SB, KIM JK, KIM KR, et al. Imaging findings of complications and unusual manifestations of ovarian teratomas [J]. Radiographics, 2008,28(4):969 - 983.

[2] KUMAR B, KUMAR M, SEN R, et al. Mature solid teratoma of the rectum: report of a case [J]. Surg Today, 2008,38(12):1133 - 1136.

[3] ARIAS-GARZÓN W, RAMÍREZ-DURINI L, LUGO-SORIA P, et al. Solid mature ovarian teratoma with intrarectal protusion: case report [J]. Cir Cir, 2009,77(5):403 - 406.

[4] VON-WALTER AR, NELKEN RS. Benign cystic ovarian teratoma with a fistula into the small and large bowel [J]. Obstet Gynecol, 2012,119(2 Pt 2):434 - 436.

[5] KIZAKI Y, NAGAI T, OHARA K, et al. Ovarian mature cystic teratoma with fistula formation into the rectum: a case report [J]. Springerplus, 2016,5(1):1700.

[6] SHIELS WE, DUENO F, HERNANDEZ E. Ovarian dermoid cyst complicated by an entero-ovarian fistula [J]. Radiology, 1986,160(2):443 - 444.

[7] ALDRIDGE MC, BOYLSTON AW, SIM AJ. Dermoid cyst of the rectum [J]. Dis Colon Rectum, 1983,26(5):333 - 334.

[8] SAKURAI Y, URAGUCHI T, IMAZU H, et al. Submucosal dermoid cyst of the rectum: report of a case [J]. Surg Today, 2000,30(2):195 - 198.

[9] JONA JZ. Congenital anorectal teratoma: report of a case [J]. J Pediatr Surg, 1996, 31(5): 709 - 710.

[10] CHWALINSKI M, NOWACKI MP, NASIEROWSKA-GUTTMEJER A. Anorectal teratoma in an adult woman. Int J Colorectal Dis. 2001 Nov;16(6):398 - 401.

[11] CHANG HS, LOW JJ, CHONG CS. An unusual cause of rectal invasion [J]. Gastroenterology, 2016,151(5):815 - 816.

[12] GREEN JB, TIMMCKE AE, MITCHELL WT JR. Endoscopic resection of primary rectal teratoma [J]. Am Surg, 1993,59(4):270 - 272.

[13] STERN JL, BUSCEMA J, ROSENSHEIN NB, et al. Spontaneous rupture of benign cystic teratomas [J]. Obstet Gynecol, 1981,57(3):363 - 366.

[14] TAKAO Y, SHIMAMOTO C, HAZAMA K, et al. Primary rectal teratoma: EUS features and review of the literature [J]. Gastrointest Endosc, 2000,51(3):353 - 355.

病例38 过敏性紫癜引发的腹痛便血

主诉

反复中上腹及脐周痛 2 周，黑便 10 日。

病史摘要

患者，男性，30 岁，2017 年 3 月 5 日患者于劳累后空腹进食辛辣刺激食物（辣条），进食 1 小时后出现腹痛，以上腹及脐周疼痛为主，为持续性钝痛，伴恶心，无缓解体位，无发热，无呕吐、腹泻。自行服用中成药（具体不详）后症状未明显缓解。2017 年 3 月 7 日自觉双侧前臂内侧肿胀感，手臂皮肤出现散在出血点，为针尖样大小，不高于皮面，无瘙痒压痛，压之不褪色，遂于当日至瑞金北院就诊。查血常规：WBC 11.62×10^9/L，N% 84.8%，Hb 148 g/L，PLT 274×10^9/L。凝血功能：FDP 53.8 mg/L，D－二聚体 5.78 μg/mL，余正常；血淀粉酶 67 U/L，脂肪酶 83 U/L，尿淀粉酶 295 U/L。全腹 CT：胆总管轻度扩张，胰头钩突体积增大，密度稍减低，边缘模糊，胰腺体尾部形态饱满，胰腺炎可能，右侧肾旁前间隙较多积液，十二指肠壁稍增厚，双肾小结石，盆腔部分小肠壁增厚，盆腔少量积液，附见右上腹部分肠管壁增厚、水肿，伴周围多发渗出及积液。考虑“急性胰腺炎”可能，予禁食、对症处理，患者自觉腹痛症状反复发作，无明显缓解。2017 年 3 月 11 日患者出现不成形黑便，起始约 2 次/天，量 150～200 mL/次，后增加至 3～4 次/天，排便后腹痛稍缓解，伴乏力、恶心及腹胀。遂至外院入院完善检查。查腹部 CT 较前片相仿，另见胃壁肿胀增厚；胃镜示胃体黏膜弥漫充血、糜烂，表面棕色渗出，下部近胃角后壁见一凹陷，大小约 1.5 cm×1.0 cm，表面厚黄苔及棕色渗出，胃窦黏膜弥漫充血、糜烂，表面棕色、黄白色渗出，十二指肠球部及降部黏膜弥漫充血，见多发大小不一浅表溃疡，表面黄苔，乳头充血水肿（图 38－1）。诊断意见为胃十二指肠溃疡伴糜烂（糜烂出血性、急性胃黏膜损伤）。予禁食、对症补液、抑酸、止血、抗炎治疗，症状无好

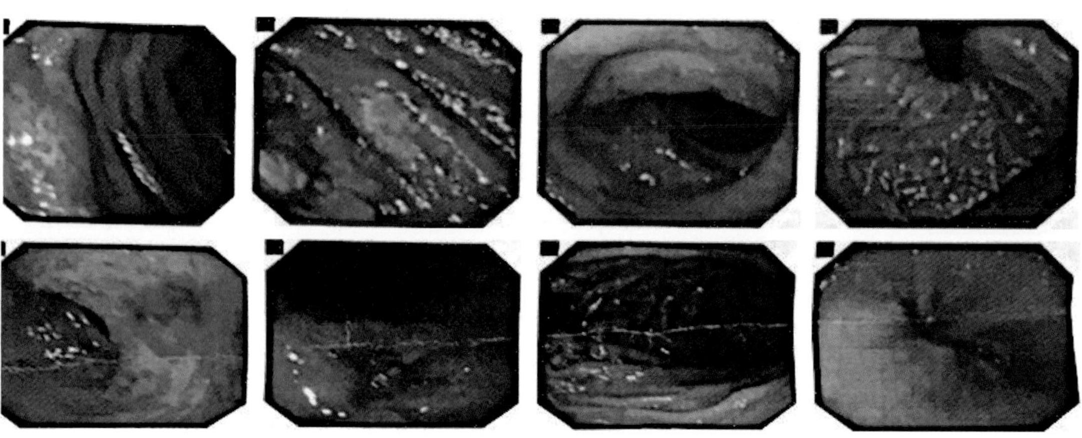

图 38－1　2017 年 3 月外院胃镜图

转，且开始出现右膝关节、左肩关节疼痛，伴活动受限。2017 年 3 月 21 日于我院急诊进一步治疗，查血常规：WBC 24.55×10^9/L，N% 89.5%，Hb 137 g/L，PLT 295×10^9/L；血淀粉酶 155 U/L；D-二聚体 15.37 mg/L。尿常规：蛋白(+++)，潜血(+++)。后查全腹 CT，结果见图 38-2。现为进一步诊治，收入院。

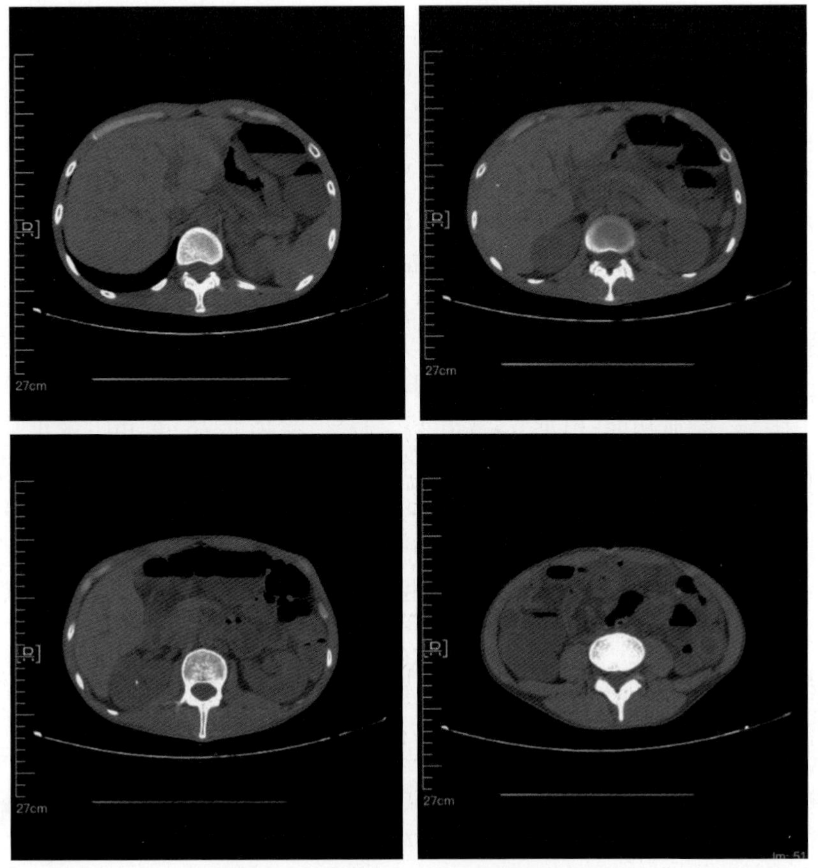

图 38-2　2017 年 3 月我院腹部 CT 图

患者既往体质一般，否认药物、食物过敏史，否认传染病史，否认手术、外伤史。出生并长期生长于原籍，否认疫水、疫区接触史，否认烟酒史，已婚已育，配偶及后代体健，否认家族性疾病及相关肿瘤病史。

初步诊断

腹痛待查，消化道出血待查。

入院查体

T 36.8℃，P 87 次/分，R 22 次/分，BP 100/70 mmHg。神清，精神一般，皮肤、黏膜无黄染，四肢、躯体及臀部可见针头至黄豆大小瘀点、瘀斑，以足部和臀部为重(图 38-3)。浅表淋巴结未触及肿大，巩膜无黄染，结膜稍苍白。两肺呼吸音清，未闻及干、湿性啰音，心率 87 次/分，律齐，未闻及病理性杂音。腹平坦，稍有肌紧张，脐周及左上腹压痛明显，伴轻度反跳痛，左下腹轻压痛，肝脾肋下未及，无肝区叩痛，无双肾区叩痛，移动性浊音阴性，肠鸣音正常，约 5 次/分。双下肢无水肿。

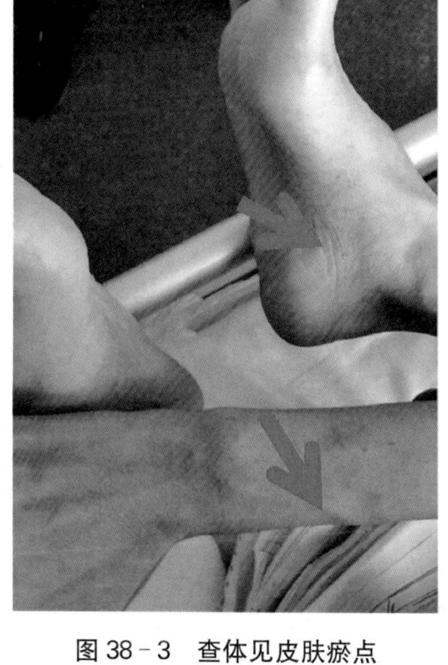
图 38-3 查体见皮肤瘀点

辅助检查

血常规：WBC 18.45×10^9/L，N% 87.2%，Hb 102 g/L，PLT 359×10^9/L，CRP 80 mg/L。

肝功能正常，BUN 4.3 mmol/L，Cr 33 μmol/L，UA 99 μmol/L。

IgG 667 mg/dL，IgM 44 mg/dL，C4 12 mg/dL。

抗链球菌溶血素 O、类风湿因子阴性，肝硬化相关抗体阴性，病毒抗体阴性，抗核抗体阴性，抗 ds-DNA 抗体阴性，ANCA 阴性。

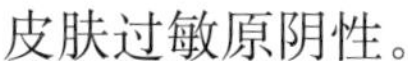

皮肤过敏原阴性。

24 小时尿蛋白 1 863 mg，24 小时尿量 1.7 L。

尿微量白蛋白 61.50 mg/dL，尿转铁蛋白 3.35 mg/dL，尿 IgG 8.82 mg/dL，尿 α_1 微球蛋白 3.28 mg/dL，NAG 活性 21.70 U/L，尿视黄醇结合蛋白 13.12 mg/L，尿白蛋白比肌酐 99.03。

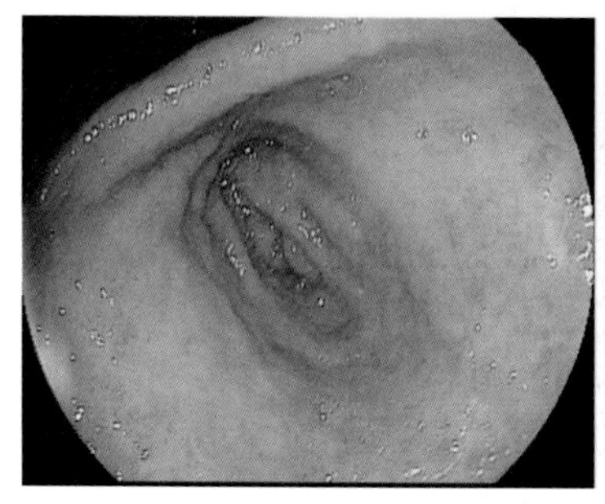
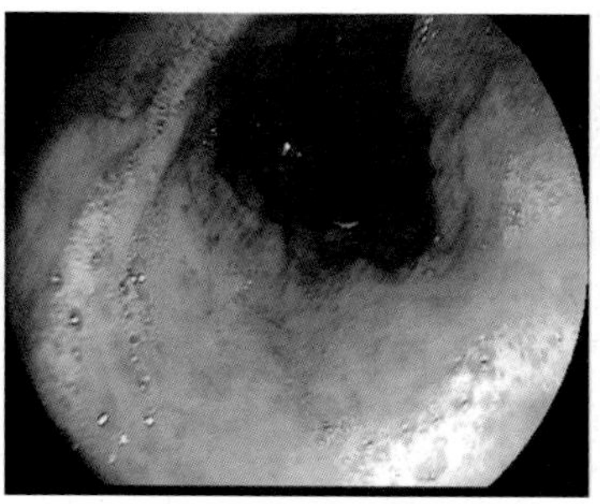
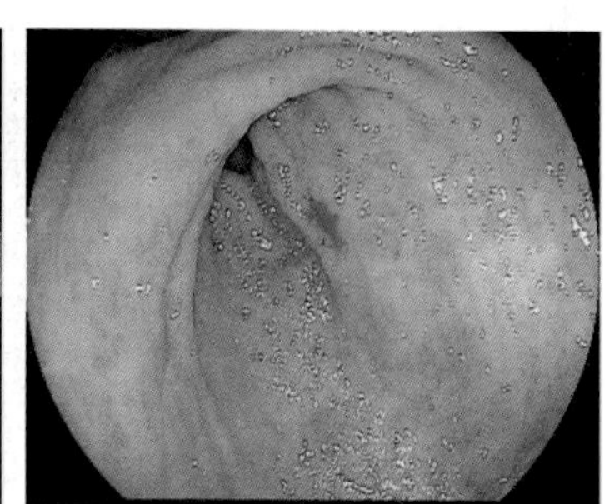

图 38-4 患者胃镜图

胃镜：充血渗出性全胃炎。病理活检：轻度慢性浅表性胃炎。

病例讨论

结合患者目前症状(腹痛、消化道及皮肤出血)，需与以下疾病鉴别。

(1) 系统性红斑狼疮(SLE)：活动期 SLE 可出现肠系膜血管炎(表现为急腹症)、关节炎、皮疹、血小板减少性紫癜。该患者相关免疫指标(抗核抗体、抗 ds-DNA 抗体、抗 Sm 抗体)均阴性，必要时可肾穿刺活检明确诊断。

(2) 过敏性紫癜：特征为非血小板减少性皮肤紫癜、腹痛、关节炎、肾炎，多见于儿童。结合临床表现及穿刺结果可诊断。

（3）坏死性肉芽肿性血管炎：特征为多数患者有皮肤黏膜损伤，表现为下肢可触及的紫癜，累及消化道会引起腹痛，ANCA 可辅助诊断，病理活检可诊断。该患者 ANCA 阴性，暂不考虑。

（4）血液系统其他疾病：如血友病、白血病、特发性血小板减少性紫癜、血栓性血小板减少性紫癜等，多有血象异常或特殊凝血因子异常。该患者无相关实验室检查异常。

（5）流行性出血热：病原体为汉坦病毒，传染源为鼠类，特征有发热、三痛（头痛、腰痛、眼眶痛）以及恶心、呕吐、腹痛、腹泻、全身关节痛等症状，皮肤黏膜三红（脸、颈和上胸部发红），口腔黏膜、皮肤出血点或瘀斑。患者无明显传染源接触史，也无典型症状。

经过血液科会诊，患者 WBC 升高以中性粒细胞为主，较急诊已有所下降，伴 CRP 升高，考虑感染及炎性反应性升高，血液科原发病诊断依据不足。再经过肾脏科、皮肤科会诊，排除其他相关疾病，考虑过敏性紫癜可能。

治疗及转归

予禁食、营养支持、使用抗生素、质子泵抑制剂，并予甲泼尼龙 40 mg qd。患者使用激素后仍有腹痛，白细胞高，皮疹好转，后根据症状反复调整激素，腹痛好转，瘀点、瘀斑消失，改为口服泼尼松 25 mg bid，复查血常规示 WBC 10.90×10^9/L，白细胞升高考虑为激素治疗后的应激反应。建议患者行肾穿，患者暂不考虑。因腹痛及紫癜好转，予以出院随访。

最后诊断

过敏性紫癜。

病例总结

该患者因腹痛、消化道出血就诊，常规对症治疗无好转，同时出现皮肤瘀点、瘀斑、关节痛、肾脏损害等症状，影像学示胰腺饱满，胃壁增厚，肠管壁增厚水肿、渗出，内镜发现胃、十二指肠溃疡，充血渗出性胃炎，凝血功能与免疫指标均正常。经过综合判断，诊断为过敏性紫癜，给予激素治疗，同时抗感染、保护胃黏膜等，治疗后症状明显缓解。

诊疗启迪

本例患者以腹痛、黑便为首发症状，虽然外院 CT 示胰腺肿大，胃镜示胃、十二指肠多发溃疡，但患者相继出现皮肤瘀点瘀斑、关节症状、肾脏损害（尿潜血及尿蛋白阳性），不能简单以单系统疾病如急性胰腺炎或消化性溃疡来解释患者的所有症状，需考虑累及多个系统的疾病，如与自身免疫疾病、血液系统疾病和感染性疾病相鉴别。本患者免疫指标、凝血功能等均不支持相关诊断。综合判断，首先要考虑细血管变态反应引起的出血性疾病，即过敏性紫癜，且患者后续激素治疗效果较佳，也验证了这个诊断。

专家点评

1990 年年美国风湿病学会制定了过敏性紫癜的 4 条诊断标准。①明显的紫癜疹：即皮肤表面轻微突起的可触及的出血性皮疹，与血小板减少等出血性疾病无关。②年龄:发病年龄≤20 岁。③肠绞痛:腹部弥漫性疼痛,进食后加重;或者诊断为肠道出血症,通常表现为血便。④活检显示血管壁的组织学病理变化为动脉或静脉壁上中性粒细胞浸润。满足以上标准 2 条或者 2 条以上即可诊断为过敏性紫癜。2006 年欧洲抗风湿病联盟和儿科风湿学会(PReS)对过敏性紫癜的诊断标准进一步细化,确定主要的诊断标准为明显的紫癜疹,可伴有以下 1 个或多个次要指征:弥漫性腹痛;皮肤等组织活检显示以 IgA 为主的沉积物;任何关节出现急性关节炎或关节痛症状;肾脏受损(血尿或蛋白尿)。腹型过敏性紫癜的诊断标准为:①典型四肢对称性皮肤紫癜,伴有恶心、呕吐、腹痛、便血等消化系统症状;②血小板计数、功能及凝血相关检查正常;③排除其他疾病所致的紫癜及血管炎。该患者从症状与实验室、影像学及内镜检查来看,符合过敏性紫癜的诊断标准。

本病例为年轻男性,主要症状为腹痛、黑便、皮肤对称性紫癜。相关检查显示:血小板数量正常,凝血初筛实验正常。虽然腹部 CT 示胰头钩突体积增大,密度稍减低,边缘模糊,胰腺体尾部形态饱满,但血、尿淀粉酶正常。胃镜示胃、十二指肠黏膜弥漫充血、糜烂伴浅溃疡。免疫指标均阴性,但同时伴肾脏受损(血尿及蛋白尿)。根据临床表现及辅助检查可诊断为过敏性紫癜。

过敏性紫癜的发病机制尚不明确,可能与机体免疫功能紊乱,对某些致敏物质产生变态反应有关。其基本病理变化是真皮内毛细血管呈炎症改变,血管壁可见局灶性坏死、血栓形成,重者出现坏死性小动脉炎,胃肠道及关节等有类似的病理改变。腹型过敏性紫癜临床上多见于青少年,男性发病率高于女性,主要表现为恶心、呕吐、腹痛及皮肤紫癜。腹型过敏性紫癜病变可以累及全消化道,以十二指肠降部和空回肠病变多见且较重。内镜下多表现为黏膜充血水肿、糜烂和溃疡,且与临床症状的严重程度一致。

综上所述,对于中青年患者,突发腹痛、呕血、便血、恶心、腹泻且合并局限于四肢对称性分布的皮肤紫癜时,应考虑腹型过敏性紫癜可能,并尽早行胃镜等检查明确诊断,确诊后及时治疗,提高临床治愈率。对于腹痛与消化道出血的鉴别,不要忽略全身性因素。过敏性紫癜的定义虽有发病年龄小于 20 岁,但总有例外,临床思路要全面,诊断条理要清晰,临床才是最大的教科书。

病例提供单位:上海交通大学医学院附属瑞金医院消化内科

整理:周洁

述评:孙蕴伟

参考文献

[1] MILLS JA, MICHEL BA, BLOCH DA, et al. The American College of Rheumatology 1990 criteria for the classification of Henoch-Schönlein purpura [J]. Arthritis Rheum, 1990,33(8):1114 - 1121.

[2] JENNETTE JC, FALK RJ, ANDRASSY K, et al. Nomenclature of systemic vasculitides. Proposal of an international consensus conference [J]. Arthritis Rheum, 1994,37(2):187 - 192.

[3] OZEN S, RUPERTO N, DILLON MJ, et al. EULAR/PReS endorsed consensus criteria for the

classification of childhood vasculitides [J]. Ann Rheum Dis, 2006,65(7):936-941.
[4] 陈灏珠,林果为.实用内科学[M].13版.北京:人民卫生出版社,2009:2586-2588.
[5] 宋继中,王巧民,丁西平,等.成人过敏性紫癜内镜表现及临床特点[J].中国内镜杂志,2011,17(4):386-386,391.

病例39 回盲部元凶的真面目

主诉

反复腹痛、发热5个月余,再发4日。

病史摘要

患者,女性,29岁。患者于2017年11月无明显诱因下出现右下腹部隐痛,持续不能缓解,随后出现体温升高,最高至39.5℃,无咳嗽、咳痰。至同仁医院就诊,予以抗感染治疗,疼痛缓解,体温仍持续不退,查中下腹CT示:回盲部包块影伴周围肿大淋巴结,左附件区可疑厚壁低密度灶,盆腔积液。转至妇科就诊,查阴超示:子宫前方囊性病灶,考虑左侧来源可能;左侧附件区囊性占位,目前子宫、右侧卵巢未见明显异常声像图。未予特殊处理,继续抗生素抗感染治疗,但体温持续不退,故转至我院古北分院住院治疗。其间查中下腹CT示:回盲部巨大团块灶,伴周围炎症及肿大淋巴结,回盲部炎症伴脓肿包块可能;回肠局部明显扩张,肠扭转待排,右髂窝积液;盆腔巨大占位性病变,双侧附件区混杂密度灶。患者仍持续发热,遂至我院创伤外科就诊,查PET/CT示:回盲部团状异常高代谢病灶伴周围多发异常高代谢淋巴结,首先考虑感染性病变可能,建议正规抗感染治疗后复查排除其他性质病变;左侧附件囊性病变。予持续抗感染、降温、维持电解质平衡等对症治疗,症状好转后出院。定期我科门诊随访,2017年12月查胃镜:慢性浅表性胃炎,Hp(—)。肠镜:末端回肠结节样增生。病理:"末端回肠活检标本"黏膜慢性炎伴较多淋巴细胞浸润,活动期伴局灶糜烂,小血管增生显著伴内皮肿胀明显,未见肉芽肿性病变,未见上皮源性恶性依据,未见淋巴瘤依据,必要时再次活检。2018年3月21日再次行肠镜检查:回盲瓣畸形,炎症性肠病待排。病理:"回盲部"黏膜慢性炎,个别隐窝脓肿形成。2018年4月12日行妇科超声:子宫前方液性混浊占位(来源于左卵巢可能)。患者4日前不洁饮食后出现上腹及右下腹痛,表现为闷痛,改变体位无明显缓解,伴发热,热峰38℃,无恶心、呕吐,无腹泻、黑便,无胸闷、心慌。遂至瑞金医院急诊就诊,查血WBC 14.21×10^9/L, N% 82.5%。盆腔CT示:回肠末端及回盲部肠壁增厚,阑尾稍粗。现为进一步诊疗,以"腹痛待查"收治我科。

患者既往体健,否认高血压、糖尿病、肝炎病史,否认肺结核病史,否认手术、外伤史。无吸烟、饮酒史。无疫水、疫区及家禽密切接触史。家族中无传染病及遗传病病史。已婚未育,末次月经2018年4月25日,既往月经规律。

初步诊断

腹痛待查、回盲部肿物、左侧附件囊性病变。

入院查体

T 38.3℃，P 98 次/分，R 18 次/分，BP 99/65 mmHg。神清，精神可，查体合作，对答切题。全身皮肤、黏膜未见瘀点、瘀斑，未见肝掌、蜘蛛痣，巩膜无黄染，浅表淋巴结未及肿大。双侧呼吸音清，心律齐，未及病理性杂音。腹平，无肠型蠕动波，无腹壁静脉曲张，腹软，无压痛，无反跳痛，肝脾肋下未及，Murphy 征阴性，肝肾区无叩痛，移动性浊音阴性，肠鸣音稍活跃。双下肢无水肿。

辅助检查

入院时检查：CRP 119 mg/L，ESR 23 mm/h。血常规：WBC 10.77×10^9/L，N% 75.7%，L% 13.7%，Hb 117 g/L，PLT 215×10^9/L。尿常规正常。粪 OB 试验（±）。肝功能：前白蛋白 102 mg/L，ALB 31 g/L，余正常。肾功能、电解质、血糖、凝血功能正常。CEA、CA724、CA199、AFP 均在正常范围。CA125 194.40 U/mL。T－SPOT（－）。HBV、HCV、HIV、RPR、CMV、EBV、HPV（－）。ANA、ENA、ANCA（－）。hCG（－）。血培养：培养 5 天细菌、真菌、厌氧菌未生长。

小肠 CT 增强：回盲部及邻近末端回肠病变，考虑炎症性溃疡病变，累及回盲瓣及阑尾，较前 2017 年 12 月 12 日小肠 CT 片进展如上述，需鉴别除外肠白塞病可能，请结合本院肠镜病理明确。左侧附件区多个囊性灶，请结合妇科超声考虑（图 39－1）。

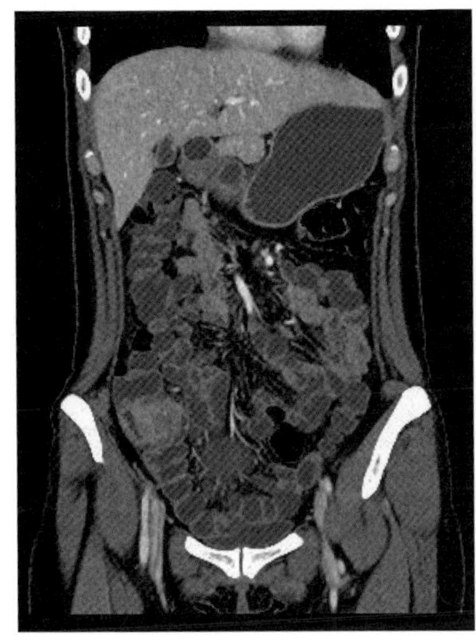
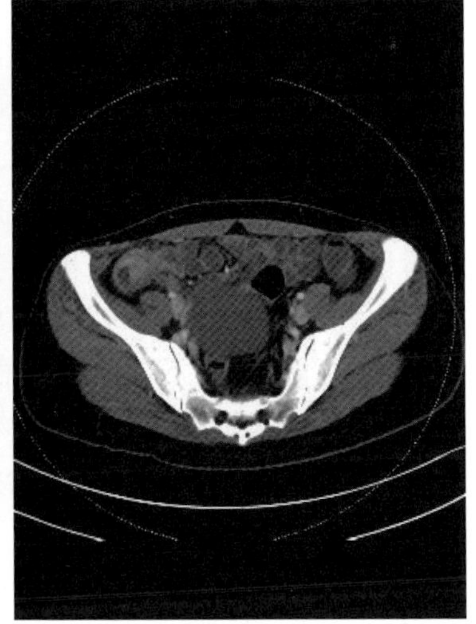

图 39－1　2018 年 5 月小肠 CT 示回盲部及邻近末端回肠病变，左侧附件区囊性灶

胃镜：慢性浅表性胃炎。活检："胃窦活检标本"轻度慢性浅表性胃炎，Hp（－）。

肠镜：回盲部多发肉芽增生，回盲部肠腔狭窄（图 39－2）。活检："回盲部活检标本"黏膜慢性炎，部分腺体杯状细胞减少，局部淋巴结组织增生，可见个别隐窝脓肿。

胸部 CT、心脏超声、心电图未见异常。

妇科超声：左卵巢弱回声占位，内膜囊肿可能；盆腔深部内异症结节形成可能；盆腔积液（炎性）；盆腔右侧混合性占位，肠道来源可能，阑尾炎可能。

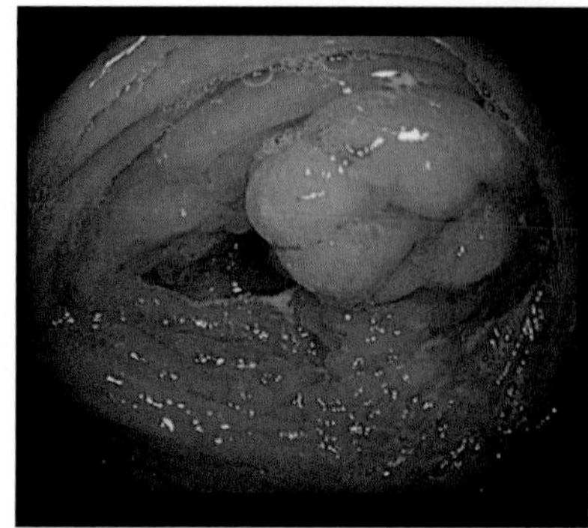
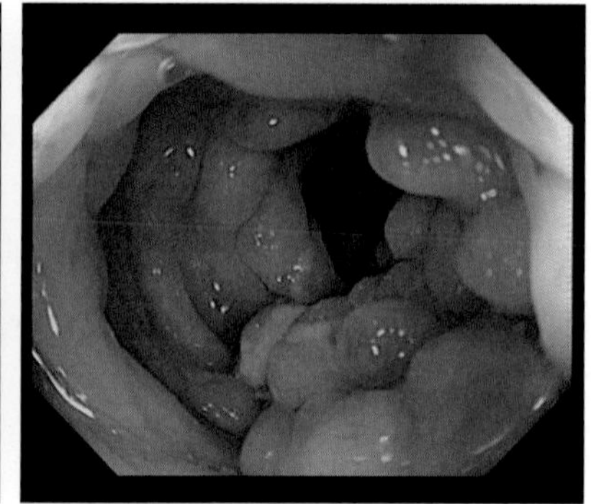

图 39-2 2018 年 5 月肠镜示回盲部多发肉芽增生，回盲部肠腔狭窄

入院后治疗

（1）抗感染治疗：予亚胺培南西司他丁＋万古霉素＋氟康唑＋甲硝唑抗感染，抗感染 2 周后患者体温恢复正常，腹痛症状好转，逐渐降级抗生素为左氧氟沙星。

（2）静脉高能营养过渡至口服营养支持，同时予以抑酸、调节肠道菌群等治疗。

病例讨论

本例为 29 岁女性，因反复腹痛、发热 5 个月余，再发 4 日入院。主要表现为反复高热伴右下腹疼痛，经抗感染可好转，目前患者病情逐渐进展，辅助检查提示回盲部肿物伴肠腔狭窄，并存在附件占位。经全院大会诊讨论。放射科主任考虑回盲部增殖性病变，炎症性改变可能性大（克罗恩病、肠结核、肠白塞病等），不排除肿瘤性疾病（淋巴瘤、淀粉样变等）；左附件囊性病灶，密度均匀，考虑子宫内膜异位症，不排除囊腺瘤（浆液性/黏液性）可能。外科主任建议：患者回盲部肿物伴肠腔狭窄，病灶性质不明，目前虽无梗阻，但小肠 CT 提示病灶较前进展，为明确病灶性质，若患者家属有积极手术意愿，可考虑手术切除，告知手术风险，术中可能造瘘。妇科主任建议：患者 CA125 升高，经期第 1～2 天有痛经，囊肿边界清，活动度不佳，考虑内膜样囊肿可能性大，不排除囊腺瘤，有手术指征，可配合外科，术后有复发、粘连风险，根据术后病理决定后续治疗，必要时药物预防复发。将病情及会诊意见与患者及家属充分沟通后，患者及家属表示愿意接受手术治疗。

后续诊疗经过

患者于 2018 年 6 月行腹腔镜下回盲部切除术＋腹腔镜下卵巢囊肿切除术。术中探查所见：回盲部及一直径约 5 cm 的肿块，左侧卵巢直径约 10 cm 的囊肿。余小肠、结肠、右侧卵巢、子宫无异常。行卵巢囊肿切除术，完整剥离囊肿壁。距回盲部肿块近、远端 2 cm 处离断肿块，楔型切除肠系膜，行回肠-升结肠端测吻合。

术后石蜡病理示：回盲部异物嵌顿（食物残渣或虫卵可能性大）伴脓肿形成，散在类上皮细胞及异物巨细胞反应。另送“上切端”、“下切端”均未见病变累及，肠旁淋巴结 14 枚反应性增生，其中 5 枚见类上皮细胞增生。慢性阑尾炎伴局灶急性炎症及隐窝脓肿。“左卵巢囊肿”子宫内膜样囊肿。“左输卵管系膜囊肿”副中肾管囊肿。

最后诊断

回盲部异物嵌顿伴脓肿形成，慢性阑尾炎，左卵巢子宫内膜样囊肿。

病例总结

本例为29岁女性，主要表现为反复高热伴腹痛，经抗感染可好转，患者病情逐渐进展，影像学检查发现回盲部肿物伴肠腔狭窄，并存在附件占位。该患者CA125升高，但病毒、免疫、结核等检查均未见异常。经过全院大会诊后进行外科及妇科联合手术治疗。通过术后病理最终明确诊断为回盲部异物嵌顿伴脓肿形成，慢性阑尾炎，左卵巢子宫内膜样囊肿。

诊疗启迪

本例为年轻女性患者，出现反复高热伴右下腹疼痛，存在回盲部肿物伴肠腔狭窄，炎症性改变可能性大（克罗恩病、肠结核、肠白塞病等），不排除肿瘤性疾病（淋巴瘤、淀粉样变等）；左附件囊性病灶，密度均匀，考虑为子宫内膜异位症，不排除囊腺瘤（浆液性/黏液性）可能。该患者仅CA125升高，其余肿瘤指标及病毒、免疫、结核等检查均未见异常。两部位肿块性质在术前均无法完全确定，因此无法确定后续治疗方式。通过手术切除后获取病理最终得以明确诊断。

专家点评

回盲部结构复杂，包括末端回肠、回盲瓣、盲肠、阑尾、部分升结肠等，是多种疾病的好发部位。鉴别回盲部占位为肿瘤性与非肿瘤性、良性与恶性病变对制定治疗方案及判断预后有重要意义。回盲部病变于多见克罗恩病、阑尾炎、肠系膜淋巴结炎、感染性回肠结肠炎、盲肠结肠癌、肠道转移瘤、淋巴瘤、肠套叠、阑尾黏液囊肿、肠结核和肉芽肿等。肉芽肿分为异物肉芽肿和感染性肉芽肿，均属于慢性炎性增生性改变。异物肉芽肿是由于异物不能被吸收消化，长期慢性刺激所形成的，主要成分为上皮细胞和多核细胞。回盲部肉芽肿常见的类型有阿米巴肉芽肿、血吸虫卵肉芽肿、结核性肉芽肿、阑尾切除术后线结所形成的异物肉芽肿。回盲部异物肉芽肿（无回盲部手术史）比较少见，临床症状不典型，诊断较困难，只有并发阑尾炎及其他回盲部疾病手术时才能被发现。回盲部异物肉芽肿是由于不易被吸收的异物滞留在盲肠，长期慢性刺激形成的，虽然属于良性病变，一旦被发现还是手术切除为佳。

卵巢病变种类繁多，60%～70%为囊性病变，临床表现缺乏特异性。卵巢囊性病变可分为囊性肿瘤（浆液性囊腺瘤、黏液性囊腺瘤、囊腺癌、畸胎瘤、卵巢冠囊肿等）和瘤样病变（功能性囊肿、多囊卵巢综合征、腹膜包裹性囊肿、子宫内膜异位囊肿等）。

综上所述，对于回盲部病变合并感染，临床上应予以高度重视，需在抗感染及支持治疗的基础上综合实验室及影像学检查明确病因，当病变性质无法完全明确时，应及时予以手术探查获取病理，有助于去除病灶及最终确诊，为后续治疗方案的制定提供依据。

病例提供单位：上海交通大学医学院附属瑞金医院消化内科

整理：汤玉茗

述评：袁耀宗

参考文献

[1] 孔文霞,高青. 回盲部病变诊断的研究进展[J]. 世界华人消化杂志,2012(25):2382-2387.

[2] HOEFFEL C, CREMA MD, BELKACEM A, et al. Multi-detector row CT: spectrum of diseases involving the ileocecal area [J]. Radiographics, 2006,26(5):1373-1390.

病例40 1例直乙交界处病变的诊治

主诉

体检发现直乙交界黏膜下肿瘤样隆起病灶6年余。

病史摘要

患者,女性,39岁,6年余前因体检行肠镜检查发现距肛门10~20 cm下可见皱襞牵拉,环形皱襞的集中、变形及增粗,其中距肛门18~20 cm处肠壁明显增厚,呈黏膜下隆起状,其整体形态不规则,增厚程度不同,中央较浅,两侧较厚,肠壁增厚的部位占据约1/3肠腔,造成肠腔轻度狭窄;其对侧可见环形皱襞牵拉、集中和变形;表面黏膜轻度充血伴有散在白斑;该段肠腔似被固定,充气不能改变其形态;进镜至脾区附近,进镜时有明显阻力,考虑上述病灶处粘连可能,故不再强行进镜(图40-1)。肠镜诊断为直肠及直乙交界处异常(子宫内膜异位症可能,需排除黏膜下浸润性肠癌或转移性肠癌等)。病理示:黏膜急慢性炎伴局灶淋巴组织增生。患者无腹胀、腹痛、腹泻,无便血,无恶心、呕吐,无头晕、心慌等不适。进一步完善相关检查,2013年11月15日至我院门诊行超声肠镜检查:进镜至上述肠段,EUS探查,提示病灶处固有肌层异常增厚,呈低回声为主的结节状,类似梭形,边界扭曲,向腔外浸润延伸,内部可见混杂高回声;黏膜层-黏膜下层轻度增厚;病灶与卵巢贴近,卵巢内可见多发无回声区,其中之一截面大小3.2 cm×2.7 cm(图40-2)。2013年11月10日行盆腔增强MRI示:双侧附件区异常信号灶,拟卵巢子宫内膜异位症可能大;子宫肌层信号不均,拟子宫腺肌病;宫颈旁多发小囊肿;直乙交界处可见肠壁增厚,黏膜面强化(图40-3)。完成上述检查后患者因自觉无症状,未予重视,未接受进一步检查及治疗。病程中,患者无畏寒、发热,无头晕、乏力,无咳嗽、咳痰,无恶心、呕吐,无关节肿痛等不适,神情,精神可,食纳、夜眠可,二便正常,近期体重无明显变化。

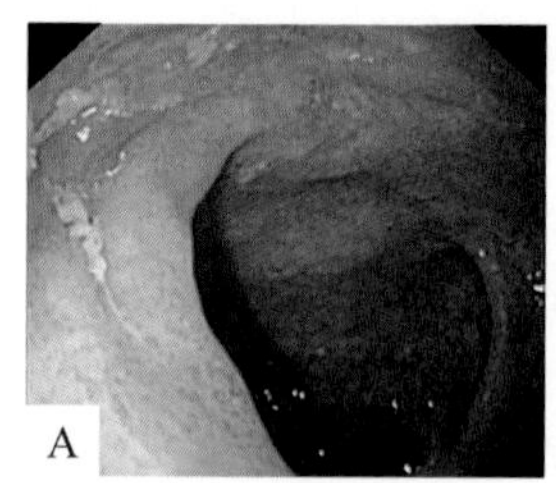

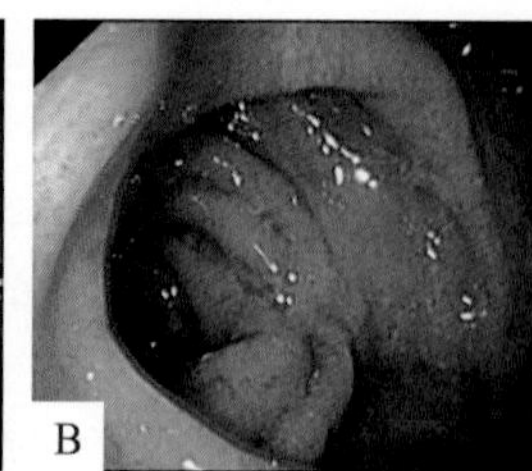

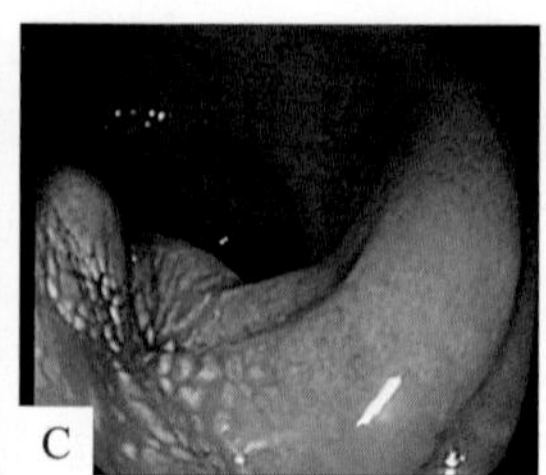

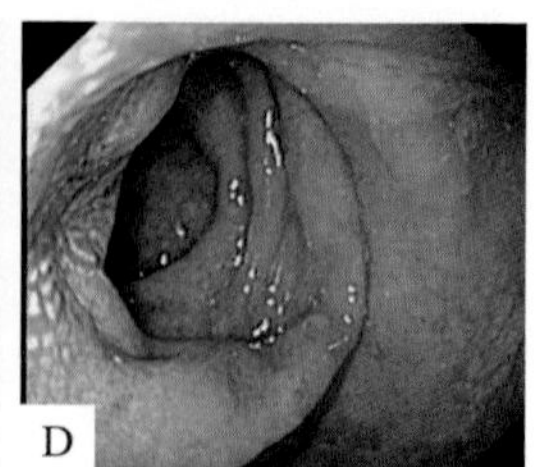

图40-1 2013年10月22日门诊肠镜图

A. 直肠图像;B. 距肛门15 cm处图像;C. 距肛门18~20 cm处图像;D. 距肛门18~20 cm处图像

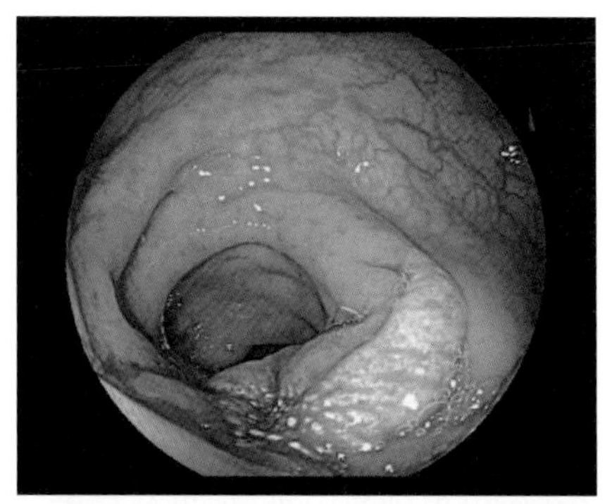

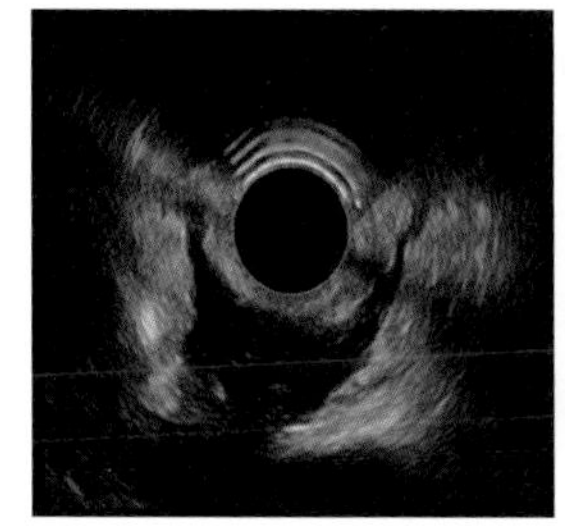

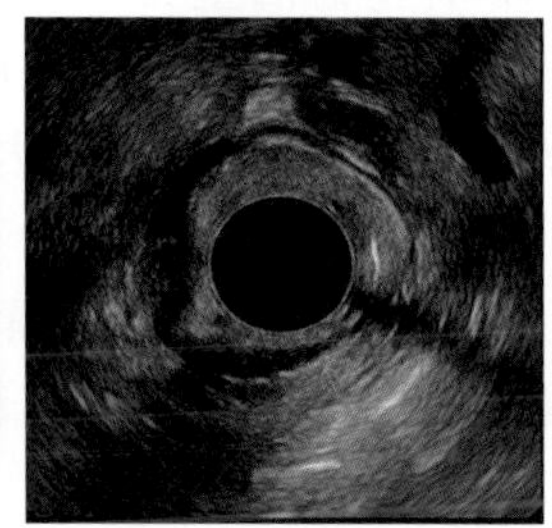

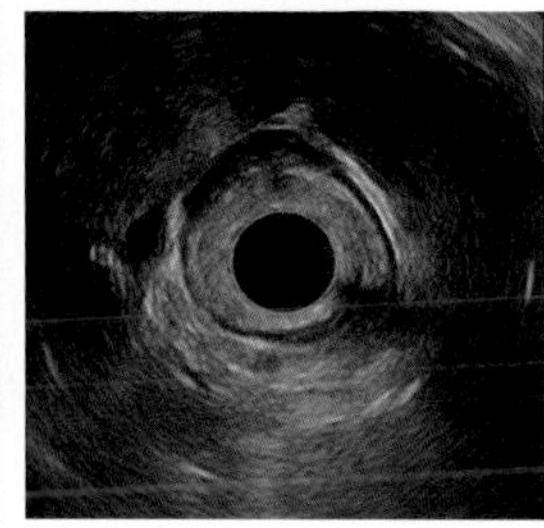

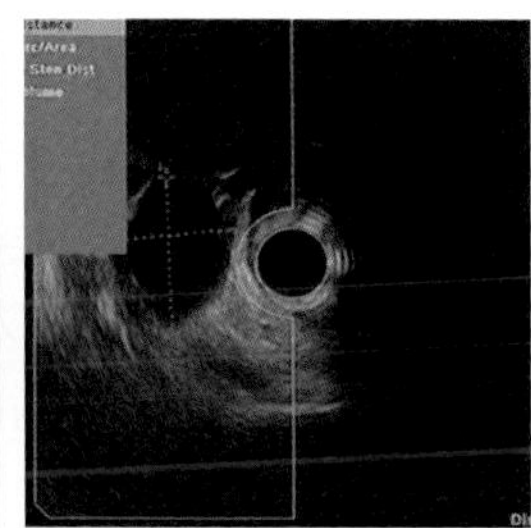

图 40－2 2013 年 11 月 15 日门诊超声内镜图

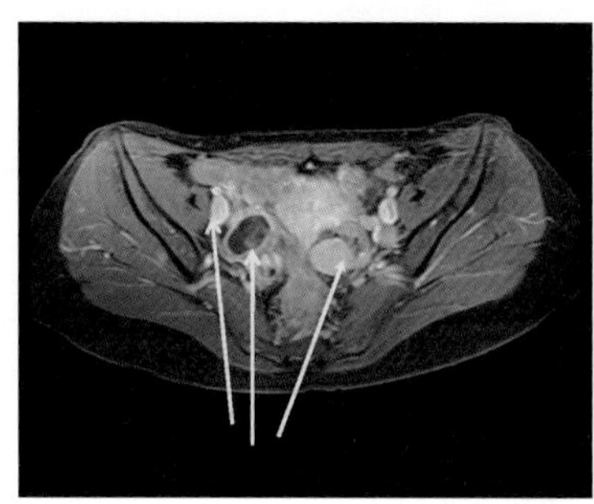

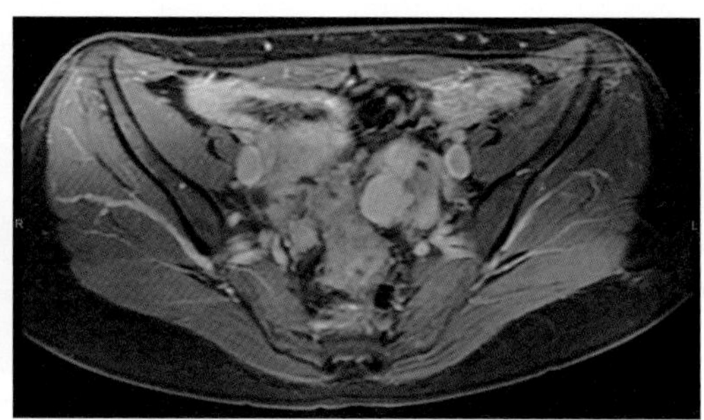

图 40－3 2013 年 11 月 10 日盆腔增强 MRI 图

既往体健，否认高血压、糖尿病等慢性病史，否认肝炎、结核病史，10 年前曾行剖宫产术，否认其他手术外伤史。月经初潮 13 岁，经期 7 天，周期 25 天，末次月经 2013 年 9 月 26 日，有痛经史。无抽烟、饮酒等不良嗜好。有肠癌家族史，否认其他家族遗传病史。育有 1 子，父母、子女体健。

初步诊断

直乙交界处黏膜下肿瘤样隆起灶（性质待定）。

病例讨论

本例患者为育龄期女性，剖宫产术后，有痛经史，有肠癌家族史。6 年余前因体检行肠镜检查时发现直乙交界处黏膜下可疑肿瘤样隆起病灶。病理示：黏膜急慢性炎伴局灶淋巴组织增生。该患者就诊时无便血、腹痛、腹泻等不适主诉，病程中体重无明显变化。建议患者进一步完善 EUS 及盆腔 MRI 等检查，EUS 检查提示病灶处固有肌层异常增厚，呈低回声为主的结节状，类似梭形，边界扭曲，向腔外浸润延伸，内部可见混杂高回声，黏膜层-黏膜下层轻度增厚，病灶与卵巢贴近，卵巢内可见多发无回声区。盆腔增强 MRI 示：双侧附件区异常信号灶，拟卵巢子宫内膜异位症可能大，子宫肌层信号不均，拟子宫腺肌病，宫颈旁多发小囊肿，直乙交界处可见肠壁增厚，黏膜面强化。经分析病史、查看内镜检查及影像学检查后，考虑肠道子宫内膜异位症可能，因缺乏病理证据支持，建议患者妇科就诊，随访肠镜。患者因自觉无症状，当时未遵医嘱进一步检查。

治疗及转归

2018 年 1 月上旬，该患者开始出现排便困难，伴里急后重、腹胀，服用酵素后有改善。约 2 周后，患者无明显诱因下出现阵发性腹痛，疼痛较剧烈，伴冷汗，症状于排便后自行缓解。至外院就诊，预约 2018 年 2 月 7 日肠镜检查，患者按预约肠镜时间服用泻药后未有腹泻，伴腹痛，未能完成肠道准备，外院疑肠梗阻，遂行肠镜检查，肠镜诊断为直乙结肠交界处（距肛门 18 cm）狭窄。遂转入我院进一步诊治。2018 年 2 月 8 日腹部增强 CT 提示：直乙结肠交界肠壁浸润性增厚，肠腔狭窄，黏膜面明显强化，近端肠管明显积气、积液扩张，近端肠管肠壁可见水肿增厚（图 40－4）。

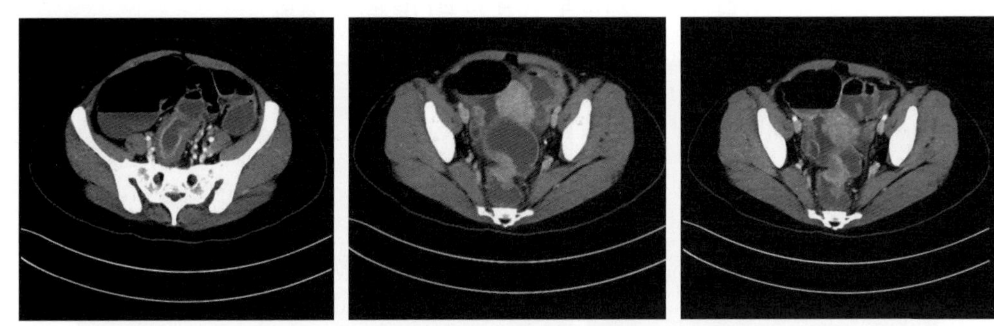

图 40－4　2018 年 2 月 8 日腹部增强 CT 图

该患者病情进展，因肠梗阻行腹腔镜下 Dixon 术。手术病理确诊为肠道子宫内膜异位症。

病例总结

该患者为育龄期女性，有痛经史和肠癌家族史。6 年余前因体检时行肠镜检查发现直乙交界处黏膜下肿瘤样隆起病灶，性质不明。2013 年 EUS 提示：病灶处固有肌层异常增厚，呈低回声为主的结节状、类似梭形，边界扭曲，向腔外浸润延伸，内部可见混杂高回声；黏膜层-黏膜下层轻度增厚；病灶与卵巢贴近，卵巢内可见多发无回声区。盆腔增强 MRI 提示：双侧附件区异常信号灶，拟卵巢子宫内膜异位症可能大；子宫肌层信号不均，拟子宫腺肌病；宫颈旁多发小囊肿；直乙交界处可见肠壁增厚，黏膜面强化。当时考虑肠道子宫内膜异位症可能，但因缺乏病理证据支持，故建议患者妇科就诊，随访肠镜。患者因自觉无症状，未进一步检查。2018 年患者出现腹痛、排便困难，伴里急后重等症状，拟行肠镜检查并服用清肠药后无腹泻，考虑肠梗阻可能，转至我院进一步诊治。转入后完善腹部增强 CT 示直乙结肠交界处肠壁浸润性增厚，肠腔狭窄，黏膜面明显强化。因病情进展出现肠梗阻，转入外科手术治疗，术后病理确诊为肠道子宫内膜异位症。

诊疗启迪

对于肠道子宫内膜异位症，如果出现典型的临床表现如周期性便血、腹痛、肠梗阻等时，结合内镜检查及相关影像学检查往往不难诊断。但是对于无症状育龄期女性患者，要善于识别肠道子宫内膜异位症的内镜特征，详细了解病史，有的放矢地进行后续检查，需与周边脏器炎症浸润和结肠癌相鉴别，最终明确诊断。此例患者有痛经史及肠癌家族史，初诊时无症状，肠镜活检未检到异位的子宫内膜腺体或肿瘤组织，建议患者妇科就诊并随访肠镜。由于内镜活检阳性率低，肠道子宫内膜异位症术前诊断阳性率仅为10%，术中发现异位的子宫内膜腺体和(或)间质，可做出明确诊断。该患者后续病情进展，出现腹痛、排便困难等症状，服用清肠药后未出现腹泻，腹痛加重，提示肠梗阻可能。对于有痛经症状及盆腔子宫内膜异位症患者，如发现其直肠、结肠周围质硬包块或并发不全肠梗阻，应考虑肠道子宫内膜异位症诊断。肠道的子宫内膜异位灶有癌变可能，需要密切随访，预防癌变，必要时行手术治疗。该患者因肠梗阻行手术治疗，手术病理确诊为肠道子宫内膜异位症。

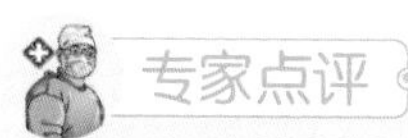

肠道子宫内膜异位症是指有活动功能的子宫内膜侵及肠管，并在卵巢激素的周期性影响下产生的一种非癌性病化的临床症状。占整个子宫内膜异位症的12%～25%，是子宫内膜异位症的进展期表现。好发年龄为25～45岁，好发部位为直肠和乙状结肠，约占72%；直肠阴道间隔，14%；回肠，7%；盲肠，4%；阑尾，3%。

关于子宫内膜异位症的病因主要有经血倒流种植，淋巴、血管播散，体腔上皮化生，医源性移植等几种假说。子宫内膜定植于肠道浆膜后，重复增殖、分泌、脱落等步骤逐渐增大，并向固有肌层、黏膜下层及黏膜层进展；因内膜组织的增生及固有肌层的增厚而形成黏膜下隆起样病灶；反复的出血炎症刺激导致肠壁肌层浆膜层纤维化，浆膜下层纤维化及肌层的增厚可导致消化道管腔狭窄；和周边组织粘连，导致肠管狭窄、扭曲、绞窄等。

子宫内膜腺体、间质和含铁血黄素的存在被认为是诊断子宫内膜异位的病理三联征；异位组织可发生于肠壁各层，以浆膜层和固有肌层为主，全层浸润少见；因为异位组织极少累及肠道黏膜，故内镜活检阳性率低，内镜明确诊断较为困难。活检时需从黏膜的颗粒样变化处取样，并提示病理医生注意鉴别。

肠道子宫内膜异位症仅限于浆膜层时一般无症状，累及肌层后会出现腹痛、血便、腹泻、便秘等症状；血便多是由于黏膜组织继发缺血导致溃疡所致；累及回盲部的病灶易造成肠梗阻；只有半数肠道子宫内膜异位症患者的症状呈现与月经周期一致的周期性变化特征。

肿瘤标志物血清CA125对于肠道子宫内膜异位症有一定的诊断价值，有报道指出血清CA125升高多见于深部结节型子宫内膜异位症患者。

当肠道子宫内膜异位症累及至黏膜下层时可见内镜下的典型表现有：黏膜下肿瘤样隆起，质地较硬；形态不规则；环形皱襞的集中、牵拉，皱襞的局限性增粗。累及黏膜层时可见内镜下发红的如竹笋般的颗粒状隆起，肠管狭窄等。钡剂灌肠表现较内镜表现更具特征性，可见局限性的范围较广的单侧性的肠壁伸展性变差，蛇蜕样的肠壁收缩表现。而超声内镜表现为以第四层为主的低回声病灶，低回声内可见散在斑状的高回声（反映腺体），出现的纤维化程度不同时会影响回身变化，回身程度可能多种多样。需要注意的是，内镜及其他影像学表现有时可随月经周期发生变化。

肠道子宫内膜异位症治疗要根据年龄、生育要求来判断。有浸润性生长的患者建议手术治疗，因有癌变倾向。未绝经、有生育要求的患者可行异位病灶切除+保留双侧卵巢和子宫术，术后予以促性腺激素释放激素治疗 4～6 个月；已绝经患者可行全子宫+双侧附件及异位病灶切除术。

综上所述，对于肠镜下见到可疑肿瘤样隆起灶的女性患者，除了肠道肿瘤、肠道转移灶、周边脏器炎症浸润等可能性外，要考虑到肠道子宫内膜异位症的可能。通过完善超声内镜检查、妇科检查及相关影像学检查进一步明确诊断。根据患者年龄、生育要求制定个性化的治疗方案，并注意密切随访。

病例提供单位：上海交通大学医学院附属瑞金医院消化内科
整理：何相宜，赵晔
述评：邹多武

参考文献

[1] DECKER D, KöNIG J, WARDELMANN E, et al. Terminal ileitis with sealed perforation — a rare complication of intestinal endometriosis: case report and short review of the literature [J]. Arch Gynecol Obstet, 2004,269(4):294 - 298.

[2] 徐永立，赵小华，郝金华. MRI 在直结肠子宫内膜异位症诊断中的价值分析[J]. 罕少疾病杂志，2016,23(5):37 - 38,41.

[3] MILONE M, MOLLO A, MUSELLA M, et al. Role of colonoscopy in the diagnostic work-up of bowel endometriosis [J]. World J Gastroenterol, 2015,21(16):4997 - 5001.

病例 41 消化道出血（子宫内膜异位）

主诉

反复下腹胀痛、肛门停止排气、排便伴便血半年。

现病史

患者，女性，46 岁，半年前无明显诱因下出现下腹胀痛，呈阵发性发作，疼痛能忍受，无放射痛，与体位无关，同时出现肛门停止排气、排便，伴有便血，便鲜血或者血与大便相混杂，每次量不多，在便血或者排便后患者下腹胀痛能缓解，无恶心、呕吐，无发热、畏寒，无尿频、尿急、尿痛。此后多每隔数10天发作1次，均在排便后症状缓解。2015年7月9日在外院甲查肠镜诊断：直肠恶性肿瘤可能，内痔。肠镜病理诊断：(直肠距肛门10 cm)黏膜慢性炎伴急性炎，局部腺体轻度异型增生，考虑直肠癌可能，建议再次活检。同时行胃镜检查诊断：慢性非萎缩性胃炎。胃镜病理诊断：(胃窦)慢性萎缩性胃炎。因症状不缓解，考虑直肠癌可能，于2015年7月22日至8月3日在外院乙住院诊治，入院诊断：直肠病变性质待查(直肠良性肿瘤可能，直肠恶性肿瘤可能)期间复查两次肠镜，病理均未见肿瘤细胞。胸腹盆CT平扫提示直乙交界区肠管壁增厚，建议结合肠镜检查；两肺散在小结节，建议随访排除转移；双侧少量胸腔积液；脾脏多发稍低密度灶。阴道超声提示子宫内膜回声不均匀，子宫肌瘤。宫腔镜提示宫内未见明显异常。给予止泻、抗炎、补液等对症治疗后，患者病情好转出院。出院诊断为直肠病变性质待查(直肠恶性肿瘤可能，子宫内膜异位症可能)子宫肌瘤。出院后患者上述症状仍反复发作，2015年9月15日再次查肠镜：乙状结肠病变性质待查(炎症可能，肠套叠可能)，降结肠病变性质待查(炎症可能)病理诊断：(降结肠)管状腺瘤，(乙状结肠)符合慢性炎。又于2015年10月27日至11月4日入住外院乙，复查肠镜未见肿瘤细胞，复查胸腹部增强CT：与2015年7月22日比较，直乙交界区肠管壁增厚，较前减轻；两肺散在小结节，较前变化不大；双侧少量胸腔积液；肝左外叶低密度灶，性质待定；脾脏多发稍低密度灶，考虑血管瘤可能。患者症状反复，多次被诊断为直肠肿物(性质待定)，但多次病理检查提示炎性改变。为求进一步诊治，门诊拟“直肠狭窄”收入院。

患病以来，患者精神一般，食欲减退，睡眠差，大便如上述，小便正常，体重半年来下降10 kg。

既往史：2006年患者在外院甲被诊断为“支气管哮喘”，近半年来病情稳定，未服用药物。否认高血压、糖尿病、冠心病等其他慢性疾病史。否认肝炎结核病史。否认手术、外伤史。否认输血史及食物、药物过敏史。

个人史：出生并生长于原籍，否认疫区、疫水接触史，否认烟酒等不良嗜好。

婚育史：已婚已育，顺产2胎。

月经史：14岁，(4～5)天/(28～30)天，末次月经2015年12月10日。

家族史：否认家族病史。

入院查体

T 37.0℃，P 85次/分，R 20次/分，BP 132/85 mmHg。神清，精神一般，消瘦貌，皮肤、巩膜无黄染，浅表淋巴结未触及肿大，未见肝掌及蜘蛛痣。两肺呼吸音清，未闻及干、湿啰音，律尚齐，各瓣膜听诊区未及病理性杂音。腹平坦，肠鸣音3次/分，未见腹壁静脉曲张，未见胃型、肠型，全腹软，中下腹压痛，无肌紧张及反跳痛，肝脾胁下未及，移动性浊音阴性。双下肢无水肿。生理反射存在，病理反射未引出。

初步诊断

消化道出血(直肠来源)。

入院后辅助检查

血常规：正常范围。

尿常规:潜血弱阳性。

粪便 OB 试验:阳性。

CRP、ESR:正常范围。

肝肾功能、电解质、凝血功能均在正常范围内。

肿瘤指标(AFP、CEA、CA125、CA153、CA199、CA242、CA724、SCC－Ag)均在正常范围内。

腹部立卧位平片:升结肠内较多积气影,未见明显肠梗阻样表现。

肠镜检查:常规内镜无法通过乙状结肠,更换超细内镜进镜至回盲部,距肛门 15 cm 直乙交界处可见狭窄,狭窄段大约 5 cm 左右,黏膜增厚肿胀,表面充血,部分黏膜充血明显(图 41－1),局部活检 4 块。考虑诊断为直肠、乙状结肠交界处狭窄(结合病史,子宫内膜异位可能,肿瘤可能,其他待排)。

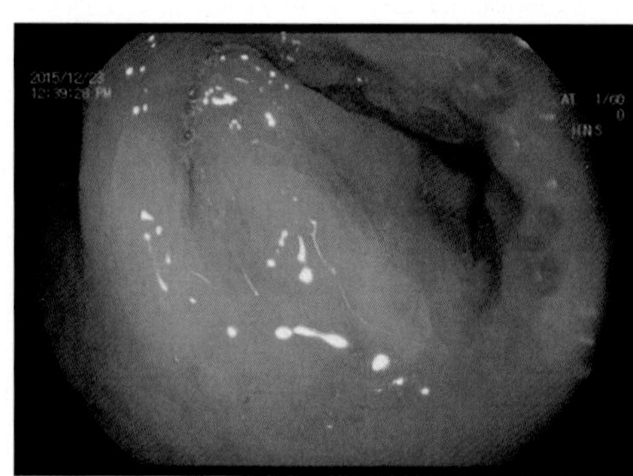

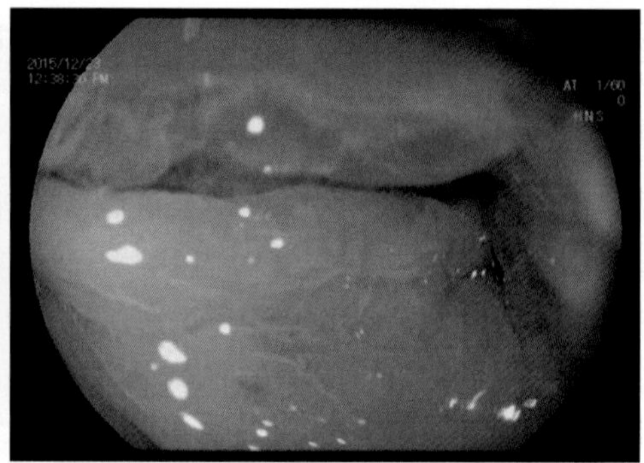

图 41－1　肠镜图

肠镜病理:"直肠"黏膜慢性炎。

患者入院后治疗

患者入院后仍有腹痛,但较入院前有所好转,无便血。一度出现肛门停止排气排便,考虑肠腔狭窄所致,予石蜡油治疗后好转。

病例讨论

患者的病史特点:①反复腹痛、肛门停止排气、排便、便血。②粪便 OB 试验阳性。③肠镜:直肠乙状结肠交界处狭窄,黏膜增厚。考虑直肠病变所致消化道出血。同时再次仔细询问病史,患者 2－0－4－2,平素月经规律,2 天/30 天,末次月经 2015 年 12 月 10 日,痛经进行性加重 3 年,近半年开始出现肠梗阻症状。

下一步可针对直肠及其附近脏器(特别是妇科)进行相关检查:腹部及盆腔增强 CT、MRI、小肠 CT 及重建、超声肠镜。必要时可行剖腹探查以明确诊断。

直肠病变及出血需要鉴别以下疾病。

(1) 直肠子宫内膜异位症:是指子宫内膜组织侵犯直肠所致,此类患者多有痛经,引起肠腔狭窄时可出现腹痛、肛门停止排气、排便等肠梗阻症状,多伴有便血,有时便血与月经周期同期。确诊主要依靠完整病理切除,见子宫内膜细胞即可诊断明确。

(2) 直肠癌：好发年龄偏大，常以便血为主要症状，亦可因肿瘤阻塞肠腔而出现腹痛、便秘等症状，可伴有体重减轻、恶病质、腹水等晚期肿瘤表现。肠镜及病理检查可明确诊断。该患者表现为肠梗阻以及便血症状，肠镜下见直肠狭窄，但多次活检均未见癌细胞，目前诊断直肠癌肿瘤依据不足，可再次复查肠镜及病理明确诊断。

(3) 原发性结直肠淋巴瘤：多见于盲肠，直乙结肠相对少见，常以腹痛、腹部包块、排便习惯改变、便血为主，亦可伴发热。联合多种检查，如B超、CT、MRI、结肠镜等能发现病灶，定性诊断则需病理检查。但因本病发生于黏膜下层，肠镜活检时较难达到该层，因此活检阳性率低。该患者肠镜下见直肠狭窄，但多次活检均无阳性发现，目前淋巴瘤仍不能排除，可再次复查肠镜及病理明确诊断，必要时可行超声肠镜明确病变累及层次。

(4) 直肠腔外压迫：可见于恶性肿瘤(如胃癌、卵巢癌等)腹膜种植，导致腔外压迫，多表现为腹痛、便秘、肛门停止排气、排便等，如隆起处黏膜溃破亦可出现便血。CT、MRI、胃肠镜等检查明确原发病后可确诊。该患者多次CT、胃肠镜检查均未见阳性结果。可再次行CT、超声肠镜等检查明确病变来源。

进一步检查

患者多次腹部增强CT检查均见直乙交界处肠壁增厚，肠镜亦见有该处肠腔狭窄。小肠CT对腹部占位病变较敏感，可三维重建，能更好地了解病变特征、性质及其与邻近组织的关系、血供来源。盆腔增强MRI可清晰显示病变肠壁外缘和系膜内的淋巴结，且由于直肠位置固定，很少受呼吸影响产生伪影。超声肠镜则可了解病变在肠壁的浸润深度。故该患者之后分别做了小肠增强CT、盆腔增强MRI及超声肠镜检查。

小肠CT增强扫描及重建：直乙交界区及乙状结肠见多节段肠壁异常增厚，较厚处厚度约1.5 cm，肠腔狭窄，增强后黏膜不均匀明显强化。直肠前壁表面凹陷伴可疑小结节，肠系膜血管走行分布正常，未见明显异常血管征象。诊断意见为直乙交界区及乙状结肠多节段肠壁异常增厚伴强化，直肠前壁表面凹陷伴可疑小结节，请结合临床、病史及内镜检查，考虑子宫内膜异位症可能(图41-2)。

盆腔MRI平扫+增强：子宫前倾，向左侧移位，联合带明显增厚，子宫后壁为著(约2 cm)，T2WI呈低信号，联合带内可见散在囊状高信号影。子宫底部肌层见一长径约1.2 cm的结节，边界清晰，明显强化。子宫内膜未见明显异常。宫颈内见多发长径3～10 mm的囊性灶，边界清，无强化。子宫左上方见一长径约2.2 cm的厚壁囊性灶，呈T1WI等、T2WI高信号，增强后呈环形强化。骶前偏右侧见一长径约2 cm的厚壁囊性灶，内见分隔，增强后环形强化及内部分隔强化。骶前间隙模糊不清，两侧宫骶韧带增厚，呈T2WI低信号，内见斑点状T1WI低信号灶。宫颈后区见斑片状T2WI低信号影。直肠及乙状结肠前壁明显增厚，肠腔狭窄，浆膜面毛糙，呈T1WI等、T2WI低信号，增强后明显强化，于宫颈后区病灶间见条索状T2WI低信号影，增强后可见强化。直肠子宫陷凹闭塞。诊断意见为子宫腺肌症，子宫肌瘤，宫颈纳氏囊肿。深部浸润型子宫内膜异位症(累及宫颈后区、两侧宫骶韧带及骶前间隙)，盆腔粘连带。直肠及乙状结肠前壁增厚，考虑子宫内膜异位症可能大；子宫左上方、骶前偏右侧异常信号，考虑为粘连固定的卵巢结构可能，合并卵巢子宫内膜异位囊肿不除外(图41-3)。

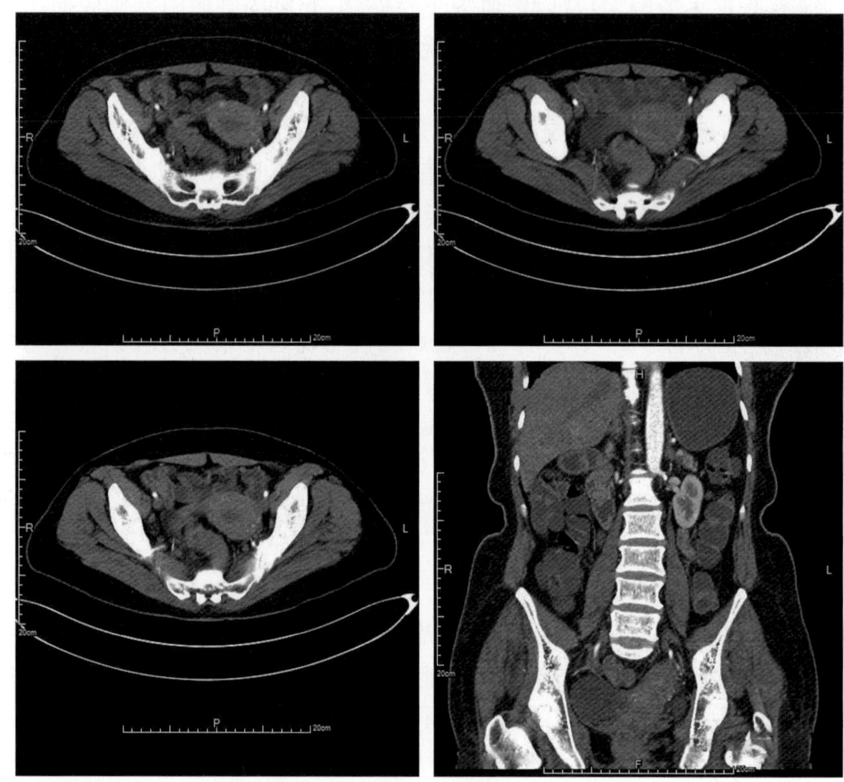

图 41-2 小肠 CT 增强扫描及重建

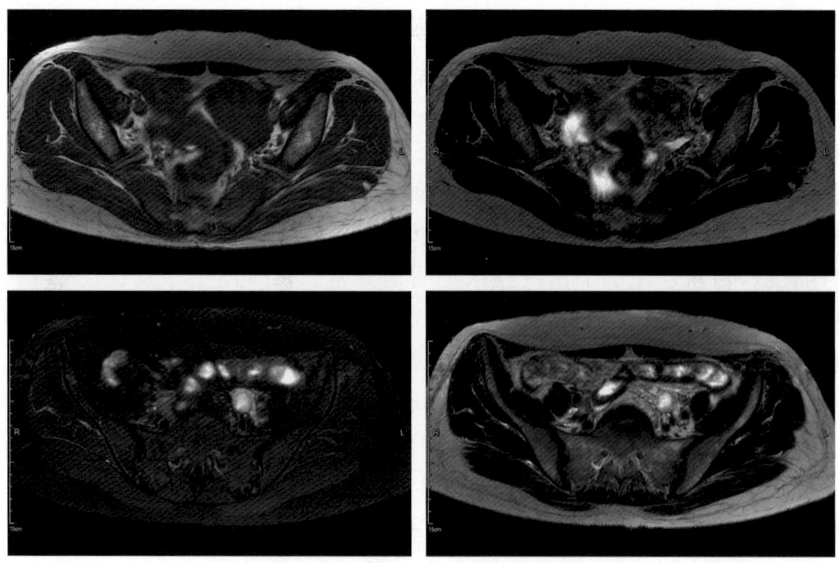

图 41-3 盆腔 MRI 平扫+增强

超声肠镜：环扫型 EUS 进镜至直乙交界部，可见局部肠腔狭窄，环扫型内镜无法通过，狭窄段以外肠黏膜粗糙、斑片样充血、颗粒状改变，伴有黏膜脆性轻度增加。EUS 探查，提示病灶处黏膜-黏膜下层结构较紊乱、稍增厚，固有肌层增厚明显，呈极低回声，呈不规则梭形、弯曲状，伴有深度浸润改变，病灶在狭窄段以外的 EUS 可见范围约 2.7 cm，深度约 3.5 cm。诊断意见为直乙结肠狭窄伴粗糙糜烂改变，EUS 特征符合子宫内膜异位症形态学改变(图 41－4)。

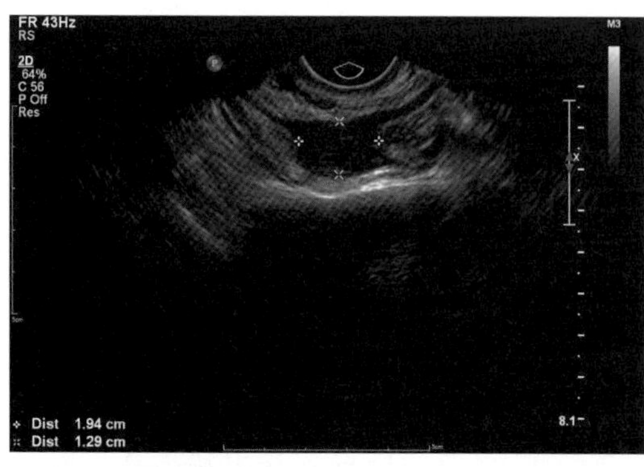

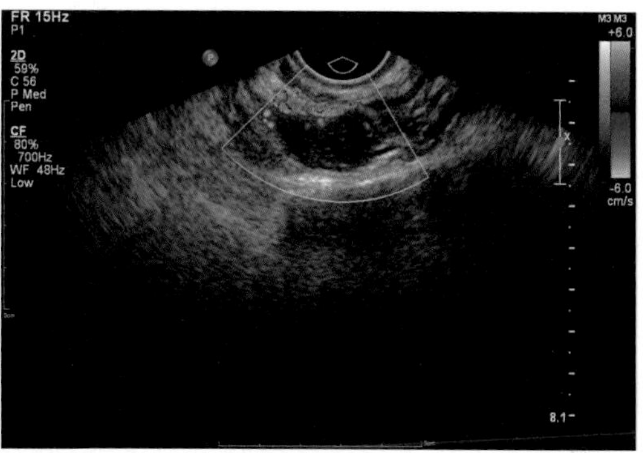

图 41－4 超声肠镜

诊断

直肠狭窄(首先考虑子宫内膜异位症)，消化道出血，不完全性肠梗阻。

后续治疗及转归

对于年轻有生育要求的轻度患者、已有子女的中重度患者、输尿管、膀胱、肠道等部位的子宫内膜异位症、估计手术困难者，可行药物治疗。该治疗也可用于手术前后的辅助治疗和手术后复发的治疗。其目的为缓解症状，促进生育功能。①假绝经疗法：适用于轻中度子宫内膜异位症痛经明显或不孕的患者，也可用于保守手术前的药物准备。如促性腺激素释放激素激活剂长期应用后促性腺激素释放激素受体数量明显减少，促性腺激素分泌量减少，引起卵巢的雄激素下降，形成药物绝经。②假孕疗法：可予孕激素、孕三烯酮、高效孕酮类药物、雄激素等。

对于手术治疗，传统治疗是仅切除卵巢，大多数外科医师因害怕术后并发症，仅在出现肠梗阻症状时方行肠切除术。

该病例请外科、妇科多方讨论后，先予以妇科保守治疗，醋酸亮丙瑞林微球皮下注射。妇科及外科近期密切随访，如疗效不佳，必要时考虑手术治疗。

经 4 个月的药物治疗，患者仍时有腹痛、便血、便秘，常予乳果糖、石蜡油等通便治疗，且半流质饮食后仍需使用开塞露等药物才有排便。故入我院外科行腹腔镜下直肠乙状结肠切除术，术中见肿块位于乙状结肠直肠交界处，大小约 4 cm×4 cm，环周生长，未侵出浆膜，活动度可。予切除肠管约 8 cm，周径 4～4.5 cm，距上切端 2.5 cm、下切端 3 cm 处见一溃疡型肿块，大小为 3 cm×2 cm×1 cm，肿块环绕肠腔 2/3 周。病理诊断示：直肠切除标本子宫内膜异位症；上切端及下切端均未见病变累及；肠旁淋巴结 3/10 枚被膜外可见腺体。

专家点评

子宫内膜异位症指具有生长活力的子宫内膜组织在子宫腔以外部位的异常生长。身体的任何部位均有可能发生，但绝大多数病变局限于盆腔，子宫内膜组织离开子宫，侵犯直肠所致的病理状态，即为直肠子宫内膜异位症。肠道子宫内膜很少见，但是可能累及肠壁的任何一层，而且几乎是像浆膜下种植一样的浅表渗透。

该患者因反复腹痛、便血、肛门停止排气、排便入院，且外院多次CT、肠镜均显示直肠肠壁增厚，病理未见阳性结果。女性患者则应考虑子宫内膜异位症的可能，此时可仔细询问病史、其症状与月经周期的关系、有无痛经史等，并完善小肠CT、盆腔MRI、超声肠镜等检查，进一步明确病变来源及浸润深度。患者反复行直肠病理活检均示炎症，是因为病变位于黏膜下，活检无法触及。而其消化道出血的原因考虑为肠壁增厚导致部分黏膜溃破出血。因此该患者最常出现的症状是便秘、肛门停止排气、排便。

超声内镜直接观察肠腔内形态，同时行超声扫描，以获得肠壁各层次特征及周围邻近脏器的超声图像，弥补了单纯内镜检查仅能描述表面形态的缺点，是非常有效的检测直肠子宫内膜异位症与评价可能存在的直肠壁浸润的有效方法。MRI可以直接描述深度盆腔子宫内膜异位症，在判定深部浸润性子宫内膜异位症时，是较阴道超声及体格检查更好的辅助手段。虽然在诊断和分期方面MRI尚不能取代腹腔镜，但在术前腹腔镜术式的选择与术后病情监测方面具有较强优势。手术不仅可以切除病灶，还能获得标本，明确病理诊断。而该患者最终的诊断则是依靠腹腔镜探查术及病理结果，同时予以治疗。

病例提供单位：上海交通大学医学院附属瑞金医院消化科
整理：王晓瑾
述评：孙蕴伟

参考文献

[1] GARG NK, BAGUL NB, DOUGHAN S, et al. Intestinal endometriosis a rare cause of colonic perforation [J]. World J Gastroenterol, 2009,15(5):612-614.

[2] YANTISS RK, CLEMENT PB, YOUNG RH. Endometriosis of the intestinal tract: a study of 44 cases of a disease that may cause diverse challenges in clinical and pathologic evaluation [J]. Am J Surg Pathol, 2001,25(4):445-454.

[3] DELPY R, BARTHET M, GASMI M, et al. Value of endorectal ultrasonography for diagnosing rectovaginal septal endometriosis infiltrating the rectum [J]. Endoscopy, 2005,37(4):357-361.

[4] KATAOKA ML, TOGASHI K, et al. Posterior cul-de-sac obliteration associated with endometriosis: MR imaging evaluation [J]. Radiology, 2005,234(3):815-823.

病例42 腹痛伴淋巴结肿大、血清 IgG4 升高

主诉

腹痛 2 周。

病史摘要

患者,女性,43 岁。入院前 2 周患者无明显诱因下夜间出现下腹部持续性胀痛,后逐渐转移至左中上腹部,程度剧烈,伴腹泻,5～6 次/天,初成形,后逐渐变稀,带血。外院查 CRP 87 mg/L, WBC 2.95×10^{12}/L, ALB 27 g/L, Hb 91 g/L。肾脏、妇科 B 超未见明显异常。腹部立卧位平片提示小肠梗阻。胸腹盆 CT 提示:纵隔多发淋巴结肿大,腹膜后多发淋巴结肿大,伴渗出改变。浅表淋巴结超声提示颌下区、颏下区、颈部、锁骨上、腹沟区淋巴结肿大。胃镜检查提示胃角慢性非萎缩性胃炎。肠镜提示乙状结肠、直肠黏膜充血水肿,血管纹理模糊,散在性片状糜烂。予左氧氟沙星抗感染、抑酸、抑酶、康复新液灌肠等治疗。后患者出现发热,体温最高达 38.6℃,就诊于我院急诊,予左氧氟沙星、甲硝唑抗感染治疗,患者腹痛缓解。复查腹部平片提示右下腹可疑小液平,右上腹部高密度灶,考虑胆囊术后所致。盆腔 CT 提示膀胱壁模糊,膀胱右后部结石可能;子宫饱满伴宫腔积液,子宫颈壁较厚,子宫后方钙化结节灶;双侧附件区混杂密度灶,左侧伴出血不除外;直肠、乙状结肠肠壁可疑增厚;腹膜后多发淋巴结显示。于 2016 年 4 月 15 日收治入院。病程中患者无明显体重变化。

既往有高血压病史,口服替米沙坦控制血压。否认乙肝、结核等传染病病史,有胆囊切除史、输卵管结扎史、乳房纤维瘤切除史。

初步诊断

不完全性肠梗阻,腹膜后淋巴结肿大,高血压。

入院查体

T 38.1℃, P 100 次/分,R 19 次/分,BP 139/99 mmHg。神清,精神可,全身皮肤及巩膜无黄染,无皮疹、瘀点、瘀斑。双肺呼吸音粗,未闻及干、湿啰音,心率 100 次/分,律齐,各瓣膜听诊区未及病理性杂音。腹平坦,腹软,上腹部有轻压痛无反跳痛,Murphy 征阴性,无肝区叩痛,无肾区叩痛,肠鸣音正常,约 4 次/分。双下肢水肿。

辅助检查

血常规:WBC 8.21×10^{9}/L, N% 87.9%,嗜酸性粒细胞计数正常,Hb 93 g/L。

尿常规:尿蛋白(－),尿潜血(＋＋＋＋),尿 RBC 4～5 个/高倍镜视野。

生化:前白蛋白 39 mg/L, ALB 20 g/L; Cre 51 μmol/L,估算肾小球滤过率 121.7 mL/(min · 1.73 m^2)。

感染指标：EBV、CMV、HSV、肝炎病毒、HIV 均阴性，T－SPOT(－)，粪便艰难梭菌及沙门菌检测阴性，寄生虫检测阴性。

肿瘤指标：除 CA125 62.80 U/mL 外基本正常。

免疫：ESR 139 mm/h，CRP 11.30 mg/dL，补体 C3 轻度降低，C4、CH50 正常，IgG 2 280 mg/dL，IgE 204.0 IU/mL，IgG4 17.30 g/L。

自身抗体：阴性。

甲状腺功能：FT_3 2.15 pmol/L，FT_4 15.06 pmol/L，TSH 0.543 8 μIU/mL。

血尿免疫固定电泳、血尿 β_2 微球蛋白、尿 M 蛋白：无明显异常。

尿液脱落细胞学：阴性。

骨穿：未见异常浆细胞群、涂片未见恶性肿瘤细胞，未见 IGK Vk-Kde＋intron-Kde 基因重排。

腹部平片：部分肠管少许积气伴可疑小液平(图 42－1A)。

胃镜：慢性浅表萎缩性胃炎。

胃镜病理：浅表黏膜慢性炎，Hp(－)。

肠镜：未见明显异常。

小肠 CT：未见明显异常，腹膜后、双侧腹股沟多发淋巴结肿大(图 42－1B、图 42－1C)。

胸部 CT：双肺散在微小结节影，双侧肺底条索影，部分下肺组织膨胀不全。

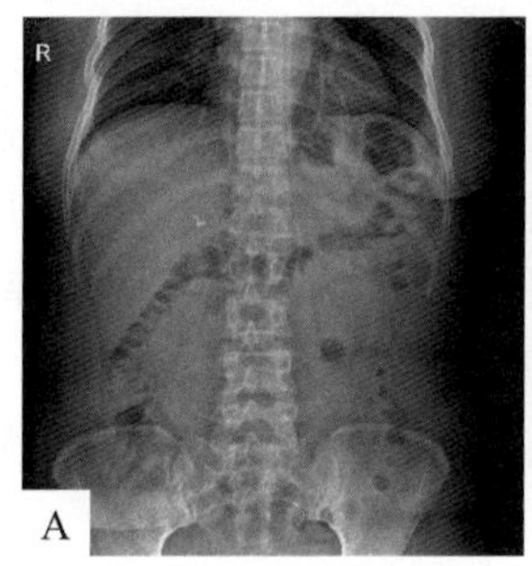

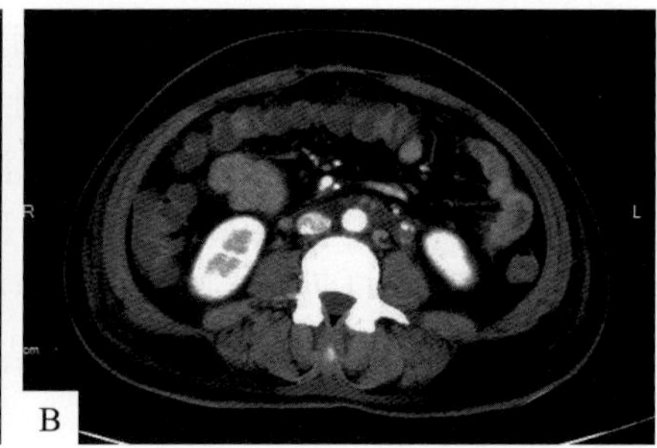

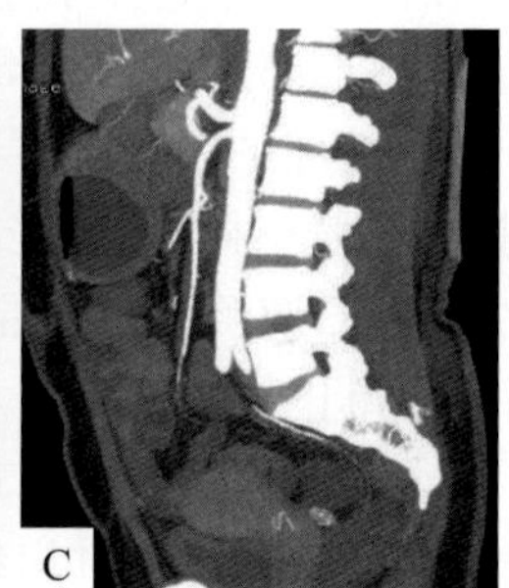

图 42－1　影像学检查图

A. 腹部平片，部分肠管少许积气伴可疑小液平；B、C. 小肠 CT 未见明显异常，腹膜后、双侧腹股沟多发淋巴结肿大

PET/CT：双侧下颌、颈部及锁骨上、纵隔、双侧肺门、双侧腋窝、腹盆腔及腹膜后、双侧腹股沟多发淋巴结显示，直径 0.5～0.9 cm，SUV_{max} 为 1.4～1.9(图 42－2)。全身骨髓腔代谢弥漫性增高，提示骨髓增生活跃。

病例讨论

本例患者为中年女性，因腹痛 2 周入院。表现为腹痛、腹泻、贫血、低蛋白血症，全身多发淋巴结肿大，胃镜提示慢性非萎缩性胃炎，肠镜提示结肠、直肠黏膜充血水肿。

抗感染治疗效果欠佳。血清 IgG、IgG4、IgE 升高，骨穿未见异常浆细胞群，PET/CT 提示多发淋巴结肿大伴代谢增高。请肾脏科、风湿免疫科、血液科会诊，考虑结缔组织病、血液系统恶性肿瘤依据不足，IgG4 相关疾病可能性大，同时予完善腹股沟淋巴结切除活检，5 月 13 日起予甲泼尼龙 40 mg 静脉冲击治疗 3 天，腹痛症状缓解，后调整为泼尼松 20 mg bid 口服。进一步完善淋巴结活检，明确病理诊断。

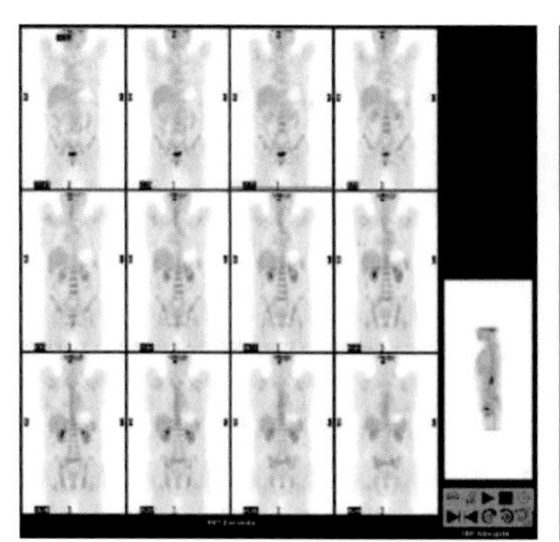
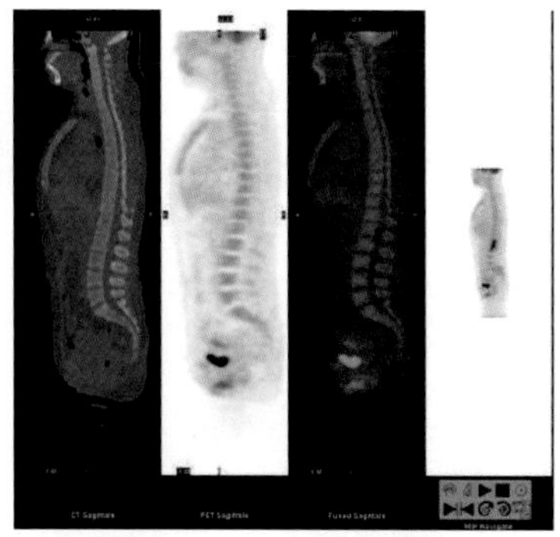
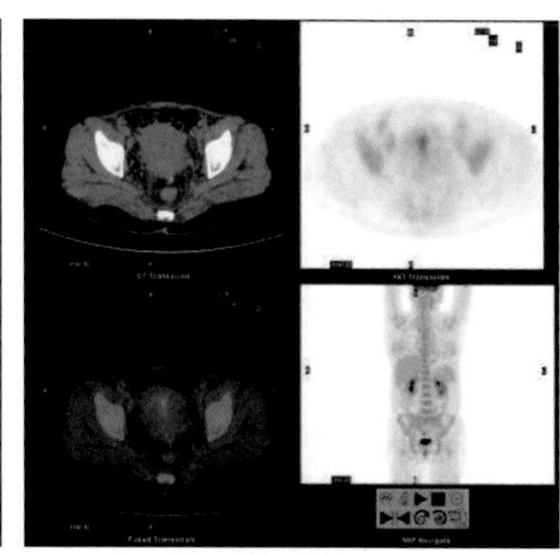

图 42-2 PET/CT 影像

双侧颌下、颈部及锁骨上、纵隔、双肺门、双侧腋窝、腹盆腔及腹膜后、双侧腹股沟多发淋巴结显示，部分代谢轻度增高

后续检查

腹股沟淋巴结穿刺病理：淋巴组织反应性增生，有滤泡形成，副皮质区较宽，免疫组化标记结果未提示肯定的肿瘤性成分存在(图 42-3A)。

2016 年 5 月 19 日淋巴结活检病理：镜下见淋巴结结构尚存在，边缘区淋巴样细胞明显增生，部分为单核样 B 细胞，并植入生发中心，滤泡萎缩。小血管增生，内皮细胞轻度增生。局部淋巴样细胞浸润被膜外。病理诊断为淋巴结边缘区淋巴瘤(图 42-3B～I)。免疫组化示：淋巴样细胞 CD79α(+)，CD20(+)，CD43(+)，Bcl-2(+/-)，Bcl-6(-)，CD5(-)，CD10(-)，κ(-)，λ(+)，Ki-67(5%+)；浆细胞 IgG4>50 个/高倍镜视野，IgG4/IgG=50%；树突细胞 CD21(-)，CD35(-)；余 CD2、CD7、CD10、CD8、CD3、CyclinD1、AE1/AE3 均阴性(图 42-3)。

最后诊断

非霍奇金淋巴瘤(淋巴结边缘区淋巴瘤)，Ⅲa 期，IPI 2 分。

后续治疗

2016 年 7 月 12 日起予 R-CHOP 方案化疗，具体方案为：利妥昔单抗 600 mg D_0，环磷酰胺 1.1 g D_1，脂质体阿霉素 20 mg $D_{1\sim2}$，长春地辛 4 mg D_1，地塞米松 10 mg $D_{1\sim5}$。化疗 2 次后评估病情部分缓解(partial response，PR)，共完成 6 次化疗，其间评估病情稳定(stable disease，SD)，目前维持缓解 3 年余。

诊疗启迪

该患者以腹痛起病，表现为腹部胀痛、腹泻、贫血、低蛋白血症，ESR、CRP 升高，血清 IgG、IgG4、IgE 升高，影像学提示小肠梗阻、全身多发淋巴结肿大，PET/CT 提示淋巴结代谢增高，最初诊断为 IgG4 相关性疾病(IgG4-related disease，IgG4-RD)，最终结合淋巴结活检病理诊断为 IgG4 相关性淋巴结边缘区淋巴瘤。IgG4 相关性淋巴瘤需与 IgG4 相关性疾病鉴别。当临床考虑 IgG4 相关性疾病，但患者伴有多发淋巴结肿大，同时穿刺活检未见肯定异常时，可考虑完善淋巴结活检，排查 IgG4 相关性淋巴瘤。

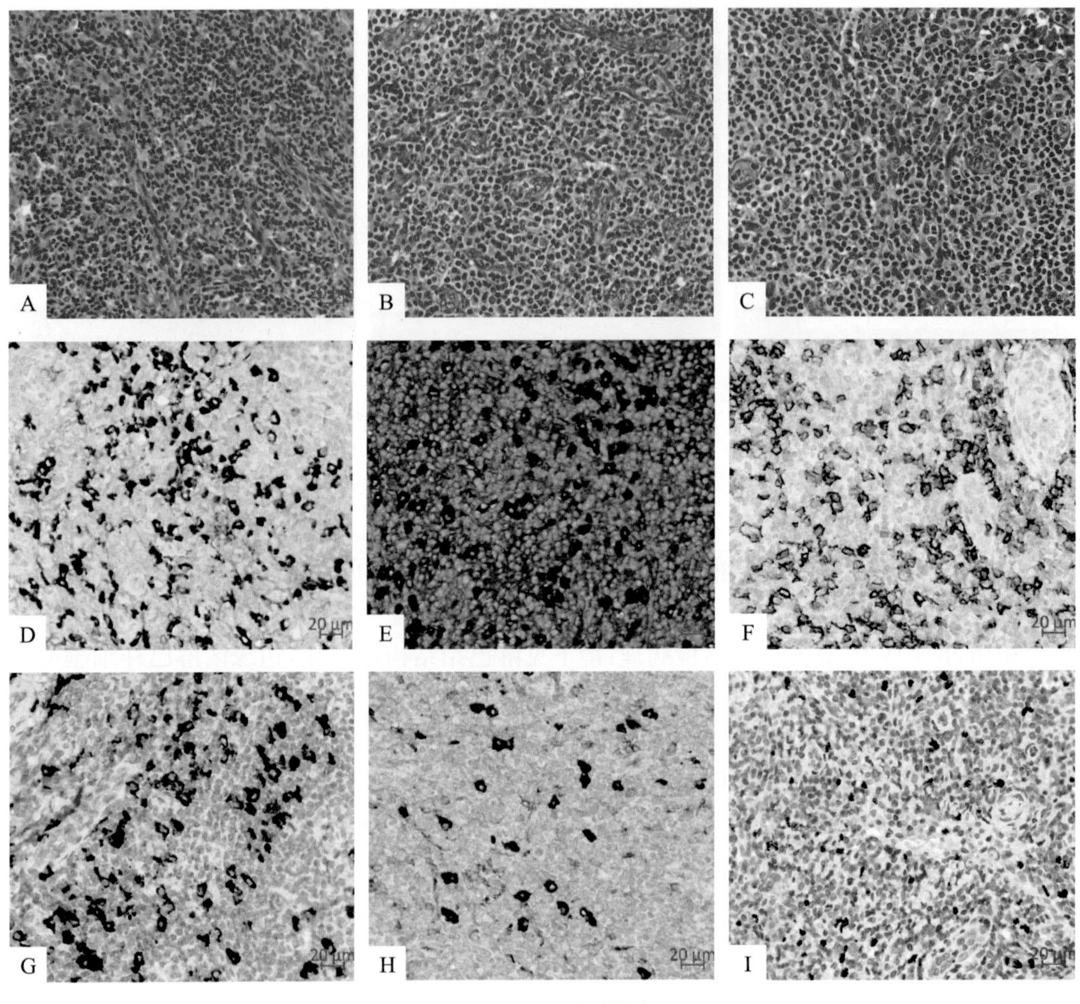

图 42-3　淋巴结活检病理

A. 腹股沟淋巴结穿刺 HE 染色(20×):淋巴组织反应性增生,有滤泡形成,副皮质区较宽;B~I. 腹股沟淋巴结切除活检;B、C. HE(20×):镜下见淋巴结结构尚存在,边缘区淋巴样细胞明显增生,部分为单核样 B 细胞,并植入生发中心,滤泡萎缩,小血管增生,内皮细胞轻度增生,局部淋巴样细胞浸润被膜外;D~I. 免疫组化(20×);D. IgG4(20×);E. IgG(20×);F. CD20(20×); G. κ 链(20×); H. λ 链(20×); I. Ki-67(20×),浆细胞 IgG4>50 个/高倍镜视野,IgG4/IgG=50%,淋巴样细胞 CD20(+), κ(-), λ(+), Ki-67(5%+)

讨论要点

IgG4 相关性淋巴瘤是淋巴瘤中的浆细胞表现为 IgG4 阳性的一类疾病,也称为 IgG4 阳性淋巴瘤,目前定义尚未完全明确。IgG4 相关性淋巴瘤多为黏膜相关淋巴组织淋巴瘤,而淋巴结边缘区淋巴瘤鲜有报道。2008 年日本学者 Sato 首次报道了 1 例 IgG4 阳性的淋巴结边缘区淋巴瘤,患者为 72 岁的老年男性,在长期随访石棉沉着病的过程中,查 CT 提示双侧肾脏肿块,伴腹膜后多发淋巴结肿大,淋巴结活检病理提示滤泡间区中见到大量的浆细胞浸润,这些浆细胞核具有多形性,存在 Russell 小体,免疫组化及免疫荧光共染提示以 IgG4 阳性浆细胞及 λ 轻链为主,部分细胞 CD20 阳性,CD3 阴性,同时伴有血清 IgG4 升高,提出 IgG4 阳性浆细胞可有恶性克隆性特征,而国内尚无相关病例报道。

IgG4相关性疾病(IgG4-RD)是一种免疫介导的炎症伴纤维化的系统性疾病,可累及多个器官,受累脏器可出现肿瘤样病变甚至衰竭。2011年日本风湿病学会提出IgG4-RD的诊断标准:一个或多个器官存在典型的弥漫性或局限性肿大或团块;血清IgG4水平增高(≥1 340 mg/L);病理存在弥漫性浆细胞浸润及纤维化,IgG4阳性浆细胞>10个/高倍镜视野,IgG4+/IgG+浆细胞比值>40%。研究表明,IgG4-RD与淋巴瘤的发生关系密切,淋巴瘤可以发生在IgG4-RD之前或之后,当IgG4-RD累及淋巴结时,常常难以与IgG4相关性淋巴瘤鉴别,容易误诊。

IgG4相关性淋巴瘤与IgG4-RD在临床上可结合患者的临床表现、实验室检查、病理特征及疗效等予以鉴别。临床表现方面,淋巴结边缘区淋巴瘤常常仅累及淋巴结,极少有结外器官受累,而IgG4-RD是一种多系统受累的系统性疾病,可累及多个器官,包括胰腺、肝胆系统、唾液腺(腮腺、颌下腺)、泪腺、腹膜后腔和淋巴结。国内研究表明IgG4-RD最常累及淋巴结,可表现为全身泛发性淋巴结肿大,具有与淋巴瘤类似的特征,然而常见于淋巴瘤患者的B组症状(发热、盗汗、体重下降)、骨和脑实质受累、高钙血症等在IgG4-RD中非常罕见。实验室检查中,IgG4-RD和IgG4相关性淋巴瘤均可伴有血清IgG、IgG4及IgE升高,文献指出血清IgG4升高是诊断IgG4-RD的重要指标,但并不特异。近年来国内外研究表明,外周血单个核细胞中发现单克隆$CD19^{+}CD24^{-}CD38^{hi}$浆母细胞显著升高,可能更有助于IgG4-RD的诊断。

病理活检是诊断IgG4相关性淋巴瘤的关键。IgG4相关性淋巴瘤和IgG4-RD可以累及同一脏器,其病理类型大部分为B细胞淋巴瘤,如滤泡淋巴瘤、结外边缘区淋巴瘤、弥漫大B细胞淋巴瘤,病理上无单克隆性B或T细胞增殖可鉴别IgG4-RD。淋巴瘤可以发生在IgG4-RD之前或之后。研究表明,当淋巴瘤发生于IgG4-RD的慢性炎症基础上时,IgG4阳性的浆细胞作为淋巴瘤的背景存在,并不呈现淋巴瘤特异的单克隆轻链与单克隆重链基因重排的特征。而在IgG4相关性淋巴瘤中,IgG4阳性的浆细胞作为成瘤细胞参与发病,淋巴细胞出现大量IgG4阳性浆细胞分化,并且IgG4阳性细胞的免疫组化特点及生物学标志并不完全符合浆细胞的特征,多呈现κ或λ轻链限制性、单克隆性IGH基因重排或CD138阳性等特征。IgG4-RD累及淋巴结时,席纹状纤维化、闭塞性脉管炎等病理学特征可能并不明显,IgG4阳性浆细胞大于100个/高倍镜视野组织学上高度提示IgG4-RD诊断,而大于50个/高倍镜视野则提示可能是IgG4-RD。本例患者淋巴结病理活检IgG4阳性浆细胞大于50个/高倍镜视野,提示可能为IgG4-RD,但仍需排除其他引起组织IgG4阳性浆细胞浸润的疾病,如恶性肿瘤、结缔组织病等。

治疗方面,激素对于IgG4-RD有效,但约40%的患者可出现糖尿病或使糖尿病加重,利妥昔单抗初始治疗的应答率较高,但持续性缓解极少见,极个别重症、难治性患者可能需要强化的淋巴瘤化疗方案。淋巴结边缘区淋巴瘤是一种非常罕见的B细胞来源的起源于淋巴结边缘区的惰性淋巴瘤,发病率低,预后较差,治疗上推荐参照其他惰性淋巴瘤。而对于IgG4相关性淋巴结边缘区淋巴瘤来说则有待于前瞻性临床研究进一步探索最佳诊疗策略。

本例是国内报道的首例IgG4相关性淋巴结边缘区淋巴瘤。患者临床表现为发热、腹痛、不完全性肠梗阻、全身多发淋巴结肿大,血清IgG、IgG4、IgE水平升高,ESR、CRP明显升高,伴有贫血、低蛋白血症,免疫组化提示浆细胞IgG4>50个/高倍镜视野,IgG4/IgG

=50%。起初考虑为 IgG4-RD，而最终病理诊断为淋巴结边缘区淋巴瘤。对 IgG4 相关性淋巴结边缘区淋巴瘤与 IgG4-RD 最准确的评价是基于全面临床病史、体格检查、相应的实验室、影像学检查及病理组织学特征的。相较于 IgG4 相关性淋巴结边缘区淋巴瘤而言，IgG4-RD 常见多器官受累，发热罕见，血清 IgG4 升高是诊断的重要标准，但并不特异，循环单克隆 $CD19^{+}CD24^{-}CD38^{hi}$ 浆母细胞升高有望辅助 IgG4-RD 的诊断，席纹状纤维化、闭塞性脉管炎、嗜性粒酸细胞浸润等病理特征及激素治疗有效等更支持 IgG4-RD 的诊断。而 IgG4 相关性淋巴结边缘区淋巴瘤极少累及结外器官，可有发热、盗汗、体重下降等症状。当临床怀疑恶性肿瘤而淋巴结穿刺阴性时，建议切取完整淋巴结活检，同时行 IgG4、IgG 染色，有利于发现 IgG4 相关性淋巴瘤。关于 IgG4 相关性淋巴结边缘区淋巴瘤的病因、发病机制、临床特征、诊断和治疗等仍有待于更多前瞻性随机对照研究进一步阐明。

病例提供单位：上海交通大学医学院附属瑞金医院消化科
整理：白娅娅，姚玮艳
述评：王立夫

参考文献

[1] TAN CL, ONG YK, TAN SY, et al. IgG4-positive extranodal marginal zone lymphoma arising in Hashimoto's thyroiditis: clinicopathological and cytogenetic features of a hitherto undescribed condition [J]. Histopathology, 2016,68(6):931-937.

[2] SATO Y, TAKATA K, ICHIMURA K, et al. IgG4-producing marginal zone B-cell lymphoma [J]. Int J Hematol, 2008,88(4):428-433.

[3] 张盼盼，赵继志，王木，等. IgG4 相关性疾病 346 例临床特征分析[J]. 中华内科杂志，2017,56(9):644-649.

[4] UMEHARA H, OKAZAKI K, MASAKI Y, et al. Comprehensive diagnostic criteria for IgG4-related disease (IgG4-RD), 2011[J]. Mod Rheumatol, 2012,22(1):21-30.

[5] MITSUI T, YOKOHAMA A, KOISO H, et al. Development of IgG4-related disease 10 years after chemotherapy for diffuse large B cell lymphoma and longstanding bronchial asthma [J]. Int J Hematol, 2013,98(1):122-128.

[6] KOBAYASHI Y. JSH practical guidelines for hematological malignancies, 2018: II. Lymphoma-2. Marginal zone lymphoma (MALT lymphoma/extranodal marginal zone lymphoma of mucosa-associated lymphoid tissue and splenic marginal zone lymphoma)[J]. Int J Hematol, 2019,110(4):393-405.

[7] CHEN LYC, MATTMAN A, SEIDMAN MA, et al. IgG4-related disease: what a hematologist needs to know [J]. Haematologica, 2019,104(3):444-455.

[8] CARRUTHERS MN, KHOSROSHAHI A, AUGUSTIN T, et al. The diagnostic utility of serum IgG4 concentrations in IgG4-related disease [J]. Ann Rheum Dis, 2015,74(1):14-18.

[9] LIN W, ZHANG P, CHEN H, et al. Circulating plasma blasts/plasma cells: a potential biomarker for IgG4-related disease [J]. Arthritis Res Ther, 2017,19(1):25.

[10] 袁轶群，张锐. 免疫球蛋白 G4 相关性疾病与恶性肿瘤[J]. 中华临床免疫和变态反应杂志，2017,

11(3):285－290.
[11] DESHPANDE V, ZEN Y, CHAN JK, et al. Consensus statement on the pathology of IgG4-related disease [J]. Mod Pathol, 2012,25(9):1181－1192.
[12] THIEBLEMONT C, MOLINA T, DAVI F. Optimizing therapy for nodal marginal zone lymphoma [J]. Blood, 2016,127(17):2064－2071.

病例43 导致反复发热、恶心、呕吐的元凶？

主诉

头痛、发热 2 年，腹痛伴恶心、呕吐 6 个月余。

病史摘要

患者，男性，52 岁，2 年前无明显诱因下出现持续性头痛伴间歇性发热，发热较规律，每个月 1～2 次，体温最高达 39℃，抗感染治疗 2 日后恢复。至浙江某三甲医院就诊，排除感染性疾病，查垂体 MRI、激素后诊断为：淋巴细胞性垂体炎，继发性肾上腺皮质功能减退。予以甲泼尼龙冲击治疗，头疼迅速缓解，后改用甲泼尼龙片 60 mg/d 口服并出院，发热仍存在，规律同前。患者 6 个月余前在小剂量激素（甲泼尼龙 4 mg/d）替代治疗下出现上腹部疼痛、恶心、呕吐伴发热。先后 2 次入住浙江某三甲医院。查血炎症指标升高，垂体 MRI 与前相仿，甲状腺功能及性激素均在正常范围。先后多次行胃镜检查，提示十二指肠球部炎症伴狭窄表现，病理均提示黏膜慢性炎。曾行胸部增强 CT：两肺多发斑片状、结节状模糊影，考虑炎症，前纵隔结节。曾行肺穿刺，病理示：局灶机化性肺炎。经禁食、肠内外营养、抑酸、抗感染、激素冲击治疗后，幽门梗阻、发热曾一度缓解，予以流质饮食，于 2014 年 3 月 20 日出院。出院 2 个月后患者再次出现呕吐，饮食、进水后均呕吐，当时无发热、头痛。再次入住当地医院，予以氢化可的松冲击治疗后，患者幽门梗阻症状无缓解，故于 2014 年 5 月 23 日转入我科。发病来，患者精神尚可，体重减轻 15 kg，二便正常，夜眠可。

既往史：患者 35 岁起即有反复的假性毛囊炎、痤疮样结节等。患者 8 年前戒烟后反复出现痛性口腔溃疡，每年发作 10 次左右，近 2 年激素治疗后，发作次数减少，每年发作约 3 次。5 年前有肛瘘史，手术后好转，未再复发。余既往史无特殊。

入院前辅助检查

1. 内镜检查

该患者入院前曾多次于当地医院行胃镜检查。2013 年 11 月 18 日胃镜检查示：十二指肠球部炎症伴狭窄，降部正常。病理：慢性轻度浅表性炎（图 43－1）。

2013 年 12 月 11 日胃镜检查示：十二指肠球降交界处占位伴球腔炎症及狭窄。病理：十二指肠球部黏膜慢性活动性炎，伴溃疡形成，局部淋巴细胞聚集（图 43－2）。

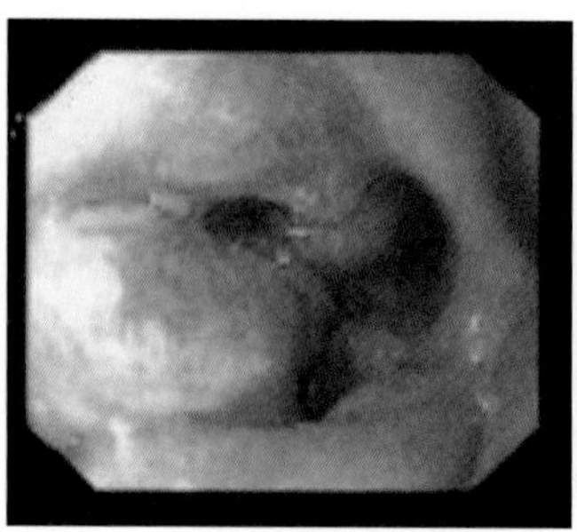
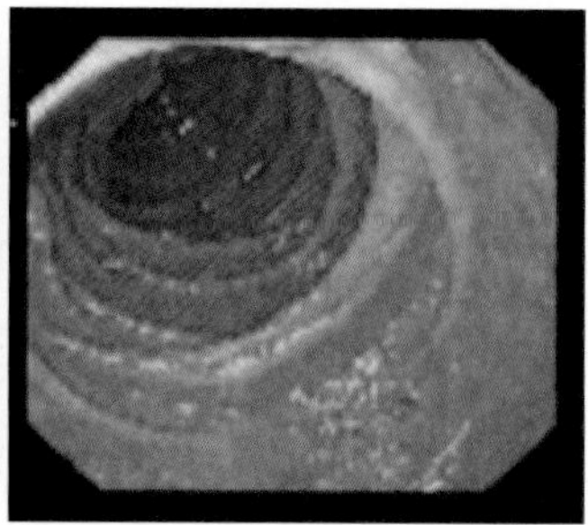

图 43-1　2013 年 11 月 18 日胃镜图

A. 十二指肠球部；B. 十二指肠降部

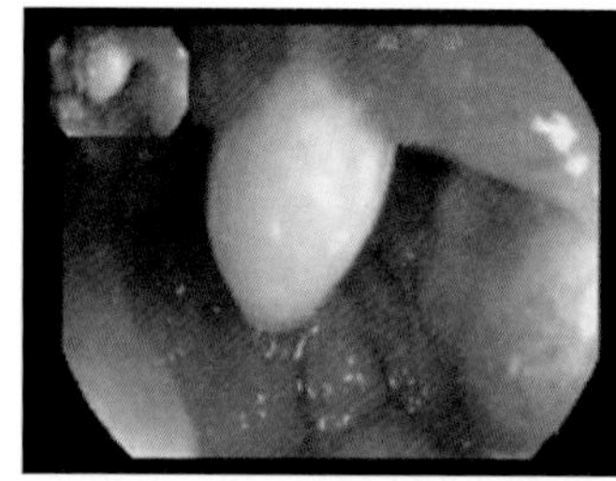
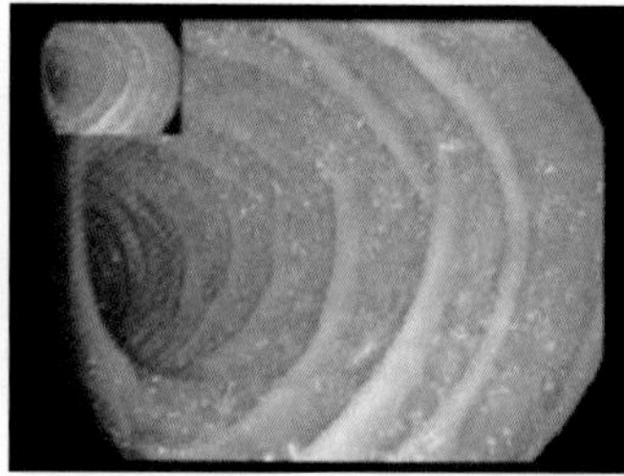
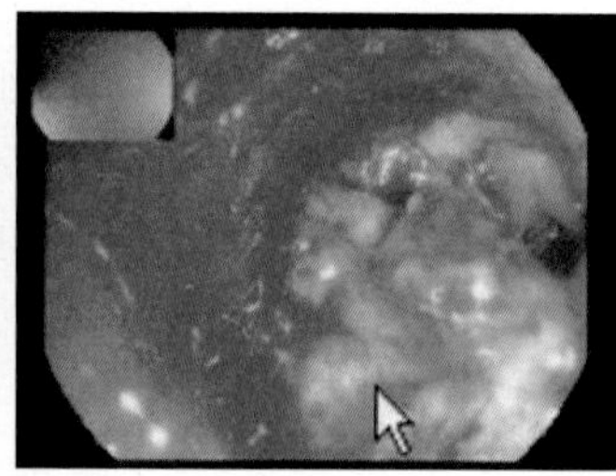

图 43-2　2013 年 12 月 11 日胃镜图

A. 十二指肠球部；B. 十二指肠降部；C. 十二指肠球降交界处

2014 年 2 月 6 日胃镜检查示：十二指肠球部狭窄，胃镜无法通过。病理：十二指肠黏膜慢性炎，局部活动性(图 43-3)。

2014 年 3 月 10 日胃镜检查示：十二指肠球部黏膜充血水肿伴球腔狭窄。病理：慢性活动性炎(图 43-4)。

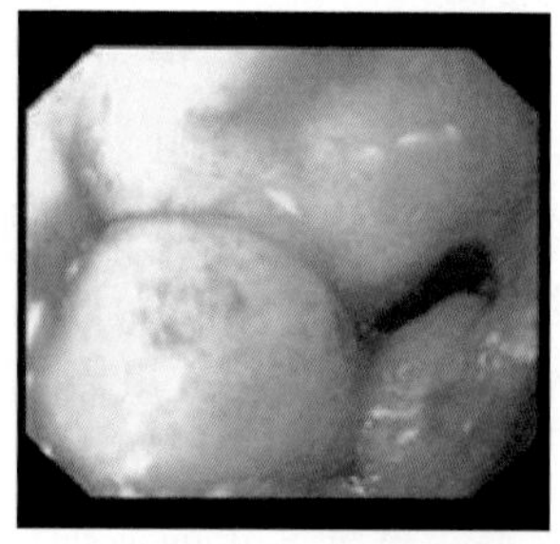

图 43-3　2014 年 2 月 6 日胃镜图(十二指肠球部)

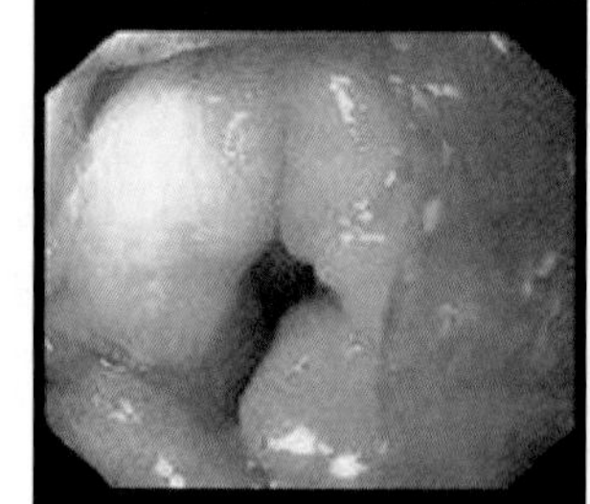
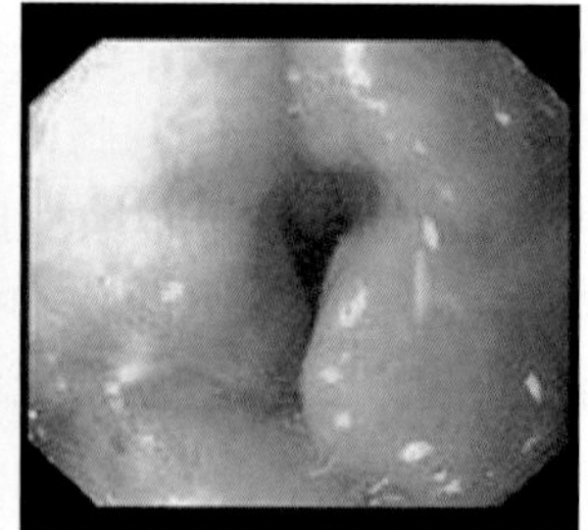

图 43-4　2014 年 3 月 10 日胃镜图(十二指肠球部)

2014 年 1 月 7 日于当地医院行超声胃镜检查：十二指肠球部黏膜层明显增厚，6～8 mm，与黏膜下层分界不清。病理：十二指肠球部慢性活动性炎、糜烂，局部胃黏膜液细胞化生(图 43-5)。

2014 年 2 月 12 日于当地医院行肠镜检查：回肠末端孤立性溃疡。病理：慢性炎症(图 43-6)。

2. 影像学检查

2013 年 12 月 31 日胰腺增强 MRI 示：胰腺未见明显异常，胃窦、幽门、十二指肠球部壁

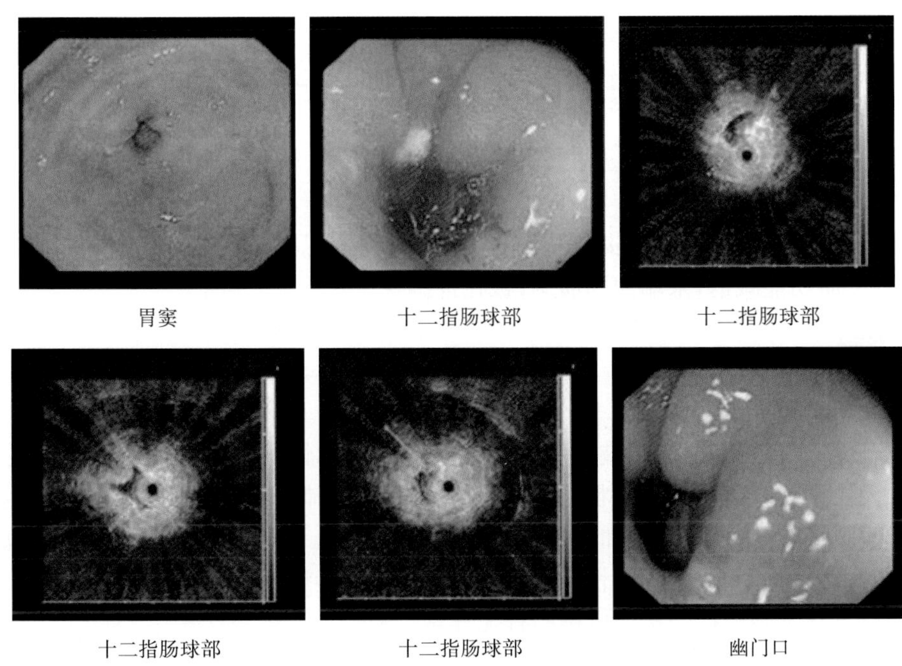

图 43-5 2014 年 1 月 7 日超声胃镜图

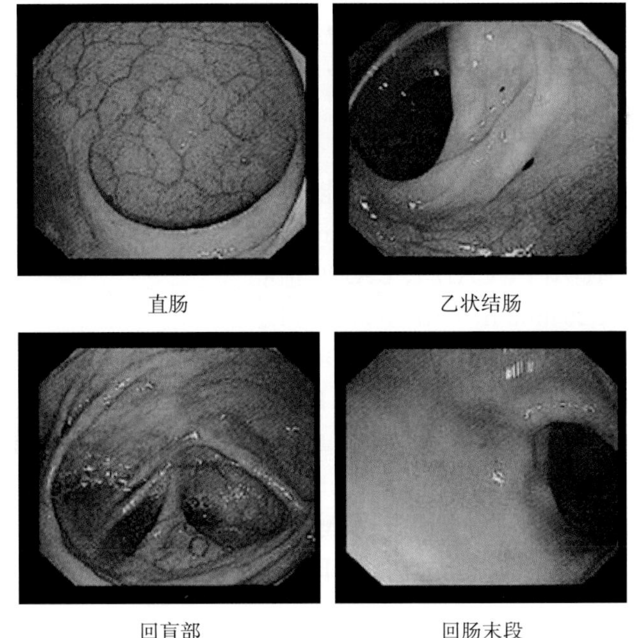

图 43-6 2014 年 2 月 12 日肠镜图

增厚强化明显，考虑炎症。

2014 年 1 月 10 日小肠 MRI 示：胃窦、幽门、十二指肠球部壁增厚强化。

2014 年 3 月 19 日上腹部 MRI 示：十二指肠球部及降部肠壁增厚强化伴球部溃疡改变，首先考虑炎症病变，较前次片稍改善。

2014 年 3 月 18 日胸部增强 CT 示：两肺多发斑片状、结节状模糊影，考虑炎症，前纵隔结节，残存胸腺组织或肿大淋巴结可能。曾行肺穿刺，病理：局灶机化性肺炎。

3. 其他检查

2013 年 12 月 18 日骨穿：未见明显异常。

初步诊断

幽门不全梗阻，十二指肠球炎伴狭窄(淋巴瘤？克罗恩病？白塞病？)；淋巴细胞性垂体炎；肾上腺皮质功能减退；末端回肠溃疡；机化性肺炎。

入院查体

T 37.2℃，P 76 次/分，R 17 次/分，BP 80/60 mmHg。神清，精神欠佳，步入病房，体态正常，全身皮肤、巩膜无黄染，下肢膝关节以下伸侧有对称性的结节性红斑。全身浅表淋巴结未及肿大。颈软，气管居中，甲状腺不大，胸廓对称，双肺呼吸音清。心率 76 次/分，心律齐，无杂音，腹平软，未及胃肠型和蠕动波，无压痛、反跳痛。肝脾肋下未及，未触及包块。肠鸣音 3～4 次/分，移动性浊音(阴性)。生殖器表面未见溃疡，肛周未见瘘管开口，未见脓性分泌物。双下肢不肿。神经系统体格检查无异常。

入院后辅助检查

血常规：WBC 4.7×10^9/L，N% 32.1%，Hb 87 g/L，PLT 130×10^9/L。

尿粪常规：酮体(＋)，尿胆原阳性(＋＋)，余尿粪常规、OB 试验正常，粪培养阴性，艰难梭菌(－)。

肝肾功能、电解质：AKP 218 IU/L，GGT 201 IU/L，TB 38.3 μmol/L，Alb 27 g/L，K^+ 2.6 mmol/L，Ca^{2+} 1.87 mmol/L，余肝肾功能、电解质、血糖正常。

凝血功能：Fg 3.7 g/L，D-二聚体 0.77 mg/L。

肿瘤标志物：CEA、AFP、CA125、CA199 正常。

ESR、CRP：ESR 26 mm/h，CRP 48.5 mg/L。

T-SPOT：阴性。

传染性疾病：HIV、RPR、HBV、HCV、HAV、HEV 均阴性。

免疫指标：IgG 528 mg/dL，IgA、IgE、IgM、IgG4、类风湿因子、抗链球菌溶血素 O、循环免疫复合物、ANA、SMA、ANCA 均阴性。

激素水平：尿皮质激素水平正常，血皮质醇节律存在；性激素及甲状腺功能正常。

炎症反应评估：铁蛋白及尿 β-微球蛋白正常，血 β-微球蛋白 2 426 ng/mL，ESR、LDH 轻度升高。

针刺试验：阳性。

胸部 CT：两肺多发斑片状、结节状模糊影。

胃镜：十二指肠球部狭窄。肠镜及小肠 MRI 未见其他特异发现。

垂体 MRI：T1WI 垂体高信号消失，垂体柄略向左偏移。

PET/CT：右肺下叶上段脊柱旁高代谢结节，考虑恶性病变可能(神经内分泌肿瘤可能)；纵隔多发淋巴结代谢增高，双肺多发小结节，转移性病变不能除外；左颌下皮下小结节，代谢增高；十二指肠降段肠壁增厚，代谢增高；T_{11} 及 L_4 椎体代谢增高，首先考虑退行性改变，转移性病变待排。

胃癌术前分期增强CT：胃幽门、十二指肠降段及壶腹部增厚伴异常强化，局部肠腔狭窄，首先考虑炎性病变；肝内胆管轻度扩张；脾大。

CT引导下经皮腹腔十二指肠病灶穿刺活检术病理结果：平滑肌组织及增生的炎性肉芽组织，未见肿瘤性病变；十二指肠壁组织，黏膜腺体上皮细胞及平滑肌细胞无异型，间质大量淋巴细胞、浆细胞及中性粒细胞浸润，局部炎性肉芽组织增生。未见肿瘤性病变。

血、尿κ轻链/λ轻链，血清、尿免疫固定电泳，淋巴细胞亚群流式细胞学检测及骨髓检查、穿刺病理结果均无淋巴瘤相关依据。

入院后对症治疗

(1) 继续禁食，胃肠减压，肠外营养支持治疗，纠正低蛋白血症，维持水电解质平衡。入院第6天起补充肠内营养。

(2) 抑酸治疗：静脉质子泵抑制剂治疗第5天起一般情况有所恢复，予以少量饮水。第6天予以流质饮食，患者无腹胀、呕吐等，故拔除胃管，并改为兰索拉唑口崩片30 mg qd含服。

(3) 保肝治疗。

病例讨论

患者为52岁男性，慢性病程，反复加重。患者8年前起反复口腔溃疡。5年前有肛瘘史，术后无复发。因头疼、发热2年就诊，外院诊断淋巴细胞性垂体炎，激素治疗后头疼缓解。6个月余前出现顽固性幽门梗阻，内镜检查提示十二指肠球部炎症伴狭窄，在外院经禁食、肠内外营养、抑酸、抗感染、激素冲击等治疗后，幽门梗阻、发热曾一度缓解，之后在小剂量激素维持下幽门梗阻再次复发，故转入我院进一步治疗。该患者幽门梗阻、十二指肠球部病变、反复发热原因待查，我们首先针对病史查体，完善辅助检查，请内分泌、血液科等相关专科会诊，同时对症治疗，根据会诊及检查结果拟订下一步诊治方案。完善相关实验室检查示：CRP、ESR、AKP、GGT升高，IgG4及其他免疫指标、肿瘤指标、T-SPOT阴性。完善胸部CT示：两肺多发斑片状、结节状模糊影。胃镜检查示：十二指肠球部狭窄。肠镜及小肠MRI未见其他特异发现；针刺实验阳性；垂体评估正常；PET提示多部位结节灶，代谢增高；胃癌术前分期增强CT提示炎症性病变。十二指肠病灶穿刺病理结果提示：免疫反应及炎症反应明显。血液科相关检查结果均无诊断淋巴瘤相关依据。从患者辅助检查结果分析，首先排除消化性溃疡、恶性肿瘤可能。CT及十二指肠病灶穿刺活检结果提示十二指肠球部存在炎症。结合该患者病情累及多器官，有肛瘘和反复口腔溃疡病史，白塞病、克罗恩病及其他免疫相关疾病需进一步鉴别诊断。

后续治疗及转归

患者入院保守治疗3周后再次出现恶心呕吐，无法进食。因幽门梗阻时间较长，内科保守治疗后仍无明显缓解，请外科会诊，考虑有手术指征。但目前未见恶性病灶依据，行大范围根治术风险极大，而患者存在皮质功能不全，手术风险进一步增大，术后伤口愈合不良、胆、胰瘘风险增加，与家属沟通商议后，决定行转流手术。

术中可及胃幽门部肿块，直径约3 cm×3 cm，质硬，与胰头致密粘连，周围组织水肿。胃周未触及明显肿大的淋巴结。与家属沟通后决定行胃空肠吻合术+空肠造瘘术。术后恶心呕吐症状缓解，体温正常，予以出院，出院时继续氢化可的松 25 mg qd 激素替代治疗。

最后诊断

幽门不全梗阻，十二指肠球部炎症伴狭窄（白塞病可能，克罗恩病待排）；淋巴细胞性垂体炎；肾上腺皮质功能减退；末端回肠溃疡；肺部阴影。

诊疗启迪

结合患者病情：基础诊断为淋巴细胞性垂体炎；同时伴有胸部、纵隔多发结节，病理提示机化性肺炎；伴有十二指肠球部占位，病理提示大量淋巴细胞、浆细胞及中性粒细胞浸润，局部炎性肉芽组织增生；全身多器官累及，首先考虑血管炎（白塞病），不能排除克罗恩病，故先予以小剂量激素替代治疗，出院观察随访，再进一步诊治。

专家点评

累及十二指肠球部的免疫系统疾病有时较难鉴别，而累及消化道的白塞病有时与克罗恩病鉴别困难。白塞病可累及多脏器，也可累及消化道，每一系统受累的发生率约10%。临床上同时伴幽门梗阻少见。十二指肠克罗恩病的发病率仅占克罗恩病的0.5%～4%，其溃疡与普通胃十二指肠溃疡在胃镜下难以鉴别，常需深活检才可确诊，因此容易漏诊、误诊。故对于胃或十二指肠溃疡，特别是伴有幽门梗阻的患者，常规抗溃疡治疗症状改善不良时，要考虑胃或(和)十二指肠克罗恩病的可能，需于溃疡处取深活检。质子泵抑制剂抗溃疡治疗短期内可缓解幽门水肿，改善梗阻症状，而对于反复溃疡、顽固性幽门水肿者，还需要针对疾病本身治疗，必要时外科介入。虽鉴别诊断困难，但治疗原则相似，故可以边治疗，边随访，边诊断。

白塞病的诊断标准如下。

(1) 反复口腔溃疡：由医师观察到或患者诉说有阿弗他溃疡，1 年内反复发作 3 次。

(2) 反复生殖器溃疡：医师观察到或患者诉说生殖器有阿弗他溃疡或瘢痕，尤其是男性。

(3) 眼病变：前和(或)后葡萄膜炎、裂隙灯检查时见玻璃体内有细胞，视网膜血管炎。

(4) 皮肤病变：结节性红斑病变、假性毛囊炎、脓性丘疹、痤疮样结节（在青春期后非服糖皮质激素而出现者）。

(5) 针刺试验阳性：以无菌 20 号或更小针头斜行刺入皮内，经 24～48 h 后由医师看结果判定。

凡有反复口腔溃疡并伴有其余 4 项中 2 项以上者，可诊断白塞病。该患者反复口腔溃疡、皮肤结节、针刺试验阳性、上消化道累及、机化性肺炎等表现支持白塞病的诊断。眼部及生殖器并无异常，不符合白塞病的诊断标准。该病伴发肺部损害较少见，约5%罹患白塞病的患者出现肺部病变，一般表现为两侧肺部弥漫性炎症及斑片状渗出影。多个已发表的病例报道均提示幽门梗阻可能为白塞病的伴发症状之一，幽门环高度水肿肥厚，继而发生幽门狭窄，并最终导致幽门梗阻的发生。在这些病例报道中，患者最后均予以外科手术治疗，术后梗阻症状解除，与本例患者疾病转归相似。

克罗恩病病变为节段性肠炎，可累及从口腔到肛门整个消化道的一段，或可同时侵犯若干段，常伴有肛瘘。克罗恩病病例中罕见胃、十二指肠或食管受累，而单纯累及胃或十二指肠的则更为罕见，文献报道发生率为0.5%～4%。单纯累及十二指肠者仅占1%～2%，故单纯累及胃或(和)十二指肠的克罗恩病在临床病例中极易漏诊或误诊。该患者存在发热伴上腹部疼痛，伴有恶心、呕吐，有瘘管史，有反复口腔溃疡、机化性肺炎等肠外表现。实验室检查结果中WBC、N%、CRP、ESR升高。胃镜检查示：十二指肠球部炎症伴狭窄。EUS示：十二指肠球部黏膜增厚，与黏膜下层分界不清。以上结果与克罗恩病的诊断相符。但该患者还合并淋巴细胞性垂体炎，多器官和组织慢性炎症及纤维化过程导致弥漫性肿大，这些与克罗恩病的诊断不符。

目前文献中尚未见到关于IgG4相关性疾病合并幽门梗阻的病例报道。该患者血象表现为CRP、ESR升高，结合患者淋巴细胞性垂体炎病史，多器官和组织由于慢性炎症及纤维化过程导致弥漫性肿大，需要考虑IgG4相关性疾病。但该患者IgG4阴性，肺穿刺及胃镜活检组织中IgG4抗体均阴性，又排除了IgG4相关性疾病的诊断。

病例提供单位：上海交通大学医学院附属瑞金医院消化科
整理：何相宜，赵晔
述评：孙蕴伟

参考文献

[1] 闫秀娥，周丽雅，林三仁，等. 累及消化道的白塞病临床表现及其消化内镜下特征分析[J]. 中华消化内镜杂志，2019;28(9)，516-518.

[2] LEE CR, KIM WH, CHO YS, et al. Colonoscopic findings in intestinal Behcet' disease [J]. Inflamm Bowel Dis, 2001,7(3):243-249.

[3] 中华医学会风湿病学分会. 白塞病诊治指南(草案)[J]. 中华风湿病学杂志，2003,7(12):762-764.

[4] YUNG K, UVIEDO J, FARRAYE FA, et al. Ampullary stenosis with biliary obstruction in duodenal Crohn's disease: a case report and review of the literature [J]. Dig Dis Sci, 2005,50(6):1118-1121.

[5] 高敏，李莉，黄丽娟，等. 胃十二指肠克罗恩病二例[J]. 中华消化内科杂志，2009,48(5):419-420.

病例44 以恶心呕吐为主要症状的希恩综合征1例

主诉

反复中上腹疼痛伴恶心、呕吐7年，再发半个月。

病史摘要

患者，女，57 岁，7 年前起无明显诱因下出现中上腹疼痛伴明显乏力、食欲缺乏，并出现恶心、呕吐、精神萎靡等症状，无胸闷心慌，无反酸、烧心，无嗳气，无头痛、头晕。患者至当地医院就诊，查血压偏低(具体不详)，低血钠(未见报告)，诊断为“急性胃炎”，对症支持治疗后好转出院。患者于 4 年前、2 年前、1 年前、4 个月前均再次出现上述症状，当地医院多次行胃镜检查，提示慢性浅表性胃炎，肠镜检查未见明显异常。予以对症治疗后好转出院。患者半月前再次出现上述症状，并伴有高热，体温最高 39℃，无寒战，无咳嗽、咳痰，无尿频、尿急，尿量可，大便正常，遂入我科。

患者否认高血压、糖尿病、冠心病等重大器官疾病史，否认家族肿瘤等病史。月经史：52 岁绝经。

入院查体

T 39.0℃，P 55 次/分，R 18 次/分，BP 70/40 mmHg。推入病房，消瘦面容，眉毛稀疏，皮肤干燥，精神略淡漠、反应迟钝。腹软，全腹无压痛，无反跳痛，肝脾肋下未及。Murphy 征阴性，无肝区叩击痛，移动性浊音阴性，双下肢无水肿。BMI：16 kg/m^2。

初步诊断

慢性胃炎。

辅助检查

血常规：WBC 2.49×10^9/L，N% 39.8%，RBC 3.37×10^{12}/L，Hb 98 g/L。

生化：葡萄糖 3.71 mmol/L，Na^+ 117 mmol/L，Cl^- 93 mmol/L，Ca^{2+} 1.90 mmol/L，P 0.61 mmol/L，K^+、肝肾功能正常，淀粉酶正常。

尿常规、粪常规正常，粪便 OB 试验(—)。

肿瘤指标：CA199 60.80 U/mL，AFP、CEA 和 CA125 均无异常。

ESR 52 mm/h，CRP 5.09 mg/dL。免疫指标正常，T-SPOT 阴性。HBV、HCV、HIV 及 RPR 均阴性。

胸部 CT 增强：两肺感染，纵隔内多发小淋巴结显示，两肺尖部胸膜增厚粘连。

上腹部 CT 增强：慢性胆囊炎，囊内强化小结节，息肉可能，右肾结石。

盆腔 CT 增强：膀胱后壁毛糙。

心电图窦性心动过缓，心率 55 次/分。

胃镜：慢性萎缩性胃炎(图 44-1)。

病例讨论

患者为 57 岁女性，出现反复中上腹疼痛伴恶心、呕吐 7 年，再发半月。病程长，消瘦明显，有反复消化道症状伴明显乏力。此次入院再次出现上腹痛伴恶心、呕吐等消化道症状，且有高热、低血压、慢心率。实验室检查提示低血钠等电解质紊乱，影像学及胃镜均未发现明显相关的急腹症或器质性疾病。

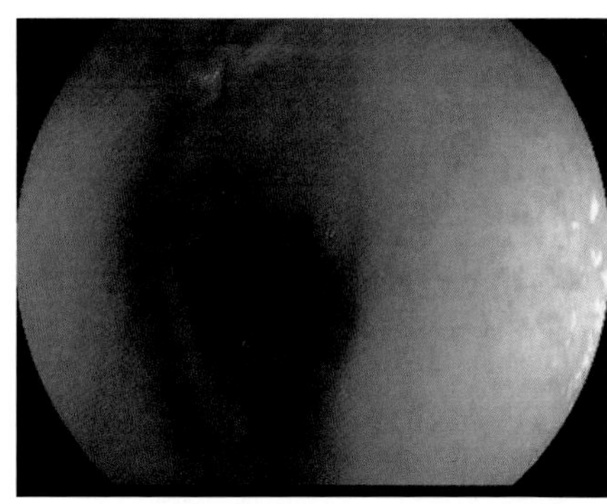
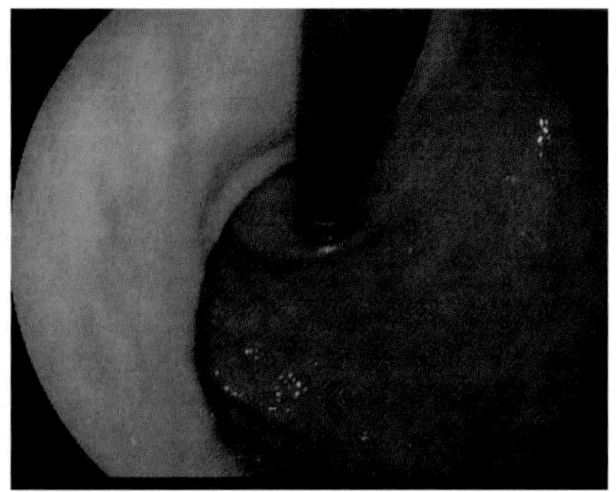

图 44-1 胃镜图

引起恶心、呕吐的病因很广泛，包括多方面因素，几乎涉及各个系统。

1. 感染

如病毒性急性胃肠炎、细菌性急性胃肠炎、急性病毒性肝炎、阑尾炎、胆囊炎、腹膜炎、急性输卵管、盆腔炎等。急性胃肠炎一般较少引起高热，且多为急性病程，呈自限性。患者肝炎病毒及肝功能均正常，故急性病毒性肝炎亦不支持。患者影像学检查均未提示有其他腹部或者胸部等明显感染灶存在。

2. 腹腔其他脏器疾病

(1) 脏器疼痛：如胰腺炎、胆石症、肾结石、肠缺血、卵巢囊肿蒂扭转，患者各项辅助检查均未见相关阳性发现，故暂可排除。

(2) 胃肠道梗阻：患者排便正常，无腹部膨隆，查体无振水音，胃肠镜及腹部 CT 未见消化道梗阻征象，故不支持。

3. 内分泌代谢性疾病

如低钠血症、代谢性酸中毒、营养不良、维生素缺乏症、糖尿病酸中毒、甲状腺功能亢进、甲状腺功能低下、甲状旁腺功能亢进症、垂体功能低下、肾上腺功能低下、各种内分泌危象、尿毒症等。患者存在消瘦，反复低钠血症，却不伴低血钾，提示内分泌系统疾病不能除外。

回顾病史，患者为中年女性，老年面容，身材消瘦，反复消化道症状伴乏力，精神淡漠，反应迟钝，测血压偏低，心率偏慢，实验室检查示：白细胞及红细胞减少，低钠、低血糖，影像学及内镜未见明显急腹症及器质性疾病。存在促性腺激素分泌不足、促甲状腺激素分泌不足、促肾上腺皮质激素分泌不足等相关临床表现，故首先考虑垂体前叶功能低下可能。

至此，我们再次询问病史，患者 25 年前曾有产后(经产妇)大出血史(具体出血量不详)。产后无乳汁分泌，后一直精神较淡漠、不喜活动、反应偏迟钝，皮肤干燥粗糙，食欲缺乏，体重下降。至此，诊断已明朗，首先考虑希恩综合征，消化道肿瘤待排。

完善实验室检查：垂体血皮质醇 2.18 μg/dL(6.7～22.6 μg/dL)，尿游离皮质醇 13.32 μg/24 小时尿(21～111 μg/24 小时尿)，ACTH 22.07 pg/mL(12～78 pg/mL)；FT_3 3.41 pmol/L，FT_4 8.68 pmol/L，TSH 4.872 8 μIU/mL；FSH 5.17 mIU/mL，雌二醇＜10 pg/mL。提示垂体前叶激素分泌水平明显降低。垂体增强 MRI 示：空蝶鞍(图 44-2)。

结合以上病史，尤其是既往有产后大出血病史，首先考虑诊断为希恩综合征(产后垂体机能不全综合征)，肺部感染。

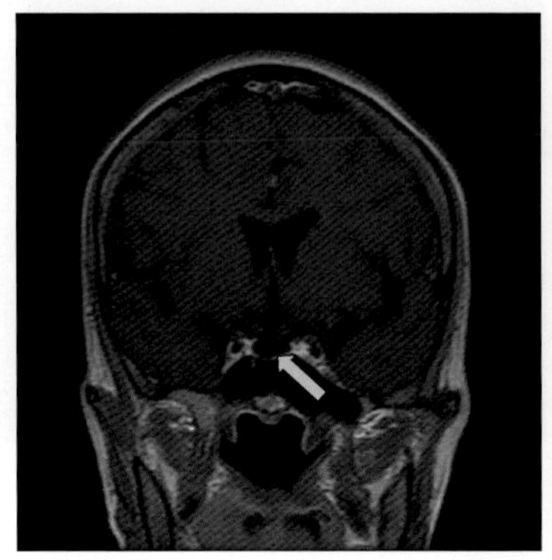
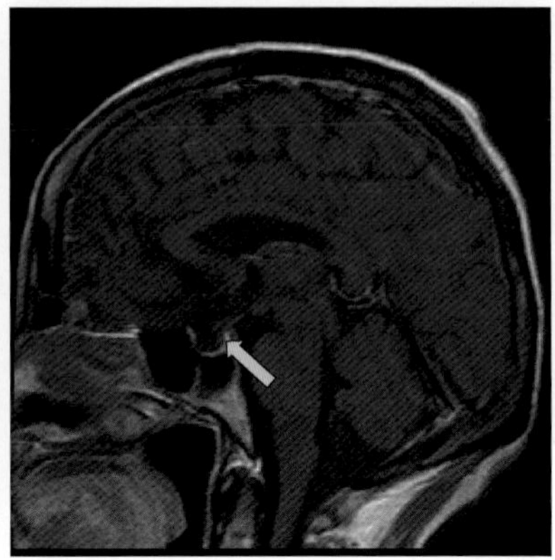

图 44-2　垂体增强 MRI 提示空蝶鞍

后续诊治经过

予醋酸可的松替代治疗(6:00 25 mg，16:00 12.5 mg)。治疗次日测血压 110/70 mmHg，体温正常，查血糖 4.79 mmol/L，K^+ 3.63 mmol/L，Na^+ 126 mmol/L，Cl^- 97 mmol/L，Ca^{2+} 2.11 mmol/L，P 0.89 mmol/L。患者精神明显恢复，反应较前灵敏，无腹痛，无恶心、呕吐，胃纳恢复，无不适主诉。

治疗第 3 日予醋酸可的松替代治疗(6:00 18.75 mg，16:00 6.25 mg)。治疗第 4 日查血糖 4.41 mmol/L，K^+ 2.93 mmol/L，Na^+ 140 mmol/L，Cl^- 106 mmol/L，Ca^{2+} 2.14 mmol/L，P 0.47 mmol/L。患者精神佳，反应灵敏，胃纳佳，无不适主诉。

诊疗启迪

希恩综合征是一百多年前由希恩(Sheehan)发现的一种综合征，当产后发生大出血，休克时间过长，就可造成脑垂体前叶功能减退的后遗症，表现为消瘦、乏力、脱发、畏寒、闭经、乳房萎缩等，严重者可致死亡。

1. 主要症状

①有原发病因可查；②促性腺激素和催乳素分泌不足症状；③促甲状腺激素不足症状；④促肾上腺皮质激素不足症状；⑤垂体危象。

2. 实验室检查

(1) 垂体激素检测：GH、FSH、LH、ACTH、PRL 降低。

(2) 甲状腺激素检测：TT_3、TT_4、T_3、T_4、TSH 减低。

(3) 肾上腺激素检测：血皮质醇、尿皮质醇下降，空腹血糖降低。

(4) 性激素检测：雌激素、孕激素、睾酮均降低。

(5) 血常规：常有血红蛋白、红细胞减少，血细胞比容下降。

(6) 免疫学检测：至今未证实希恩综合征的发生与自身免疫有关。

3. 影像学检查

超声检测可见子宫萎缩，卵巢变小。MRI 显示 83%的患者虽然垂体影像可辨，但其密度显著减低，甚至在蝶鞍区显示空腔回声，称为“空蝶鞍”。

4. 治疗方案

(1) 一般治疗:注意休息、保暖,给予高热量、高蛋白、高维生素饮食。

(2) 病因治疗:如肿瘤,考虑手术。

(3) 激素替代治疗。

(4) 对症、支持治疗。

(5) 确诊后以激素替代治疗为主,“缺什么,补什么”,剂量按病情轻重而调整。垂体危象需祛除诱因,进行急救处理,补充所缺激素及加强对症支持治疗,禁用各种镇静、安眠、麻醉药。

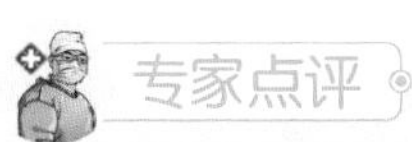

患者病史长,以反复中上腹疼痛伴恶心、呕吐为临床表现,但找不到器质性病变的存在,常规检查未见明显异常,病因不明,易反复误诊为急性胃炎。但细问病史,患者有产后大出血病史,且患者苍老的面容与实际年龄不符,精神萎靡,结合消化道症状、相关辅助检查结果,确诊为希恩综合征。故该病例给我们一点提示:往往很多非消化系统疾病,尤其是内分泌系统疾病,以消化道症状为首发或唯一表现,当治疗效果欠佳时,我们需要拓宽思路,考虑到是否存在非消化系统疾病的可能。

病例提供单位:上海交通大学医学院附属瑞金医院消化科

整理:何相宜

述评:袁耀宗

病例45 POEMS综合征引发的1例腹水

主诉

持续性腹痛、腹胀20天。

病史摘要

患者,男性,54岁,2017年5月3日无明显诱因下出现中上腹痛、腹胀,呈持续性钝痛,饭后加重,活动后稍有好转,夜间症状较白天明显,无肩背部放射痛,无胸痛、心悸、恶心、呕吐、畏寒、发热;解稀水样便,色黄,无里急后重,无黏液脓血便,2次/天,便后腹胀好转。2017年5月22日至外院就诊,查TB 41.2 μmol/L, IB 33.3 μmol/L, GGT 70 IU/L, AKP 166 IU/L, UA 426.9 μmol/L,腹部B超示右肾囊肿伴钙化灶,肝、脾肿大,腹水。近日又出现双手指及双脚趾麻木感。为进一步诊治,收入我院。

患者既往体质一般,糖尿病4年余,肾功能不全1年余,高血压1年余;有胃溃疡史;自述1年前曾患“甲肝”,现“痊愈”;否认冠心病等病史;否认手术及外伤史;否认输血、食物、药物过敏史;否认吸烟、酗酒史;否认疫区、疫水接触史;否认家族遗传病史。

初步诊断

腹水待查。

入院查体

T 36.8℃, P 76 次/分,R 20 次/分,BP 120/80 mmHg,神清,精神一般,皮肤、黏膜无黄染,睑结膜无苍白。面部、颈后部皮肤色素沉着,双侧腹股沟、双下肢皮疹伴皮肤色素沉着,皮肤干燥粗糙,静脉曲张,面部潮红伴毛细血管扩张,前胸 V 字区见红斑。双侧颈部锁骨上及腹股沟淋巴结肿大。双肺呼吸音清,未及干、湿啰音。心率 76 次/分,律齐,未闻及病理性杂音。腹软,稍隆起,未见胃肠型、蠕动波,未见腹壁浅表静脉显露。肠鸣音 3 次/分。未闻及振水音及血管杂音。中上腹轻压痛,无反跳痛、肌紧张。腹部叩诊呈浊音,移动性浊音(+),肝区、脾区、肾区无叩痛。双下肢轻度凹陷性水肿。生理反射存在,病理反射未引出。

辅助检查

血常规正常;前白蛋白 97 g/L,总蛋白 59 g/L, ALB 30 g/L,白球比 1.03,肝酶正常;肌酐 75 μmol/L, eGFR 98.86 mL/(min · 1.73 m^2);电解质正常;淀粉酶 35 U/L。

24 小时蛋白尿 515 mg(尿量 1.7 L)。

NT - proBNP 812.5 pg/mL。

HBV(+), HBsAg(-), HBsAb(-), HBeAg(-), HCV - Ab(-), HIV(-)。

CA125 89.9 U/mL, AFP、CEA、CA199 均正常。

腹水检查:淡黄色,清亮,比重低于 1.018,不自凝,黏蛋白定性阴性,蛋白定量 5 g/L,抗酸杆菌阴性,积液/血清总蛋 0.07,积液/血清 LDH 比值,0.41, LDH 41 IU/L。

腹水细胞学检查:红细胞阳性(++),中性多核 6%,淋巴细胞 94%。脱落细胞学检查:未找到癌细胞,腹水 CA125 532.00 U/mL, AFP 0.50 ng/mL, CEA<0.50 ng/mL, CA199 1.20 U/mL。

血清免疫:IgG4 0.28 g/L,循环免疫复合物 0.062 g/L。免疫固定电泳:IgG(-), IgA(+), IgM(-), κ(-), λ(+)。血清蛋白电泳:ALB 47.8%, α_1 4.0%, α_2 8.8%, β_1 6.2%, γ 23.2%, M 蛋白 3.9。

自身抗体:p - ANCA(-), c - ANCA(-),抗 GBM 抗体(-),类风湿因子 21 IU/mL, ANA(-)。

心超:左房增大,主动脉根部增宽,微量心包积液。

B 超:肝肿大,双肾反射模糊,右肾结石,脾肿大;脾门处低回声,首先考虑副脾,淋巴结不除外;胆囊壁增厚毛糙;腹水。双侧颈部、双侧锁骨上、双侧腋窝、双侧腹股沟淋巴结肿大,形态异常。

胃镜:慢性浅表-萎缩性胃炎;肠镜:未见异常。

胰腺 MRI:未见明显异常强化影。

腹部 CT:肝囊肿、脾肿大、胰腺小囊性灶,胰尾可疑低密度影,双肾囊肿,胆囊旁、腹主动脉旁、肠系膜走行区多发小淋巴结影,部分增大,腹水;直肠、乙状结肠肠壁增厚、系膜模糊,双侧腹股沟多发肿大淋巴结，盆腔积液(图 45－1)。

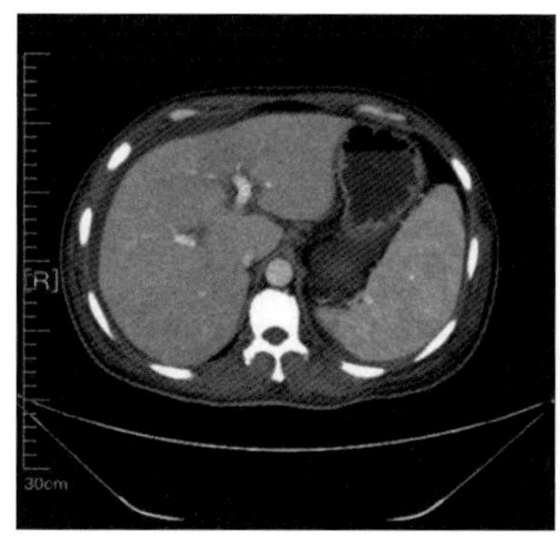
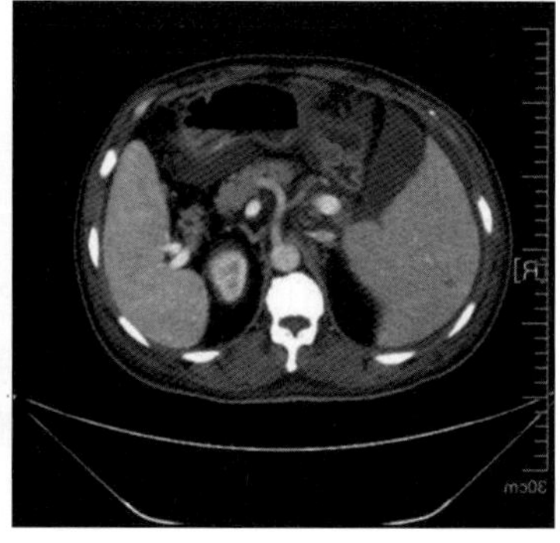

图 45－1 腹部 CT 图

胸部 CT：右肺门、纵隔内、双侧腋窝多发小淋巴结，两肺纹理增多，左肺上叶舌段索条影、斑片影，两肺小结节影，心包积液，双侧胸膜增厚(图 45－2)。

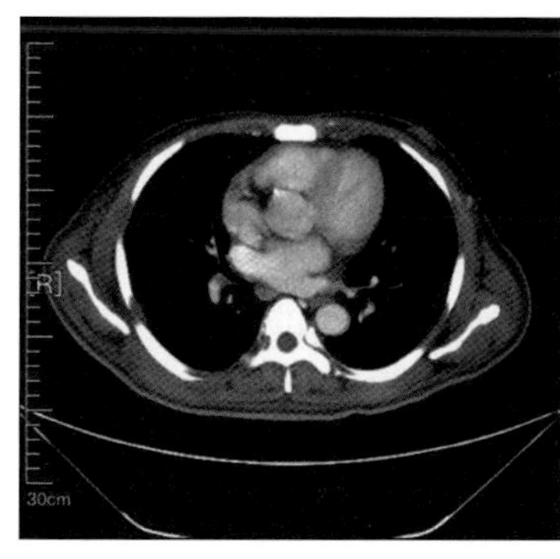
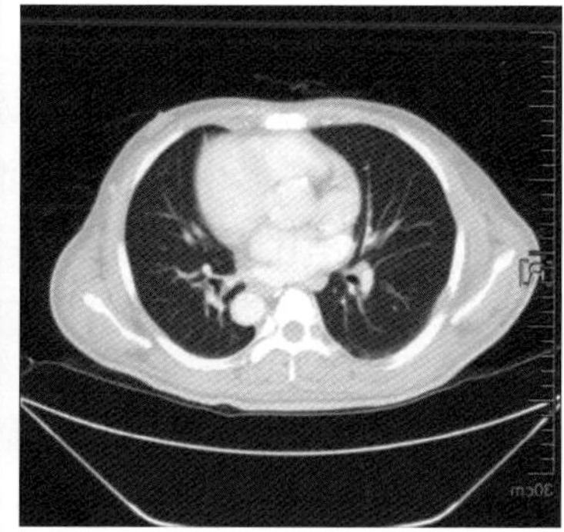

图 45－2 胸部 CT 图

病例讨论

结合患者目前症状，腹水原因需考虑以下几种可能。

(1) 肝源性腹水：一般病因有肝硬化、爆发性肝炎、肝脏肿瘤等，虽然患者肝功能指标提示蛋白合成功能下降，CT 及 B 超提示肝脾肿大，但肝炎病毒均为阴性，且无明显肝硬化及肝肿瘤表现。

(2) 肾源性腹水：腹水为漏出液，有大量蛋白尿、高度水肿、低蛋白血症、高胆固醇血症等，患者虽然 24 小时尿蛋白升高，但无明显肾病综合征表现。

(3) 胰源性腹水：存在胰腺疾病时下列情况可发生腹水。急性胰腺炎，尤其是出血坏死性胰腺炎常伴有少量腹水，系化学性炎症所致；胰腺疾病伴有肝硬化时，胰管破裂可导致腹水，腹水量大，富含淀粉酶；慢性胰腺炎、胰腺癌也可出现腹水。该患者胰腺 MRI 未见异常，可排除。

(4) 渗出性结核性腹膜炎：结核性腹膜炎是由结核分枝杆菌引起的慢性弥漫性腹膜感染，多见于青少年或青壮年，女性多于男性，主要临床表现为发热、盗汗、食欲缺乏、腹痛腹胀，有腹壁柔韧感或有肿块，腹水为渗出液，与该患者不符。

(5) 恶性肿瘤:结合肿瘤指标与影像学检查,该患者也无相应恶性肿瘤迹象。

该患者的腹水原因待查,同时累及心、肝、脾、肾,全身多处淋巴结肿大,多处皮疹、色素沉着、红斑,四肢远端麻木。血清中检出 M 蛋白,为 IgA,λ 型,需考虑浆细胞相关疾病,建议骨髓穿刺及淋巴结活检,进一步明确诊断。

后续诊疗经过

骨髓及外周血涂片:骨髓增生活跃,粒、红、巨核三系均增生活跃,成熟红细胞可见缗钱状排列。髓片中可见散在分布的浆细胞样细胞。血流式细胞检查:符合正常浆细胞免疫表型。基因筛查:未见基因重排。活检:造血细胞三系增生正常范围,伴少数小淋巴细胞。

腹股沟淋巴结穿刺病理:淋巴组织增生伴单核样 B 细胞不典型增生。

Ig 基因重排检测结果:B 淋巴瘤克隆基因重排结果为阳性。

最后诊断

POEMS 综合征。

病例总结

患者以腹水起病,同时发现肝、脾肿大,多处淋巴结肿大,心包积液,四肢麻木,皮肤色素沉着,查免疫固定电泳:IgA(+),λ(+)。血清蛋白电泳:M 蛋白 3.9。淋巴结活检提示 B 淋巴瘤克隆基因重排结果为阳性。综合考虑,符合以多发性周围神经病(polyneuropathy)、脏器肿大(organomegaly)、内分泌障碍(endocrinopathy)、M 蛋白(monoclonal protein)血症和皮肤病变(skin changes)为特征的 POEMS 综合征。予对症治疗,因患者血中检测出囊虫抗体阳性,故暂未用激素治疗,建议采用骨髓瘤样治疗方案。

诊疗启迪

患者为中年男性,以腹水为主要症状,在检查过程中又发现心、肝、肾、淋巴结、皮肤等多处病变,此时已不应该以消化科疾病为首选诊断,而需考虑累及多系统的疾病。结合患者 M 蛋白阳性,淋巴结穿刺示 B 淋巴瘤克隆基因重排结果为阳性,符合 POEMS 综合征的诊断标准(血管内皮生长因子由于技术原因未能检测)。POEMS 综合征的强制诊断标准(2 条均满足):多发周围神经病变,单克隆浆细胞增殖性病变;主要诊断标准(至少满足 1 条):高水平血清或血浆血管内皮生长因子(vascular endothelial growth factor, VEGF),Castleman 病(反应性淋巴结肿大),硬化性骨病;次要诊断标准(至少满足 1 条):内分泌病变,皮肤改变,器官肿大(肝、脾肿大),视乳头水肿,肢体水肿或浆膜腔积液。

专家点评

在 20 世纪 80 年代前,腹水分为漏出液(transudate)和渗出液(exudate)。腹水总蛋白含量大于 25 g/L 为渗出液,少于 25 g/L 为漏出液,同时还结合细胞计数、Rivalta 试验等判断,但实际应用的效果不好。如心力衰竭患者的腹水应属漏出液,蛋白含量却较高;肝硬化患者利尿后腹水蛋白含量也升高。20 世纪 80 年代末提出按血清-腹水白蛋白梯度(serum-ascites albumin gradient, SAAG)进行腹水分类,即同一天血清白蛋白含量减去腹水白蛋白含量的差为主要指标。腹水分为高梯度(≥11 g/L)和低梯度(<11 g/L)。制定腹水SAAG分类的生理依据是胶体渗透压和静水压的平衡。腹水的蛋白含量可体现其渗透压,其与血清蛋白含量之差可以反映相应的毛细血管之间静水压梯度。按照Starling的理论,在所有漏出性腹水中门静脉与腹腔毛细血管之间的静水压梯度均升高,故血清与腹水之间的渗透压差也应该相应升高,而白蛋白是构成血清及腹水最主要的成分,所以可以通过SAAG间接反映门静脉压力。

但腹水的形成除了有效流体静压外,还有其他因素,包括腹膜的通透性增加、淋巴回流受阻等,很有可能并非单一因素引起,需结合患者的症状、体征、实验室及影像学检查综合判断。

本病例为中年男性,虽然以腹水为首发症状,但相继出现多系统病变,最终确诊为POEMS综合征。POEMS综合征是以多发性神经病变为主要表现,与浆细胞病变相关,并累及多系统的一种罕见疾病,发病隐匿,累及多系统前易与其他疾病混淆,男性多于女性,男女比例为(2～3):1,发病高峰为40～60岁。病因尚不明确,可能与VEGF、炎性细胞因子(TNF-α、IL-1β)、MMP以及人类疱疹病毒8感染相关。

POEMS综合征引起腹水的原因可能有多方面,包括VEGF促进血管生成,但内膜不成熟,导致毛细血管通透性升高;VEGF促进血管生成,使回心血量增多,导致毛细血管静水压升高;VEGF、TNF-α等因子均促进细胞增殖,导致淋巴结肿大,继而引起淋巴回流障碍;VEGF、TNF-α等因子作用于肝、肾,导致白蛋白合成下降,漏出增多;TNF-α等炎症因子致甲状腺机能减退,导致黏液性水肿;POEMS致门静脉高压,机制未知。可见一种常见的症状,并不都意味着常见的疾病,需要结合多方面症状、体征、检查等,多层面分析,多角度思考,拓展思路,抽丝剥茧。当常见病无法解释时,也要想到一些少见疾病,尤其是累及多系统的少见疾病。

病例提供单位:上海交通大学医学院附属瑞金医院消化科
整理:周洁
述评:钟捷

参考文献

[1] AL-MAYOOF O, AL SUGHAIYER H, ABUOMAR W, et al. POEMS syndrome: a rare cause of exudative ascites and chronic peripheral neuropathy [J]. BMJ Case Rep, 2017,2017: bcr2016219022.

[2] WU L, LI Y, YAO F, et al. Portal hypertension as the initial manifestation of POEMS syndrome: a case report [J]. BMC Hematol, 2017,17:9.

[3] AFRIDI F, OTOYA J, BUNTING SF, et al. An unfortunate polyneuropathy, organomegaly, endocrinopathy, monoclonal gammopathy, and skin change (POEMS) [J]. Cureus, 2017,9(3): e1086.

[4] DISPENZIERI A. POEMS syndrome: 2017 Update on diagnosis, risk stratification, and

management [J]. Am J Hematol, 2017,92(8):814 - 829.
[5] KUMAR S, SHARMA S. Polyneuropathy, organomegaly, endocrinopathy, M-protein and skin changes (POEMS syndrome): a paraneoplastic syndrome [J]. Oxf Med Case Reports, 2015, 2015(3):237 - 240.
[6] WANG F, HUANG X, ZHANG Y, et al. Bone lesions in Chinese POEMS syndrome patients: imaging characteristics and clinical implications [J]. Peer J, 2016,4:e2294.
[7] MARINHO FS, PIRMEZ R, NOGUEIRA R, et al. Cutaneous manifestations in POEMS syndrome: case report and review [J]. Case Rep Dermatol, 2015,7(1):61 - 69.

病例46 1例老年患者慢性腹痛伴急性加剧的多学科病例讨论

主诉

反复腹痛10个月余,加重10天。

病史摘要

患者,女性,67岁,2016年4月起出现上腹部胀痛不适,腹痛程度中等,于进食后加重,腹痛加重时伴恶心呕吐,无放射痛,无排气排便停止,无呕血,无黑便,无腹泻,无反酸烧心,与运动或体位变换无关,排便后不能缓解。至当地医院就诊,行腹部MRI提示:胰头、胰颈部及脾脏异常密度影,腹膜后、腹腔内多发环形强化淋巴结,诊断为"胰腺结核可能"并予以抗结核及对症治疗。经治疗后患者自觉上腹部胀痛症状改善,遂于1个月后自行停药(患者及家属未能准确回顾具体治疗药物)。此后上腹部隐痛持续存在,但患者未予重视及继续治疗。2017年2月4日,患者突发上腹部刀割样疼痛,程度剧烈,于进食后与夜间加重,可放射至腰背部,前倾位或俯卧位可稍有缓解,伴恶心干呕,为求进一步诊治收入我科。病程中,患者无发热、皮疹等不适,二便正常,体重无明显减轻。追问病史,2012年曾患右侧腮腺淋巴结结核,但未规律治疗。

入院查体

T 36.7℃, P 78次/分,R 18次/分,BP 103/53 mmHg。神清,精神可,皮肤、黏膜无苍白、黄染,无瘀点、瘀斑,全身淋巴结未及肿大。颈软,气管居中,甲状腺无肿大,两肺呼吸音清,未闻及干、湿啰音。心律齐,无杂音。腹部平坦,未见胃肠型及蠕动波,腹壁静脉未见显露,全腹压痛,以剑突下为重,肝脾肋下未及,Murphy征阴性,移动性浊音阴性,肠鸣音5次/分。双下肢无水肿。神经系统体格检查无异常。

辅助检查

入院后血常规提示:外周WBC $22.93\times10^9/L$, N% 85.3%, Hb 130 g/L, PLT $748\times10^9/L$。肝肾功能、电解质和肿瘤指标均未见明显异常。凝血功能提示:APTT 36.9 s, PT 15.1 s, Fg 4.0 g/L, FDP 12.5 mg/L, D-二聚体 3.26 mg/L。PPD试验:(++), T-

SPOT 检查:A 抗原 7,B 抗原 0,ESR 68 mm/h。进一步行胰腺增强 MRI(图 46-1)和胰腺 CTA(图 46-2),影像学诊断为:腹主动脉干、腹腔动脉干、肝动脉、脾动脉、脾静脉栓塞,并伴脾梗死改变;胰腺结核。

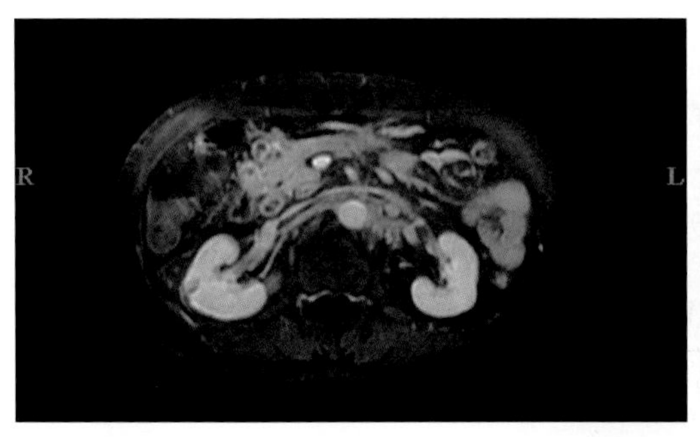

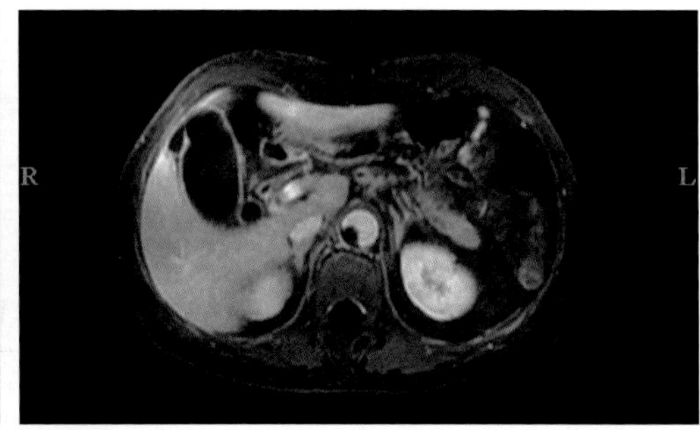

图 46-1　胰腺增强 MRI

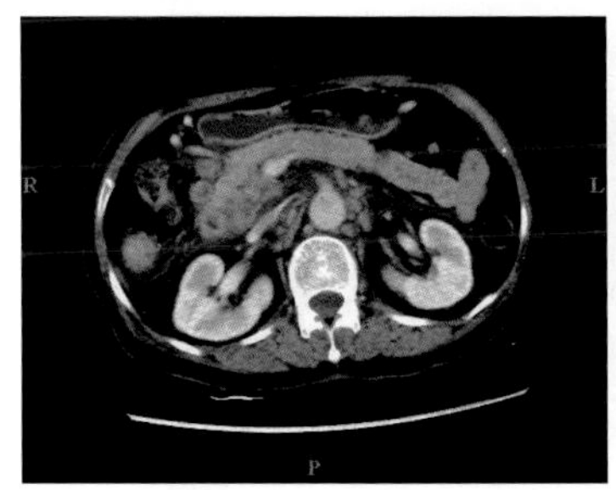

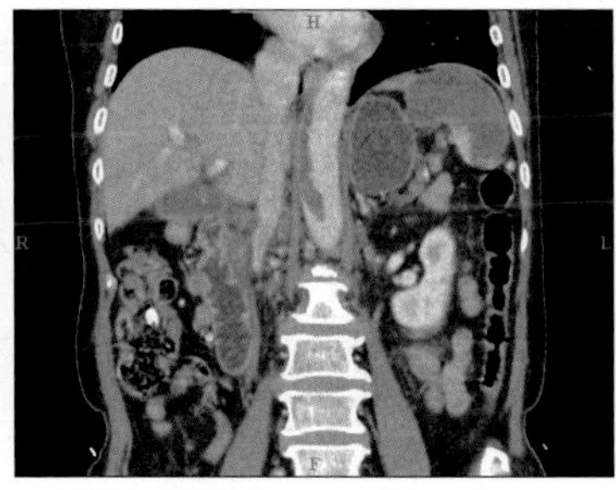

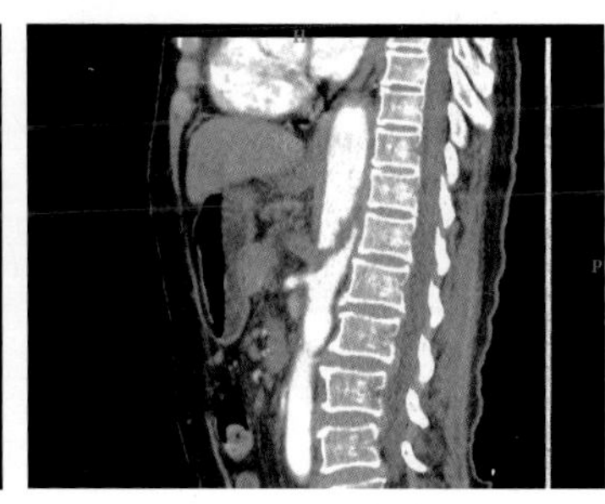

图 46-2　胰腺 CTA

胰腺实质信号欠均匀,胰周、肠系膜根部、腹膜后间隙信号稍增高、模糊;胰周、腹膜后、肠系膜多发淋巴结肿大,并强化,性质待定;另可见患者腹主动脉、腹腔动脉干、肝动脉、脾动脉、脾静脉栓塞,并伴脾梗死改变,脾门区侧支血管形成。

胰腺头颈部形态饱满,其内可见多发团片状低密度影,胰周、肠系膜根部、腹膜后脂肪间隙密度增高模糊,胰周、腹膜后、肠系膜见多发肿大淋巴结影并强化,考虑胰腺结核;腹主动脉、腹腔动脉干、肝动脉、脾动脉、脾静脉栓塞,并伴脾梗死改变。

初步诊断

腹腔多发动脉栓塞,胰腺结核。

诊断依据:患者因上腹部胀痛就诊,既往存在腮腺结核病史。结合临床症状与腹部 MRI,外院诊断为“胰腺结核”,经抗结核治疗后症状确有改善。本次因上腹部疼痛加重入院,入院后初步将诊疗重点集中于明确胰腺占位性质,结合 PPD 试验、T-SPOT 检查、肿瘤指标以及复读外院腹部 MRI,认为符合“胰腺结核”诊断。然而却在进一步行胰腺增强 MRI 与胰腺 CTA 检查中发现主动脉大面积、长节段栓塞,故腹腔多发动脉栓塞诊断明确。腹腔多发动脉栓塞在临床上并不十分常见,为明确栓塞病因、确定治疗方案,展开进一步检查。

后续诊疗经过

凝血因子Ⅷ、Ⅸ、Ⅺ、Ⅻ、Ⅴ、Ⅶ、Ⅱ、Ⅹ活性均未见异常,凝血因子ⅩⅢ定性检查提示血凝块在30%尿素溶液中24小时未溶解；VWF活性、血浆纤溶酶原、血管性血友病因子、抗凝血酶Ⅲ活性、蛋白S活性均未见明显异常；狼疮抗凝物测定、α_2纤溶酶抑制物未见异常。血小板功能检查提示：R时间6.10 min，K时间1.00 min，α角75.60 deg，最大血块强度81.10 mm，综合凝血指数3.50。自身免疫全套检查均正常。骨穿涂片：骨髓增生活跃，粒红巨三系均增生活跃，AKP积分升高，成熟红细胞可见缗钱状排列，血小板成簇或成堆可见（图46－3）。骨髓基因检查：患者骨髓基因检查发现*JAK2*基因V617F突变，未发现*BCR*－*ABL*(p210)融合基因转录本，未发现*BCR*－*ABL*融合基因转录本。外周血基因检测：*CALR*基因外显子9未检测到突变，*MPL*基因外显子10未检测到突变。

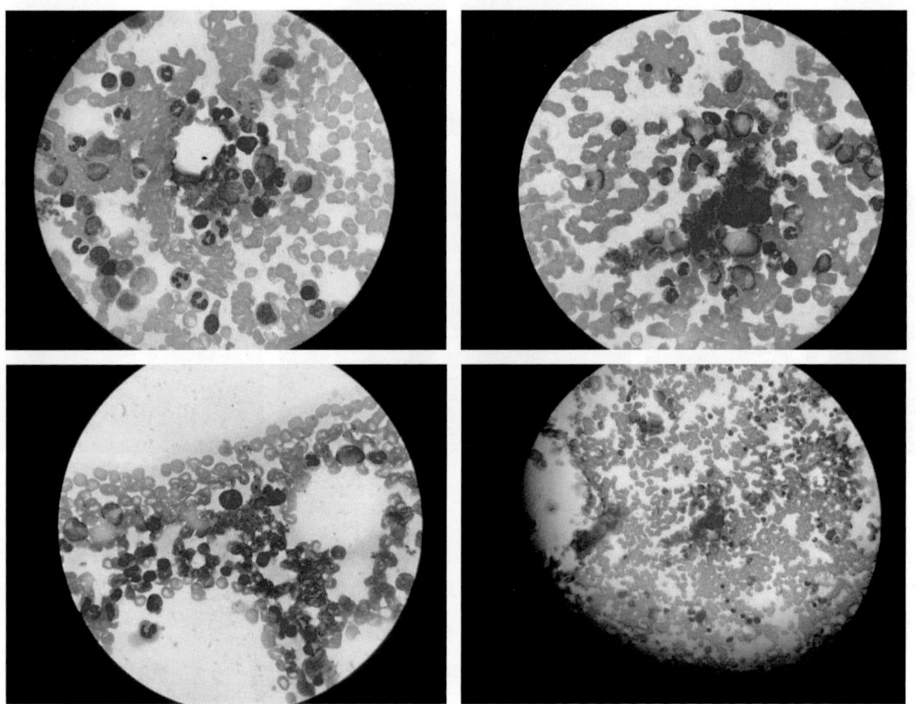

图46－3　骨髓增生活跃，粒、红、巨核三系均增生活跃，AKP积分升高，成熟红细胞可见缗钱状排列，血小板成簇或成堆可见

最后诊断

原发性血小板增多症，腹腔多发动脉栓塞，胰腺结核。

诊断依据：结合患者外周血血小板异常增高、血栓形成以及骨穿涂片结果，考虑原发性血小板增多症可能；进一步行骨髓基因检查发现*JAK2*基因V617F突变，提示原发性血小板增多症诊断明确。故引起该患者剧烈腹痛的主要诊断为原发性血小板增多症引发腹部动脉多发血栓形成，次要诊断为胰腺结核。

病例讨论

患者因反复中上腹胀痛就诊，存在胆腺结核既往史，并于外院行腹部MRI提示"胰头、胰颈部及脾脏异常密度影，腹膜后、腹腔内多发环形强化淋巴结"，经抗结核治疗后症状曾有好转，自行停药后症状复现且加重。入院后 PPD 试验与 T－SPOT 检查均为阳性，上述病例特点符合“胰腺结核”诊断。但患者近期突发上腹部刀割样剧烈疼痛，且进食后与夜间加重明显。这种腹痛变化特点与先前考虑的“胰腺结核”诊断并不完全相符，因此不能排除存在其他导致腹痛的病因。故需要进一步明确胰腺占位性质，可考虑行胰腺增强 MRI 和肿瘤指标检查，必要时可行超声胃镜下胰腺穿刺检查协助诊断。

（1）放射科意见：该患者在胰腺增强 MRI 中发现胰腺占位、胰腺周围淋巴结肿大伴强化，首先考虑胰腺结核。此外还发现动脉血栓形成，可进一步行胰腺 CTA 协助诊断。在胰腺 CTA 中可见胰腺头颈部形态饱满，其内可见多发团片状低密度影，胰周、肠系膜根部、腹膜后脂肪间隙密度增高模糊，胰周、腹膜后、肠系膜见多发肿大淋巴结影并强化，考虑胰腺结核。腹主动脉、腹腔动脉干、肝动脉、脾动脉、脾静脉栓塞，并伴脾梗死改变。值得注意的是，需要在影像学检查上鉴别胰腺结核与胰腺癌：胰腺癌好发于胰头，表现为胰头不规则肿大，胰体尾萎缩，胰管扩张，增强扫描强化不明显；胰腺结核表现为胰头周围多发肿大淋巴结，呈环形强化，提示干酪样坏死，而部分淋巴结可压迫胰头，有时被误认为是胰头肿块。

（2）血管外科意见：患者虽有腹部隐痛 10 个月的病史，但近 10 日才出现症状明显加重，既往影像学检查仅提示胰腺占位，而从未表明动脉栓塞。本次入院后行胰腺 MRI 与 CTA 发现腹腔多发动脉栓塞，从病程来看目前腹痛加重症状小于 2 周，仍具有溶栓指征，可予以尿激酶静脉溶栓治疗。目前暂无外科手术指征，可请介入科会诊，了解是否可进一步行插管溶栓治疗。

（3）介入科意见：患者入院后影像学检查提示腹主动脉、腹腔动脉干、肝动脉、脾动脉、脾静脉血栓形成；目前腹痛症状明显，具有溶栓指征。但为避免插管溶栓操作过程中导致血栓脱落，建议目前予以静脉溶栓治疗 10 天。溶栓治疗后予以复查腹部 CTA，如腹腔动脉仍有狭窄，可植入血管内支架。

（4）血液科意见：动脉血栓形成一般与血管内皮损伤、血流动力学变化和血液成分的改变相关。患者并无长期卧床或制动病史，故排查血栓形成原因主要集中在血管内皮损伤和血液成分改变方面，可行血管超声、自身免疫全套检查了解有无血管内皮损伤；同时应检查各项凝血因子、抗凝因子、纤溶和抗纤溶因子以及骨穿检查，协助明确有无血液成分改变或克隆增殖性疾病。经检查后发现该患者血小板波动于$(700\sim900)\times10^9/L$，骨穿检查提示血小板成簇或成堆可见并排除骨髓增生性疾病，临床排除脾脏切除、溶血性贫血、急性失血等继发性血小板增多因素，骨髓基因检测中发现 *JAK2* 基因 V617F 突变；上述特征符合原发性血小板增多症的诊断标准。目前原发性血小板增多症、腹腔多发动脉栓塞诊断明确。建议使用阿司匹林抗血小板、低分子肝素抗凝治疗；建议加用羟基脲降低血小板，并予以尿激酶溶栓治疗。该患者目前病情极为危重，溶栓治疗风险较大，需在治疗过程中严格监测血常规、凝血功能变化，并密切观察患者有无在治疗过程中出现皮肤黏膜、消化道或泌尿道出血情况。

（5）消化科意见：患者因慢性腹痛入院，根据既往病史与入院前后化验检查考虑“胰腺结核”诊断明确。而疑问之处在于患者腹痛急性加剧症状与初步诊断不完全相符，故需要谨慎排除其他导致腹痛的病因。在进一步的检查中最终明确患者除胰腺结核外同时存在由原发性血小板增多症引起的腹腔多发动脉栓塞，而后者才能真正解释为何患者存在刀割样腹痛，且在进食后与夜间加重。因此引起该患者腹痛的主要诊断为原发性血小板增多症所致腹腔多发动脉栓塞，次要诊断为胰腺结核。因主要诊断较为凶险，需及时积极治疗，故尽早发现主要诊断有助于提高患者生存率，改善患者预后。该病例的诊断难点在于同时存在两处引发腹痛的病因，故认真分析病史、仔细排查是提高诊断能力的关键。

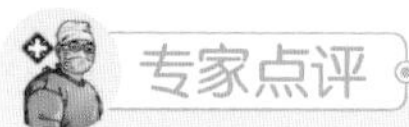
专家点评

腹痛的诊断是临床医师经常需要面对的问题，引起老年患者中上腹痛的病因较多，可根据病程长短、腹痛性质、伴随症状等进行初步判断。中上腹痛的常见病损脏器包括胃、十二指肠、胆囊与胆道系统以及胰腺组织；然而由心血管系统引发的急性腹痛，如急性心肌梗死、主动脉夹层、动脉瘤或动脉栓塞往往因症状不典型而容易漏诊。对于年龄＞60 岁的老年不明原因腹痛患者，当基本排除胆囊炎、胰腺炎或胃肠穿孔等急腹症时，需要警惕血管栓塞造成脏器缺血梗死。临床观察过程中脏器缺血的早期特征是临床症状较重而体征较轻，此时可结合血常规、凝血功能等化验检查综合判断；而出现腹部压痛逐渐加重，伴反跳痛及肌紧张等，则为脏器缺血进行性加重的表现，强烈提示已发生脏器梗死。因此动脉栓塞的早期诊断极为重要。

对于腹痛的诊断思路是：应按照各系统疾病逐一辨析，除消化系统以外，心肺、血管系统疾病也应当高度重视。首先考虑常见疾病，其次想到罕见疾病；首先将多种症状归于“一元论”，其次不排除“多元论”。在做出主要诊断时应回顾患者所有症状是否均符合该诊断表现，若存在不尽相符处，应仔细排查是否存在其他诊断的可能性。该患者的诊断难点在于除动脉栓塞外，同时合并胰腺结核；二者存在症状上的重叠，故容易引起临床医师漏诊。对于动脉栓塞诊断的检查方法并不复杂，而是否能早期诊断完全取决于临床医师是否能考虑到这一诊断的可能性。

动脉栓塞是一种急危重症疾病。血栓形成的机制十分复杂，18 世纪中期 Virchow 提出三要素假说，概括了血栓形成的 3 项基本要素：即血管内皮损伤、血流动力学变化和血液成分的改变。其中血液成分改变包括血小板、凝血因子、抗凝因子、纤溶和抗纤溶因子。我们在诊治过程中竭力从上述因素中寻找引起患者动脉血栓的原因，最终明确病因为血小板增多。临床上血小板增多症主要包括以下 3 种疾病：原发性血小板增多症、继发性血小板增多症和骨髓增生性疾病。该患者血小板波动于(700～900)$\times 10^9$/L，骨穿检查提示血小板成簇或成堆可见并排除骨髓增生性疾病，临床排除脾脏切除、溶血性贫血、急性失血等继发性血小板增多因素，骨髓基因检测中发现 *JAK2* 基因 V617F 突变；上述特征完全符合我国原发性血小板增多症的诊断标准，故原发性血小板增多症的诊断得以明确。

原发性血小板增多症是一种多能干细胞克隆性疾病，其特征是血小板水平显著持续性增多而功能异常，骨髓中巨核细胞过度增殖，伴有出血及血栓形成和脾肿大。当原发性血小板增多症确诊后需依据 IPSET-thrombosis 系统对该患者进行血栓的风险评估。该患者年龄＞60 岁计 1 分，有血栓病史计 2 分，*JAK2* 基因 V617F 突变计 2 分，总计 5 分，属于高危组患者，其血栓年发生率为 3.56%。此外根据 IPSET 系统对患者生存预后做出评估，其中年龄＞60 岁计 2 分，白细胞计数超过 11$\times 10^9$/L 计 1 分，血栓病史计 1 分，共计 4 分，属于高危组患者，其中位生存期为 13.8 年。血栓形成是影响原发性血小板增多症患者生活质量和降低患者寿命的主要原因，原发性血小板增多症所致的血管栓塞好发于脾、肝、肠系膜静脉和下肢静脉、腋动脉、颅内及肢端动脉，而主动脉血栓较为罕见。该患者在 IPSET-thrombosis 系统和 IPSET 系统中均被判断为高危组，且目前血栓累及范围广、节段长，故预后较差。对于该患者而言，治疗原发病的最佳治疗方案为降细胞治疗（羟基脲）联合阿司匹林 100 mg 每日两次。

后来患者要求出院，回当地医院继续接受治疗，我院 2 周后电话随访患者及家属，家属表示患者回当地后拒绝接受溶栓治疗，目前口服羟基脲、阿司匹林治疗，复查血常规提示 PLT 下降至 500×10^9/L 且腹痛症状缓解。上述随访提示患者经羟基脲降细胞治疗有效，可在血小板控制稳定后给予适当维持剂量治疗。目前针对原发性血小板增多症降细胞治疗的药物包括：羟基脲、干扰素、阿那格雷、白消安等，应根据患者年龄、治疗应答性来进行个体化药物选择。总体而言，该患者在多学科讨论的治疗模式下诊断及时，治疗部分有效，近期预后尚可。

病例提供单位：上海交通大学医学院附属瑞金医院消化科
整理：顾于蓓
述评：钟捷

参考文献

[1] SAKI N, SHIRZAD R, RAHIM F, et al. Estimation of diagnosis and prognosis in ET by assessment of CALR and JAK2^{V617F} mutations and laboratory findings: a meta-analysis [J]. Clin Transl Oncol, 2017,19(7):874 - 883.

[2] LEUKEMIA AND LYMPHOMA GROUP, CHINESE SOCIETY OF HE,中华医学会血液学分会白血病淋巴瘤学组. 原发性血小板增多症诊断与治疗中国专家共识(2016 年版)[J]. 中华血液学杂志,2016,37(10):833 - 836.

[3] 吴明正,周泽平,文静,等. 原发性血小板增多症的危险分层与治疗进展[J]. 实用医学杂志,2015(17):2920 - 2921.

[4] RUMI E, CAZZOLA M. How I treat essential thrombocythemia [J]. Blood, 2016,128(20): 2403 - 2414.

[5] 王兆钺. 原发性血小板增多症研究的新进展[J]. 中华血液学杂志,2015,36(9):802 - 804.

[6] BRIÈRE JB. Essential thrombocythemia [J]. Orphanet J Rare Dis, 2007,2:3.

病例 47 不明原因的腹水（淀粉样变性）

主诉

腹胀 1 个月余，伴双下肢水肿、尿少、乏力 2 周。

病史摘要

患者，男，73 岁，1 个月余前无明显诱因下出现腹部饱胀不适，进食后明显，伴乏力、食欲减退，后逐渐加重，伴腹泻，为黄色黏液便，4～6次/天，无腹痛、恶心、呕吐和发热。查肿瘤标志物：CA50 397.88 U/mL，CEA 9.08 μg/L，CA199 219.3 U/mL。PET/CT 示腹盆腔积液、脂肪肝、肝多发囊肿、双肾囊肿，双侧髂骨良性改变，全身未见代谢异常增高灶。近2周来，患者症状逐渐加重，出现双下肢水肿，尿量偏少，伴明显乏力，活动耐量下降。近半年来体质量下降10 kg。

患者8年前开始出现粪便中带血丝，当时查肠镜检查示直肠至横结肠可见连续弥漫的糜烂和浅溃疡，表面覆脓苔，黏膜充血明显，病理检查示慢性结肠炎，诊断为中度溃疡性结肠炎。予柳氮磺吡啶治疗，腹泻和便血缓解，后改为美沙拉嗪。患者每半年至1年复查肠镜，肠镜均提示活动性溃疡性结肠炎。2018年6月6日末次肠镜检查示直肠-降结肠炎症、横结肠-回盲部黑色点状物质（图47－1），病理检查提示黏膜慢性炎。

患者40年前曾有消化性溃疡出血史，13年前有背部脂肪瘤手术史。否认肝炎、结核等传染病史。既往有长期吸烟史，已戒烟14年。

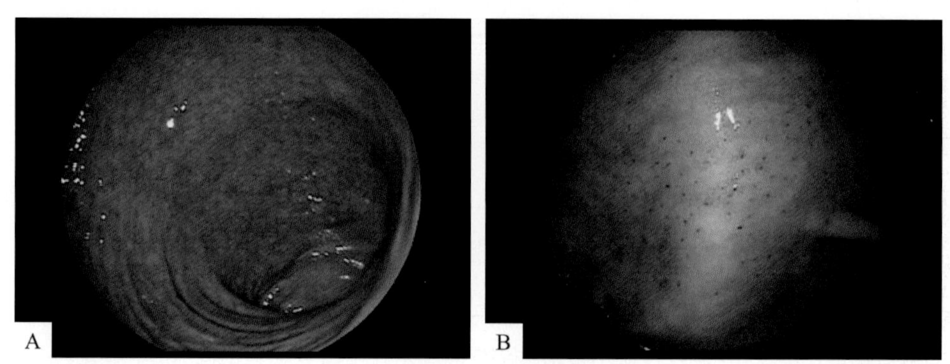

图47－1　2018年6月6日肠镜

A. 直肠；B. 升结肠

初步诊断

腹水待查，黄疸，肝囊肿，肾囊肿，中度溃疡性结肠炎。

入院查体

T 36.4℃，P 78次/分，R 20次/分，BP 95/51 mmHg。神志清楚，皮肤、巩膜黄染，浅表淋巴结未触及，未见肝掌和蜘蛛痣。两肺呼吸音粗，未闻及干、湿啰音，心律齐，各瓣膜听诊区未闻及病理性杂音。腹软，稍膨隆，肠鸣音4次/分，未见腹壁静脉曲张，未见胃型、肠型，全腹软，无压痛、反跳痛，肝脾肋下未及，移动性浊音阳性。双下肢轻度凹陷性水肿。

辅助检查

实验室检查：血常规示 Hb 93 g/L，Hct 0.276，平均红细胞体积 97.4 fl，平均血红蛋白量 32.8 pg。尿蛋白(＋)，尿隐血(－)，24小时蛋白尿 651 mg(尿量 1 L)。肝功能检查示 ALT 26 U/L，AST 50 U/L，AKP 310 U/L，GGT 303 U/L，TB 71 μmol/L，DB 39.3 μmol/L，总蛋白 51 g/L，ALB 23 g/L。肾功能检查示 Cr 124 μmol/L，估算肾小球滤过

率 49.4 mL/(min·1.73 m^2)。心功能检查示 proBNP 883.4 ng/L,血清免疫固定电泳结果显示 IgG、IgA、IgM、轻链 κ、轻链 λ 均为阴性。自身免疫抗体提示 ANA(−),抗小核糖核蛋白抗体(±),抗双链 DNA(−),抗线粒体抗体(−),肝肾微粒体抗体(−),肝胞质溶胶抗体(−),可溶性肝抗原抗体(−)。溶血性贫血及阵发性睡眠性血红蛋白尿的实验室检查提示红细胞葡萄糖-6-磷酸脱氢酶活性 6.2 U/(gHb·min),Coombs 试验(−),异丙醇试验(−),Hams 试验(−)。腹水生物化学检测显示总蛋白 16 g/L,ALB 7 g/L,LDH 93 U/L,血清-腹水白蛋白梯度 16 g/L。

心超:左心房增大伴轻度二尖瓣关闭不全,右心房增大。

胸部 CT:慢性支气管炎合并肺气肿伴散在小结节影,双侧胸膜增厚粘连,心包积液。胸腹部超声检查示双侧胸腔积液,大量腹水。

腹部 CT:平扫提示肝脏饱满、肿大,实质内见多发类圆形低密度影(图 47-2)。增强 CT 检查示腹水、盆腔积液,肝脏稍肿大、强化不均,肝囊肿;胆囊结石,胆囊炎(图 47-3)。

MRCP:肝总管和胆总管局部显示不清,左肝内胆管稍扩张。

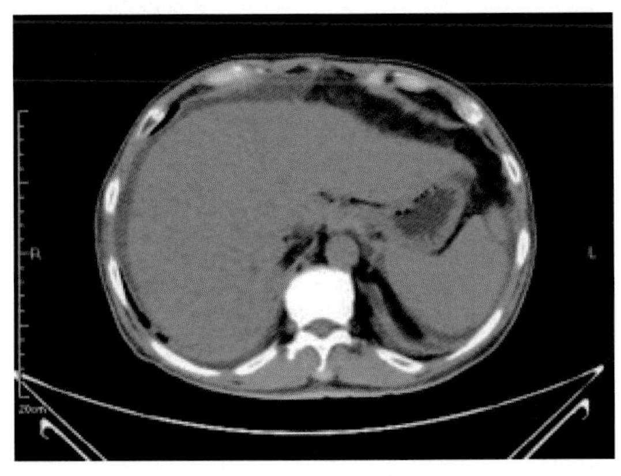

图 47-2 腹部 CT 平扫可见肝脏饱满肿大,实质内见多发类圆形低密度影

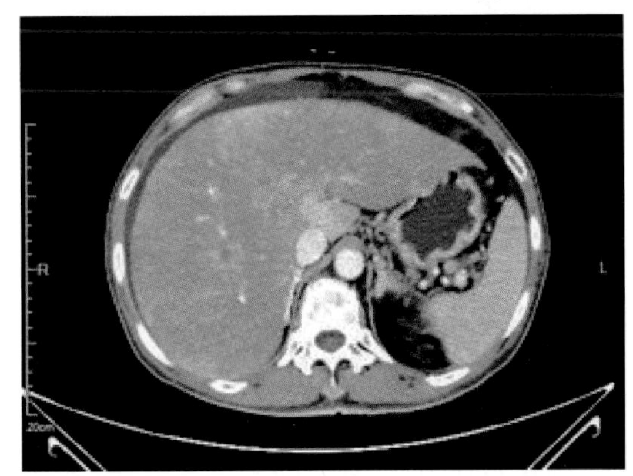

图 47-3 腹部增强 CT 示肝实质强化不均

治疗及转归

入院后进一步完善检查,肝功能结果提示胆汁淤积,肝炎病毒和自身免疫性肝炎相关抗体等指标未见明显异常,抽取腹水送检提示有漏出液,腹部增强 CT 检查示肝实质强化不均。患者曾服用过中药,但未发现所服中药中存在导致药物性肝损伤的成分。因患者存在不明原因的肝损伤,结合腹水实验室检查考虑为肝源性,于 8 月 1 日行 CT 引导下肝穿刺活检。在等待病理结果的过程中,患者先后出现肌酐进行性升高、少尿、氧饱和度进行性下降、proBNP 进行性升高、胸部 CT 检查提示肺部炎症浸润等情况。治疗上予心电监护、特利加压素调整血流分布,先后运用头孢曲松、美罗培南、万古霉素、利奈唑胺等抗感染治疗,剂量根据肾功能情况不断调整,此外,给予吸氧、二羟丙茶碱+特布他林+布地奈德解痉平喘、丁二磺酸腺苷蛋氨酸+熊去氧胆酸保肝利胆、维持电解质平衡、纠正低蛋白血症、纠正低纤维蛋白原血症、输注 1 U 红细胞和 200 mL 血浆、腹腔穿刺引流减轻腹内压等治疗。经过积极治疗后,肾功能有一过性改善,血肌酐由 387 μmol/L 逐渐降至 167 μmol/L,24 小时尿量由

约 500 mL 逐渐恢复至 1 500 mL。但患者入院第 19 天开始出现肝功能、心功能、凝血功能进行性衰竭，同时肾功能再次出现恶化。其间出现黏液血便 5 次/天，粪便 OB 试验强阳性，考虑溃疡性结肠炎急性发作。因存在难以控制的感染，故仅予美沙拉嗪(1 g qid 口服)控制肠道炎症。8 月 11 日肝脏穿刺病理检查结果显示肝窦阻塞综合征，肝组织广泛淀粉样变性，刚果红染色阳性(+)(图 47-4、图 47-5)。因患者为淀粉样变性，病情复杂危重且合并多脏器的衰竭，故仅予对症支持治疗。8 月 26 日患者出现呼吸急促，氧饱和度进行性下降，室性逸搏，心室颤动，血压过低测不出，瞳孔散大且固定，对光反射消失，虽然予以胸外按压等积极抢救，但患者最终还是死亡。

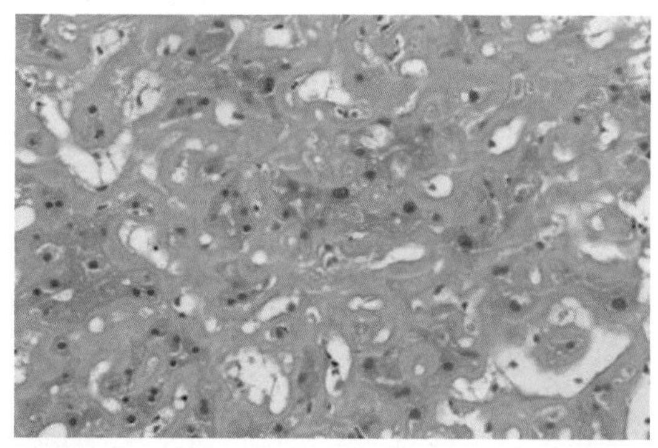

图 47-4　光学显微镜下见大量粉红色无定型物质和肝窦扩张(苏木精-伊红染色低倍放大)

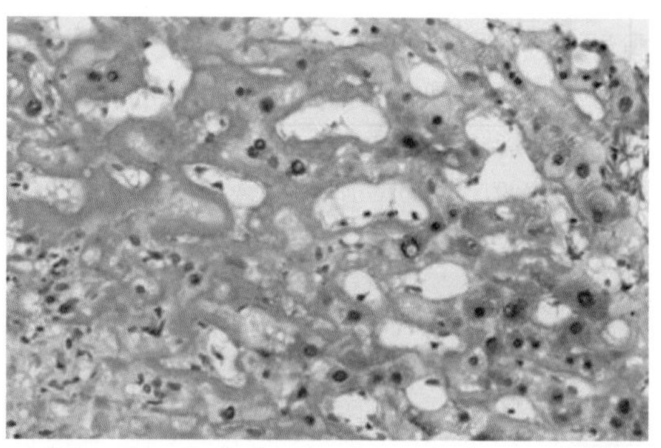

图 47-5　光学显微镜下可见红色的淀粉样物质(刚果红染色低倍放大)

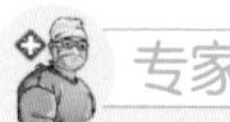

诊疗启迪

此例患者是以腹水为首发表现的淀粉样变性。患者因腹胀入院，腹部 CT 提示肝脏增大，强化不均匀，伴有肝肿大、AKP、AST 和胆红素升高。经过常规检查排除引起腹水的常见原因后，需要高度警惕其他少见原因引起的腹水，如淀粉样变性，该类患者实验室及影像学检查无典型特征，通常需行活检明确诊断。

专家点评

腹水的常见原因有肝脏疾病、心血管疾病、肾脏疾病、营养障碍、结缔组织病和恶性肿瘤腹膜转移等，其中以肝硬化最常见。我国肝硬化最常见的病因为慢性乙型肝炎，其他较常见的病因包括慢性丙型肝炎、自身免疫性肝炎、原发性胆汁性肝硬化等。该患者入院后完善了腹水常见病因的相关化验及检查，但均未发现异常，此时需考虑到少见疾病引起的腹水，如感染性疾病(阿米巴病、蛔虫病、盆腔炎、沙门氏菌病等)、血液系统疾病(淀粉样变性、嗜血综合征、白血病、淋巴瘤、多发性骨髓瘤)和其他(系统性红斑狼疮、腹部妊娠、子宫内膜异位症)。对于新发腹水的患者，首先需要抽取腹水进行外观分析，检测血清-腹水白蛋白梯度、细胞计数、细胞分类计数、腹水细菌培养等，明确腹水性质；其次需要根据腹水化验结果进行针对性的检查，明确引起腹水的病因，如腹部超声、CT、MRI 或 MRCP 等。若上述常规检查仍无法明确腹水病因，则需要根据已有的证据行腹膜活检、肝穿刺活检或骨髓穿刺等检查。

淀粉样纤维蛋白是一种以不溶性纤维形式沉积的蛋白质，主要存在于器官和组织的细胞外，由于蛋白质折叠顺序发生改变，从而导致淀粉样变的发生。淀粉样变性临床上分为原发型、继发型、遗传型、老年型、孤立型和透析相关型。原发型通常是由各种浆细胞疾病引起的；继发型通常是由于各种炎症或慢性感染所致的急性期反应物血清淀粉样蛋白A的释放，而淀粉样蛋白A正是淀粉样原纤维的前体。淀粉样变性可累及全身多器官，其中以肾脏累及最常见，约有70%的患者存在肾功能损伤和肾功能衰竭。肾脏受累时，常见表现为蛋白尿和血尿，血液循环中持续存在高水平血清淀粉样物质A的患者最终会发展为肾衰竭。淀粉样变性累及肝脏时主要表现为乏力、腹胀、食欲缺乏等非特异性症状，常见体征包括不明原因的肝肿大，实验室检查常见AKP升高，部分患者出现ALT、AST升高。当患者出现胆红素升高时，常提示患者生存期缩短。肝脏淀粉样变性的CT常表现为肝脏弥漫性增大，可见弥漫性或局灶性的肝实质衰减值降低，伴或不伴广泛性钙化。淀粉样变性的确诊依靠活检，腹部皮下脂肪活检作为非单一器官受累患者的初始活检技术；对单一器官受累的患者，建议取材部位为受累部位。淀粉样物质在光学显微镜下表现为粉红色、无定形透明物质，伴特征性“破裂”伪像；刚果红染色在偏振显微镜下呈绿色双折射，灵敏度和特异度分别为79%和80%；硫黄素T荧光染色表现为较强的黄绿色荧光。淀粉样变性亚型鉴定的首选方法为液相质谱分析，其次可通过免疫组织化学、免疫荧光等方法。对于原发性淀粉样变性可以采用化学治疗，符合条件者可以采用自体干细胞移植。对于继发性淀粉样变性，主要治疗为控制原发病，减少反应蛋白A的产生。对于遗传性淀粉样变性，可考虑肝脏移植。对于合并器官衰竭的患者，可考虑血液透析和器官移植。

综上所述，临床工作中不能忽视少见病因如淀粉样变性引起腹水的可能性，必要时需行肝穿刺明确病理。淀粉样变性是一个少见疾病，根据病因可分为原发性、继发性和遗传性、老年型、孤立型和透析相关型。淀粉样变性可造成多器官累及，并出现相应的症状和体征；最常累及的器官为肾脏，当出现肝脏累及时，预后常不良。在治疗方面，针对原发性的淀粉样变性可采用化学治疗或自体干细胞移植等手段；继发性淀粉样变性，常采用针对原发病的治疗措施；当患者出现相应器官衰竭时，可采用器官移植的方法。临床上需注意溃疡性结肠炎和淀粉样变性同时存在的可能性，对于此类患者需要积极行分型鉴定，明确淀粉样变性为原发性还是继发性。

病例提供单位：上海交通大学医学院附属瑞金医院消化科
整理：孙超，姚玮艳
述评：袁耀宗

参考文献

[1] SIPE JD, BENSON MD, BUXBAUM JN, et al. Amyloid fibril proteins and amyloidosis: chemical identification and clinical classification International Society of Amyloidosis 2016

Nomenclature Guidelines [J]. Amyloid, 2016,23(4):209 - 213.

[2] 中国抗癌协会血液肿瘤专业委员会,中华医学会血液学分会白血病淋巴瘤学组.原发性轻链型淀粉样变的诊断和治疗中国专家共识(2016年版)[J].中华血液学杂志,2016,37(9):742 - 746.

[3] KISILEVSKY R, MANLEY PN. Acute-phase serum amyloid A: perspectives on its physiological and pathological roles [J]. Amyloid, 2012,19(1):5 - 14.

[4] TOSCA CUQUERELLA J, BOSCA-WATTS MM, ANTON AUSEJO R, et al. Amyloidosis in inflammatory bowel disease: a systematic review of epidemiology, clinical features, and treatment [J]. J Crohns Colitis, 2016,10(10):1245 - 1253.

[5] MEYERS S, JANOWITZ HD, GUMASTE VV, et al. Colchicine therapy of the renal amyloidosis of ulcerative colitis [J]. Gastroenterology, 1988,94(6):1503 - 1507.

索引

A

activated partial thromboplastin time, APTT 活化部分凝血活酶时间 3

adult autoimmune enteropathy, AAE 成人自身免疫性肠病 82

alanine aminotransferase, ALT 丙氨酸氨基转移酶 3

albumin, Alb 白蛋白 3

alkaline phosphatuse, AKP 碱性磷酸酶 121

alpha-fetoprotein, AFP 甲胎蛋白 8

anti-enterocyte antibody, AE 抗肠细胞自身抗体 82

anti-goblet cell antibody, AG 抗杯状细胞抗体 82

antineutrophil cytoplasmic antibody, ANCA 抗中性粒细胞胞质抗体 26

antinuclear antibody, ANA 抗核抗体 26

anti-thyroglobulin antibodies, TGAb 抗甲状腺球蛋白抗体 165

aspartate aminotransferase, AST 天冬氨酸氨基转移酶 3

autoimmune pancreatitis, AIP 自身免疫性胰腺炎 124

B

Behcet disease, BD 白塞病 44

C

carbohydrate antigen, CA 糖类抗原 8

carcinoembryonic antigen, CEA 癌胚抗原 8

chronic pancreatitis, CP 慢性胰腺炎 106

common variable immunodeficiency, CVID 普通变异型免疫缺陷病 180

contrast-enhanced harmonic endoscopic ultrasonography, CEH－EUS 谐波造影增强超声内镜 108

C-reactive protein, CRP C反应蛋白 7

creatinine, Cre 肌酐 3

Cronkhite-Canada Syndrome, CCS Cronkhite-Canada 综合征 193

cryptogenic multifocal ulcerous stenosing enteritis, CMUSE 隐源性多灶性溃疡性狭窄性小肠炎 52

CT angiography, CTA CT血管造影 1

cytokeratin-19-fragment, CYFRA21－1 细胞角蛋白19片段 8

D

digital subtraction angiography, DSA 数字减影血管造影 5

direct bilirubin, DB 直接胆红素 121

E

endoscopic mucosal resection, EMR 内镜黏膜切除术 28

endoscopic retrograde cholangiopancreatography, ERCP 内镜逆行胰胆管造影 97

endoscopic submucosal dissection, ESD 内镜黏膜下剥离术 17

endoscopic ultrasound, EUS 超声内镜 2

endoscopic ultrasound-guided fine needle aspiration, EUS－FNA 超声内镜引导细针穿刺抽

吸 90
eosinophilic gastroenteritis, EG 嗜酸性粒细胞性胃肠炎 166
eosinophilic granulomatosis with polyangiitis, EGPA 嗜酸性肉芽肿性血管炎 175
erythrocyte sedimentation rate, ESR 红细胞沉降率 9
European Crohn and Colitis Organization, ECCO 欧洲克罗恩病和结肠炎组织 77
extracorporeal shock wave lithotripsy, ESWL 体外冲击波碎石术 101

F

fibrin/fibrinogen degradation products, FDP 纤维蛋白(原)降解产物 4
fibrinogen, Fg 纤维蛋白原 4
free prostate specific antigen, fPSA 游离前列腺特异性抗原 165
free thyroxine, FT_4 游离甲状腺素 165
free triiodothyronine, FT_3 游离三碘甲状腺原氨酸 165

G

gamma glutamyl transferase, GGT γ-谷氨酰转移酶 101
gastritis cystica profunda, GCP 深在性囊性胃炎 38

H

heart rate, HR 心率 3
hemoglobin, HB 血红蛋白 2
high-resolution endoscopic ultrasonography, hrEUS 高分辨超声内镜成像技术 25
human immunodeficiency virus, HIV 人类免疫缺陷病毒 74
hypereosinophilic syndrome, HES 高嗜酸性粒细胞综合征 170

I

idiopathic mesenteric phlebosclerosis, IMP 特发性肠系膜静脉硬化性肠炎 48
IgG4-related disease, IgG4 - RD IgG4 相关性疾病 141
inflammatory bowel disease, IBD 炎症性肠病 76
international normalized ratio, INR 国际标准化比值 4
intraductal papillary mucinous neoplasm of pancreas, IPMN 胰腺导管内乳头状黏液性肿瘤 96
intraductal papillary mucinous neoplasm of the bile duct, IPMN - B 胆管导管内乳头状黏液性肿瘤 146
intraductal papillary mucinous neoplasm of the pancreas, IPMN - P 胰腺导管内乳头状黏液性肿瘤 146
intraepithelial lymphocyte, IEL 上皮内淋巴细胞 82
intraepithelial neoplasia, IN 上皮内瘤变 19
intrapancreatic accessory spleen, IPAS 胰腺内副脾 112
isolated gastric sarcoidosis 孤立性胃结节病 13

L

lactate dehydrogenase, LDH 乳酸脱氢酶 31
lymphocyte, L 淋巴细胞 8

M

magnetic resonance cholangio pancreatography, MRCP 磁共振胰胆管成像 96
magnifying endoscopy, ME 放大内镜 15
miniprobe sonography, MPS 小探头超声内镜 16

N

narrow-band imaging, NBI 窄带成像 15
neuromyelitis optica, NMO 视神经脊髓炎 27
neuron specific enolase, NSE 神经元特异性烯醇化酶 8
neutrophil, N (中性粒细胞)百分比(N%) 7

O

occult blood，OB 粪便隐血 8

P

percutaneous transhepatic cholangiodrainage，PTCD 经皮肝穿刺胆道引流术 123

platelet count，PLT 血小板计数 2

primary gastrointestinal lymphoma，PGIL 原发性胃肠道淋巴瘤 201

primary intestinal T-cell lymphoma，PITL 原发性肠道 T 细胞淋巴瘤 201

procalcitonin，PCT 降钙素原 3

prothrombin time，PT 凝血酶原时间 4

R

red blood cell count，RBC 红细胞计数 8

reverse triiodothyronine，rT_3 反三碘甲状腺原氨酸 165

S

serum-ascites albumin gradient，SAAG 血清-腹水白蛋白梯度 247

small bowel obstruction，SBO 小肠梗阻 88

squamous cell carcinoma antigen，SCC 鳞状细胞癌相关抗原 8

systemic lupus erythematosus，SLE 系统性红斑狼疮 27

T

thrombin time，TT 凝血酶时间 4

thyroglobulin，TG 甲状腺球蛋白 165

thyroid peroxidase antibody，TPOAb 甲状腺过氧化物酶抗体 165

thyroid stimulating hormone receptor antibody，TRAb 促甲状腺激素受体抗体 165

thyroid stimulating hormone，TSH 促甲状腺激素 165

thyroxine，T_4 甲状腺素 165

total bilirubin，TB 总胆红素 3

total prostate specific antigen，tPSA 前列腺特异性抗原 154

total protein，TP 总蛋白 3

transjugular intrahepatic portosystemic stent-shunt，TIPSS 经颈静脉肝内门体支架分流术 2

triiodothyronine，T_3 三碘甲状腺原氨酸 165

U

ulcerative colitis，UC 溃疡性结肠炎 74

V

vascular endothelial growth factor，VEGF 血管内皮生长因子 246

W

white blood cell count，WBC 白细胞计数 3